W0376728

Thieme

Sexualtherapie bei Störungen des sexuellen Verlangens

Helen Singer Kaplan

Übersetzt von
Jörg-Steffen Schötensack
in Zusammenarbeit mit
Dieter Langer

2., unveränderte Auflage

Georg Thieme Verlag
Stuttgart · New York

Titel der Originalausgabe:
The Sexual Desire Disorders: Dysfunctional Regulation of Sexual Motivation
Helen Singer Kaplan, M.D., Ph.D.

Übersetzer:
Jörg-Steffen Schötensack, M.A.
Katzbachstraße 2
10965 Berlin

In Zusammenarbeit mit
Dieter Langer, Prof. Dr. med. Dipl.-Psych.
Zentrum psychologische Medizin
Medizinische Hochschule Hannover
30623 Hannover

Bibliographische Information –
Der Deutschen Bibliothek

Die Deutsche Bibliothek verzeichnet diese Publikation in der Deutschen Nationalbibliographie; detaillierte bibliographische Daten sind im Internet über http://dnb.ddb.de abrufbar

1. Auflage 2000

Wichtiger Hinweis: Wie jede Wissenschaft ist die Medizin ständigen Entwicklungen unterworfen. Forschung und klinische Erfahrung erweitern unsere Erkenntnisse, insbesondere was Behandlung und medikamentöse Therapie anbelangt. Soweit in diesem Werk eine Dosierung oder eine Applikation erwähnt wird, darf der Leser zwar darauf vertrauen, dass Autoren, Herausgeber und Verlag große Sorgfalt darauf verwandt haben, dass diese Angabe **dem Wissensstand bei Fertigstellung des Werkes** entspricht.

Für Angaben über Dosierungsanweisungen und Applikationsformen kann vom Verlag jedoch keine Gewähr übernommen werden. **Jeder Benutzer ist angehalten**, durch sorgfältige Prüfung der Beipackzettel der verwendeten Präparate und gegebenenfalls nach Konsultation eines Spezialisten festzustellen, ob die dort gegebene Empfehlung für Dosierungen oder die Beachtung von Kontraindikationen gegenüber der Angabe in diesem Buch abweicht. Eine solche Prüfung ist besonders wichtig bei selten verwendeten Präparaten oder solchen, die neu auf den Markt gebracht worden sind. **Jede Dosierung oder Applikation erfolgt auf eigene Gefahr des Benutzers.** Autoren und Verlag appellieren an jeden Benutzer, ihm etwa auffallende Ungenauigkeiten dem Verlag mitzuteilen.

Rüdigerstraße 14
D-70469 Stuttgart
Telefon: + 49/ 0711/ 8931–0
Unsere Homepage: http://www.thieme.de

Printed in Germany

Umschlaggestaltung: Martina Berge, Erbach
Motiv: Sizilianisches Mosaik 12./13. Jh.

Satz: Hofacker Digitale DDV, Schorndorf
Druck: Druckerei Gutmann + Co GmbH, Talheim

ISBN 3–13-117972-4
ISBN 978-3-13-117972-2

1 2 3 4 5 6

Widmung

Dieses Buch ist folgenden Personen gewidmet:

Phillip Agrippa, MSW, Miriam Baker, Ph.D., Barbara Bartlett, M.D., Cathy Beaton, MSW, Willa Bernhardt, Ph.D., Carlene Bird, Ph.D., Ellen Hollander, M.D., Peter Kaplan, M.D., Elaine Kleinbart, MSW, Richard Kogan, M.D., Ellen Lear, MSW, Lynn Merklinger, RN, Arlene Novick, MSW, Trudy Owett, MSW, Michael Perlman, Ph.D., Kenneth Rosenbaum, M.D., Sharna Striar, Ph.D., Carol Spero, MSW, Grace Sullivan, RN, MRN, MPH, Silvia Vitale, Ph.D., und Mildred Whitkin, Ph.D., Teilnehmer der Mittwoch-Seminare des Human Sexuality Program am New York Hospital/Cornell Medical Center in Manhattan.

Das Buch ist des Weiteren den talentierten Graduierten und ehemaligen Mitgliedern des Fachpersonals gewidmet, die viele wertvolle Anregungen beisteuerten und zu zahlreich sind, um einzeln genannt zu werden.

Geleitwort

Die Entwicklung von Sexualtherapien während der letzten 25 Jahre markiert einen wesentlichen Fortschritt hinsichtlich der Behandlung einer Reihe von Sexualstörungen, die eine Vielzahl von Menschen beeinträchtigen. Mit der Verbreitung von AIDS erhielt die Sexualtherapie einen noch größeren Stellenwert und eine neue, breitere Ausrichtung. Die kurze Phase der sexuellen Befreiung, die der Entdeckung der Pille folgte, kam mit der Verbreitung von AIDS zu einem jähen Stillstand, und fortan regierte das Primat des „Safe Sex" über den Wunsch nach sexueller Freiheit; sexuelle Befriedigung in beiderseitiger Monogamie zu suchen ist heutzutage mehr eine Frage des Überlebens denn ein Ausdruck moralischer oder ästhetischer Vorlieben.

Die bahnbrechende Arbeit von Masters und Johnson markiert die einfallsreiche Anwendung der Verhaltens- und der Lerntherapie auf einen Bereich der Psychopathologie, der bis dahin ausschließlich in einem psychodynamischen Zusammenhang gesehen worden war. Ihre Arbeit spiegelte allgemeine Tendenzen innerhalb der Psychiatrie wider, den Forschungsakzent sowohl auf die Ätiologie zu verlagern als auch auf Behandlungsmethoden, die nicht zwangsläufig auf einer psychoanalytischen Grundlage basierten.

Die heutige Sexualtherapie bahnte sich ihren Weg als Teil einer Bewegung wider die Hegemonie der Psychodynamik über die Psychiatrie, wie sie in den Vereinigten Staaten nach dem Zweiten Weltkrieg noch anzutreffen war. Der notwendige Umschwung in Richtung einer zweckmäßigen Einführung neuerer pharmakologischer, behavioraler und kognitiver Komponenten in die Psychotherapien drohte jedoch eine Zeit lang, das enorme und nützliche angesammelte Wissen der Psychodynamik unter sich zu begraben. Dr. Helen Kaplan, eine der Ersten, die den immensen Wert der neueren Behandlungsmodalitäten für die Therapie von sexuellen Störungen erkannte, war glücklicherweise Psychoanalytikerin, und sie machte sich schnell einen Namen als eine führende Vertreterin und Forscherin auf dem Gebiet der von Masters und Johnson eingeführten Techniken.

Sowohl als Dozentin und Forscherin als auch in der Administration außerordentlich befähigt, initiierte Dr. Kaplan ein bedeutendes Forschungs- und Ausbildungsprogramm. Die Ambulanz der Payne Whitney Clinic des New York Hospital diente ihr als Basis, von der aus sie sich mit ihren unvergleichlichen Fähigkeiten schnell einen legendären Ruf als Dozentin erwarb. Unter Zuhilfenahme von Videobändern – damals noch ein völlig neuartiges Medium – lehrte sie mehreren Generationen von Medizinstudenten, Psychiatern, Krankenschwestern und Sozialarbeitern diese neueren Techniken und stellte bei der Gelegenheit ebenso ihr außerordentliches Talent für klare, von jeglichem Fachjargon befreite Erörterungen komplexester Themen unter Beweis. Ihre Seminare dienten Dr. Kaplan als Laboratorium sowohl zum Austausch von Erfahrungen und Ideen als auch zum Sammeln von Forschungsmaterial.

Dank ihrer systematischen Dokumentation des Behandlungsverlaufs und -ergebnisses von über 7000 Patienten, verbunden mit dem Erkennen und der Analyse von Erfolgen ebenso wie Misserfolgen der Behandlung, war es Dr. Kaplan möglich, die Störungen des sexuellen Verlangens präzise herauszuarbeiten sowie Therapiemethoden zu entwickeln, die die Sexualtherapie als Ganzes weit über die Innovationen von Masters und Johnson hinaus fortentwickelt haben. Aufgrund ihrer psychoanalytischen Wurzeln interessierte sich Dr. Kaplan auch weiterhin für die Persönlichkeitsstruktur und die Konfliktproblematik von Patienten mit Sexualproblemen. Als sie im Laufe ihrer Arbeit mit einer Patientenpopulation konfrontiert wurde, die nicht auf die üblichen behavioralen Techniken reagierte, war es für ihren aufmerksamen Verstand eine logische Konsequenz, jene neuen Kategorien sexueller Störungen im Hinblick auf die Herabsetzung sexueller Appetenz in Begriffe zu fassen und zu erforschen, die das Hauptthema der vorliegenden, sehr wichtigen Monographie bilden.

Dr. Kaplan hat das Beste aus den Quellen unseres Wissens über normales und pathologisches Verhalten in die von ihr geleistete Pionierarbeit integriert und die Komponenten geschickt miteinander kombiniert. Das Produkt dieser Kombination stellt sich als eine Reihe von Sexualtherapien dar, die eine individualisierte Behandlung vorsehen und somit auf die spezifische Diagnose und die individuellen Umstände jedes Patienten abgestimmt sind. Die zahlreich in den Text aufgenommenen Falldarstellungen illustrieren auf wunderbare Weise die erörterten Problemstellungen. Typisch ist es, dass Dr. Kaplan nicht nur von ihren Erfolgen berichtet, sondern auch die Fälle diskutiert, die weniger optimale Resultate erzielten.

Dr. Kaplan agiert auf der Höhe der psychotherapeutischen Praxis und Forschung, indem sie einen wirklich integrierten biopsychosozialen Ansatz wählt. Sie legt größtes Gewicht auf die neurophysiologische Untermauerung sexueller Verhaltensweisen, auf die psychodynamischen Faktoren – lebensgeschichtlichen wie aktuellen –, die diese Verhaltensweisen beeinflussen und prägen, und nicht zuletzt auf die Umweltdeterminanten, die an der unmittelbaren Reaktion des Patienten Anteil haben. Dr. Kaplans Schichtenmodell der sexuellen Störungen ermöglicht es dem Therapeuten, die dargebotenen Probleme und Symptome in Form einer Reihe von Einflüssen zu bewerten – von „oberflächlich" und unmittelbar bis „tiefwurzelnd" und entfernt, mit Interventionen, die von simpel bis komplex rangieren. Ihre diagnostische Gewissenhaftigkeit ist beispielhaft, und die Unterscheidung zwischen Störungen der sexuellen Appetenz und genitalen Dysfunktionen stellt eine bedeutende Errungenschaft dar. Störungen der Appetenz sind subtiler als genitale Funktionsstörungen, und ihre Behandlung verlangt einen höheren Grad an Differenziertheit und Können, verbunden mit breitem Wissen und fachmännischem Geschick. Dieses Buch zeigt deutlich, dass nun einer großen Zahl von Patienten geholfen werden kann, für die wir bislang sehr wenig tun konnten.

Dr. Kaplan nutzt ihr psychoanalytisches Wissen und ihre klinische Erfahrung als Leitfaden für eine effizientere Nutzung behavioraler und kognitiver Techniken, und sie sieht klugerweise keinen Konflikt zwischen den verschiedenen Standpunkten – denn jeder adressiert unterschiedliche Ebenen des Gefühls und des Verhaltens. Dr. Kaplan hebt die Wichtigkeit hervor, dem Patienten Trost und Unterstützung entgegenzubringen, was den Gebrauch von Angst lösender Medikation in denjenigen Fällen einschließen kann, in denen Angst auslösende Themen anvisiert werden. Dr. Kaplan ist sich ihres Wissens über die Muster von Übertragung und Widerstand sehr im Klaren, und sie versteht es meisterhaft, dieses auch zu nutzen, um ihr Ziel zu erreichen. Ebenso scheut sie sich nicht davor, sich auf eine einsichtsorientierte, aufdeckende Therapie einzulassen, wenn dies indiziert ist. Allerdings macht Dr. Kaplan auch deutlich, dass die Vermittlung von Einsicht um ihrer selbst willen wenig dienlich ist, dass sie jedoch ein notwendiges und äußerst effektives Instrument sein kann, falls andere Methoden versagen.

Dr. Kaplan ist eine kühne Experimentatorin, wenn es um die Einbeziehung von Phantasien geht. Als kluge Therapeutin, die sowohl den Stellenwert der Liebe als auch den des Sex kennt, ohne die Bedeutung des einen gegenüber der des anderen zu schmälern, verfügt Dr. Kaplan über eine differenzierte therapeutische Auffassung hinsichtlich der Rolle der Phantasie in der Sexualität und der so genannten Perversionen. Ihrer Meinung nach gibt es keine „kranke" Phantasie; alle Phantasien stehen für den Wunsch, Lust oder Sicherheit zu erlangen, und sie sind hilfreich bei dem Versuch, Aspekte der relevanten Vorgeschichte des Patienten zu offenbaren.

Man kann ohne Übertreibung sagen, dass Dr. Kaplan das aufregende und wirkungsvolle Feld integrierter Sexualtherapien erschlossen hat. Ihr Modell der sexuellen Störungen ist umfassend, und die Teile des Buches zu den Themen psychiatrischer und medizinischer Verfassungen sowie zu Auswirkungen des Alterns decken alle erdenklichen Ursachen sexueller Dysfunktionen ab. Bei diesem Buch handelt es sich um einen erstklassigen Leitfaden sowohl für den Therapeuten als auch für den Patienten.

Arnold M. Cooper, M.D.
Beratender Professor Emeritus
(Liaison Psychiatry)
Cornell University Medical College
Ausbildungs- und beaufsichtigender Betreuer
Columbia University Psychoanalytic Center for Training and Research
Redakteur für das *International Journal of Psychoanalysis* und das *American Journal of Psychology*

Vorwort zur deutschen Ausgabe

Helen Singer Kaplan, die vor mehr als 25 Jahren die Entwicklung der Sexualtherapie maßgeblich geprägt und seitdem fortlaufend ausgeformt hat, legt hier ihr letztes Werk vor – die Summe ihrer Lebensarbeit und den aktuellen Stand der Diagnostik und Behandlung sexueller Funktionsstörungen repräsentierend. Es ist ein Meisterwerk, das dem deutschsprachigen Leser in Übersetzung näher gebracht werden soll. Dass sie es im Angesicht des viel zu frühen Todes verfasst hat, kann man nur bewundern.

Das vorliegende Buch bringt die Reihe der im Enke Verlag erschienenen Bücher der Verfasserin zum Abschluss: Auf „Sexualtherapie – ein bewährter Weg für die Praxis“ folgten „Hemmungen der Lust“ und „Sexualaversion, sexuelle Phobien und Paniksyndrome“. Die deutsche Ausgabe ist entstanden in enger Zusammenarbeit zwischen dem Übersetzer, Herrn Jörg-Steffen Schötensack, M. A., und dem Verfasser des Vorworts.

Zentralthema ist das sexuelle Verlangen, der eigentliche Kern sexuellen Erlebens und Verhaltens. Mangel an sexueller Appetenz ist, zumal bei Frauen, das häufigste Problem in der sexualtherapeutischen Praxis, dem Hilfesuchenden als solches bewusst oder aber unklar, wie z. B. bei Erektionsstörungen oder weiblichen Erregungsstörungen.

Das schlimmste Missverständnis, das dem Buch widerfahren könnte, wäre die Annahme, dass das therapeutische Anliegen in der Stimulation sexueller Begierden bestehe, was immer noch, und sogar heute wieder mehr, Menschen und Medien zu bewegen scheint. Wie jeder praktizierende Psychotherapeut weiß und die 32 Falldarstellungen überdeutlich zeigen, liegen bei den Hilfesuchenden durchweg ernste psychische und partnerschaftliche Konflikte und Störungen vor mit großem Leidensdruck und Krankheitswert.

Unter der Perspektive von Störungen des sexuellen Verlangens werden zugleich auch die genitalen Funktionsstörungen neu in den Blick gerückt. Psychodynamische und kognitiv-behaviorale Therapiestrategien werden so flexibel und perfekt miteinander kombiniert, dass dies auch beispielgebend für die Behandlung anderer Störungen sein könnte. Präziser als zuvor werden Beziehungsstörungen und ihre therapeutische Analyse ausgearbeitet. Organische, pharmakologische und altersbedingte Aspekte finden als Faktoren der Verursachung wie auch in therapeutischer Hinsicht ausführliche Berücksichtigung.

Eine formale und eine inhaltliche Anmerkung scheinen nicht überflüssig:

Da in allen wichtigen diagnostisch-therapeutischen Bezügen sprachlich berücksichtigt ist, ob das Gegenüber „er“ oder „sie“ ist, wird durchgehend von „Patient“ und „Therapeut“ gesprochen.

Mit Blick auf das in diesem Jahr in Kraft getretene Psychotherapeutengesetz und die Neufassung der Psychotherapie-Richtlinien ist festzuhalten, dass es in diesem Buch um Psychotherapie von Krankheitszuständen (komplexer Art) geht. Was die Kombination von Behandlungsstrategien anbetrifft, so ist zunächst darauf hinzuweisen, dass die Verbindung psychotherapeutischer und pharmakologischer Interventionen – z. B. bei Angst- und Zwangsstörungen – fest etabliert ist. Bezüglich der viel wichtigeren Kombination von verhaltenstherapeutischen und psychoanalytisch begründeten Verfahren ist zu vergegenwärtigen, dass – wie die Falldarstellungen zeigen – diese Strategien nie gleichzeitig, sondern zeitlich gestuft zur Anwendung gelangen und dass die Methodenkombination dieser Art über ein Vierteljahrhundert zu höchster Reife gebracht worden ist. In dieser Zeitspanne ist patientennah praktiziert worden, was derzeit hier als Allgemeine Psychotherapie akzentuiert wird.

Inzwischen sind, getragen von den Fachorganisationen, sexualmedizinische Weiterbildungs-Curricula in Gang gekommen. Insbesondere für deren Teilnehmer dürfte das vorliegende Buch von großem Nutzen sein.

Helen Singer Kaplan hat weit über 7000 Menschen mit sexuellen Problemen persönlich untersucht, was wohl einzigartig ist. Ihre Falldarstellungen offenbaren engagierte Freude über erfolgreiche Therapien ebenso wie rückhaltlose Bereitschaft, Misserfolge einzugestehen. Das detailliert abgebildete psychotherapeutische

Vorgehen zeigt einen Einfallsreichtum und eine Eleganz, wie sie weltweit wohl nur von Frau Kaplan aufgebracht werden konnten. Dem Verfasser dieses Vorworts, der selbst rund 20 Jahre auf diesem Gebiet tätig war, ist es jedenfalls nicht gelungen, auch nur in die Nähe einer solchen Brillanz zu kommen.

Hannover, 1999 Dieter Langer

Inhaltsverzeichnis

Abbildungen und Tabellen

Falldarstellungen

Dank

Ich kann nicht annähernd adäquat meine Dankbarkeit gegenüber meinem langjährigen Freund, Inspirator und literarischen Mentor Bernard Mazel ausdrücken, meinem Verleger, der keine Anstrengungen gescheut hat, die Veröffentlichung dieses Buches zu ermöglichen.

Ich möchte außerdem Jennifer Moore und Gai Wright für ihren bedeutenden Anteil an der Herstellung dieses Buches danken sowie Sharna Striar, die die Daten und Statistiken organisierte.

Und schließlich geht mein Dank an meinen Ehemann Charles Lazarus, ohne dessen Unterstützung dieses Buch nicht hätte geschrieben werden können.

Helen S. Kaplan

Kapitel 1

Historische Perspektiven und gegenwärtiger Stand der Dinge

Historische Perspektiven

Zwei Dekaden sind mittlerweile ins Land gegangen, seit ich zum ersten Mal das Syndrom der *verminderten sexuellen Appetenz* beschrieben und vorgeschlagen habe, Störungen des sexuellen Verlangens als distinkte klinische Erscheinungsformen zu betrachten, die sich von Störungen der Erregungs- und Orgasmusphase unterscheiden und ebenso bedeutungsvoll sind (Kaplan 1977).

Vor dieser Zeit waren die Motivationsaspekte von Sex und von Störungen des sexuellen Verlangens nicht in Betracht gezogen worden. Masters und Johnson, Urheber der Sexualtherapie, hatten sich im Rahmen ihrer ersten Studien zur menschlichen Sexualität weder mit sexuellem Verlangen noch mit Störungen des Verlangens befasst. Die frühen Arbeiten dieser beiden herausragenden Pioniere waren ausschließlich auf die Funktionen und Dysfunktionen der Geschlechtsorgane fokussiert (Masters u. Johnson 1964, 1970). Innerhalb dieses Spektrums war die sexualtherapeutische Methode von Masters und Johnson so erfolgreich, dass sie schnell auf allgemeine Zustimmung stieß. In der Folge entstanden zu Beginn der Siebzigerjahre allerorten neue Einrichtungen, in denen eine große Anzahl von Männern und Frauen, die unter Erektions- und Ejakulationsstörungen respektive Anorgasmie und Vaginismus litten, mit Hilfe der neuen intensiven sexualtherapeutischen Programme, die auf zwei Wochen ausgelegt waren, erfolgreich behandelt wurden. Vormals, in Zeiten langwieriger und ineffektiver Behandlungen, wären die meisten dieser Männer und Frauen zu einem unzulänglichen Sexualleben verurteilt gewesen.

Dieser neue Ansatz in der Sexualtherapie veränderte die Behandlung genitaler Dysfunktionen bei Männern wie Frauen radikal und er verbesserte die Zukunftsaussichten dieser Patienten ungemein. Jedoch fehlte die Berücksichtigung von Störungen der sexuellen Appetenz. Dieser Umstand zog das Problem nach sich, dass eine große Zahl von Patienten und Paaren, deren Beschwerden mit einer *unzulänglichen sexuellen Motivation* zusammenhängen, im Stich gelassen wurden. Denn so effektiv die neuen Behandlungsmethoden hinsichtlich genitaler Dysfunktionen auch waren – Patienten mit sexuellen Appetenzproblemen reagierten darauf nicht sonderlich erfolgversprechend. In manchen Fällen zeitigte die angesagte Therapiemethode sogar eine nachteilige Reaktion.

Lehren aus Behandlungsmisserfolgen

Ich wurde erstmals in den frühen Siebzigerjahren auf das Vorhandensein von Störungen des sexuellen Verlangens aufmerksam, als ich unsere Behandlungsmisserfolge analysierte. Während ich nochmals die Tabellen studierte, wurde deutlich, dass uns entgangen war, dass eine beträchtliche Anzahl von Patienten wenig oder kein Verlangen nach Sex allgemein oder nach Sex mit ihren Partnern hatte. Diese Patienten waren impotent oder litten unter Orgasmusstörungen hauptsächlich deswegen, weil sie den Geschlechtsakt vollzogen hatten, ohne dabei Lust oder Verlangen zu verspüren. Wir wiederum hatten versucht, diese sekundären genitalen Dysfunktionen zu behandeln, ohne uns der zugrunde liegenden Appetenzstörungen bewusst zu sein. Dies bedeutete, dass manche unserer so genannten „resistenten" Patienten ganz und gar nicht gegen Sexualtherapie resistent waren. Wir hatten schlicht die falsche Sache behandelt!

Ich fing nun auch an zu verstehen, warum Patienten mit mangelndem sexuellem Verlangen in Bezug auf sexualtherapeutische Sensualitätsübungen oftmals refraktär waren. Masters' und Johnsons Behandlungsansatz gründete auf der Annahme, dass Leistungsangst die elementare

Ursache aller Formen von sexueller Unzulänglichkeit sei. Auf dieser Theorie fußte ihre Hervorhebung der fokussierten Sensualitätsübungen im Rahmen ihrer Behandlung jedweder psychosexuellen Störung (Masters u. Johnson 1970). Und in der Tat eignen diese sich hervorragend dafür, Leistungsdruck zu mindern.

Mit Beginn der Siebzigerjahre hatten wir jedoch schon erkannt, dass fokussierte Sensualitätsübungen hauptsächlich zur Behandlung psychogener Impotenz effektiv und dass sie hinsichtlich anderer sexueller Dysfunktionen nur von begrenztem Nutzen waren. Wir wussten außerdem, dass dies darin begründet lag, dass andere Arten von psychosexuellen Syndromen jeweils mit unterschiedlichen und spezifischen unmittelbaren Ursachen zusammenhängen (Kaplan 1974, 1979).

Das heißt mit anderen Worten: Unsere umfangreiche klinische Erfahrung, die während der ersten Dekade der Sexualtherapie akkumuliert worden war, bestätigte, dass Leistungsangst tatsächlich die Hauptursache für psychogene erektile Dysfunktionen ist und dass Behandlungsprogramme, denen fokussierte Sensualitätsübungen zugrunde lagen, bezüglich dieses Syndroms höchst effektiv waren. Hinsichtlich anderer psychosexueller Störungen war dies jedoch ganz klar nicht der Fall.

Denn obwohl Leistungsangst eine Nebenrolle in der Pathogenese von Ejaculatio praecox (EP), Ejakulationshemmung, Anorgasmie und Vaginismus spielt, werden diese Syndrome durch die Beeinträchtigung des sexuellen Reaktionszyklus an unterschiedlichen Zeitpunkten und durch unterschiedliche pathogene Mechanismen hervorgerufen. Entsprechend verlangt jede sexuelle Störung nach einer differenzierten und eigenen therapeutischen Vorgehensweise (Kaplan 1974, 1975, 1979).

Beispielsweise liegt die unmittelbare Ursache von Vaginismus nicht in der Angst der Patientin hinsichtlich ihrer sexuellen Leistung, sondern in unwillkürlichen, reflektorischen Spasmen der Muskulatur, die den Scheideneingang schützt. Die indizierte Behandlung dieser Dysfunktion besteht folglich aus einem behavioralen Programm mit dem Zweck einer allmählichen progressiven Dehnung der die Vagina umschließenden Muskulatur, während die Reduktion von Leistungsangst nicht per se heilend ist.

Ganz ähnlich verlaufen die behavioralen Übungen zur Behandlung von EP. Auf der Theorie aufbauend, dass die Ursache von vorzeitiger Ejakulation in den meisten Fällen in dem Unvermögen des Mannes liegen, seine erotischen genitalen Empfindungen zu registrieren, liegt das Augenmerk einer Behandlung von EP in einer unterbrochenen Stimulation des Penis. Diese zwingt den Patienten dazu, seine ganze Aufmerksamkeit auf seine zunehmenden erotischen Empfindungen seiner Geschlechtsorgane zu konzentrieren, während er sich dem Orgasmus nähert (Kaplan 1974, 1975, 1979, 1995).[1]

Neben der Aufzeichnung der sexuellen Anamnese der Patienten war für diese Vorgehensweise die genaue und ausführliche Befragung buchstäblich tausender Patienten und ihrer Partner bezüglich ihrer aktuellen sexuellen Erfahrungen erforderlich. Diese Erhebung ging über eine einfache behaviorale Analyse hinaus und beinhaltete Fragen zu ihren Gedankengängen vor, während und nach dem Geschlechtsakt, zu ihrem sexuellem Verhalten und ihren Phantasien sowie der Interaktion und Kommunikation mit ihren Partnern, und sie erforderte die Bestandsaufnahme ihrer genitalen Funktionsfähigkeit.

Verminderte sexuelle Appetenz (VSA)

Am Ende der Untersuchung der sexuellen Erfahrungen von 2.109 Patienten und Paaren mit dem Hauptproblem unzulänglichen sexuellen Verlangens[2] kam ich zu der Schlussfolgerung, dass *die pathologische Herabsetzung der Libido dieser Patienten im Wesentlichen der Ausdruck einer dysfunktionalen Regulation der sexuellen Motivation ist.* Etwas genauer ausgedrückt wird se-

[1] Meiner Ansicht nach beherrschen an EP leidende Patienten die willentliche Kontrolle über ihren Ejakulationsreflex aus dem Grunde nicht, weil sie nicht in der Lage sind, die erotischen Genitalempfindungen zu spüren, die den Orgasmus ankündigen. Das resultierende Empfindungsdefizit wirkt sich störend auf die sensorische Rückkopplung aus, die für das Erlernen der willentlichen Kontrolle über den Ejakulationsreflex notwendig ist (Kaplan 1974, 1975, 1989).

[2] Die Patienten wurden zwischen 1972 und 1992 behandelt. Es handelt sich um die gesamte Population von Patienten mit sexuellen Problemen, die in der Payne Whitney Human Sexuality Clinic des New York Hospital/ Cornell Medical Center und in unserer Privatpraxis-Gemeinschaft betreut wurde.

xuelle Motivation oder Lust – ebenso wie andere Bedürfnisse, wie z. B. Hunger oder Durst, oder andere Triebe – durch einen zentralnervösen Kontrollmechanismus reguliert und moduliert. Funktionsstörungen des Systems, das normalerweise den menschlichen Sexualtrieb reguliert und variiert, resultieren in Störungen der sexuellen Appetenz.

Des Weiteren zeigen meine Beobachtungen von Patienten mit „sexueller Anorexie" oder verminderter sexueller Appetenz, dass die psychogen bedingte Form dieses Syndroms durch aktive, wenn auch unbewusste, selektiv negative kognitive und perzeptive Prozesse herbeigeführt wird, mit deren Hilfe die Patienten ihre sexuelle Empfangsbereitschaft buchstäblich „abschalten". Während mit anderen Worten normale Personen das Positive betonen und das Negative vermeiden, um ihre sexuelle Erregung und Lust zu maximieren, unterdrücken dagegen Patienten mit VSA ihre sexuellen Gefühle auf unangemessene Weise, indem sie sich auf die negativen Qualitäten ihrer Partner konzentrieren und gegenüber ihren attraktiven Merkmalen und Eigenschaften gewissermaßen blind sind.

Auch wenn ich möglicherweise die Erste war, die dieses Paradigma auf Störungen des Sexualverlangens übertrug, stammt das Konzept der Dysregulation motivationaler Kontrollmechanismen mit psychopathologischen Folgen nicht von mir. Es handelt sich um die Essenz von Dr. Donald Kleins feinsinniger Hypothese, dass Panikstörungen das Produkt von Funktionsstörungen der „Erstickungsalarm-Reaktion" seien – eines normalen Kontrollmechanismus, der die Atmung reguliert, um eine angemessene Oxygenierung zu gewährleisten (Klein 1993). Das gleiche Konzept, d. h. Psychopathologie aufgrund von Dysregulation, ist auch in Dr. Judith Rappaports faszinierender Hypothese zu finden, die besagt, dass Zwangsstörungen möglicherweise eine genetisch übertragene Deregulierung des vormaligen Hautkontaktverhaltens darstellen (Rappaport, Ryland u. Kriete 1992).

Sexualaversionen

414 gleichermaßen minutiös detaillierte klinische Studien zu Patienten mit Sexualaversionen verdeutlichten, dass sich die unmittelbare Ursache dieses Syndroms völlig von der der „stillen" VSA unterscheidet. Genauer gesagt besteht das entscheidende pathogene Element von sexueller Angst und aversiven Zuständen aus der hartnäckigen und schädlichen Verbindung zwischen Angst und sexuellem Kontakt mit dem Partner.

Darüber hinaus stellten wir fest, dass die sexuellen Aversionen und Ängste von Sexualphobikern oftmals durch tiefer liegende Angststörungen verschlimmert werden. Diese Zustände sind bei Sexualphobikern weiter verbreitet als bei Patienten mit anderen psychosexuellen Dysfunktionen und haben möglicherweise eine prädisponierende Bedeutung (Kaplan, Fyer u. Novick 1982; Kaplan 1987).

Wir werden in Kapitel 7 auf die klinischen Implikationen dieser durch die unmittelbare Vorgeschichte bedingten Unterschiede der zwei Syndrome sexueller Appetenzstörung mit Blick auf Behandlungsstrategien eingehen.

Tiefer liegende Ursachen

Unsere Beobachtungen bestätigten die Befunde von anderen auf diesem Gebiet Tätigen: Patienten mit Störungen des sexuellen Verlangens leiden gewöhnlich an ernsteren, tiefer liegenden emotionalen und paarbezogenen Problemen.

Obwohl es viele Ausnahmen gab, waren unsere Patienten und Paare mit Appetenzproblemen als Gruppe deutlich mit schwereren intrapsychischen sexuellen Konflikten und Schwierigkeiten innerhalb ihrer Beziehung belastet als diejenigen, die unter Anorgasmie, Vaginismus, Ejaculatio praecox oder Impotenz litten. Des Weiteren war bei Patienten mit Störungen des sexuellen Verlangens ein häufigeres Auftreten von begleitenden Persönlichkeitsstörungen zu beobachten.

Diese Beobachtungen legen die Vermutung nahe, dass Patienten mit relativ schwach ausgeprägten Sexualängsten, die sich in einer stabilen Beziehung befinden und sich – von ihrer sexuellen Dysfunktion abgesehen – seelischer Gesundheit erfreuen, dazu neigen, Beeinträchtigungen zu entwickeln, die sich auf die späteren Phasen der sexuellen Reaktion, auf die Erregungs- und die Orgasmusphase, auswirken. Diejenigen wiederum, die unter intensiveren und ernsteren Sexualängsten, begleitender Psychopathologie und Beziehungsproblemen leiden, entwickeln mit größerer Wahrscheinlichkeit zu einem früheren Zeitpunkt Hemmungen, und zwar in der Appetenzphase. Hieraus resultiert eine Vermeidung sexuellen Erlebens von Beginn an.

Im Vergleich mit der besseren seelischen Verfassung von Patienten mit genitalen Dysfunktionen können die größere Häufigkeit einer signifikanten begleitenden Psychopathologie und die ernsteren Beziehungsprobleme, die bei Patienten und Paaren mit Appetenzstörungen vorherrschender sind, vermutlich, zumindest zum Teil, als Erklärung dafür dienen, warum die Prognose für VSA generell weniger günstig ist als bei anderen psychosexuellen Störungen (Kaplan 1977, 1979).

Selbst wenn das Ergebnis schließlich günstig ausfallen sollte, sind die Widerstände in diesen komplexen Fällen meist hartnäckiger und schwerer aufzulösen, und auch die Behandlung dauert meist länger. Dies lässt sich durch den Umstand erklären, dass man bei diesen Patienten und Paaren mehr Zeit und einen höheren therapeutischen Aufwand ansetzen muss, um jenes harmonische Moment zwischen den Partnern herbeizuführen, das für die vernünftige Durchführung einer Sexualtherapie wesentlich ist.

Eine Reihe von Klinikern, die mit VSA-Patienten gearbeitet haben, haben ähnliche Ergebnisse wiedergegeben (LoPiccolo 1979, 1989; LoPiccolo u. Friedman 1988; Lazarus 1988; Scharff 1988; Leiblum u. Rosen 1988), was die Vermutung nahelegt, dass diese Beobachtungen nicht einzig auf unsere Patientenpopulation oder Behandlungsmethoden beschränkt sind.

Der psychodynamisch orientierte sexualtherapeutische Ansatz bei Störungen der Appetenz

Wie ich bereits deutlich gemacht habe, waren Sexualtherapeuten ab den Siebzigerjahren sehr erfolgreich in der Behandlung von Patienten mit normaler Libido, die von ihren Partnern angezogen waren, jedoch Schwierigkeiten hatten, ihre Erektion aufrechtzuerhalten, ihre Vagina zu entspannen oder einen Orgasmus zu erlangen. Gleichzeitig zeichnete sich jedoch auch deutlich die Notwendigkeit für neue und effektivere Behandlungsmethoden für Patienten mit primären Störungen des sexuellen Verlangens ab, die nicht annähernd so gut auf die etablierten Methoden ansprachen. Somit begannen wir mit der Entwicklung eines Behandlungsansatzes, der sich ausschließlich auf Patienten mit Störungen des sexuellen Verlangens konzentrierte.

Diese Methode, die weiterhin in der Entstehungsphase begriffen ist, basiert auf dem Modell der zeitbegrenzten, integrierten, psychodynamisch orientierten Sexualtherapie, das bei der Behandlung von Störungen der Erregungs- und Orgasmusphase so erfolgreich gewesen war, und folgt dem gleichen Behandlungsmuster (Kaplan 1974, 1975, 1979, 1980, 1981, 1984, 1995).

Das einzigartige Charakteristikum dieses Modells der „Neuen Sexualtherapie" liegt in der integrierten Kombination behavioraler/kognitiver Interventionen in Form von therapeutischen Sexualübungen. Diese werden zielgerichtet angewendet, um die unmittelbaren Ursachen des Sexualsymptoms des Patienten zu modifizieren. Parallel dazu verläuft eine kurze, aktive, psychodynamisch untermauerte psychotherapeutische Bearbeitung der Widerstände des Patienten sowie die Erforschung ihrer oder seiner tiefer liegenden Probleme.

Dieses zugrunde liegende behaviorale/psychodynamische Muster musste an mehreren Stellen modifiziert werden, damit es den speziellen therapeutischen Ansprüchen von Patienten mit Störungen des sexuellen Verlangens gerecht werden konnte.

Zum einen sind die kombinierten und psychodynamischen Aspekte der Therapie, wie bereits erwähnt, bei diesen stärkeren Widerstand aufweisenden Patienten komplexer und schwerer zu handhaben. Andererseits wurden die wichtigsten Modifikationen mit Blick auf die behavioral-kognitiven Aspekte der Behandlung vorgenommen.

Das primäre Ziel der „sexuellen Haus-Aufgaben" ist es, den Patienten mit VSA zu helfen, ihr sexuelles Verlangen zu steigern. Entsprechend musste eine stärkere Betonung darauf gelegt werden, das Bewusstsein des Patienten hinsichtlich ihrer oder seiner Neigung, sich während sexueller Zusammenkünfte in negative, antisexuelle Gedankenprozesse zu ergehen, zu schärfen. Des Weiteren lag die Betonung auf einer kognitiven Restrukturierung, um diese Prozesse zu modifizieren. Der Ansatz einer behavioralen Beseitigung von Sexualangst, der den wesentlichen behavioralen Aspekt der Behandlung anderer psychosexueller Dysfunktionen kennzeichnet, wird hingegen zurückgenommen.

Steigerung der Libido durch sexuelle Haus-Aufgaben: Phantasie und Friktion

Die psychodynamisch orientierte sexualtherapeutische Herangehensweise an VSA weist ein einzigartiges Merkmal auf, das diese Methode sowohl von Modalitäten der Langzeittherapie als auch von sexualtherapeutischen Standard-Protokollen für Störungen der Erregungs- und Orgasmusphase unterscheidet: Im Zuge einer begleitenden psychotherapeutischen Betreuung werden explizites erotisches Material, die sexuelle Phantasie, Masturbation und verbesserte Methoden der genitalen Stimulation in das Behandlungsmuster aufgenommen. Im Gegensatz dazu bedienen sich andere Vorgehensweisen ausschließlich *indirekter* Mittel, die Libido des Patienten zu steigern. Diese Therapien bauen darauf auf, die Einsicht des Patienten mit Blick auf seine unbewussten Sexualkonflikte zu fördern, die Kommunikation zwischen den Partnern zu verbessern und/oder ihre/seine Sexualängste zu reduzieren. Die Theorie, die dem zugrunde liegt, besagt, dass sich die Lust des Patienten automatisch erhöhen wird, wenn der sexuelle Leistungsdruck, die emotionalen Barrieren und die zwischenmenschlichen Probleme, die sich störend auswirken, aufgelöst werden.

Unserer Erfahrung nach erfährt jedoch nur ein kleiner Prozentsatz von VSA-Patienten und -Paaren eine wesentliche Zunahme von Lust auf den Partner als Reaktion auf Standard-Einzel- und Paartherapien. Die meisten der Patienten mit verminderter sexueller Appetenz müssen vielmehr (oder auch zusätzlich zu den traditionelleren Behandlungsmethoden) mit spezifischen strategischen Interventionen konfrontiert werden, damit sie ihre antisexuellen Verhaltensweisen modifizieren. Diese Folgerung konnte aus dem Verhalten einer Vielzahl von Patienten geschlossen werden, die zwar Einsicht in die tiefer liegenden Ursachen ihrer sexuellen Schwierigkeiten gewonnen haben und deren Einzel- oder Paartherapien in anderer Hinsicht erfolgreich waren, deren sexuelles Verlangen sich jedoch erst dann anbahnte, nachdem direkte libidofördernde Strategien und Interventionen in die Behandlung integriert wurden.

In-vivo-Desensibilisierung

Die therapeutischen Übungen für sexualphobische und sexualaversive Patienten unterscheiden sich nicht unbeträchtlich von denen, die für VSA angewendet werden, und konzentrieren sich auf eine individualisierte, systematische *In-vivo-Desensibilisierung*. Das heißt mit anderen Worten, dass sexualphobische Patienten zum Zwecke der Beseitigung schädlicher Sexualängste ganz allmählich physisch an jene Formen des sexuellen Kontakts mit dem Partner herangeführt werden, die ihnen Angst machen oder sie abstoßen. Wir haben außerdem herausgefunden, dass sexualaversive Patienten mit begleitender Angststörung normalerweise bessere Fortschritte machen, wenn die Sexualtherapie mit dem Gebrauch von angstlösender Medikation kombiniert wird. Diese und andere Behandlungsfragen werden in späteren Kapiteln dieses Buches aufgegriffen und mit Fallbeispielen illustriert.

Gegenwärtiger Stand der Dinge

Appetenzstörungen erlangen rasch Akzeptanz bei Sexualtherapeuten

Ungefähr zur selben Zeit, als meine Darlegungen über VSA veröffentlicht wurden (Kaplan 1977), kam Harold Lief unabhängig davon ebenfalls zu der Schlussfolgerung, dass Appetenzstörungen existierten und dass diese genauso ernst zu nehmen seien wie Störungen der Erregungs- und Orgasmusphase (Lief 1977). Er sah außerdem präzise voraus, dass Störungen der sexuellen Appetenz häufiger bei Patienten mit sexuellen Problemen diagnostiziert werden würden, sobald Kliniker auf die Existenz dieser Syndrome aufmerksam gemacht würden.

Im Jahre 1978 machte ich gemeinsam mit Lief den Vorschlag, die neue Diagnosekategorie der Appetenzstörungen in die dritte Revision der amerikanischen psychiatrischen Diagnoseklassifikation (DSM-III) aufzunehmen.

Es war erfreulich zu beobachten, dass die Publikation diverser Artikel über Appetenzstörungen in der Forschungsliteratur eine sofortige Akzeptanz dieser Syndrome sowie generell ein sehr starkes Interesse an der Thematik nach sich zog. Bald darauf wurden tausende von Patienten und Paaren mit geringer sexueller Aktivität und mangelndem sexuellen Verlangen in Sexualkliniken untersucht, beurteilt und behandelt.

Auch Masters und Johnson reihten sich ein und erweiterten ihre Liste sexueller Unzulänglichkeiten mit den Begriffen *sexuelle Lust-Hemmung* (SLH)[3] und sexualaversive Störungen (Masters, Kolodny u. Johnson 1979). Ohne weitere Umschweife wurde die Problematik der Störungen sexuellen Verlangens als ein legitimer Teilbereich der Sexualtherapie akzeptiert (Leiblum u. Rosen 1988, S. 2).

Einflüsse und Ursprünge

Ich betrachte meine gesamte Arbeit als eine Weiterführung der von William Masters und Virginia Johnson geleisteten Pionierarbeit auf dem Gebiet der menschlichen sexuellen Reaktion und ihrer außergewöhnlichen Entdeckung – der Sexualtherapie. Ich bin gewissermaßen über ihr ursprüngliches Konzept hinausgegangen, indem ich Störungen der sexuellen Appetenz hinzugefügt habe, was mir nur gelingen konnte, weil man zuweilen „auf den Schultern von Riesen" eine bessere Sicht hat.

Am meisten stehe ich jedoch in der Schuld jener bemerkenswerten Gruppe aufopfernder und talentierter Sexualtherapeuten, die regelmäßig an den postgraduierten Sexualtherapie-Seminaren des Human Sexuality Program am New York Hospital/Cornell Medical Center teilgenommen haben. Diese Seminare sind während der letzten zwanzig Jahre wöchentlich an der Payne Whitney Clinic abgehalten worden. Die überwiegende Zeit beschäftigen wir uns während unserer Treffen mit per Video gefilmten, ungekürzten Sitzungen meiner aktuellen Behandlungsfälle. Im Laufe der Jahre ist hierbei eine beträchtliche Fülle von Patienten und Paaren beurteilt worden, die eine immense Vielfalt ethnischer Gruppen mit einem enorm breit gefächerten sozioökonomischen Hintergrund darstellen, was der Patientenpopulation am New York Hospital allgemein entspricht. Darüber hinaus konnte im Laufe der Jahre während der Seminare eine erstaunliche Variationsbreite an Fällen präsentiert werden, darunter jede in DSM-IV angeführte Sexualstörung sowie andere mehr.

Die Videobänder dienen vorrangig als Lehrwerkzeug für Weiterbildung und Klinikärzte und demonstrieren unsere Methode der Beurteilung und Behandlung häufig anzutreffender Sexualstörungen. Die Bänder haben jedoch auch die Funktion eines Katalysators und setzen Diskussionen in Gang, die in neue Sichtweisen und Einsichten über Sexualstörungen und ihre Behandlung münden. Darin liegt möglicherweise ihr größter Nutzen.

Jeden Mittwoch trifft sich das Fachpersonal des Human Sexuality Program mit den Graduierten, Kursteilnehmern und Klinikärzten, und es folgt eine intensive, lebendige Auseinandersetzung mit weit reichenden theoretischen, wissenschaftlichen, klinischen und philosophischen Themen, die mit Sex und Sexualstörungen im Zusammenhang stehen. Diese Symposien sind oftmals weit interessanter, spannender, informativer und produktiver als das Videomaterial an sich, und ich denke, dass die Mittwoch-Seminare hauptsächlich aufgrund des bereichernden und anregenden kollegialen Austausches für viele von uns den Höhepunkt unserer Arbeitswoche darstellen.

Ich habe es mir angewöhnt, meine neuen Ideen, Ergebnisse, Einsichten und Hypothesen jeden Mittwoch dem kritischen Urteil dieser Gruppe auszusetzen, und ich werde jedesmal reichlich durch ihre Reaktionen belohnt. Diese Seminare sind gewissermaßen der Schmelztiegel, aus dem viele der technischen Modifikationen sowie neue Einsichten hervorgegangen sind, und es soll nicht unerwähnt bleiben, dass nicht wenige Ideen zum Thema der Appetenzstörungen, die in diesem Buch enthalten sind, im Rahmen dieser Sitzungen durch die Beiträge meiner Kollegen präzisiert, überarbeitet, erweitert oder erst ins Leben gerufen wurden und ihnen zugeschrieben werden sollten.[4]

---

[3] Der veraltete Terminus SLH (sexuelle Lust-Hemmung) ist mittlerweile durch den genaueren der VSA (verminderte sexuelle Appetenz) ersetzt worden.

[4] Neben den derzeit regelmäßig anwesenden Teilnehmern der Mittwoch-Konferenz, denen dieses Buch gewidmet ist, haben über 150 weitere Klinikärzte und Postgraduierte aus den USA und anderen Ländern seit 1972 am Human Sexuality Training Program teilgenommen. Es ist im hiesigen Rahmen leider nicht möglich, diese Teilnehmer oder die ehemaligen Mitglieder des Fachpersonals namentlich zu nennen, von denen dennoch einige wesentliche Beiträge stammen.

Zunehmende Häufigkeit von Störungen der sexuellen Appetenz

Seit die ersten Artikel über *Disorders of Sexual Desire* (dt. Titel: „Hemmungen der Lust") im Jahre 1977 veröffentlicht worden waren, wurden mehrere wissenschaftliche Studien von anderen durchgeführt, die unzweifelhaft klarstellten, dass Störungen der sexuellen Appetenz reale klinische Phänomene sind und dass diese Syndrome genuine pathologische Konstanten darstellen (Lief 1985; LoPiccolo 1979, 1989; Lobitz u. LoPiccolo 1980; Leiblum u. Rosen 1988; Crenshaw 1985; Schreiner-Engel u. Schiavi 1986). In der Tat sind Störungen der sexuellen Appetenz, wie es Harold Lief seinerzeit vorausgesehen hatte, sehr häufig anzutreffen. Patienten mit einer unzulänglichen Libido und niedriger sexueller Frequenz stellen einen markanten Anteil der an Sexualstörungen leidenden Population dar.

Einer im Jahre 1988 (durch Leiblum und Rosen) erfolgten Sichtung der Literatur zum Thema der Verbreitung von Appetenzstörungen zufolge rangierte die Häufigkeit von Störungen der sexuellen Appetenz zwischen niedrigen 1 % in der Bundesrepublik Deutschland (wo erst vor kurzem die Aufmerksamkeit auf Motivationsstörungen gelenkt wurde) und hohen 55 % in LoPiccolos Behandlungsprogramm in Texas. Im Schnitt litt in den Achtzigerjahren etwa ein Drittel der Patienten, die Hilfe in den sexualtherapeutischen Kliniken der Vereinigten Saaten und Europas suchten, an Problemen der sexuellen Appetenz.

Die Ergebnisse der Sichtung durch Leiblum und Rosen decken sich mit unserer eigenen Erfahrung. Genauer gesagt erfüllten 38 % der 5.580 Patienten mit diagnostizierten Sexualstörungen, die wir zwischen 1972 und 1992 untersuchten, die Kriterien für Störungen der sexuellen Appetenz. Unsere Daten lassen des Weiteren während der letzten Dekade eine gleichmäßige Zunahme in der Anzahl von Patienten erkennen, die Hilfe im Zusammenhang mit Appetenzproblemen suchen. Das gleiche Phänomen wurde von anderen in diesem Feld Tätigen beobachtet.

Es gibt gute Gründe anzunehmen, dass diese steigende Tendenz wahrscheinlich fortbestehen wird. Zum einen sind es in zunehmendem Maße ältere Patienten – eine Population, die besonders empfänglich für Appetenzstörungen ist –, die wegen ihrer sexuellen Probleme Hilfe suchen. Und zum anderen spielt die reale und allgemein erkennbare Gefahr der sexuellen Übertragung von AIDS eine wesentliche Rolle im Zusammenhang mit dem zunehmenden Auftreten von Störungen der sexuellen Appetenz – was die Auswirkungen des Faktors AIDS anbelangt, ist noch kein Ende in Sicht.

Organisch bedingte Probleme der Sexualappetenz bei älteren Patienten

Sexuelle Appetenzstörungen, die durch Körperkrankheiten und Medikamente und durch die Kombination psychologischer/organischer Faktoren ausgelöst werden, nehmen zu. Diese Zunahme ist, zumindest zum Teil, eine Folge der bedeutenden Verbesserungen in der Gesundheitsfürsorge, durch die die Lebenserwartung während der vergangenen zwei Jahrzehnte erheblich gestiegen ist. Heutzutage leben Männer und Frauen ein gesünderes und längeres und ein qualitativ besseres Leben. Außerdem wird fortgeschrittenes Lebensalter mit positiveren Konnotationen neu definiert (Friedan 1993), sodass ältere Menschen mehr denn je ihren Anspruch auf ein befriedigendes Sexualleben geltend machen und sexualmedizinische Versorgung verlangen.

So paradox es scheint, haben jedoch einige der Medikamente und Behandlungen, die die oben genannten positiven Entwicklungen nach sich ziehen, ernste sexuelle Nebenwirkungen, was wiederum eine Zunahme sexueller Probleme bei älteren Menschen zur Folge hat. Beispielsweise sind die Medikamente, die heutzutage überwiegend für die erfolgreiche Behandlung von Hypertonie und Herzkrankheiten verabreicht werden, für ihre nachteilige Wirkung auf die Libido und auf Erektionen bekannt (siehe Kapitel 10).

Als weiteres Beispiel seien die neuen chemotherapeutischen Behandlungstechniken für Brust-, Prostata- und andere Karzinome genannt, die sowohl die beschwerdefreie als auch die faktische Überlebenszeit von Krebspatienten verlängern. Leider haben diese Therapien oftmals verheerende Auswirkungen auf die männliche und weibliche Libido, da die dabei zum Tragen kommenden zytotoxischen Mittel die Fähigkeit des Körpers beeinträchtigen, Sexualhormone zu produzieren (Rose u. Davis 1980; Kaplan 1992B; Kaplan u. Owett 1993).

Glücklicherweise werden diese Probleme sowohl durch jüngste Fortschritte in der medizinischen Behandlung der organischen Komponenten sexueller Störungen ausbalanciert als auch durch verbesserte psychosexualtherapeutische Herangehensweisen an mangelndes sexuelles Verlangen. Beides wirkte sich positiv auf die Verbesserung und Aufrechterhaltung des sexuellen Verlangens und Funktionierens vieler älterer und behinderter Patienten aus. Die Behandlung älterer Patienten und Paare kann für Therapeuten sehr lohnend sein; das Thema wird in Kapitel 10 ausführlicher behandelt werden.

Die neue „heiße Monogamie"

Ältere Paare, die viele Jahre zusammen verbracht hatten und deren gegenseitiges sexuelles Interesse mit der Zeit nachgelassen hatte, gingen früher kein sonderlich großes Risiko ein, wenn ihnen die Lust nach neuen und aufregenderen Sexualpartnern und nach neuartigen sexuellen Erfahrungen stand. Folglich gab es in den Sechziger- und Siebzigerjahren eine Zeit, in der das Interesse an libidosteigernden Aktivitäten wuchs, so etwa durch die Teilnahme an Orgien, die Mitgliedschaft in Sex-Clubs oder das „Swinging" mit Ehemännern und -frauen aus der Nachbarschaft.

Inzwischen ist jedoch „das Fenster der sexuellen Gelegenheiten", das während dieser kurzen Zeit geöffnet war, durch die Angst vor AIDS wieder fest verschlossen worden. Die 25 Jahre des sorglosen Sexualverhaltens sind vorbei. Sie begannen in den Fünfzigerjahren mit der Entdeckung der Pille, die die Gefahr einer ungewollten Schwangerschaft beseitigte, und sie endeten in den Achtzigerjahren, als die Gefahr, sich durch Geschlechtsverkehr mit Fremden mit dem HIV-Erreger zu infizieren, offenkundig wurde. Sexuelle Promiskuität ist heutzutage gefährlicher, als sie es in der Geschichte der Menschheit je gewesen ist (Kaplan 1993B).

Doch trotz der realen und erkennbaren Gefahren durch AIDS ist die „sexuelle Revolution" nicht niedergeschlagen worden. Die sozialen Kräfte, die den Menschen von den Schuld- und Schamgefühlen befreite, die seine Sexualität während der letzten zweitausend Jahre belastete, und die ihm ein sexuell freieres Leben ermöglichten, hatten eine bedeutende Wirkung und werden nicht so leicht wieder weggefegt werden können. Meiner Ansicht nach werden sich die Menschen nie wieder mit dem stumpfen, langweiligen, leidenschaftslosen, mechanischen Sex zufrieden geben, der früher so viele Beziehungen auszeichnete, weil sie nun einmal von der sexuellen Freiheit gekostet und die Freuden „heißen" Sexes kennen gelernt haben – in der Erweiterung sexueller Erfahrungen durch Neuartigkeit und Vielseitigkeit, durch Erotika und Phantasie und durch variantenreichere Sexualpraktiken.

Diese Schlussfolgerung gründet zum Teil auf der Tatsache, dass Sexualtherapeuten zwar mit einer zunehmenden Anzahl von Paaren konfrontiert werden, deren Sexualleben sie langweilt und die kaum noch Verlangen nach ihrem jeweiligen Partner verspüren, dass diese Paare sich jedoch gleichzeitig nicht passiv damit abfinden wollen.

Immer öfter suchen diese älteren Paare professionelle Hilfe auf, um ihre sexuelle Beziehung zu ihrem langjährigen Partner zu verbessern und zu revitalisieren, nachdem diese langweilig und leidenschaftslos geworden war. Viele moderne Senioren geben sich nicht länger mit einem zölibatären Leben zufrieden, und sie sind ebensowenig willens, ihr Leben im Rahmen eines „russischen Roulettes" zu riskieren, das die heutige sexuelle Promiskuität kennzeichnet. Diese Menschen wünschen sich besseren Sex – jedoch nur mit ihren eigenen Ehemännern und -frauen oder mit exklusiven Liebhaberinnen bzw. Liebhabern.

Sexualtherapeuten können diesen Paaren, die sich auf die Suche nach der neuen „heißen Monogamie" begeben, oftmals erfolgreich zur Seite stehen. Das heißt mit anderen Worten, dass diese Paare eine gute Chance haben, ihr Wunschziel eines besseren, häufiger stattfindenden, leidenschaftlicheren Sexuallebens mit ihren langjährigen Partnern zu verwirklichen, und zwar mit Hilfe von therapeutischen Ansätzen, die ihre sexuelle Routine mit Neuartigkeit, Phantasie und Flexibilität auffrischen. Dieses Thema wird in den Kapiteln 5 und 6 über Behandlungsmethoden und im Teilkapitel über ältere Patienten in Kapitel 10 behandelt.

Patientenpopulation

Die große Zahl an Patienten und Paaren, die wir beobachtet und behandelt haben, ermöglichte es uns, subtile klinische Muster und Korrelationen auszumachen, von denen auch meine Erkenntnisse über die Psychopathogenese sexueller Appetenzstörungen herrühren.

Zwischen 1972 und 1992 habe ich persönlich 7.663 Fälle mit sexuellen Problemen in der Human Sexuality Clinic des New York Hospital/ Cornell Medical Center und/oder in unserer Privatpraxis-Gemeinschaft in Manhattan beurteilt. Von diesen wurden 5.580 mit einer Sexualstörung diagnostiziert, bei dem Rest handelte es sich um symptomfreie Partner. 3.552 bzw. 64% waren männlich, und 2.028 bzw. 37% waren weiblich. Von den 5.580 Patienten mit Sexualsymptomen erfüllten 2.122 bzw. 37% die Kriterien für eine sexuelle Appetenzstörung. Von diesen wiederum wurden 1.695 bzw. etwa 80% mit VSA klassifiziert, wohingegen 414 bzw. 19% an sexualaversiven Störungen und/oder an phobischer Vermeidung von Geschlechtsverkehr litten und 13 bzw. etwa 1% als sexuell hyperaktiv einzustufen waren. Von den Patienten mit sexualaversiven Störungen waren 170 bzw. 41% männlich und 244 bzw. 59% weiblich, während das Verhältnis der Geschlechter bei VSA in etwa ausgeglichen war.

Insgesamt 787 der Patienten mit Störungen der sexuellen Appetenz bzw. 14% erschienen ausschließlich zu Konsultationszwecken. Die restlichen 1.335 Patienten wurden in einer unserer Einrichtungen behandelt, und zwar von mir persönlich und/oder von Mitgliedern des Fachpersonals, die ausnahmslos in der zeitbegrenzten integrierten, psychodynamisch orientierten sexualtherapeutischen Methode ausgebildet waren, die in diesem Band beschrieben wird.

14% der 1.003 behandelten Patienten mit VSA und 35% der 240 behandelten Sexualphobiker erhielten begleitend zur Psychosexualtherapie psychoaktive Medikamente. Gegenwärtig liegt der prozentuale Anteil der mit psychoaktiven Medikamenten oder Hormonen behandelten VSA-Patienten bei höheren 25%.

60% der Patienten mit Sexualsymptomen erschienen gemeinsam mit ihren Partnern. Der Rest erschien allein, obwohl die meisten dieser Patienten, etwa 75%, einen Partner hatten.

Unsere Patientenpopulation stellte einen repräsentativen Querschnitt der multi-ethnischen Gemeinschaft von New York City dar. Die Herkunft der Patienten erstreckte sich auf jeden Kontinent dieses Planeten, und es waren jede größere religiöse Zugehörigkeit und jede sozioökonomische Ebene vertreten.

Alles in allem hatten 87% unserer Patienten zum Zeitpunkt ihrer ersten Konsultation einen Sexualpartner. Allerdings ist der Anteil von Singles, die wegen ihrer Sexualprobleme Hilfe suchen, in den letzten Jahren gestiegen und liegt inzwischen bei über 20%.

Das Alter unserer Patienten mit niedriger Appetenz rangierte zwischen 18 und 92 Jahren. Von unseren Patienten, die mit VSA diagnostiziert wurden, waren 26% 50 Jahre und älter. Die Männer waren meist älter als die Frauen. Genauer gesagt waren 31% der Männer mit niedriger Appetenz über 50, während sich nur 17% der Frauen in dieser Altersgruppe befanden. Seit 1992, dem Abschlussjahr dieser Studie, ist der Anteil älterer Patienten gestiegen.

Modifikationen und neue Erkenntnisse

Es freut mich sehr, konstatieren zu können, dass die Hypothesen und vorausgehenden Ideen bezüglich der Pathogenese und der Behandlung von Appetenzstörungen, die auf unseren anfänglichen Beobachtungen einer begrenzten Anzahl von Patienten und Paaren aus den Siebzigerjahren basierten, mittels dieser breiten klinischen Erfahrungen bestätigt und untermauert werden konnten.

Obwohl ich mich freue, dass meine ursprünglichen Ideen über Appetenzstörungen grundsätzlich in die richtige Richtung gingen, waren diese frühen Konzepte notwendigerweise oberflächlich und unvollständig. Während der dazwischenliegenden Zeit hatten meine Kollegen und ich die Möglichkeit, jene große Patientenpopulation mit Appetenzproblemen zu studieren und zu behandeln, die ich oben charakterisiert habe. Die daraus resultierenden Erfahrungen ließen uns unsere Hypothesen über das Wesen und die Ursachen von Störungen der sexuellen Appetenz verfeinern, überarbeiten und erweitern. Gleichzeitig haben die neuen Erkenntnisse über die Pathogenese und die Dynamik dieser komplexen Syndrome die kontinuierliche Entwicklung und Modifikation unserer

Behandlungsmethoden vorangetrieben, sodass diese sich erheblich von dem ursprünglichen Muster unterscheiden.

Kurz gesagt: Wir haben während der letzten sechzehn Jahre sehr viel über die Ursachen und die Behandlung von Störungen der sexuellen Appetenz herausgefunden. – Es ist definitiv an der Zeit, den neuesten Stand der Forschung zu präsentieren.

Störungen des sexuellen Verlangens: Die dysfunktionale Regulation sexueller Motivation

Sexuelles Verlangen (oder Lust) ist auf der subjektiven Erfahrungsebene ein Trieb, der Männer und Frauen dazu drängt, sexuelle Stimulation zu suchen, herbeizuführen und/oder darauf zu reagieren. Bei sexuellem Verlangen handelt es sich jedoch weder nur um eine subjektive Empfindung noch um einen lediglich mentalen Vorgang. Sexuelles Verlangen ist ein Motivations- bzw. Triebzustand, der durch spezifische neurophysiologische Prozesse im Gehirn hervorgerufen wird. In dieser Hinsicht unterscheidet sich der Sexualtrieb in nichts von anderen Trieben oder Appetenzen, die das individuelle oder das artspezifische Überleben sichern.

Subjektive Empfindungen von Hunger, Durst, Hitze, Kälte und auch von sexueller Lust werden durch die Aktivität speziell hierfür bestimmter neuronaler Regulationsstrukturen hervorgerufen und stehen mit ihnen in einem Wirkungsverhältnis. Diese Regulationsstrukturen sind in den Tiefen der entwicklungsältesten und urzuständlichsten Bereiche des Gehirns angesiedelt, im Hypothalamus und im limbischen System, einem neuralen Netzwerk, das auch im Rahmen der Aufrechterhaltung der Homöostase und des Ausdrucks von Emotionen aktiv ist (Papez 1937). Wenn diese Strukturen, die die sexuelle Motivation kontrollieren (und die vereinfachend als „Sexualzentren" bezeichnet werden), nicht aktiviert werden, so ist es einem nicht vergönnt, sexuelles Verlangen zu verspüren oder erotische Lust zu erleben.

Die das Sexualempfinden regulierenden Strukturen des Gehirns

Der zerebrale Bereich, der das Sexualempfinden reguliert, ähnelt in gewisser Hinsicht immer noch einer „Black box" (siehe Abb. 1). Das heißt, dass die neurobiologischen Mechanismen, die die physische Homöostase aufrechterhalten und unsere Triebe steuern, im Detail weiterhin ihrer Offenbarung harren. Entsprechend basieren derzeitige Denkansätze zum Thema Triebe und Motive zum Großteil auf Schlussfolgerungen, die aus der Beobachtung der Auswirkungen von verstärkenden und hemmenden Stimuli hervorgehen sowie aus dem Studium behavioraler Defizite, die durch bestimmte experimentelle chemische Manipulationen und das chirurgische Entfernen unterschiedlicher Teile des Gehirns hervorgerufen werden.

Diese Studien haben verdeutlicht, dass *bilaterale Gruppen hypothalamischer Kerne* im Hinblick auf spezifische Verhaltensweisen wie Essen, Trinken und Fortpflanzen wichtige integrative und kontrollierende Funktionen übernehmen. Wenn also mit anderen Worten Sensoren in den Neuronen der „Durstzentren" über das im Gehirn zirkulierende Blut einen drohenden Dehydratationszustand erkennen, wird ein subjektives Durstempfinden hervorgerufen, und das Lebewesen wird von einem zwingenden Drang heimgesucht, Wasser trinken zu müssen.

Trotzdem handelt es sich nach Kupferman (1991) bei „der Idee eines spezifischen Zentrums zur Triebregulierung um eine Übersimplifizierung. Tatsächlich leisten die hypothalamischen Kerne diese Kontrollfunktionen zusammen mit dem limbischen System und anderen neuronalen Schaltkreisen, die auf verschiedene Hirnregionen verteilt sind" (S. 755). Der Begriff „Sexualzentrum" wird in unserem Kontext lediglich vereinfachend zur Vermeidung einer umständlicheren Formulierung verwendet.

Hypothalamische Kontrollkerne verfügen über den limbischen Lappen über zahlreiche Verbindungen zu anderen Hirnregionen. Im Falle der Zerstörung oder physiologischen Deaktivierung eines Satzes dieser hypothalamischen Kontrollkerne oder ihrer Verbindungen wird die durch sie regulierte Motivation der spezifischen Verhaltensweise beeinträchtigt, d. h., sie ist überaktiv oder zu schwach aktiv.

Die Anatomie und Physiologie von Hunger und sexueller Motivation sind in vielerlei Hinsicht analog – deswegen ist ein Vergleich lehrreich.

Die Tatsache ist hinreichend dokumentiert, dass das chirurgische Entfernen der *lateralen hypothalamischen Kerne*, also der „Appetitzentren“, und/oder die Deaktivierung dieser Strukturen durch die lokale Verabreichung toxischer Pharmaka ein Tier dazu veranlassen, die Nahrungsaufnahme einzustellen, und es wird ungeachtet eines ausreichenden Nahrungsvorrats verhungern.

Umgekehrt hat das beidseitige chirurgische Entfernen oder die chemische Lähmung der „Sättigungszentren“, die in den benachbarten *ventral-medialen Kernen des Hypothalamus* lokalisiert sind, eine unverhältnismäßige Gefräßigkeit des Tieres zur Folge. Es nimmt unentwegt Nahrung zu sich und wird unmäßig fett (Kupferman 1991).

Die Auswirkungen einer Deaktivierung der benachbarten hypothalamischen „Sexualzentren“ sind vergleichbar. Entsprechend zerstört das Entfernen der *vorderen medialen Kerne* des Hypothalamus auf wirksame Weise die sexuelle Motivation eines Tieres sowie seine Fähigkeit, auf sexuelle Stimulationen zu reagieren. Umgekehrt hat das Entfernen bestimmter hemmender Übertragungswege im Hippocampus die gegenteilige Wirkung zur Folge und veranlasst Affen zu einem hyperaktiven Sexualverhalten.[5]

Die Rolle dualer Kontrollelemente bei der sexuellen Motivation

Laut Kupferman (1991) scheinen „alle bekannten Beispiele physiologischer Motivationskontrollen duale Wirkungsmechanismen aufzuweisen – inhibitorische und exzitatorische –, die regulierend miteinander auf das System Einfluss nehmen“ (S. 751). Die Kontrolle der sexuellen Motivation bildet hier keine Ausnahme und arbeitet ebenso mittels eines „dualgesteuerten“ Prinzips.

Erneut können wir aus dem Vergleich zwischen Essen und Sex Ähnlichkeiten herauslesen und daraus lernen.

Gehen wir genauer darauf ein: Unter normalen Umständen aktiviert ein Hungergefühl die ventromedialen hypothalamischen „Appetitzentren“. Diese neurophysiologische Reaktion wirkt sich als subjektiv empfundenes *Hungergefühl* aus, das uns dazu veranlasst, Nahrung zu suchen, zu jagen oder zu sammeln bzw., je nach sozialem Kontext, zur Kühltruhe oder in ein Restaurant zu gehen, um eine gute Mahlzeit einzunehmen.

Die Appetitzentren haben normalerweise „geschlossen“ oder sind ruhig gestellt, wenn bestimmte Sensoren im Gehirn wahrnehmen und signalisieren, dass ausreichend Nahrung aufgenommen wurde, um das Körpergewicht zu halten – dass, mit anderen Worten, der Zustand der *Homöostase* erreicht ist.

Das gleiche physiologische Signal scheint auch die benachbarten „Sättigungszentren“ zu aktivieren. Auf der subjektiven Ebene wird dieser hypothalamische Aktivitätswechsel als Sättigungsgefühl wahrgenommen. In diesem gesättigten Zustand lassen einen der Geruch und das Geräusch eines brutzelnden Steaks, bei dem einem vor einer halben Stunde in hungrigem Zustand noch das Wasser im Mund zusammengelaufen wäre, völlig kalt.

Sättigung ist jedoch nur eines mehrerer Signale, die in der Lage sind, das Hungergefühl zu unterbinden. Die Appetitzentren und der Essensdrang können ebenso durch eine Reihe externer „hemmender Stimuli“ aufgehoben oder eingeschränkt werden, so z. B. durch unangenehme Gerüche oder durch die Wahrnehmung einer unmittelbaren Bedrohung. Es handelt sich hierbei um eine immanente Schutzfunktion, die einen höchst vorteilhaften Einfluss auf das artspezifische Überleben ausübt.

Sexuelle Motivation bzw. sexuelles Verlangen wird von einem dualen Steuerungsmechanismus geleitet, einem Antriebs- und Bremssystem nicht unähnlich. Wenn wir eine Zeit lang keinen Sex hatten und eine attraktive sexuelle Gelegenheit in Aussicht haben, wie z. B. ein Rendezvous mit der Person, die wir lieben[6], werden

[5] Affen mit Verletzungen im Bereich der „Sexual-Unterdrücker“ im Hippocampus weisen das „Klüver-Bucy-Syndrom“ auf, welches durch eine Reihe von behavioralen Anomalien gekennzeichnet ist, so auch durch sexuelle Dysinhibition.

[6] Dr. Michael Liebowitz stellte die These auf, dass im Gehirn von Menschen, die sich verlieben, bestimmte chemische Veränderungen ablaufen, die das sexuelle Verlangen auf einer physiologischen Ebene verstärken (Liebowitz 1983).

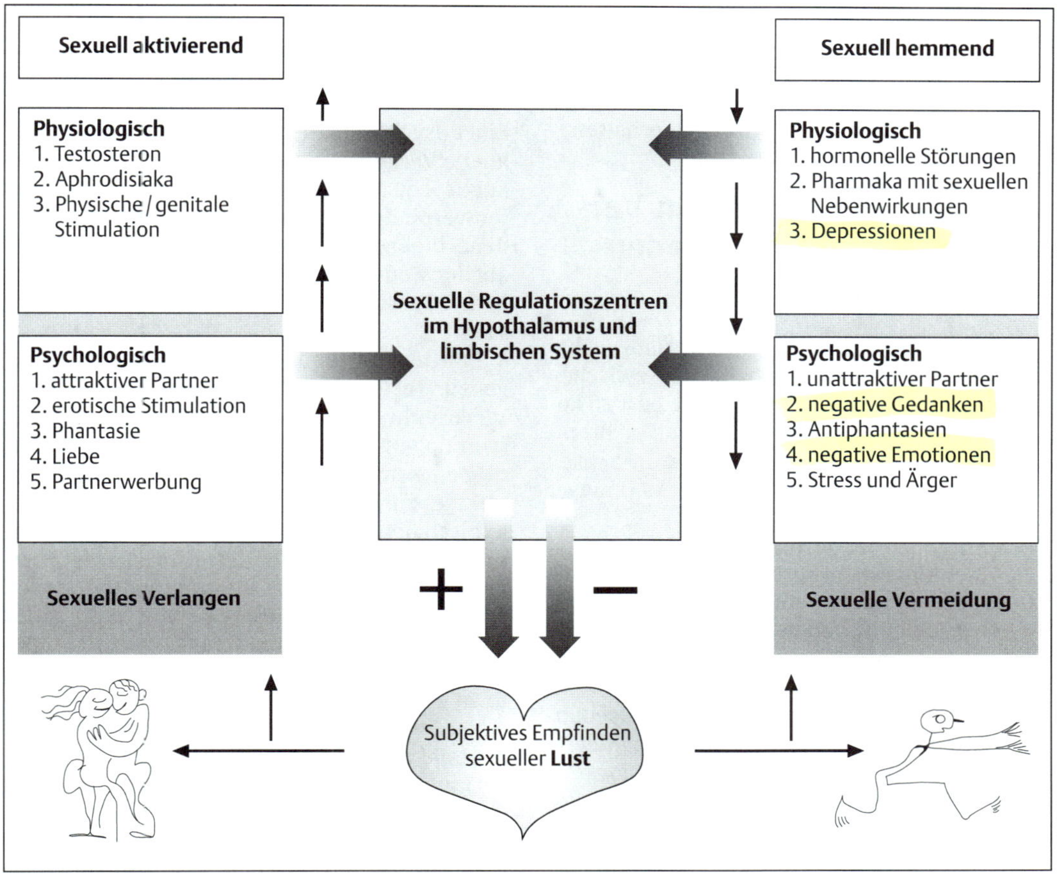

Abb. 1 Duale Kontrollelemente der menschlichen Sexualmotivation: ein psychosomatisches Modell.

wir wahrscheinlich intensive Lust oder intensives Verlangen verspüren. Unsere Sexualzentren, deren Sensoren in einer Phase der Entsagung noch „wachsamer" sind, werden durch den Anblick, den Geruch und die Berührung eines interessanten und interessierten Sexualpartners „angeschaltet".

Nachdem jedoch der Geschlechtsakt beendet ist, fühlen sich die meisten erwachsenen Männer „gesättigt" und reagieren refraktär auf weitere sexuelle Stimulationen.[7] Der Punkt, an dem sich dieser Sättigungsgrad bei Frauen einstellt, ist dagegen variabler. Während manche Frauen nach einem einzigen Orgasmus befriedigt sind, verlangt es andere nach mehr. Irgendwann jedoch wird auch die sexuell anspruchsvollste Frau ihren Sättigungspunkt erreicht haben.

Neben dem Aspekt der „Sättigung" – und vom klinischen Standpunkt her betrachtet von noch größerem Interesse – ist die Tatsache von Bedeutung, dass der Emotionsstatus einer „Fight-oder-Flight"-Reaktion, verbunden mit der dadurch automatisch hervorgerufenen vegetativen Entladung, Priorität über die Lust zu kopulieren hat und diese aufheben kann. Mit Stress verbundene oder bedrohliche Situationen veranlassen Menschen also im Allgemeinen dazu, ihren „sexuellen Appetit" zu unterdrücken.

Diese immanente Priorität einer unmittelbar empfundenen Bedrohung über Begierden war schon immer bedeutungsvoll im Hinblick auf das artspezifische Überleben, und sie ist es nach wie vor; denn „wer wegrennt auf allen vieren, kann noch morgen kopulieren". Auch heute

[7] Manche Jugendliche oder junge Männer fühlen sich nicht gesättigt, bis sie mehr als einmal einen Höhepunkt erreicht haben.

noch sorgen sexuelle Hemmungsmechanismen für das notwendige Gleichgewicht zwischen unseren sexuellen Begierden und unserem Bedürfnis, persönliche Risiken zu vermeiden und Beziehungen zu anderen aufrechtzuerhalten.

Störungen des sexuellen Verlangens: Die Dysfunktionen sexueller Motivation

Normal ausgeprägtes sexuelles Verlangen basiert auf einer ausgewogenen Balance zwischen dem „erotischen Motor", der unsere Lust zu kopulieren aktiviert, und den „sexuellen Bremsen", die unsere libidinösen Triebe in Schach halten, damit wir nicht schnurstracks in unser Verderben rennen.

Wenn jedoch der normale Kontrollmechanismus eines Menschen, der unsere sexuelle Motivation reguliert und moduliert, aus der Bahn gerät, wird die betreffende Person eine anomale oder dysfunktionale Zunahme oder Abnahme ihres sexuellen Verlangens verspüren.
Ich möchte also mit anderen Worten die Behauptung aufstellen, dass gesteigerte und verminderte sexuelle Appetenz das Resultat von Funktionsstörungen oder Fehlfunktionen des sexuellen Regulationsmechanismus darstellt, der gewöhnlich unser sexuelles Verlangen moduliert und dieses auf die Chancen und Gefahren der Umwelt abstimmt.

Ich möchte wiederholen, dass Störungen der sexuellen Appetenz und Essstörungen gemäß diesem Paradigma insofern analog verlaufen, als beide Störungen als Folge beeinträchtigter wichtiger Regulationssysteme auftreten.

Genauer gesagt stehen sowohl *gesteigerte sexuelle Appetenz* als auch *Fettleibigkeit/Bulimie* für einen pathologischen oder dysfunktionalen *Mangel an Kontrolle* über die entsprechenden Funktionen, während *verminderte sexuelle Appetenz* und *Anorexia nervosa* insofern vergleichbar sind, als beide Beschwerden für einen Verlust eines Appetits stehen, der die Folge eines pathologisch-exzessiven Verlangens nach *übersteigerter Kontrolle* ist.[8]

Welche Faktoren verursachen die Beeinträchtigung des sexuellen Regulationssystems?

Einer psychosomatischen Sichtweise auf das sexuelle Verlangen nach zu urteilen stellt der sexuelle Regulationsapparat des Gehirns den letzten verbindenden Pfad dar, über den verschiedene biologische und psychosoziale Faktoren auf die Modulation und Regulation der menschlichen Sexualappetenz Einfluss nehmen (siehe Abb. 1).

Eine ungenügend wirksame Menge körpereigenen Testosterons beispielsweise oder ein Wechsel in der Balance von Neurotransmittern (von dopaminerg zu serotonerg) haben durchweg eine subjektive Abnahme des sexuellen Interesses zur Folge. Ob nun jedoch subjektiv oder klinisch betrachtet, ob durch psychologisch bedingte hemmende Stimuli verursacht (der Partner wird z. B. als abstoßend empfunden) oder ob durch unmittelbare äußere Gefahr, durch Angst oder durch verärgernde Gedanken: Die libidosenkenden Folgen sind identisch. Vermutlich üben all diese verschiedenen Arten von Stimuli einen ähnlichen hemmenden Einfluss auf das zentrale sexuelle Regulationssystem aus.

Umgekehrt wird der Drang zu kopulieren gesteigert durch physiologische Faktoren, wie die Verabreichung von Testosteron, oder durch bestimmte „aphrodisierende" Medikamente oder Drogen (siehe Kapitel 7 und 10). Auch äußere Reizeinwirkungen können eine luststeigernde Wirkung haben, so die Wahrnehmung, das verführerische Verhalten eines Partners oder das Phantasieren über einen Partner, der/die unsere sexuellen Wünsche verkörpert.

Diese psychosomatische Sichtweise wird dem Umstand gerecht, dass der Regulationsmechanismus, der das menschliche Sexualverlangen moduliert, sowohl durch physische als auch durch psychische Stressfaktoren beeinträchtigt werden kann. Daraus ergeben sich wichtige klinische Implikationen.

Genauer gesagt bietet dieses Modell eine Erklärung für den Verlust des sexuellen Verlangens bei Patienten, die gewisse sexualhormonelle Anomalien aufweisen oder die Medika-

---

[8] Übrigens ist die Tatsache interessant, dass die Häufigkeiten der anomalen *Kontrollreaktion* auf Essen und Sex umgekehrt sind. Entsprechend ist der *Mangel an normaler Kontrolle* über die Nahrungsaufnahme, also *Fettleibigkeit*, bei weitem verbreiteter als *Anorexie*, also die anomale *übersteigerte Kontrolle* über die Nahrungsaufnahme. *Gesteigerte sexuelle Appetenz* ist wiederum ein relativ selten anzutreffender Zustand, während die anomale Unterdrückung des sexuellen Verlangens, also *VSA*, weit verbreitet ist.

mente einnehmen, deren chemische Substanzen die Sexualzentren des Gehirns beeinträchtigen. Diese hormonbedingten oder durch Medikamente hervorgerufenen Zustände einer niedrigen Libido zählen zu den *organisch bedingten Störungen sexueller Appetenz.*

Im Gegensatz zu anderen Säugetieren, die hormonell gesteuert sind, haben Sexualhormone und andere physiologische Faktoren beim Menschen jedoch nur dann eine klinische Bedeutung, wenn sie anomal sind. Die überwiegende Zahl der Fälle mit niedriger Libido resultiert allerdings aus psychologischen Konflikten, Beziehungsproblemen, Stress und Depressionen.

Die psychogene Dysregulation sexueller Appetenz

Die Pathogenese psychogener Störungen mit vermindertem sexuellem Verlangen wird so lange nicht gänzlich aufgeschlüsselt werden können, bis umfassendere Studien zur zugrunde liegenden Neurophysiologie der Regulation des menschlichen Sexualtriebes vorliegen.

Wir haben jedoch trotz des unvollständigen Wissensstandes auf diesem Gebiet ein paar Dinge bezüglich der Frage herausfinden können, welche Faktoren eine Beeinträchtigung des sexuellen Regulationssystems bei Personen herbeiführen können, die allem Anschein nach physiologisch normal funktionieren. Diese neuen Einsichten konnten wir über die umfassende, detaillierte Analyse der sexuellen Verhaltensweisen, Gedanken, Phantasien, Sichtweisen und Gefühle, der organischen Untersuchung sowie der psychosexuellen Anamnese von über zweitausend Patienten mit VSA gewinnen – mit Blick auf den Zeitraum vor, während und nach dem Liebesakt.

Diese Beobachtungen legen die Schlussfolgerung nahe, dass sich Patienten mit VSA unbewusst „abschalten", indem sie die geistigen und psychologischen Aktivierungs- und Hemmungsstimuli, die gewöhnlich das menschliche Sexualverlangen modulieren, in eine negative Richtung manipulieren. Daraus resultiert die unangemessene und dysfunktionale Negativ-Regulation sexueller Motivation, die dieses Syndrom kennzeichnet.

Wie wird ein „Abschalten" bei Patienten mit (psychogener) VSA herbeigeführt?

Wie im vorangegangenen Teil dieses Kapitels beschrieben, wird die sexuelle Motivation des Menschen mit Hilfe eines dualen Steuerungssystems geleitet. Dieses reguliert die Balance bestimmter so genannter *sexueller Aktivierungs- und Hemmungsmechanismen* und führt darüber eine Steigerung respektive Verminderung sexueller Lust herbei.

Im nachfolgenden Kapitel zum Thema der Entwicklung menschlichen Sexualverlangens werden wir ausführlicher darauf eingehen, inwiefern sexuelle Aktivierungsmechanismen in einem entwicklungsgeschichtlichen Zusammenhang verstanden werden müssen. Demgemäß wurden wir dahingehend genetisch programmiert, fertile Sexualpartner mit „guten Genen" und der Aussicht auf gesunde Nachkommen zu begehren und mit ihnen zu kopulieren. Alles, was diesen Fortpflanzungs-Imperativ unterstützt, wird als sexuell erregend erlebt. Daraus ergeben sich die sexuellen „Anmacher". Frauen achten darauf, dass ein Mann „gut bestückt" und dass er stark, attraktiv und erfolgreich ist. Männer wiederum reagieren auf das Flirtverhalten „üppiger", östrogenreicher, junger „sexy" Frauen. Beide Geschlechter können ebenso durch Phantasien oder die geistige Vorstellungskraft mit Blick auf obige Faktoren erregt werden. Körperliche Stimulation ist ein weiterer maßgeblicher erotischer Anreiz. Sie steigert die sexuelle Erregung und bereitet die in Ruhestellung befindlichen Geschlechtsorgane auf ihre sexuelle Funktion vor.

Wir sind jedoch, wie gesagt, auch mit einem „Bremsmechanismus" ausgestattet, der unseren Sexualtrieb in Schach hält, damit wir unsere physische Sicherheit und unseren Platz innerhalb unseres sozialen Gefüges nicht aufs Spiel setzen, indem wir unserem sexuellen Drang ungezügelt Ausdruck verleihen.

Die normale Kontrolle sexueller Motivation

Gesunde Männer und Frauen, die sexuell konfliktfrei leben, manipulieren instinktiv die psychosexuellen Stimuli, die ihre sexuellen Begierden aktivieren. Damit maximieren sie ihre erotischen Empfindungen und die Aussichten auf eine erfolgreiche Fortpflanzung, sofern sie mit dem richtigen Partner in der richtigen Situation zusammen sind. Sie greifen nur in den Situationen auf „hemmende" Stimuli zurück, um ihre sexuelle Motivation nach unten zu regulieren oder zu vermindern, in denen Sex unvorteilhaft wäre.

Eine normale verliebte Person akzentuiert das Positive und *idealisiert* sein/ihr Objekt des Verlangens, indem er/sie sich selektiv auf seine/ihre positiven Aspekte konzentriert, womit konkurrierende negative Stimuli unterdrückt werden. Gleichzeitig vermeiden glücklich Verliebte aktiv das Negative und sparen alle unattraktiven Faktoren aus, die ihre wachsende Leidenschaft beeinträchtigen könnten.

Eifrig Liebende „heizen" ihre Lust an, indem sie sich voller Elan auf das Zusammensein mit der geliebten Person freuen und über die auf sie zukommenden erotischen Genüsse phantasieren.

Konfliktfreie Liebende bemühen sich um eine ruhige, private, angenehme Umgebung, die der Verführung und der Romantik dienlich ist.

Wenn normale Menschen um eine geliebte Person werben, passen sie ihr Verhalten instinktiv der jeweiligen Situation an, um das Objekt ihres Verlangens gefügig zu machen und eine positive, erotische Einstellung hervorzurufen.

Männer und Frauen, die auf eine Romanze aus sind, legen großen Wert auf ihre Erscheinung und Hygiene, und sie strengen sich über die Maßen an, anziehend zu wirken, denn das Gegenteil – also Unhöflichkeit, Gefühllosigkeit, Ungepflegtheit und Schlampigkeit – birgt das Risiko, den Partner „abzuschalten".

Sexuell funktionierende Menschen, die auf Sex mit einem Partner aus sind, achten darüber hinaus darauf, das Erlebnis nicht zu torpedieren. Sie vermeiden den übermäßigen Genuss von Alkohol, Drogen oder Essen; sie achten darauf, ausgeruht und in guter Verfassung zu sein, wenn sie die geliebte Person treffen; und sie versuchen, ihre Alltagsprobleme auszublenden. Denn sich „zuzudröhnen", „vollzufressen" oder „zuzuschütten", sich übermäßig zu beanspruchen und zu ermüden oder sich Stress auszusetzen wäre der beste Weg, die „Sexualzentren" abzuschalten.

Außerdem setzen konfliktfreie Liebende geschickt das erotische Potenzial der körperlichen Stimulation ein, wie z. B. zärtliches Streicheln und Küssen, um ihre Partner und auch sich selbst zu erregen. Und sie wissen um die Wirkung aphrodisierender Kräfte der Phantasie zur Steigerung ihrer Sexualität.

Auch ist es anhand von Messungen der zerebralen Blutzirkulation erwiesen, dass die Aufmerksamkeit auf und die Erwartung von Stimulationen eines Körperteils *physisch* die Wahrnehmung konkurrierender Eindrücke einschränkt (Dreverts 1995). Im sexuellen Kontext bedeutet dies, dass sich gesunde Männer und Frauen auf ihre Geschlechtsorgane konzentrieren und an ihre(n) Geliebte(n) die Erwartung haben, dort stimuliert zu werden und auch andere erogenen Zonen zu liebkosen. Dies hat zur Folge, dass äußere und unangenehme Reizeinwirkungen, wie eine ungemütliche Position oder von Kindern verursachte Geräusche, nicht wahrgenommen werden und somit nicht mit der Entfaltung erotischer Empfindungen konkurrieren.

Die dysfunktionale Kontrolle sexueller Motivation

Patienten mit VSA-Störungen kehren diesen Prozess um. Hyposexuelle Personen manipulieren mit Blick auf Liebe, Intimität und Sex den normalen Hemmungsmechanismus im Dienste ihrer neurotischen Ängste und Konflikte. Sie regulieren also unbewusst ihr Sexualverlangen nach unten, indem sie sich selektiv auf die negativen Merkmale ihres Partners oder auf andere unangenehme Einflüsse konzentrieren und hinsichtlich der attraktiven Merkmale „blind" sind. Auf diese Weise werden ihre Sexualzentren dazu „getäuscht", sich „abzuschalten", so als sei die sexuelle Chance gefährlich oder unvorteilhaft.

Des Weiteren sind die Personen nicht in der Lage, die natürlichen sexuellen Aktivierungsmechanismen in Gang zu setzen, denn sie vermeiden die erotische Stimulation des Körpers und der Geschlechtsorgane, und sie unterdrücken die sexuellen Phantasien oder ihre erotische Vorstellungskraft, die sie möglicherweise erregen könnten. Im Gegensatz zu normalen Liebenden konzentrieren sich dysfunktionale Personen auf und erwarten unangenehme Reizeinwirkungen, wodurch das Erleben angenehmer erotischer Eindrücke wirksam vermindert wird. Kurz gesagt verrennen sich diese Patienten in unzählige Tricks und Manöver, um ihr sexuelles Verlangen negativ zu beeinflussen. Dies kann auch heißen, dass sie ihre Sexualpartner „abschalten", indem sie ihre schlechteste Seite zum Vorschein bringen und eine schlampige, abstoßende Umgebung schaffen, die einer romantischen Aura kaum dienlich ist. Gemäß diesem Paradigma stehen die angesprochenen antisexuellen Verhaltensweisen für die „unmittelbaren Ursachen" oder Vorläufer von VSA, wie wir es in nachfolgenden Kapiteln dieses Buches noch detaillierter ausführen werden.

Warum „schalten" sich Patienten mit VSA „ab"?

Die Beobachtungen der Mechanismen und der behavioral-kognitiven Merkmale der unmittelbaren Ursachen von VSA beziehen sich nur auf die Frage, wie Patienten ihren Sexualtrieb negativ regulieren. Dies lässt jedoch die komplexere Frage offen, warum sich diese Personen gezwungen fühlen, diese selbstzerstörerischen, der Sexualität gegenläufigen Verhaltensweisen zu kultivieren, die ihnen sexuelle Lust vorenthalten und ihre Beziehungen zu ihren Partnern beeinträchtigen. Dieser wichtige Punkt ist das Thema späterer Teile dieses Buches, die sich den tiefer liegenden Ursachen von Störungen der sexuellen Appetenz widmen.

Implikationen für die Behandlung

Der erste Schritt im Rahmen der psychodynamisch orientierten sexualtherapeutischen Herangehensweise an Störungen mit verminderter Appetenz besteht darin, den Patienten dabei behilflich zu sein, die selbstverursachten Einflüsse auf ihren dysfunktionalen Mangel an Sexualverlangen zu erkennen bzw. anzuerkennen. Auch soll ihnen dabei geholfen werden, die Mittel und Wege zu verstehen, die sie anwenden, um ihre Lust negativ zu beeinflussen und zu unterdrücken, während sie mit ihren Partnern zusammen sind. Es handelt sich hierbei um eine notwendige Vorbereitung für die Durchführung der wesentlichen Behandlungsstrategie dieses Ansatzes, die darin besteht, dem Patienten oder dem Paar zu helfen, seine/ihre gegenläufigen sexuellen Verhaltensweisen zu modifizieren, umzukehren oder auszuschalten.

Auf dieses Thema wird in denjenigen nachfolgenden Kapiteln des Buches näher eingegangen werden, die sich mit der Behandlung von Störungen der sexuellen Appetenz beschäftigen.

Kapitel 3

Zur Entwicklung des sexuellen Verlangens und Phantasierens

Es ist nur sehr selten der Fall, dass anatomische Strukturen im Zuge der Entwicklung von Lebewesen auf eine höhere Stufe gänzlich verloren gehen. Vielmehr ist es der Evolution eigen, dass „veraltete" Organe „weiterverwertet" und den neuen Zwecken und Erfordernissen der sich entwickelnden Art angepasst werden. Auf diese Weise entwickelten sich Kiemen zu Ohren und Lungen; Flossen wurden zu Gliedmaßen, als Lebewesen von Wasser zu Land wechselten; und die vorderen Gliedmaßen entwickelten sich bei Vögeln zu Flügeln, mit denen sie die Lüfte eroberten. Unter den Flügelfedern ist jedoch immer noch der gleiche Satz Knochen zu finden, der sich bei terrestrischen Tieren zu Pfoten oder Tatzen und schließlich beim Menschen zu Händen mit Fingern entwickelt hat.

Das gleiche sich selbst erhaltende Prinzip herrscht auch bei der Entwicklung des Fortpflanzungsverhaltens vor, das auf ähnliche Weise „weiterverwertet" und menschlichen Erfordernissen angepasst wurde. So sind deutlich Spuren primitiven Paarungsverhaltens in den Schichten der menschlichen Sexualität erkennbar.

Auch wenn der Homo sapiens über das Östrus-Stadium hinaus ist, das das Fortpflanzungsverhalten anderer Säugetiere beherrscht, sind nach wie vor Reste des *Östrus-Zyklus* beim Menschen erkennbar. Und obwohl die menschliche Sexualität inzwischen nahezu vollständig vom Primat der Fortpflanzung unabhängig ist, ist es immer noch der inhärente biologische Imperativ, *sich fortzupflanzen und zu mehren*, der unserem Sexualverlangen Ausdruck verleiht.

Des Weiteren scheint es, als wurden einige der behavioralen und hormonellen Elemente der uralten *Mutter-Kind-Bindung* (die ihren Ursprung in der Überlebenssicherung hilfloser neugeborener Vögel und Säugetiere hatte) in die romantischen Liebesbeziehungen der Menschen eingebettet.

Da wir unserer Phylogenese derartig tiefgreifend verhaftet sind, wird eine kurze Beschäftigung mit unserer Fortpflanzungsgeschichte möglicherweise unser Verständnis unseres Sexualerbes erweitern.

Hormonelle Steuerung

Das Reproduktionsverhalten nahezu aller nicht menschlichen Säugetiere kreist um den weiblichen Östrus-Zyklus. Primaten ausgenommen, sind alle weiblichen Säugetiere sexuell ruhig gestellt und unempfänglich, wenn sie nicht ovulieren. Auch die Männchen verhalten sich ihnen gegenüber sexuell völlig desinteressiert. Sobald sie jedoch „heiß" sind, sind die Weibchen für ihre männlichen Artgenossen unwiderstehlich attraktiv und gleichzeitig äußerst empfänglich für sexuelle Stimulation. Die Entwicklung des östrusbedingten Paarungsmusters birgt also eine Zielgerichtetheit mit dem Zweck, die sexuelle Aktivität des Weibchens (und somit auch die des Männchens) auf diese kurzen Zeitspannen zu beschränken, in denen die Wahrscheinlichkeit einer Befruchtung hoch ist.

Dieser uralte „energiesparende" Fortpflanzungstanz wird durch das Zusammenspiel der männlichen und der weiblichen Sexualhormone dirigiert, also durch Östrogen (Ö) und Testosteron (T).

Östrogen: Macht dem männlichen Geschlecht das weibliche attraktiv

Östrus wird bei weiblichen Säugetieren durch Östrogenschübe herbeigeführt. Diese treten bei manchen Arten saisonal auf, bei anderen werden sie durch die Anwesenheit von Männchen ausgelöst. Östrogene sind Steroide, die durch die Eierstöcke synthetisiert und freigesetzt werden. Die Flut des ovariellen Ö hat den Sprung eines oder mehrerer Ova im Eierstock zur Folge, was als *Ovulation* bekannt ist. Weibchen sind nur während dieser wenigen Tage zwischen Eisprung und dem Absterben des Eis fertil und können somit nur in dieser Zeit befruchtet werden. Zu jeder anderen Zeit bedeutet Paarung vom Standpunkt der Fortpflanzung her Verschwendung.

Bei den meisten Säugetierarten verursacht der Östrogenschub, der während der Ovulation stattfindet, eine Veränderung in Geruch, Farbe und Form der weiblichen Geschlechtsteile, was sie wiederum für Männchen unwiderstehlich macht. Die Geschlechtsteile des Schimpansenweibchens z. B. schwellen während des Östrus an und werden violett, und dies scheint Schimpansenmännchen schier verrückt zu machen.

Frauen werden nicht brünstig, wenn sie ovulieren, und es finden keine physischen Veränderungen statt, die einen Hinweis darauf geben, ob wir fertil oder für sexuelle Stimulation empfänglich sind. Wir verlassen uns auf subtilere behaviorale Signale, wie Körpersprache, Augenkontakt etc., die Männern zu verstehen geben, wann es Frauen nach Sex verlangt.

Eine weitere wichtige Funktion des Östrogens im Zusammenhang mit der Reproduktion liegt in der Entwicklung und Aufrechterhaltung dauerhafter sekundärer weiblicher Geschlechtsmerkmale, die eine attraktive Wirkung auf Männer ausüben, jedoch nicht mit dem Östrus-Zyklus zusammenhängen. So ist Östrogen z.B. sowohl für die Entwicklung der weiblichen Geschlechtsorgane zuständig als auch für sekundäre weibliche Geschlechtsmerkmale, wie kleinere Größe, höhere Stimmlage, zartere Haut, die Textur der Haare usw., die Frauen von Männern innerhalb einer sexuell dimorphen Spezies wie der unsrigen unterscheiden.

Zusätzlich wird angenommen, dass die Wirkung des Östrogens auf das Gehirn einen wesentlichen Anteil an der Prädisposition der Entwicklung weiblicher Verhaltensmuster hat. Typische Verhaltensmerkmale sind: weniger Aggressivität, geringer ausgeprägtes territoriales Denken und fürsorgliche, „mütterliche" Verhaltensweisen, die das weibliche Verhalten gegenüber ihren Jungen bzw. Kindern kennzeichnen.

Obgleich sich der Mensch über den Östrus-Zyklus hinausbewegt hat, bleibt der Einfluss des Östrogens auf viele der körperlichen und emotionalen Merkmale bestehen, die Frauen anziehend auf Männer wirken lassen.[9]

Testosteron: Maskulinisierungshormon beim männlichen Geschlecht und Libidohormon bei beiden Geschlechtern

Testosteron nimmt die andere Führungsfunktion im Pas de deux des Östrus-Zyklus und der Reproduktion ein, und seine Rolle verläuft komplementär zu der des Östrogens. Dieses Hormon prägt das Maskuline beim männlichen Geschlecht, und T ist gleichzeitig das „Libidohormon" beider Geschlechter.

Testosteron und Maskulinisierung

Bei Männern werden Testosteron und andere Androgene hauptsächlich durch die Hoden synthetisiert und freigesetzt. Kleinere Mengen werden von den Nebennieren beigesteuert.

T nimmt in der männlichen Sexualität eine wesentliche Funktion ein. Dies beginnt schon vor der Geburt, wenn fetales T durch die Hoden von XY-Embryos freigesetzt wird, was insofern ein kritisches Moment in der männlichen Entwicklung darstellt, als sich alle Säugetier-Feten ohne das Vorhandensein fetalen Ts als Weibchen entwickeln würden, und zwar sowohl physisch als auch behavioral (McEwen 1979, 1984).

Bei erwachsenen männlichen Säugetieren sind Androgene für die Entwicklung und Reifung der männlichen Geschlechtsorgane und für die Gewährleistung ihres Funktionierens – also die Fähigkeit zur Erektion und Ejakulation – zuständig. Des Weiteren unterstützen Androgene die Entwicklung und Aufrechterhaltung sekundärer männlicher Geschlechtsmerkmale.

In einer sexuell dimorphen Spezies wie der unsrigen sind durch T herbeigeführte sekundäre männliche Merkmale gemeinhin: mehr Körpergröße, mehr Kraft, stärkere Muskelbildung, gröbere Haut, eine tiefere Stimme und aggressivere, von mehr Konkurrenz- und Territorialdenken geprägte Verhaltenstendenzen –

[9] Die Rolle von Ö bei Männern ist nicht so klar definierbar. Es ist zumindest bekannt, dass Ö für den Aufbau sowohl des weiblichen als auch des männlichen Skeletts benötigt wird. Des Weiteren geht man davon aus, dass Ö und T eine Schlüsselrolle bei der normalen embryonalen Entwicklung des männlichen Fetus spielen.

alles nützliche Qualitäten für das Überleben in der freien Wildnis.

Außerdem ist T allgemein gesehen für rein dekorative maskuline Merkmale zuständig, wie z.B. für schillerndes Gefieder, einen schönen Schweif, symmetrische Flügelfedern, wunderbare Balzmelodien, eindrucksvolle Geweihe, königliche Mähnen usw., deren primärer Zweck im Heranlocken der Weibchen der jeweiligen Spezies liegt.

Androgene und die männliche Sexualmotivation

T hat des Weiteren einen vitalen Einfluss auf die sexuelle Motivation männlicher Säugetiere, so auch auf die des Mannes. Vermutlich wird dieser Effekt durch die direkte Einwirkung dieses Hormons auf die T-Rezeptoren derjenigen Neuronen herbeigeführt, die die sexuellen Regulationszentren des Gehirns beeinflussen.

Das androgengesteuerte männliche Fortpflanzungsverhalten hat sich in Richtung zweier distinkter Muster entwickelt: einem saisonalen und einem fortwährenden.

Die Männchen mancher Spezies, wie z.B. der Hirsch und der Elch, die in einer Klimazone mit sowohl gemäßigten als auch arktischen Bedingungen leben, verfügen während der Wintermonate nur über niedrige T-Spiegel und zeigen während dieser Zeit wenig Interesse an der Gesellschaft von Weibchen oder daran, sich fortzupflanzen. Während der Paarungszeit im Frühjahr schwellen ihre Testikel jedoch an und produzieren große T-Mengen, die vermutlich die subkortikalen Sexualzentren aktivieren. Infolgedessen ändert sich das Verhalten der Männchen dramatisch, und das aktive Trachten nach Weibchen, die in dieser Zeit fertil und brünstig werden, erlangt höchste Priorität. Das kann so weit gehen, dass sich manche männliche Tiere, wie z.B. Seelöwen, während der Paarungszeit nicht mehr um die Nahrungsaufnahme kümmern. Und eine kleine australische Ratte kopuliert wie wild geworden, bis sie vor Erschöpfung tot zusammenbricht.

Andererseits gibt es bestimmte tropische oder domestizierte Spezies, wie den Löwen, den Hund, den Kater und auch den männlichen Homo sapiens, bei denen der T-Spiegel konstant und ausreichend hoch bleibt, sodass diese ständig auf der „sexuellen Lauer" sind und auf feminine Reize empfänglich reagieren.

Testosteron und die männliche Libido

Adäquate Mengen körpereigenen Ts sind für die Aufrechterhaltung der männlichen Libido wesentlich. Wenn dieses Hormon nur in unzureichenden Mengen vorhanden ist, werden Männer hypogonadal. In diesem Zustand verlieren sie sehr schnell ihren Sexualtrieb und schließlich auch ihre Ejakulations- und Erektionsfähigkeit (Segraves 1988A; Schiavi 1990; Davidson u. Rosen 1992). Die Signale und Symptome von Hypogonadismus sind durch die Substitution von T leicht rückgängig zu machen, wie es in Kapitel 10 über die organisch bedingten sexuellen Appetenzstörungen näher erläutert werden wird.

Der Einfluss von T auf die männliche Sexualität beginnt ab der sechsten Schwangerschaftswoche mit der Entwicklung fetalen Ts in den Hoden von XY-Feten. Dieses Hormon gibt dem sich entwickelnden Gehirn und damit dem schließlich daraus hervorgehenden Verhaltensmuster die maskuline Prägung, die dem männlichen Geschlecht entspricht (McEwen 1984).

Der T-Spiegel ist bei Knaben relativ niedrig, bis er in der Pubertät markant erhöht wird. Damit geht bei heranwachsenden Männern ein deutlich gesteigertes Interesse an Sexualität einher sowie die Reifung der männlichen Geschlechtsorgane und das Herausbilden der artspezifischen sekundären männlichen Geschlechtsmerkmale. Beim Menschen sind dies u.a. die Gesichts- und die Schambehaarung.

Testosteron und die weibliche Libido

Der vielfältige Einfluss von Sexualhormonen auf Frauen wurde durch Moneys Diktum treffend zusammengefasst, das besagt, dass *Ö Frauen für Männer attraktiv und T sie für Männer empfänglich macht* (Money 1961).

Die Bedeutung der androgenen Hormone für die *männliche* Libido und sexuelle Funktionsfähigkeit ist seit der Jahrhundertwende bekannt. Obwohl Waxenberg und seine Kollegen in den frühen Fünfzigerjahren unzweifelhaft nachgewiesen haben, dass Frauen mit Mangel an endogenen Androgenen ihre Lust auf Sex verlieren (Waxenberg, Drellick u. Sutherland 1959; Waxenberg, Finkbiener, Drellick u. Sutherland 1960), wurde jedoch die Tatsache, dass Androgene einen wesentlichen Einfluss auf die normale weibliche Sexualmotivation haben, erst kürzlich und widerstrebend vom medizinischen Establishment akzeptiert. Während es keinen Zweifel darüber gibt, dass Androgene für die Aufrechterhaltung eines normalen weiblichen Sexualtriebs wesentlich sind, ist es ebenfalls richtig, dass Frauen weit niedrigere T-Spiegel benötigen als Männer, und zwar möglicherweise, weil sie gegenüber diesem Hormon eine höhere neurale Empfindlichkeit aufweisen (Sherwin 1988).

Jedes weibliche Säugetier produziert Androgene. Bei Frauen werden 50 % endogenen Testosterons in den Eierstöcken produziert und 50 % in den Nebennieren.

Der T-Spiegel steigt bei Mädchen in der Pubertät an und bleibt danach bis auf leichte Fluktuationen während der Menstruation konstant. Da die weibliche Libido wie erwähnt durch Androgene wesentlich beeinflusst wird, nehmen Frauen unter den weiblichen Wirbeltieren insofern eine Ausnahmestellung ein, als sie für sexuelle Stimulation empfänglich bleiben, auch wenn sie nicht fertil sind und ovulieren. Zu jeder Jahreszeit, während der Menstruation und sogar nach der Menopause produzieren Frauen Androgene und sind sexuell empfänglich, denn beim Menschen ist das gegenseitige Bedingen von gesteigerter sexueller Motivation und Fertilität aufgehoben.

Es gibt eine Reihe von Bedingungen für die Entstehung klinisch bedeutsamer Testosteronmängel bei Frauen. Hierzu gehören weit fortgeschrittenes Alter, Hysterektomie mit beidseitiger Adnektomie und chemotherapeutische Krebsbehandlung mit zytotoxischen Mitteln. All diese Faktoren können sich schädlich auf die Fähigkeit der Frau auswirken, Androgene zu synthetisieren und freizusetzen. Unter diesen Umständen kann es in der Folge zur Entstehung eines, wie ich es nenne, *weiblichen Androgenmangel-Syndroms* (WAMS) kommen. Dieser Zustand ähnelt dem männlichen Hypogonadismus insofern, als Frauen ebenfalls den kompletten Verlust oder eine einschneidende Verminderung ihrer Libido erfahren, die auch in diesen Fällen durch T-Substitution auf einfache Weise wiederhergestellt werden kann (Kaplan 1992B, Kaplan u. Owett 1993. Siehe auch hier Kapitel 10).

Pheromone

Die Woge von Sexualhormonen, die während des Östrus synthetisiert und freigesetzt wird, veranlasst die Zellen der Geschlechtsteile von Weibchen dazu, *Pheromone* zu produzieren. Pheromone sind aromatische Stoffe, die den Sexualtrieb von Männchen anstacheln. Diese chemischen Aphrodisiaka sind ungemein wirkungsvoll, was jeder bezeugen wird, der einmal beobachtet hat, wie ein Rudel Hunde einer läufigen Hündin nachjagt. Die Wirkung von Pheromonen als Sexualstimulantien kann in der Tat derartig überragend sein, dass ein einziger Pheromontropfen eines Moskitoweibchens ausreicht, um Moskitomännchen aus kilometerweiter Entfernung anzulocken.

Die Wirkung dieser Sexualstimulantien beschränkt sich jeweils auf die eigene Spezies, sodass folglich tierische Pheromone keine nachweisbare Stimulationswirkung auf den menschlichen Sexualtrieb ausüben.

Pheromone und der menschliche Sexualtrieb

Bis vor kurzem ist man noch davon ausgegangen, dass Pheromone mittlerweile keinen Einfluss mehr auf die menschliche Sexualität haben. Inzwischen liegt jedoch neues Forschungsmaterial vor, das die Vermutung nahelegt, Menschen könnten möglicherweise noch eine Restfähigkeit besitzen, auf diese uralten aromatischen Aphrodisiaka zu reagieren. Berliner (1993) und seine Forschergruppe haben Ansammlungen kleiner Rezeptoren in der menschlichen Nase ausfindig gemacht, die aktiv auf eine große Bandbreite geruchloser Stoffe reagieren, die durch die menschliche Haut produziert werden. Des Weiteren reagieren Männer und Frauen auf unterschiedliche Stoffe. Berliner berichtet, dass diese so genannten Pheromone, wenn sie eingeatmet werden, eine subtile beruhigende und euphorisierende Wirkung auf die Stimmung einer Person haben. Und weiter wollte er nicht ausschließen, dass dies im Zusammenhang mit menschlichen Bindungen eventuell eine Rolle spielen könnte.

Es bleibt abzuwarten, inwieweit diese verlockenden Thesen im Zusammenhang mit dem menschlichen Sexualverlangen bedeutungsvoll sein werden. Während jedenfalls ein Hauch des „Genitalaromas" der Geliebten einen Mann nicht in ein sexhungriges Tier verwandelt, wie es bei brünstigen Elefanten oder Katern der Fall ist, kann der Geruch der/des Geliebten sowohl für Männer als auch für Frauen ungemein angenehm und erregend sein. Und in der Tat berichten uns viele unserer Patienten, dass der Geruch ihres Partners als anziehend empfunden werde, während der Körpergeruch anderer Personen stark abstoßend wirke. Es wäre also keine große Überraschung, wenn sich schließlich herausstellte, dass das Geruchsempfinden eine weit größere Bedeutung im menschlichen Sexualverlangen, in der Partnerwahl und auch in Störungen der sexuellen Appetenz einnähmen, als uns bislang bewusst war.

Oxytocin und Vasopressin: die „Liebes-" und „Monogamiehormone"?

Oxytocin und Vasopressin sind kleine Peptidmoleküle, die durch die Hypophyse und auch durch bestimmte Neurone im Gehirn von Wirbeltieren freigesetzt werden. Vasopressin und Oxytocin und/oder ihre biochemischen Vorläufer sind uralte Substanzen, die uns über Jahrmillionen der Evolution begleitet haben (Pedersen et al. 1992). Die Funktionen dieser Peptide im Rahmen bestimmter physiologischer Prozesse, wie z. B. Milchausstoß (Oxytocin) und Wasserregulation (Vasopressin), sind weidlich bekannt. Ihre verhaltensspezifische Einflussnahme war uns jedoch lange Zeit eher rätselhaft, bis entdeckt wurde, dass Oxytocin und Vasopressin einen ausschlaggebenden Einfluss auf das Sexualverhalten ausüben und dass sie die Paarbildung und elterliche Verhaltensweisen bei Wirbeltieren von Kröten bis zum Menschen unterstützen (Moore 1992; Insel u. Shapiro 1992; Insel 1992; Fakelman 1993).

Oxytocin

Oxytocin wird simultan über das Gehirn der Mutter und des Neugeborenen während des Stillens freigesetzt. Es ist schon seit einiger Zeit bekannt, dass diese Substanz für den Milchausstoß erforderlich ist. Inzwischen aber scheint es, als sei Oxytocin außerdem für das einsetzende normale mütterliche Verhalten und auch für die Bindung zwischen Mutter und Neugeborenem elementar – so wurde es zumindest bei allen bislang in diesem Zusammenhang beobachteten Säugetierarten festgestellt (Pedersen et al. 1992; Insel u. Shapiro 1992; Insel, Carter u. Shapiro 1993).

Oxytocin wird des Weiteren von beiden Sexualpartnern während der sexuellen Stimulation simultan freigesetzt und kann im Blutserum gemessen werden. Dieses parallele Freiwerden von Oxytocin unterstützt das sexuelle Funktionieren sowohl von männlichen als auch von weiblichen Säugetieren (Arletti, Benelli u. Bertolini 1992; Caldwell 1992), und es wurde ebenfalls postuliert, dass Oxytocin Einfluss auf die Erektion beim Mann und auf das sexuelle Verlangen bei beiden Geschlechtern nimmt (Davidson u. Rosen 1992).

Weiterhin wurde herausgefunden, dass die simultane Sekretion von Oxytocin durch die Sexualpartner mit affiliativem, aggressionsarmem Verhalten beider Partner verbunden werden kann, und dies wiederum fördert die Paarbindung zwischen Sexualpartnern (Arletti et al. 1992; Insel u. Shapiro 1992; Insel, Carter u. Shapiro 1993; Fakelman 1993).

Da die Bindung zwischen Mutter und Neugeborenem und beiderseitige sexuelle Stimulation von Sexualpartnern mit der simultanen Sekretion von Oxytocin verbunden werden und da beide Aktivitäten durch eine enge, zärtliche Bindung gekennzeichnet sind, ist keine große Phantasie vonnöten, zu spekulieren, dass diese beiden Verhaltensweisen von dem gleichen grundlegenden hormonell-behavioralen Mechanismus gesteuert werden.

Die These, dass Oxytocin der „Klebstoff" sei, der Neugeborene und Mütter wie auch Liebende aneinander binde, wurde durch die Forschungsarbeit von Insel und Kollegen insofern untermauert, als sie mittels einer faszinierenden Serie von Experimenten demonstrieren konnten, dass die Partnerwahl bei monogamen Säugetieren, wie z.B. Wühlmäusen, durch die Sekretion von Oxytocin beeinflusst wird (Insel 1992; Fakelman 1993; Insel, Carter u. Shapiro 1993). Genauer gesagt fanden die Forscher heraus, dass Weibchen dazu neigen, sich ein Männchen auszusuchen, das Oxytocin freisetzt, und mit diesem eine Verbindung eingehen, als dass sie ein Männchen wählen, dessen Oxytocinsekretion chemisch blockiert wurde.

Vasopressin

Bei Vasopressin handelt es sich um ein weiteres uraltes Peptidmolekül, das in der Reproduktion eine aktive Rolle zu spielen scheint. Forschungsergebnisse legen nahe, dass Vasopressin möglicherweise monogames und väterliches Verhalten in bestimmten monogamen Spezies anregt. Neben seiner Funktion bei der Bildung monogamer Paarbindungen und eines vehementen Beschützerverhaltens bei männlichen Präriewühlmäusen scheint Vasopressin Aggressionen der Männchen im Beisein ihrer Neugeborenen zu unterdrücken und gleichzeitig affiliative „väterliche" Verhaltensweisen, wie z. B. Schmusen und Werben, zu fördern (Insel, Carter u. Shapiro 1993). Kurz gesagt scheint Vasopressin Männchen zu besseren, weniger aggressiven und interessierteren Elternteilen zu machen.

Oxytocin und Vasopressin wurden in der Populärliteratur als „Liebes-" und „Monogamiehormone" stilisiert, aber die Signifikanz dieser Peptide mit Blick auf die menschliche Sexualität, auf Liebesbeziehungen und elterliches Verhalten muss erst noch wissenschaftlich erarbeitet werden. Es ist durchaus nicht auszuschließen, dass diesen faszinierenden Peptiden tatsächlich eine Rolle in der Unterstützung monogamer Liebe zukommt.

In dieser Richtung kann auch weiter spekuliert werden, dass die simultane Sekretion von Oxytocin nach sexueller Stimulation und Orgasmus bei menschlichen Sexualpartnern zumindest zum Teil für das friedliche, empfindsame, zärtliche „Nachglühen" verantwortlich sein könnte, das besonders nach leidenschaftlichem intimem Sexualkontakt als so angenehm empfunden wird. Der wonnige Gesichtsausdruck und die Körpersprache von glücklich befriedigten Liebenden, die der Ausdruck dieses süßen, schwebenden, entspannten postkoitalen Zustands sind, erinnern auffallend an den wonnigen, träumerischen Gesichtsausdruck von Säuglingen nach dem Stillen und an die Spiegelung dessen durch die friedliche Ausstrahlung der Mütter. Diese Parallele suggeriert ein gemeinsames biologisches Element in mütterlicher und romantischer Liebe. Sollten sich diese Spekulationen als wenigstens teilweise zutreffend erweisen, könnte Oxytocin als das „Resolutionsphasen-" oder „Nachglühhormon" verstanden werden wie auch als das Substrat der Mutter-Kind-Liebe.

Das Primat psychologischer Einflüsse auf das menschliche Sexualverlangen

Alles in allem und im Unterschied zu unseren tierischen Verwandten ist Sex beim Menschen nicht länger untrennbar verbunden mit dem Ziel, sich fortzupflanzen, und unser Liebesleben wird nicht länger von jahreszeitlichen Fluktuationen unserer Sexualhormone regiert und nicht von genitalen Ausdünstungen unseres Partners beeinflusst.

Da wir von hormonellen und pheromonellen Zwängen und auch von Einschränkungen der Paarungszeit befreit sind, ist unser Reproduktionsverhalten zunehmend erfahrungsbedingten und psychologischen Einflüssen unterworfen – bis zu dem Punkt, wo das sexuelle Verlangen des modernen Homo sapiens vornehmlich durch Lernen und Wissen, durch Kindheitserfahrungen und durch den sozialen Kontext, in dessen Rahmen wir Beziehungen eingehen, geprägt wird.

Die sexuellen Vorlieben des Menschen sind zu einem großen Teil erworben, auch wenn ihre Wurzeln auf den grundlegenden phylogenetischen Fortpflanzungs-Imperativ zurückgehen. Hierin unterscheidet sich der Mensch markant von einem instinktiven sexuellen Reaktionsverhalten niederer Tiere, das diese auf einer ausschließlich reflexiven Ebene gegenüber jeglichen und allen fertilen Vertretern des anderen Geschlechts ausleben. Verglichen mit einer läufigen Hündin, die die Aufmerksamkeit aller Hunde in der Nachbarschaft bereitwillig auf sich zieht, oder einem Kater, der mit ähnlichem Eifer jeder ovulierenden Katze nachjagt, legen Menschen mit Blick auf ihr sexuelles Verlangen und ihre sexuellen Vorlieben ein sehr viel selektiveres und heikleres Verhalten an den Tag.

In der Tat zeichnen sich menschliche Gelüste und Leidenschaften durch eine erstaunliche Vielfalt, Formbarkeit und Plastizität aus. Männer und Frauen können durch unterschiedlichste Sexualpartner, erotische Szenarien, Sexualsymbole und -phantasien stimuliert und erregt werden. Darüber hinaus wird unser Interesse an Sex sehr stark von unserem emotionalen Befinden und von der Qualität unserer partnerschaftlichen Beziehung beeinflusst, sodass das kleinste Anzeichen einer Zurückweisung das sexuelle Verlangen einer empfindlichen Person vollständig „abschalten" oder aufheben kann – auch wenn der Partner äußerst attraktiv sein sollte.

In der Hinsicht stellt uns diese Sensibilität über die Tiere, deren Leidenschaft faktisch weder durch Einwände ihres Sexualpartners noch durch ethische Überlegungen gebremst werden kann. Die inhärente Anfälligkeit des menschlichen Sexualverlangens für negative psychologische Einflüsse hat jedoch auch ihre Kehrseite, denn sie ist der ausschlaggebende Faktor in der Funktionsstörung des sexuellen Regulationsmechanimus, d. h. in der Pathogenese von Störungen der sexuellen Appetenz.

Die klinische Bedeutung von Sexualhormonen für den Menschen

Trotz des unzweifelhaft großen Stellenwertes von Erfahrungs- und Emotionsdeterminanten in Bezug auf das menschliche Sexualverhalten wäre es ein grober Fehler anzunehmen, wir hätten den körperlichen Einfluss unserer Gonaden vollkommen überwunden. Es sollte immer im Auge behalten werden, dass adäquate Mengen der Geschlechtshormone sowie ein funktionierendes Nervensystem und die richtige Balance von Neurotransmittern nach wie vor unbedingte Grundvoraussetzungen für das gesunde menschliche sexuelle Funktionieren und Verlangen sind; denn umgekehrt ziehen bestimmte endokrine Anomalien schwere Sexualprobleme nach sich, die den psychogenen sexuellen Dysfunktionen, klinisch betrachtet, gleichwertig sind.

Aus der Sicht des Klinikers sind Sexualhormone jedoch *nur in ihrem Fehlen bedeutungsvoll.* Setzen wir einen normalen Hormonhaushalt und das Fehlen von Krankheiten und Medikamenten oder Drogen – beides kann das Funktionieren der zentralnervösen Kontrollmechanismen der sexuellen Regulationsstrukturen beeinflussen – voraus. Dann wird das Auf und Ab des Sexualverlangens unserer Patienten ausnahmslos diktiert von ihrem emotionalen Befinden und von bestimmten psychologischen Variablen, wie körperliche Schönheit, Liebe und Sexualphantasien einerseits, und antisexuellen Reaktionen wie Abscheu und Ärger oder Angst auf der anderen Seite.

Vom Standpunkt der medizinischen Praxis aus betrachtet ist die Implikation dieser psychologischen Dominanz folgende: Sofern der Einfluss von Pharmaka oder Drogen und endokrine organische Faktoren ausgeschlossen werden können, fokussiert die Behandlung primär auf psychologische Interventionen.

Die Entwicklung des menschlichen Sexualverlangens und Phantasierens

Ich stimme mit John Money (1986) und anderen darin überein, dass phylogenetische wie auch ontogenetische Einflüsse das Sexualverlangen und die Sexualphantasien von Männern und Frauen bestimmen und prägen. Genauer gesagt bin ich der Meinung, dass die *Phylogenese* unserer Spezies für das grundlegende „erotische Leitmotiv“ sorgt, während die jeweilige persönliche psychosexuelle Entwicklung oder auch *Ontogenese* diesem eine individuelle und idiosynkratische Prägung verleiht.

Phylogenetische Einflüsse auf sexuelle Vorlieben

In den vorangegangenen Abschnitten wurde verdeutlicht, dass die menschliche Sexualität, obwohl zum überwiegenden Teil von der Reproduktion dissoziiert, weiterhin in der Logik des Reproduktions-Imperativs verankert ist, aus dem heraus sie sich entwickelt hat.

Vereinfacht ausgedrückt heißt das, dass wir als Spezies genetisch dahingehend programmiert sind, Angehörige des anderen Geschlechts[10] zu begehren, uns durch sie angezogen zu fühlen und auf sie zu reagieren, wenn ihre physischen und behavioralen Merkmale es wahrscheinlich machen, dass das Individuum „gute Gene“ besitzt und eine Vielzahl gesunder Nachkommen garantiert und dass es das Potenzial hat, sich während der längeren Zeitspanne kindlicher Abhängigkeit als beschützender und fürsorglicher Elternteil zu bewähren.

Wir haben uns genetisch dahingehend entwickelt, bei der Nahrungssuche energiereichen Zucker und Fette zu favorisieren, vermutlich weil Nahrung zu Zeiten unserer frühesten Vorfahren rar war. Ebenso sind Männer genetisch dahingehend veranlagt, sexuell auf junge, gesunde, regelmäßig ovulierende Frauen zu reagieren, deren körperliche und emotionale Merkmale ein Zeugnis ihres körperlichen Wohlergehens, ihrer Fertilität und ihrer Eignung für das Mutterdasein sind. Genauer gesagt „gieren“ Männer nach jungen Frauen, die sich durch un-

[10] Ich beziehe mich hierbei ausschließlich auf heterosexuelle Normalität. In vielen erfolgreichen Spezies finden sich Vertreter, die sich nicht im klassischen Sinn fortpflanzen, jedoch zweifellos ein alternatives, genetisch bedingtes Sexualverhalten an den Tag legen, das in ihrem Rahmen ebenso „normal“ ist.

beeinträchtigt lubrizierende, wohlriechende Geschlechtsorgane, gut entwickelte Brüste, feminine Körperformen inklusive des kräftigen Beckens, schmale Gliedmaßen, zarte Haut und weiches Haar, einen gesunden Teint und das relative Fehlen von Gesichts- und Körperbehaarung auszeichnen. Dies sind alles „Anmacher" für Männer, wie es des Weiteren auch feminines, verführerisches Verhalten, anmutige Körperbewegungen, eine höhere, weichere Stimme und eine Wärme vermittelnde, einfühlende und fürsorgliche Persönlichkeit sind.

Es ist kein Zufall, dass all diese physischen und behavioralen Merkmale von hohen Mengen Östrogens abhängig sind und dass die oben genannten physischen Attribute ausnahmslos signalisieren, dass die Frau bei guter Gesundheit ist, dass sie fertil und eine sexuell lohnende Partnerin ist, während ihre fürsorglichen, „femininen" Verhaltenstendenzen dafür sprechen, dass sie für die Aufgaben als Partnerin und Mutter emotional ausgestattet ist.

Frauen haben sich dagegen dahingehend entwickelt, sich von starken, muskelbepackten und „gut bestückten" Männern angezogen zu fühlen, die einen schönen Bart tragen und im Besitz einer sonoren, „sexy" Stimme sind. Außerdem werden die intelligenten, einfallsreichen, tatkräftigen und erfolgreichen Vertreter des männlichen Geschlechts klar bevorzugt. Auch wenn Frauen tendenziell „Leitfiguren" oder „Alpha-Männer" suchen, achten sie auch auf Qualitäten wie die Fähigkeit zu vertrauensvollen, anhaltenden, zärtlichen Beziehungen – Qualitäten, die auf den treuen Partner und guten Vater hoffen lassen.

Auch hier ist es keineswegs auf den Zufall zurückzuführen, dass die meisten dieser körperlichen Merkmale auf hohe T-Spiegel hindeuten, die wiederum für Potenz, Virilität und Fertilität sowie für die Fähigkeit stehen, sich als kompetenter Ernährer und Beschützer einer Familie zu erweisen.

Gesichts- und Körpersymmetrie sind keine Indikatoren für Sexualhormone. Symmetrische Merkmale stehen jedoch als Zeichen für eine normale fetale Frühentwicklung und sind somit Indikator für eine hohe Wahrscheinlichkeit, dass die Person normalen, gesunden Nachwuchs garantiert. Auch hier entspricht es der entwicklungsbezogenen Sichtweise auf das Sexualverlangen, dass Symmetrie einen beständigen Faktor in der weiblichen wie der männlichen Partnerpräferenz darstellt, was in vielen Spezies und Gemeinschaften widerspiegelt wird.

Obgleich der Begriff Attraktivität kulturell sehr unterschiedlich ausgelegt wird, neigen die Unterschiede dazu, im Stil, aber nicht in der Substanz zu differieren, und sie betreffen meist Merkmale wie die Haarlänge, das Körpergewicht oder modische Facetten. Die biologisch determinierten Merkmale, die weiter oben erwähnt wurden, stoßen dagegen auf einer universelleren, kulturell übergreifenden Ebene auf allgemeine Akzeptanz, wie es durch die internationale Popularität bestimmter Kinostars bezeugt wird. So sind beispielsweise Tom Cruise und Arnold Schwarzenegger einerseits und Whitney Houston und Marilyn Monroe andererseits durchweg großzügig mit jenen hormondeterminierten Merkmalen ausgestattet, die zu begehren wir programmiert sind.

Geschlechtsspezifische Unterschiede im Ausmaß sexuellen Verlangens

Es wird weithin angenommen, dass Männchen genetisch programmiert sind, als „sexuelle Aktivisten" zu agieren. Aus diesem Grund sind sie mit einem stärkeren und zwingenderen Sexualtrieb ausgestattet, der sie dazu veranlasst, um so viele fertile Weibchen wie möglich zu werben und mit ihnen zu kopulieren (Symons 1979). Im Großen und Ganzen wird Männchen die sexuelle Rolle des *Aktiven* und Weibchen die des *Reaktiven* zugesprochen (Leiblum 1988).

Neuere, aus einer eher weiblichen Perspektive entstandene Studien und Theorien legen stärkeres Gewicht auf die aktive weibliche Partnersuche und das Werben um „Alpha-Männchen". Darüber hinaus wurde herausgefunden, dass weibliche Vertreterinnen vieler Spezies, inklusive Homo sapiens, sexuell weniger wählerisch sind, als bislang angenommen worden war (Elia 1986; Batten 1992).

Meiner eigenen Erfahrung nach kann man deutlich einen männlichen und einen weiblichen Sexualstil differenzieren, wenngleich markante Überschneidungen stattfinden. Ich habe keinen Zweifel daran, dass der männliche Sexualtrieb im Allgemeinen zwingender und schwerer zu unterdrücken ist als der von Frauen und dass Männer ein stärkeres Interesse an sexueller Abwechslung und Innovation haben. Diese geschlechtsspezifischen Unterschiede sind bei Jugendlichen und jungen Erwachsenen am stärksten ausgeprägt und verringern sich im Laufe der Zeit. Ältere Männer erfahren oftmals eine Abschwächung ihrer sexuellen Dringlichkeit, während Frauen sexuell bestimmter und experimentierfreudiger werden.

Die Entwicklung des Werbeverhaltens

Neben dem Drang zu kopulieren ist dem Sexualverhalten von Männchen vieler Spezies ein Werbeverhalten eigen, dessen einziger Zweck darin liegt, Weibchen zu locken und für sich einzunehmen. Jede Form des Werbeverhaltens ist abhängig von hohen T-Spiegeln, die diesem Verhalten Ausdruck verleihen. Werbungs-Verhaltensmuster haben sich bei den verschiedenen Spezies zu spezifischen Ritualen entwickelt, die in ihrer Komplexität deutlich differieren. So rangieren die Muster von einfachem Posieren bis zu elaborierten Balztänzen und von der simplen Zurschaustellung der Sexualorgane bis zum Bau kunstvoller Lauben, wie sie männliche Laubenvögel ausschließlich zum Zweck, vom Weibchen ausgewählt zu werden, auf ihrem Territorium bauen.

Werbung ist eine dem Vorspiel zuzuordnende Verhaltensform ohne körperlichen Kontakt. Sie regt im Liebesobjekt eine sexuell empfängliche Stimmung an. Es handelt sich hierbei um einen ungemein wichtigen Faktor im Rahmen der Appetenzphase des sexuellen Reaktionszyklus, was so weit gehen kann, dass erst die Gegenwart und das Werbeverhalten eines Männchens in bestimmten Spezies, wie etwa der Wühlmaus oder dem Hasen, eine Ovulation auslösen.

Evolutionsgeschichtlich gesehen dient das Werbeverhalten im Konkurrenzkampf der Männchen untereinander der Wahl und dem Gewähltwerden von fertilen Weibchen und der Sicherung der Weitergabe ihrer Gene. Werbeverhalten und sexuelle Selektion bedeuten im Wesentlichen die Zurschaustellung überlegener genetischer Qualitäten des Männchens gegenüber dem Weibchen, und diese manifestieren sich in der Größe der Geschlechtsorgane, im Kraftpotenzial und der Fähigkeit, zu tanzen, zu singen, Rivalen zu besiegen oder Lauben zu bauen.

Männern ist ebenfalls Werbe-, Territorial- und Prahlverhalten eigen, wenngleich diese großenteils auf eine Art subtil und symbolisch geworden sind, dass sie den Menschen selten voll bewusst werden.

Die maskulinen physischen und behavioralen Merkmale, die auf die moderne Frau nach wie vor anziehend wirken, deuteten einstmals darauf hin, dass der Mann fertil ist und über die Qualitäten eines durchsetzungskräftigen Stärkeren und eines beschützenden Partners und Elternteils verfügt – unter Bedingungen, die vor langer Zeit vorherrschten, als die Menschen anfingen auf diesem Planeten Fuß zu fassen. Und es gibt kaum einen Zweifel, dass Frauen nach wie vor auf Virilität und Machtpotenzial positiv reagieren.

Für die moderne Frau werden diese Eigenschaften durch ein „heißes Gefährt" oder, besser noch, eine Limousine mit Chauffeur, eine goldene Rolex-Uhr oder ein „fettes" Geldpolster symbolisiert. In teure Restaurants ausgeführt zu werden wirkt ebenfalls verführerisch, und es schadet keineswegs dem Eindruck, wenn der Oberkellner ein wenig buckelt und damit den hohen Status des Herren unterstreicht.

Diese Art der Zurschaustellung von Reichtum und Macht mag auf feinsinnigere Geister beleidigend wirken. Trotzdem handelt es sich um Symbole der Angemessenheit, der Intelligenz, der Findigkeit und des Erfolges innerhalb unserer Kultur. Verbunden mit physischen Attributen, wie z.B. Kraft und athletischen Fähigkeiten, sind sie höchst wirkungsvoll, um Frauen „anzulocken".

Die Weibchen vieler Spezies inklusive Homo sapiens sind ebenfalls im Besitz eines wirksamen Rüstzeugs verführerischer Verhaltensweisen, um begehrenswerte Männchen anzulocken und um sie zu werben. Im Wesentlichen werden dabei Merkmale zur Schau gestellt, die Fertilität und sexuelle Erfüllung versprechen und die Eignung zur guten Partnerin und Mutter signalisieren.

Bei diesen Merkmalen handelt es sich bei der Frau um einen verführerischen, hüftschwingenden Gang, Parfum, glänzendes Haar, eine warme, verführerische Stimme, sinnliche Kleidung, die die Form der Brüste und der Beine betont, sowie kokett-neckendes Verhalten und tendenziell unterwürfige Streichelqualitäten. Und es kann hier wiederum nicht schaden, wenn die Dame auch in der Lage ist, ein aufwändiges Abendessen für zwei zuzubereiten.

Das Werben um den Partner bleibt also ein wichtiger Faktor innerhalb der menschlichen

Sexualität, und unangemessenes Werbeverhalten kann in der Pathogenese von VSA und bei niedriger sexueller Frequenz eine bedeutende Rolle spielen, wie es anhand zweier Fallbeispiele in späteren Kapiteln illustriert werden wird.

Monogamie versus Polygamie: Ist es für Männer und Frauen normal, ihr sexuelles Verlangen in einer langjährigen Beziehung zu verlieren?

Es ist viel über eine Frage debattiert worden, für deren Beantwortung relativ wenig Faktenwissen zur Verfügung steht, die jedoch von beträchtlicher Relevanz hinsichtlich der Behandlung von Paaren mit niedriger Sexualappetenz ist – ob der Mensch in Bezug auf sein Sexualverlangen ein monogames oder polygames Muster entwickelt hat. Anders gefragt: Sind wir genetisch dahingehend programmiert, nur mit wechselnden neuen Partnern Lust zu verspüren und dazu zu neigen, uns in langfristigen Beziehungen sexuell gesättigt zu fühlen? Oder binden wir uns für das Leben?

Einige Sozialwissenschaftler haben vorgeschlagen, dass Männer, den Schimpansen nicht unähnlich, aber nicht notwendigerweise Frauen grundsätzlich polygame Wesen seien, die einen inhärenten Wunsch nach neuen Sexualpartnern haben, jedoch durch Kirche, ökonomische Zwänge und weibliche Interessenlagen in Richtung eines unnatürlichen Zustands der Monogamie bugsiert würden.

Money stellte die These auf, dass der Mensch sequenziell monogam sei, dass sexuelles Verlangen über einen Zeitraum von drei bis vier Jahren stark bleibe und dann nachlasse, es sei denn, das Paar bekomme Nachwuchs, was wiederum ihre Leidenschaft für die nächsten vier Paarungszeiten anfeuere (Money 1986). Um ihre Ansicht zu untermauern, führt die „Polygamie"-Gruppe das Nachlassen des Sexualverlangens an, das in vielen langjährigen Beziehungen zu verzeichnen ist, den unleugbaren universellen Reiz sexueller Neuartigkeit und auch die Häufigkeit außerehelicher Beziehungen in den meisten Gesellschaften. Diesem Gedankengang, der einen hinsichtlich der Behandlung von niedrigem Verlangen in langjährigen Beziehungen pessimistisch stimmen muss, wurde auch von dem deutschen Sexualtherapeuten Gunther Schmidt beigepflichtet.[11]

Es gebe aber, sagen wiederum diejenigen, die an Monogamie als „natürlichen Zustand" glauben, viele erfolgreiche Tierspezies, wie eine bestimmte Pavianart und Präriewühlmäuse, die ein monogames Paarbildungsmuster entwickelt haben. Des Weiteren dominierten langjährige monogame Beziehungen die Paarungsmuster einer jeden menschlichen Gesellschaft historisch und gegenwärtig. Weiterhin weisen die „Monogamie"-Verteidiger darauf hin, dass geschiedene oder verwitwete Männer oftmals depressiv seien und eher zu Krankheiten neigten, während die verheirateten und/oder diejenigen, die mit einer Partnerin lebten, im Großen und Ganzen glücklicher und gesünder seien und länger lebten.

Was das Paarungsmuster beim Menschen anbelangt, können diesbezüglich allerdings keine Schlüsse aus den Studien mit Tieren gezogen werden, da beide Fortpflanzungsstrategien, also Monogamie wie auch Polygamie, in der Natur zur Sicherung des Überlebens erfolgreich sind.

Bezüglich dieser Frage werden wir aus wissenschaftlicher Sicht möglicherweise nie sichere Antworten erhalten. Obgleich beide Positionen über schlüssige Argumente verfügen, neige ich dazu, der Monogamie den Zuschlag zu geben, denn klinische Beobachtungen verdeutlichen, dass beide Geschlechter über einen starken Impuls verfügen, feste und langfristige Partnerschaften mit ausschließlich einer Person anzustreben. Darüber hinaus hat es sich nicht als gesund oder glückselig machend erwiesen, das Leben allein zu leben. Statistiken zeigen, dass Menschen ohne Partner zu Drogenmissbrauch und tödlichen Krankheiten neigen und dass sie tendenziell eher Selbstmord begehen. Des Weiteren zählt der Verlust eines Partners – durch Tod oder Abweisung – zu den niederschmetterndsten und schmerzvollsten Erfahrungen, die ein Mensch machen kann. Kurz gesagt geht es den meisten Menschen emotional und körperlich schlicht sehr viel besser innerhalb einer Beziehung, die glücklich, verträglich, exklusiv und langlebig ist, als wenn sie allein blieben.

---

[11] Unveröffentlichter Vortrag von Dr. Schmidt, wie von Dr. Sharna Striar berichtet (Kopenhagen, Juni 1984).

Die starke aphrodisische Anziehungskraft eines neuen Sexualpartners und das Nachlassen der sexuellen Frequenz und Leidenschaft, die die meisten Paare nach einer längeren Zeit des Zusammenseins erleben, sind gleichermaßen hinreichend dokumentiert und zweifellos reale Phänomene. Dies ist jedoch noch kein Beweis dafür, dass wir von Natur aus Polygamisten oder Polyandristen sind, denn in guten Beziehungen ist es nicht etwa der Fall, dass das sexuelle Verlangen und die sexuelle Frequenz komplett verschwinden. Unter normalen Umständen verringert sich die sexuelle Frequenz nach fünf bis zehn Jahren von täglich auf vielleicht zweimal pro Woche, und nach zwanzig weiteren Jahren liegt sie vielleicht bei einmal pro Woche, was bei gesunden Paaren normalerweise über die Zeit bis hin zu fortgeschrittenem hohen Alter so bleibt (siehe Kapitel 10).

Es könnte sich als sinnvoller erweisen, anzunehmen, dass das erotische Band zwischen zwei Menschen lediglich vor sich hin schlummert, als davon auszugehen, dass die Lust auf den Partner ganz normal nach einer gewissen Zeit verloren gegangen ist. Das Fortdauern langjähriger sexueller Anziehung kann insofern vermutet werden, als dass die Leidenschaft oftmals wieder zum Leben erweckt wird, wenn das exklusive „Besitztum“ in der Person des Partners droht, an einen Konkurrenten verloren zu gehen.

Während also ein Abebben der Leidenschaft als normal anzusehen ist, halte ich dagegen einen markanten oder kompletten Verlust des sexuellen Verlangens in einer langjährigen Beziehung für pathologisch. Die Ursachen dieses Nachlassens im Verlangen liegen nicht selten in der zerstörerischen Wirkung beziehungsbedingter Feindseligkeiten und Desillusionierung. Sie sind jedoch nicht in der Vertrautheit zu suchen. Wenn nach einer langjährigen ehelichen Partnerschaft beide Partner den Verlust ihres sexuellen Verlangens beunruhigt zur Kenntnis nehmen, sehe ich darin einen berechtigten Grund für eine Behandlung. Und weiter sehe ich es als meine Aufgabe als Therapeutin an, diejenigen meiner Patienten zu unterstützen, die sich eine verbesserte Sexualbeziehung mit ihrem langjährigen Partner zum Ziel gemacht haben.

Unserer Erfahrung nach sind Paare, die viele Jahre miteinander verbracht haben und asexuell wurden, der Therapie gegenüber recht aufgeschlossen, umso mehr, wenn sie mit Neuartigkeit, Vielseitigkeit, Flexibilität und Phantasie einhergeht, die ein erstarrtes Sexualrepertoire auflockern helfen.

Die Ontogenese der sexuellen Appetenz: Ursprünge in der Kindheit

Unser idiosynkratisches sexuelles Verlangen, unsere Vorlieben und Phantasien werden von unserer individuellen Geschichte, unserem Wissen und unseren Erfahrungen geprägt. Diese persönlichen Faktoren überlagern und bedingen das dominante genetische Leitmotiv, Partner mit Merkmalen zu begehren, die für das Überleben der Spezies sprechen.

Der spezifische Inhalt des individuellen sexuellen Verlangens und Phantasierens ist ohne Zweifel das Produkt komplexer Interaktionen multipler epigenetischer Determinanten. Diese historischen Muster von Ursache und Wirkung liegen noch unter dem immensen Datenvolumen begraben, das im Laufe der Beobachtung vergangenen und gegenwärtigen Sexualverhaltens einer Vielzahl von sexuell dysfunktionalen Patienten und ihren Partnern angesammelt wurde. Und es ist kein leichtes Unterfangen, die Spreu vom Weizen, d. h. verwertbares Material von fragwürdigen Informationen zu trennen.

Trotzdem konnten wir aus unseren Beobachtungen deutlich auf zwei wichtige Korrelationen schließen, die die Frage nach dem Ursprung von sexuellem Verlangen und Phantasieren betreffen. Die erste – die sich mit Voraussagen psychodynamischer Theorien zum Thema Kindesentwicklung decken – besagt, dass *sexuelle Phantasien und Sehnsüchte meist, wenn nicht sogar immer, sehr früh im Leben einsetzen*. Die zweite Schlussfolgerung unterstützt diejenigen Theorien, die besagen, dass perverse oder paraphile sexuelle Gelüste, Phantasien oder Handlungen ihren Ursprung in Schmerzen haben, die einer Person während der Kindheit zugefügt worden waren.

Die frühesten (oder sehr frühen) erotischen Erfahrungen haben einen starken Einfluss auf das sexuelle Schicksal des Erwachsenen

Viele unserer Patienten erzählten uns, dass sie schon in sehr jungen Jahren – manchmal schon im Alter von drei oder vier – erstmals mit ihrem Sexualverlangen oder mit Sexualphantasien in Berührung kamen und dass diese frühen Phantasien im Wesentlichen unverändert bis ins Erwachsenenalter erhalten blieben. Des Weiteren konnten wir feststellen, dass sich Menschen mit „normalen" Phantasien, also der Art, dass sie geschlechtlichen Kontakt mit Angehörigen des anderen Geschlechts thematisieren, gewöhnlich nicht an spezifische Situationen erinnern können, in denen diese Phantasien ausgelöst worden waren. Diejenigen mit paraphilen oder ungewöhnlichen Phantasien dagegen können sich oft an die ersten erregenden Ereignisse erinnern, die ihre sexuellen Phantasien in Gang brachten. Diese Beobachtungen *lassen darauf schließen, dass erste oder sehr frühe sexuell erregende Erfahrungen einen unauslöschlichen, prägenden Einfluss auf das „Erotikprogramm" oder den „Liebeswegweiser" eines Individuums ausüben mögen.*[12]

Diese Beobachtung deckt sich mit Implikationen freudscher Theorien zur psychosexuellen Entwicklung, die besagen, dass die menschliche psychosexuelle Frühentwicklung eine kritische Periode beinhaltet, während deren das sexuelle Verlangen eines Individuums geprägt wird (Freud 1919, 1964). Seit Freud gab es eine Vielzahl hoch komplexer und elaborierter theoretischer Abhandlungen mit Erklärungsvorschlägen zum Thema der psychischen Prozesse, mit Hilfe deren die frühen Erfahrungen des Kindes mit wichtigen Personen in daraus resultierendes Sexualverlangen übertragen werden (Klein 1975; Kernberg 1974, 1977; Cooper 1991; Roiphe u. Galenson 1981).

In Begriffen der Lerntheorie, die eine andere Abstraktionsebene einnimmt und die oben angesprochenen elaborierteren psychoanalytischen Definitionsversuche zur frühen psychosexuellen Entwicklung weder unterstützt noch negiert, können wir folgende Vermutung anstellen: Jegliche und alle Erfahrungen, *die während einer kritischen Entwicklungsperiode eine sexuelle Erregung beim Kind hervorrufen, schreiben sich möglicherweise in das richtungweisende und unauslöschliche Programm seiner oder ihrer „erotischen Software"* ein. (Als kritische Entwicklungsperiode kann in etwa die Zeit verstanden werden, ab der das Kind alt genug ist, nachzuvollziehen, was mit ihm geschieht, in der aber sein Sexualverlangen und seine Phantasien noch nicht ausgebildet, d.h. weiterhin in einem amorphen und formbaren Stadium sind.) Genauer gesagt möchte ich vorschlagen, dass der *simultane Prozess des Erlebens sexueller Lust und des mentalen Wahrnehmens des erregenden Stimulus eine Verbindung via „sensorisch-sensorischer" Integration eingehen* (Birch u. Bitterman 1949).[13]

Ich gehe des Weiteren davon aus, dass diese frühen Phantasien unter bestimmten Umständen womöglich gänzlich den „Liebeswegweiser" oder das „Sexualprogramm" in Besitz nehmen und jegliche späteren „Eingaben" oder „Löschungen" im Keim ersticken können, sodass dieses frühe Erlebnis zum ausschließlichen Sexualverlangen wird und es auch bleibt.

Während die meisten unserer Patienten feststellen konnten, dass ihre erotischen Phantasien in früher Kindheit einsetzten und sich bis ins Erwachsenenalter nicht wesentlich verändert hatten, berichteten auch einige, dass ihre Phantasien im Laufe der Zeit nicht die gleichen blieben. In all diesen Fällen ergab jedoch eine nähere Betrachtung, dass sich lediglich das Schmuckwerk verändert hatte, während die *grundsätzlichen Elemente* des Verlangens oder Phantasierens unverändert blieben. Ein Mann, mit anderen Worten, dessen Sexualverlangen und/oder dessen Phantasie seit seiner Jugend wesentlich von dem Gedanken geprägt ist, mit einer schönen, langhaarigen Frau oralen Sex zu haben, mag mit der Zeit in seiner Imagination oder in seinem Bett die Partner austauschen, aber er wird sehr wahrscheinlich nicht zu einem Fetisch oder zu pädophilen Phantasien wechseln.

Die Offenbarung einer latenten Sexualphantasie in späteren Jahren, ungeachtet des Umstands, ob sie zufällig oder im Verlauf einer Therapie entdeckt wird, mag ebenfalls der Annahme widersprechen, dass Phantasien in früher Kindheit entwickelt werden und sich im Laufe der Zeit kaum verändern.

Einer meiner Patienten zum Beispiel, ein Exhibitionist, wurde sich erst mit über dreißig Jahren darüber bewusst, dass es ihn erregte, Frauen

---

[12] Dr. John Money prägte den Begriff „love-map" („Liebeswegweiser"), um „die mentale Schablone der sexualerotischen Phantasien und der erotischen Praxis eines jeden Individuums" zu beschreiben (Money 1986, Klappentext des Originals).

[13] Die Theorie der „sensorisch-sensorischen Integration" besagt, dass zwei simultan stattfindende, wahrgenommene Ereignisse funktional und neurophysiologisch assoziiert oder verinnerlicht werden.

seinen Penis zu zeigen. Bis zu diesem Zeitpunkt hatte er noch nie exhibitionistische Impulse bei sich wahrgenommen oder diesbezüglich Phantasien gehabt. Im Alter von 34 Jahren verspürte er in einem Ferienort einen unerwarteten Lustgewinn, als eine Frau aus Versehen in sein Zimmer spazierte und er nackt war. Ab diesem Zeitpunkt bestand seine bevorzugte sexuelle Aktivität darin, sich vor einer Frau zu entblößen oder darüber zu phantasieren.

Der Exhibitionismus dieses Patienten hat jedoch nicht mit dem Ereignis im Ferienort seinen Anfang genommen. Die Ursprünge seiner Phantasie konnten an angenehmen, aufregenden Erlebnissen festgemacht werden, die stattgefunden hatten, als er drei bis fünf Jahre alt gewesen war. Er konnte sich erinnern, bei vielen Gelegenheiten dadurch erregt worden zu sein, auf einem Stuhl stehend von seinem Kindermädchen an- und ausgezogen zu werden, während seine älteren Schwestern gespannt zuschauten. Der Patient hatte es völlig „vergessen", bis die Erinnerung daran in der Therapie wieder zum Vorschein gebracht wurde.

Spekulationen über die normale Mutter-Kind-Erotik in frühen Jahren und das Aneignen normaler Sexualphantasien und normalen Sexualverlangens

Setzen wir die Theorie voraus, dass die frühesten erregenden Wahrnehmungen zu den primären Einflüssen gehören, die normalerweise das menschliche Sexualverlangen formen. Dann lässt sich weiter spekulieren, dass die kontinuierlichen und wiederholten, beiderseitig als angenehm empfundenen intimen körperlichen und emotionalen Kontakte von Kleinkindern mit der Mutter, dem Vater und anderen Familienangehörigen unabsichtlich leicht erotisch auf Säuglinge und Kleinkinder wirken. (Wir sprechen von: gemeinsamem Schlafen, Tragen, Halten, Kuscheln, Streicheln, Stillen, Füttern, Riechen, Schmecken, Küssen, Wiegen, Anschauen, Anfassen, Trösten, Tätscheln, Witzeln, Glucksen, Necken, Kitzeln, Bauch Küssen, Pusten, Baden, Abtrocknen, Anziehen, Werben, Spielen, Reiben, Gurren, Reden, Singen usw. usf., Aktivitäten also, die jeder Erwachsene mit seinem Kind regelmäßig anstellt.) *Und sie werden von den Eltern als sinnlich angenehm wahrgenommen, besonders von der Mutter. Wir spekulieren weiter, dass diese Erfahrungen die psychologischen Ursprünge normaler Sexualphantasien und normalen Sexualverlangens darstellen.*

Ich möchte nicht andeuten, dass diese beiderseitig als angenehm empfundenen erotischen Erfahrungen dem Kind Schaden zufügen, wie es bei Kindesmissbrauch und inzestuösen Erlebnissen mit Sicherheit der Fall ist. Im Gegenteil, ich bringe die Ansicht vor, dass diese physischen Liebeserfahrungen zwischen Mutter und Kind (oder Elternteil und Kind) für eine gesunde, normale psychosexuelle Entwicklung möglicherweise *notwendig* sein könnten und dass Kinder ohne diese beiderseitig als angenehm empfundenen, familiären erotischen Kontakte womöglich nie normale sexuelle Gefühle oder sexuelles Verlangen in Liebesbeziehungen entwickeln können.

Diese hypothetische *normale* (im Gegensatz zu inzestuöse oder missbräuchliche) familiäre erotische Stimulation findet wahrscheinlich auf einer niedrigen Reizebene statt – wie etwa ein schwacher elektrischer Strom, der keinen Schlag versetzt, sondern angenehm kitzelt – und sorgt für gerade genug Stimulation, um sich konditionierend und verstärkend auszuwirken.

Dieses Ereignis des simultanen Austausches von angenehmen, sinnlichen Gefühlen zwischen Elternteil und Kind wird normalerweise kontinuierlich während der ersten Lebensjahre des Kindes wiederholt. Und es darf spekuliert werden, dass diese andauernden, normalen, nicht missbräuchlichen, körperlichen, beiderseitig leicht erotisierenden und angenehmen Erfahrungen der Kindheit normalerweise auf die Art verinnerlicht und ausgelebt werden, dass Jugendliche mit erotischen Gefühlen auf Personen reagieren, die an ihre Familienangehörigen erinnern, und auf Vorstellungen und Aktivitäten, die dieses frühe, intime, sinnliche Mutter-Kind-Liebesspiel widerspiegeln.

Diese frühen Erlebnisse und Reizeinwirkungen werden vielleicht nicht per se erinnert, aber sie werden auch nicht „gelöscht". Sie üben einen Einfluss aus, der im Allgemeinen nicht im Bewusstsein der Person verankert ist. Wenn das Erwachsenwerden problemlos verläuft, werden das Verlangen, die Phantasie und der Heiratswunsch des Kindes auf eine Person projiziert werden, der/die Eigenschaften verkörpert wie die Mutter bzw. der Vater.

Negative frühe sexuelle Programmierung

Wenn ein Kind, ob zufällig oder böswillig, schmerzvollen, gewalttätigen, negativen oder unangemessenen Situationen ausgesetzt wird und dies seine ersten wichtigen sexuellen Erfahrungen sind, kann sich der hypothetische normale sexuelle „Prägungsprozess" fehlentwickeln, sodass Sex mit Angst verbunden wird und/oder die Person auf atypische und möglicherweise unvorteilhafte sexuelle Phantasien und sexuelles Verlangen fixiert wird.

Eine meiner Patientinnen hatte z. B. die sexuelle Phantasie, einem Mann beim Masturbieren zuzuschauen. Die Ursache dieser Phantasie kam zutage, als sie sich daran erinnerte, dass sie als kleines Mädchen einen Mann auf einer Bank im Park beobachtet hatte, der mit seinem Penis hantierte, und zum ersten Mal in ihrer Erinnerung sehr erregt worden war. Sie fing an, im Park nach Exhibitionisten Ausschau zu halten und ihnen hinterherzulaufen, um einen Blick auf deren Geschlechtsteil zu erhaschen, und dabei erlebte sie ein aufregendes und überwältigendes Lustempfinden.

Ein anderer Patient war auf voyeuristische Phantasien und Begierden fixiert. Diese waren deutlich mit seinen frühen Kindheitserfahrungen verbunden. Er fand es Nacht für Nacht überaus erregend, seine Schwester durch eine Milchglastür zum Nachbarzimmer beim Entkleiden zu beobachten, und masturbierte währenddessen.

Die sexuellen Phantasien und Begierden „Bill Kangaroos" (Fall 8.2), dessen Patientengeschichte und Behandlung in einem späteren Kapitel beschrieben werden, geben ein weiteres Beispiel des starken und pathogenen Einflusses früher unvorteilhafter Sexualerregungen ab. Bei dem Patienten handelte es sich um einen 41-jährigen, sexuell völlig unerfahrenen Mann mit einer starken globalen VSA und Sexualvermeidung, dessen lebenslange Sexualphantasie und intensives Verlangen darin bestanden, die nackten Beine einer Frau zu streicheln – eine direkte Wiederholung seiner ersten erregenden Erfahrungen. Ab seinem fünften Lebensjahr, nachdem sein Vater gestorben war, bis zu seinem vierzehnten, als seine Mutter wieder heiratete, hatte ihn seine Mutter regelmäßig gebeten, ihre Beine zu „massieren", während sie es sich auf dem Sofa, bekleidet mit einem luftigen Hausmantel ohne Unterwäsche, gemütlich machte. Diese Erlebnisse erregten den Jungen ungemein, und mit zwölf Jahren begann er heimlich, gegen das Sofa zu reiben und während der Massagen zu ejakulieren.

Die Erotisierung von Kindheitstraumata

Mehrere wissenschaftliche Autoren haben behauptet, dass schmerzvolle und traumatische Kindheitserlebnisse eine Quelle atypischer oder pathologischer sexueller Begierden und/oder Phantasien bei Erwachsenen seien. Meine Beobachtungen von Patienten mit Paraphilien und Sexualzwängen stimmen deutlich mit dieser Feststellung überein. Ich bezeichne diesen Zustand als die „Erotisierung von Kindheitstraumata".

Genauer gesagt gibt es manche Kinder, die schmerzvolle und negative Erlebnisse erotisch verfärben und diese ihr sexuelles Begehren beeinflussen lassen. Mit anderen Worten neigen Kinder, die geschlagen werden, dazu, erotische Begierden, Phantasien und sexuelle Verhaltensweisen zu entwickeln, bei denen Schläge durch den Sexualpartner eine Rolle spielen, oder sie werden möglicherweise durch die Vorstellung oder die Ausübung einer körperlichen Bestrafung des Partners erregt. Die Verbindung zwischen solchen „perversen" oder atypischen sexuellen Phantasien, Begierden und/oder Verhaltensweisen und einem Kindheitstrauma wird in den anomalen „Liebeswegweisern" von Patienten deutlich, die als Kind missbraucht und traumatisiert worden sind.

In diesem Zusammenhang möchte ich deutlich darauf hinweisen, dass tatsächlich bei den über siebentausend Sexualuntersuchungen, die ich während der letzten zwanzig Jahre vorgenommen habe, nicht eine einzige Person mit sadistischen oder masochistischen sexuellen Phantasien, Begierden und/oder Verhaltensweisen zugegen war, die als Kind nicht einer bedeutsamen Grausamkeit ausgesetzt gewesen war. Im Laufe meiner Untersuchung der Familien- und der Psychosexualanamnese von Patienten mit anomalen Sexualphantasien und Sexualzwängen kam mehr als deutlich zutage, dass Ereignisse und Personen, die im Kind Angst, Ärger und/oder Abscheu hervorrufen, schließlich zu begehrten Substraten des Verlangens werden können.

Obgleich perverse Phantasien und Verhaltensweisen bei Männern weitaus verbreiteter sind, möchte ich als Beispiel dieser Dynamik eine Patientin anführen. Es handelt sich um eine jüdische Europäerin, die als Kind in einem nationalsozialistischen Konzentrationslager eingesperrt gewesen war, in dem ihre gesamte Familie umgekommen ist. Es war ihr völlig rätselhaft und resultierte in Selbsthass, dass sie ausschließlich durch die Phantasie sexuell erregt wurde, mit einer SS-Wache zu schlafen.

Ein weiteres markantes Beispiel der „Erotisierung von Kindheitsschmerz" findet sich im Fall von „Jack Priest" (Fall 4.7), der im nachfolgenden Kapitel ausführlicher beschrieben wird. Dieser Mann war nicht in der Lage, auch nur ein geringfügiges Verlangen nach seiner hübschen Frau zu verspüren, die er sehr liebte. Seine bevorzugte Phantasie jedoch erregte ihn sehr: Eine Prostituierte versohlt ihm den nackten Hintern mit einem Holzpaddel und flüstert ihm liebevolle Zärtlichkeiten zu. Es wunderte mich nicht zu hören, dass dieser Patient als Kind unerhört unter seiner gestörten sadistischen Mutter gelitten hatte, die, neben anderen Auswüchsen emotionaler Folter, dem Kind regelmäßig die Hose heruntergezogen hatte, um seinen Hintern mit einer Haarbürste, einem Kleiderbügel oder einem anderen harten Gegenstand zu traktieren, und ihm gleichzeitig zärtlich zuflüsterte, dass sie dies nur aus Liebe zu ihm täte.

Es muss nicht betont werden, dass die Verbindung zwischen Kindheitstraumata und spezifischen erotischen Begierden oder Phantasien nicht immer so unmittelbar und konkret zum Vorschein kommt wie in diesen Beispielen, die speziell zu dem Zweck ausgesucht worden sind, die Aussage zu verdeutlichen. Meistens wird die Erotisierung von Traumata oder die Erotisierung des Aggressors in symbolischerer Form zum Ausdruck gebracht. So wächst ein Junge, der von seiner grausamen, aufdringlichen Mutter emotional zu Boden geprügelt worden ist, möglicherweise mit dem Verlangen heran, physisch zu Boden geprügelt zu werden oder seine Partnerinnen zu verprügeln.

Der Zusammenhang zwischen Schmerzen, die während der Kindheit zugefügt wurden, und paraphilen Sexualphantasien Erwachsener ist von verschiedenen wissenschaftlichen Autoren mit der ihnen eigenen Überzeugung thematisiert worden. Robert Stoller (1975, 1991), ein Psychoanalytiker, dessen Hauptinteresse Sexualperversionen sind, ist der Auffassung, dass Sexualphantasien für eine unbewusste *Rache gegen die verhassten Eltern* stehen, während Arnold Cooper (1991) die Meinung vertritt, die Trennung von der Mutter sei das Schlüsseltrauma, das jegliche pervertierten Sexualphantasien präge. Kernberg, ebenfalls Psychoanalytiker, führt dieses rätselhafte Phänomen, das er als ein „Werben um Liebe im Dienste der Aggression" begreift, auf die Folgen früher, von Missbrauch geprägter Objektbeziehungen zurück (Kernberg 1974, 1977B).

Money (1986, 1988) konnte im Rahmen seiner Arbeit ebenfalls eine Erotisierung von Kindheitstraumata beobachten, wenngleich er nicht diesen Begriff verwendete. Von ihm stammt die anschauliche und ausdrucksstarke Formulierung der „verwüsteten Liebeswegweiser", um den Prozess zu beschreiben, durch den paraphile Begierden während der Kindheit erworben werden. Money, der kein Psychoanalytiker ist, führt diesen Vorgang auf eine „Opponent-process"-Konditionierung„ zurück, eine obskure Vorstellung, die aus der Lerntheorie herrührt. Stoller, Kernberg und Cooper bemühen dagegen komplexe psychoanalytische Modelle psychosexueller Entwicklung, um zu erklären, warum ein Kind das begehrt, was ihm Schmerzen zufügt.

Ich bin mit Stollers Auffassung nicht einverstanden, dass der primäre dynamische Zweck paraphiler Sexualphantasien darin liegt, unbewussten Rachegefühlen des Patienten gegen seine Eltern Ausdruck zu verleihen (Stoller 1975). Denn obgleich jede Menge rachsüchtigen Potenzials in Sexualphantasien schlummert, ist dies nach meinem Verständnis weder ihr einziges noch ihr primäres Ziel.

Meine Auffassung ähnelt eher der von Money, der die Meinung vertritt, dass „alle paraphilen Liebeswegweiser (Phantasien) nach dem gemeinsamen Prinzip funktionieren, Tragödien der Kindheit in (sexuelle) Triumphe umzuwandeln" (Money 1986, S. 36). Mit anderen Worten wird der Vorgang der Erotisierung schmerzvoller Kindheitserlebnisse und -bindungen im Grunde als adaptiver Mechanismus verstanden, der für den Versuch des Kindes steht, mit den Unwägbarkeiten seiner schmerzvollen Kindheit zurechtzukommen und diese durchzustehen.

Stoller veröffentlichte später einen auffallend ähnlichen Erklärungsversuch, mit dem er offenbar seiner früheren Auffassung widersprach und erklärte, dass „erotische Phantasien Kindheitstraumata in Triumphe verwandelten" (Stoller 1975, S. 30).

Insofern als die Erotisierung von Kindheitstraumata die zum Leben erwachende Sexualität des Kindes beschützt und sie vor der Auslöschung bewahrt, ist sie, denke ich, eine Art Abwehrmechanismus, den man mit einer schützenden Schorfschicht über einer Wunde vergleichen kann oder mit einem Kallus, der einen gebrochenen Knochen stabilisierend umhüllt, bis dieser geheilt ist. Auf der psychologischen Ebene, um die Analogie wiederherzustellen, wirkt die Erotisierung von Kindheitstraumata dahingehend, die Wucht der psychischen Verwundung (die durch die Hand der Eltern besonders vernichtend ist) abzumildern und erträglicher zu machen, und sie hilft dem Kind, seine ohnehin wenig ausgeprägte psychologische Integrität zu wahren. Indem er/sie der psychischen Wunde einen erotischen Dreh verleiht, gelingt es dem/der Heranwachsenden mit anderen Worten, weiter zu funktionieren und seine kritischen Objektbeziehungen aufrechtzuerhalten, während er/sie in seinen dysfunktionalen oder schädlichen Familienverhältnissen gefangen ist, bis er/sie erwachsen und stark genug ist, sich von diesen zu trennen.

Wie es bei allen Abwehrmechanismen der Fall ist, kann der Prozess der Erotisierung des Aggressors auch scheitern. Wenn dem so ist, ist nicht auszuschließen, dass die Person einen hohen Preis zahlen muss. Diese dunklere Seite sexueller Phantasien werden wir in Kapitel 6 näher betrachten, das die Einbeziehung sexueller Phantasien in die Sexualtherapie thematisiert.

Sexuelle Phantasie als virtuelle erotische Realität

Im Rahmen dieser Erörterungen habe ich „Sexualverlangen" und „Sexualphantasie" als austauschbare Begriffe verwendet. Dies geschah nicht zufällig, sondern hat seinen Grund darin, dass *Sexualphantasien tatsächlich mentale Sinnbilder der glühendsten Sexualwünsche und Sehnsüchte darstellen*. In diesem Zusammenhang sind Phantasie und Verlangen identischen Inhalts und unterscheiden sich nur insofern, als die Phantasie im Bereich der virtuellen Realität oder mentalen Stimulation angesiedelt ist, während das Verlangen für eine Phantasie steht, die tatsächlich in die Praxis umgesetzt werden kann.

Die Fähigkeit unseres Gehirns, die Realität zu simulieren und Probleme in der virtuellen Realität zu lösen, ohne den aufwändigen und riskanten Prozess des Ausprobierens zu durchlaufen, stellt eine ungemein wichtige evolutionäre Entwicklung dar. Ein zufälliges Nebenprodukt dieser Entwicklung ist die Hervorbringung einer einzigartigen neuen Dimension der menschlichen Sexualität in Form der sexuellen Phantasie. Hiermit traten erstmals in der Evolution *mentale Sinnbilder* attraktiver *sexueller Reize*, d. h. erotische Phantasien, als wichtige Determinanten des menschlichen Sexualverlangens hervor.

Die Fähigkeit, eine virtuelle Realität gedanklich entstehen zu lassen, ist in der Tat ein überwältigender evolutionärer Schritt. Denn *bei Tieren wird sexuelle Motivation ausschließlich durch die Wahrnehmung eines realen Sexualpartners* angeregt. So können die genitalen Ausdünstungen einer läufigen Katze zwar dem Kater in der Nachbarschaft die Sinne rauben, das *Bild* einer schönen Katze wird einen Kater jedoch nicht weiter beeindrucken.

Selbstverständlich haben sich die Menschen die Fähigkeit erhalten, optisch, haptisch, olfaktorisch und akustisch durch den attraktiven Partner erregt zu werden. Zusätzlich dazu hat sich das Gehirn jedoch dahingehend entwickelt, dass wir nun in Gedanken *simulierte Sexualpartner und Szenarien* entstehen lassen können. Und diese *virtuellen sexuellen Bilder* sind machtvolle, ohne chemische Prozesse hervorgerufene Aphrodisiaka, die so erregend wie die tatsächliche Wahrnehmung eines realen Objekts der Begierde sein können, manchmal sogar noch erregender.

Im Sinne des Modells der „dualen Kontrolle" der Regulation sexueller Motivation, das im vorigen Kapitel beschrieben wurde, vermag die *virtuelle sexuelle Realität unserer Phantasien* ebensosehr das menschliche Sexualverlangen zu aktivieren wie die *tatsächliche Wahrnehmung der realen sexuellen Chance*, und zwar vermutlich, weil der sexuelle Regulationsapparat des Gehirns auf ähnliche Weise aktiviert wird.

Zum Beispiel erregte es den bereits erwähnten Patienten „Jack Priest" (Fall 4.7) wie gesagt sehr, von einer Prostituierten „liebevoll" verdroschen zu werden, und nicht selten ließ er dieses Verlangen (heimlich) Realität werden. Allerdings erregte Jack auch die mentale Vorstellung sehr, eine Tracht Prügel zu erhalten, und diese diente ihm wiederum als Masturbationsphantasie.

Die Priorität der Selbsterhaltung: Antiphantasien

Umgekehrt kann die Fähigkeit des menschlichen Gehirns, virtuelle Realitäten entstehen zu lassen und auf diese zu reagieren, auch Probleme nach sich ziehen, denn Simulation funktioniert ebenso in einer antisexuellen Richtung. Mit anderen Worten können negative, abstoßende, aversive und beängstigende mentale Bilder sowie simulierte Nachteile und Bedrohungen, die emotionale Notsituationen hervorrufen, als starke „Antiphantasien" oder Dämpfer des Sexualverlangens auftreten. Somit können im Schlafzimmer imaginierte oder virtuelle „Säbelzahntiger" den menschlichen Sexualtrieb mit der Macht eines realen Raubtieres beeinträchtigen.

Adaptive sexuelle „Lustdämpfer"

Die primäre Direktive, die unseren Genen einverleibt wurde, lautet, unbedingt zu überleben. Entsprechend haben wir uns so entwickelt, dass Verhaltensweisen, die durch die Vermeidung von Schmerz und Verwundung motiviert werden, Priorität über alles andere inklusive der Lust und der Reproduktion haben.

Um dies zu veranschaulichen, stellen wir uns ein Pärchen vor, das im Begriff ist, sich im Gras zu lieben. Beide sind voller Leidenschaft, als sie plötzlich einen Säbelzahntiger herannahen hören. Die Wahrscheinlichkeit ist groß, dass sie sofort ihre Lust auf Sex verlieren (vermutlich weil die „Sexualzentren" im Zuge dieser Notsituation abgestellt werden) und ihre Aufmerksamkeit und Energie darauf verwenden, mit der Situation zurechtzukommen, indem sie entweder wegrennen oder den Tiger verscheuchen.

Wie es im vorigen Kapitel erörtert wurde, ist das Primat des Überlebens über die Reproduktion aus Sicht der Evolution höchst angepasst. In der Tat war diese elementare Motivationshierarchie, die dem Selbstschutz Priorität über alles andere einräumt, so erfolgreich, dass dieses Programm auserwählt wurde und bis heute in unserem Gehirn verankert ist, ohne sich seit der Steinzeit wesentlich verändert zu haben. Sogar im modernen „zivilisierten" Lebensalltag behält diese immanente Priorität unseres mit Gefahren verbundenen Verhaltens über unseren Sexualtrieb einen anpassungsbezogenen Wert, indem freie Energien für Notsituationen bereitgehalten werden. Warnungen in Form von mentalen Bildern und Erinnerungen an bedrohliche, unangenehme Situationen arbeiten in denjenigen Situationen als Sperre unseres Sexualtriebes, in denen das Ausleben dieses Drangs gefährlich oder unvorteilhaft sein könnte. So erspart sich der Mensch die Blamage, beim Sex in der Öffentlichkeit erwischt zu werden, indem er sich unangenehme Bilder heraufbeschwört, wie z.B. einen Polizisten oder eine mit Betrunkenen überfüllte Gefängniszelle. Auf ähnlichem Wege hat das virtuelle Heraufbeschwören einer Klage wegen sexueller Belästigung eine begrüßenswerte dämpfende Wirkung auf den Drang manch eines Mannes ausgeübt, seine Patientinnen zu verführen oder seine Untergebenen zu belästigen.

Nichtadaptive sexuelle „Lustdämpfer"

Die Tatsache, dass körperlicher und emotionaler Schmerz sowie negative mentale Bilder, die emotionale Notsituationen auslösen, sexuelle Motivation überlagern und negativ regulieren können, kann sich ebenso zu einem beträchtlichen Nachteil auswirken. Wie in Kapitel 2 erörtert wurde, können die gleichen Kontrollmechanismen, die normalerweise die selbsterhaltende Aufgabe haben, unseren sexuellen Drang zu „bremsen", beeinträchtigt oder missbraucht werden, um das Sexualverlangen im falschen Moment zu unterdrücken, wenn es sich eigentlich ungehindert ausbreiten sollte.

In Kapitel 5 werden einige der allgemeinen psychologischen Hemmstimuli aufgelistet, die VSA-Patienten unbewusst als „Antiphantasien" nutzen, um das sexuelle Regulationszentrum dahingehend zu „täuschen", sich abzuschalten. Diese täuschen vor, dass mit dem Partner etwas nicht stimmen oder dass mit der sexuellen Situation eine Bedrohung verbunden sein könnte.

Es handelt sich jedoch nicht um reale Gefahren, sondern meistens um symbolische Risiken und imaginierte Befürchtungen hinsichtlich Sex, Liebe und Intimität, die sich aus den neurotischen Verzerrungen der betroffenen Person entwickeln. Trotzdem sind diese in der Lage, die sexuelle Appetenz einer Person genauso mit Hilfe der Imagination zunichte zu machen, wie es tatsächlich in der Realität auch der Fall ist.

Gutartiges und bösartiges Sexualphantasieren und/oder Sexualverlangen

Die Auswirkungen einer atypischen, perversen oder paraphilen Sexualphantasie auf das Leben einer Person rangieren von spielerisch, gutartig und trivial bis bösartig, zerrüttend und extrem destruktiv.[14]

Bei manchen Personen beschränken sich die atypischen Sexualphantasien, die das Überbleibsel der Erotisierung eines erlittenen Missbrauchs während der Kindheit darstellen, auf das Schlafzimmer. Wenn sie auf das sexuelle Erlebnis beschränkt ist, ist die Fähigkeit des Menschen, über Sex zu phantasieren oder virtuelle sexuelle Realitäten entstehen zu lassen und erregende sexuelle Szenarien zu simulieren, definitiv positiv zu bewerten, und zwar unabhängig von Inhalt und Ursprung. Ich betrachte die sexuelle Phantasie als ein „Geschenk der Götter", als ein angenehmes Nebenprodukt unseres ständig auf der Höhe der Möglichkeiten agierenden Gehirns, das die sexuelle Erfahrung des Menschen bereichern und ihr neue Dimensionen eröffnen kann.

Probleme bleiben jedoch in den Fällen nicht aus, in denen paraphiles oder atypisches Sexualverlangen nicht auf den sexuellen Akt beschränkt bleibt. Denn in manchen Fällen schlagen die perversen Phantasien einer Person eine schädigende Richtung ein und wirken zerrüttend, indem sie wie ein Krebsgeschwür „metastasieren", um seine/ihre Fähigkeit zu untergraben, eine normale romantische Beziehung zu unterhalten. Insofern ist es nichts Ungewöhnliches bei Personen, die von ihren sadistischen, gestörten, manipulativen, abweisenden, zurückhaltenden, übermäßig erwartungsvollen, grausamen, Missbrauch praktizierenden, vernachlässigenden, narzisstischen Eltern im Kindesalter emotional geschädigt wurden, genau jene nichtswürdigen Qualitäten zu erotisieren, die ihnen damals so viele Schmerzen bereiteten. Im Zuge ihres Erwachsenwerdens phantasieren diese Menschen über Partner, die sie auf ähnliche Weise verletzen. Sie fühlen sich von ihnen angezogen und sind geradezu von ihnen besessen. Und noch unproduktiver ist die Tatsache, dass sie dem Zwang unterworfen sind, geeignete, liebevolle Partner zu meiden.

In einem späteren Teil des Buches werden zwei Fallbeispiele geschildert, die die potenziell weit reichenden destruktiven Auswirkungen illustrieren, die Kindheitstraumata und perverses Sexualverlangen auf das Liebesleben einer Person haben können. Es handelt sich um einen Patienten mit VSA („Doc Scotch", Fall 8.8) und um eine Frau mit phobischer Vermeidung geeigneter Partner („Lucinda Skier", Fall 6.2). Das gutartige und therapeutische Potenzial von Sexualphantasien, das das Überbleibsel von schmerzvollen Kindheitserfahrungen darstellt, wird wiederum durch das Fallbeispiel eines Mannes dargestellt („Joe Senator", Fall 8.7), der es schaffte, seine sadistischen Phantasien auf eine Weise zu kanalisieren, dass er mit seiner sanftmütigen und liebevollen Partnerin Sex haben konnte.

[14] Ich schulde Dr. Ethel Person Dank für den Hinweis auf das destruktive Potenzial perverser Sexualphantasien.

Kapitel 4

Diagnostische Kriterien und klinische Merkmale

Definitionsprobleme: Wann handelt es sich um normale und anomale sexuelle Appetenz?

Derzeitigen Definitionen von normaler und anomaler sexueller Appetenz fehlt bislang noch das wissenschaftliche Fundament, was mich jedoch nicht sehr beunruhigt. Es beeinträchtigt auch nicht meine Arbeit mit meinen Patienten, denn präzise diagnostische Kriterien sind Statistikern wichtiger als Klinikern, deren Augenmerk auf die Behandlung von verzweifelten Patienten gerichtet ist, und zwar unabhängig von diagnostischen Etikettierungen.

Erektile Störungen können inzwischen dank moderner diagnostischer Verfahren wie der Registrierung nächtlicher peniler Tumeszenz (NPT) mit dem Rigiscan und der Messung der Penisdurchblutung mit dem Ultraschall-Doppler mit wissenschaftlicher Genauigkeit beurteilt werden. Bislang gibt es jedoch weder vergleichbare Laborverfahren oder Abbildungstechniken, die es uns ermöglichen, die Anatomie oder die Funktionsweise der sexuellen Regulationsstrukturen des Gehirns direkt zu untersuchen, noch können wir auf praktische Methoden zurückgreifen, mit Hilfe deren pathologische Erscheinungsformen menschlichen Sexualverlangens einer objektiven wissenschaftlichen Beurteilung unterzogen werden könnten.[15] In der Folge haben Statistiker und Forscher bei ihrem Versuch, menschliche Sexualnormen zu definieren, aus einer gewissen Not heraus auf behaviorale und subjektive Parameter zurückgegriffen, wenngleich die Beschränkungen dieses Ansatzes auf der Hand liegen.

Sexuelle Frequenz

Da die sexuelle Frequenz zweifellos ein Ausdruck menschlichen Sexualverlangens ist, wurden einige Anläufe gemacht, eine Definition von VSA unter Berücksichtigung einer niedrigen Rate sexueller Aktivität zu formulieren. Schiavi und seine Forschergruppe lieferten einen in weiten Kreisen akzeptierten Definitionsversuch, in dessen Rahmen dann von anomal niedriger sexueller Frequenz gesprochen wird, wenn „sexuelle Aktivität weniger als ein Mal alle zwei Wochen bei Personen im Alter von 55 Jahren und jünger verzeichnet wird" (Schiavi 1992).

Für statistische und für Forschungszwecke erscheint dies ausreichend vernünftig. Die Frequenz als alleiniges Beurteilungskriterium kann jedoch weder für den „goldenen Standard" sexueller Normalität stehen noch als alleiniger Indikator sexueller Pathologie herhalten.

Frequenz und Appetenz sind keine synonymen Begriffe

Neben der sexuellen Appetenz bestimmt eine Reihe weiterer biosozialer Faktoren die Frequenz der sexuellen Kontakte eines Paares. Zum Beispiel lassen sich viele Frauen auf sexuellen Kontakt ein, weil sie die Beziehung, die sie unterhalten, wertschätzen und ihren Partner nicht vergraulen möchten, obgleich sie kein Verlangen oder sexuelle Lust verspüren. Am Beispiel

[15] In einer frühen Methode zur Quantifizierung der Intensität verschiedener Triebe wurden Tiere von den Objekten ihres Verlangens (Futter, Wasser, noch nicht entwöhnte Jungtiere, ein läufiges Weibchen) durch ein unter einer bestimmten elektrischen Spannung stehendes Bodengitter getrennt. Die Intensität des Triebes wurde daran gemessen, wie oft die Ratte oder die Katze das Bodengitter überqueren und einen Stromstoß in Kauf nehmen würde, um an das Futter, das Wasser, die Jungen oder den Sexualpartner zu gelangen.
Es stehen keine vergleichbaren Methoden zur Verfügung, die am Menschen ausprobiert werden könnten. Möglicherweise werden jedoch jüngste Fortschritte in nicht invasiven bildgebenden Verfahren der Hirnfunktion wie Positronenemissionscomputertomographie (PET), funktionelle Magnetresonanztomographie (MRT) und Sichtbarmachung der Hirndurchblutung es uns in der Zukunft erlauben, die Aktivität der sexuellen Regulationsbereiche des Gehirns direkt zu messen.

des Falles von „Frieda Aspen“ (Fall 4.6) werden wir später ausführlicher die Grenzen aufzeigen, die mit der Frequenz als alleinigem Beurteilungskriterium für sexuelle Appetenzstörungen entstehen. Die verheiratete Patientin hatte eine starke, lebenslange, globale VSA, und sie hatte mit ihrem Ehemann über einen Zeitraum von 31 Jahren einmal die Woche Geschlechtsverkehr – trotz eines völligen Fehlens des Sexualverlangens und ohne jemals das geringste Lustempfinden während des Geschlechtsakts zu verspüren.

Normale Fluktuationen des sexuellen Verlangens

Der Ansatz, die Frequenz sexueller Aktivität als alleiniges Bewertungskriterium für sexuelle Normalität und sexuelle Anomalien heranzuziehen, erweist sich auch im Hinblick auf das natürliche Auf- und Abebben des sexuellen Verlangens als unzulänglich. Ein bestimmtes Maß an sexueller Motivation ist zwar bei normalen Männern und Frauen das ganze Leben hindurch vorhanden. Dieses ist jedoch alles andere als statisch, sondern variiert regelmäßig.

Die Intensität der menschlichen Libido verändert sich während des Lebenszyklus geschlechtsspezifisch. Genauer gesagt herrscht bei jungen Männern insbesondere in der Adoleszenz ein starker Sexualdrang vor, der sich durch eine hohe Frequenz sexueller Aktivität, durch spontanes sexuelles Verlangen und *proaktive* sexuelle Verhaltensweisen auszeichnet. Bei Frauen und Männern über fünfzig ist dieser Drang normalerweise nicht mehr derartig ausgeprägt. Die Libido von Frauen jeglichen Alters und von älteren Männern ist aller Wahrscheinlichkeit nach weniger dringlich und wird gemeinhin mit einer niedrigeren Frequenz sexueller Aktivität und einem reaktiven sexuellen Verhaltensmuster verbunden. Das Fehlen von Krankheiten vorausgesetzt, ist der Sexualtrieb jedoch gemeinhin ausreichend stark, Männer und Frauen bis ins fortgeschrittene hohe Alter physisch und psychisch auf sexuelle Stimulationen reagieren zu lassen (Kaplan 1990A; Schiavi 1990A; Schiavi et al. 1994; Bachman et al. 1985; Segraves u. Segraves 1992; Sherwin 1992).

Die Libido macht außerdem auch im partnerschaftlichen Zusammenhang meist eine Veränderung durch. Aus der intensiven, hohen Frequenz der proaktiven Ebene, wenn sich ein Paar gerade ineinander verliebt hat, entsteht mit der Zeit eine geringere, wenngleich nach wie vor lustvolle Intensität im Zuge der Reifung einer Beziehung.

Trotzdem ist die menschliche Sexualität höchst variabel und erlaubt viele Ausnahmen, die dem allgemeinen Trend nicht entsprechen. Zum Beispiel gibt es manche völlig gesunde junge Männer, die nie einem dringlichen, spontanen Sexualverlangen oder einer so gerichteten sexuellen Phantasie ausgesetzt waren. Auch habe ich einige junge Frauen gesprochen, die ebenfalls einen völlig gesunden Eindruck machten und die mir von ihren regelmäßig auftauchenden spontanen Wogen sexuellen Verlangens und Phantasierens berichteten, sowie von einem hin und wieder vorkommenden zwingenden Bedürfnis nach Sex.

Wenngleich nicht zu leugnen ist, dass die intensive Leidenschaft, die die frühe Phase einer romantischen Beziehung kennzeichnet, selbst innerhalb gut funktionierender Beziehungen meist mit der Zeit abnimmt, gibt es auch die eine oder andere glückliche Beziehung, in der die Partner ohne Intensitätsverlust die jeweiligen Sexualphantasien des anderen verkörpern und in der beide eine gleich bleibende Leidenschaft füreinander empfinden, obgleich sie seit Jahrzehnten sexuellen Kontakt haben.[16]

Psychopathologie steht in keinem engen Zusammenhang mit sexueller Appetenz

Es ist interessant festzustellen, dass unsere Ergebnisse die weit verbreitete Annahme nicht stützen, es bestehe ein deutlicher Zusammenhang zwischen Psychopathologie und sexueller Angemessenheit, wenngleich natürlich schwer gestörte psychiatrische Patienten selten sexuell besonders aktiv sind. Wir konnten im Rahmen unserer Arbeit jede einzelne Abstufung sexueller Appetenz beobachten – von extremer Hypersexualität bis zu völliger sexueller Anorexie; bei Männern und bei Frauen; bei älteren und bei jüngeren Personen; bei Heterosexuellen, Bisexuellen und Homosexuellen; innerhalb glücklicher und problematischer Beziehungen; bei ansonsten normal funktionierenden Individuen, bei Patienten mit signifikanter begleitender Psychopathologie und bei Personen unterschiedlichster sozio-ökonomischer und kultureller Herkunft. Diese Beobachtungen lassen

[16] Aus einer unveröffentlichten Studie zum Thema anhaltender romantischer Beziehungen.

vermuten, dass der menschliche Sexualtrieb einigermaßen unabhängig von psychosozialen Parametern ist.

Definitionen, diagnostische Kriterien und klinische Merkmale

Glücklicherweise entschieden sich die Urheber von DSM-IV, die beiden kritischen Elemente von DSM-III und III-R beizubehalten, was diesem Klassifikationssystem einen ungeheuren Vorteil über die überkommenen Nosologien einbrachte.

Das bei weitem wichtigste Merkmal war die Trennung der Störungen sexueller Appetenz von genitalen Dysfunktionen (DSM-III-R 1986). Die zweite Verbesserung, die zu meiner Erleichterung in DSM-IV weiterhin einen prominenten Platz einnimmt, ist die klare Unterscheidung zwischen VSA, d.h. dem „stillen" Mangel an Sexualverlangen, und sexualaversiven Störungen, die sich durch eine aktive, phobische Vermeidung von Sexualkontakt mit dem Partner auszeichnet.

Der Vorteil der Trennung von Störungen der Sexualmotivation und genitalen Dysfunktionen

Seit der dritten Revision der amerikanischen psychiatrischen Diagnoseklassifikation (DSM-III 1980) basiert die Klassifikation von Sexualstörungen auf dem physiologisch orientierten triphasischen Modell der menschlichen Sexualität, das die psychosexuellen Syndrome in Beeinträchtigungen der Appetenz, der Erregung und des Orgasmus unterteilt[17] (Kaplan 1977, 1979). Es handelt sich hierbei um einen wesentlichen konzeptuellen Fortschritt gegenüber den alten nosologischen Systemen, die die zugrunde liegende Physiologie der menschlichen Sexualreaktion nicht berücksichtigt und folglich alle bei Männern und Frauen auftretenden Sexualstörungen in einen Topf geworfen hatten. So wurden Impotenz, Anorgasmie, vorzeitige und gehemmte Ejakulation sowie Vaginismus zusammen mit Beeinträchtigungen der Libido unter den alles und nichts aussagenden Etikettierungen „Impotenz" und „Frigidität" subsumiert, was letztlich nur zu Verwirrungen führte.

Dieses fehlerhafte und unklare Diagnosesystem spiegelte die damalige Ignoranz in Bezug auf Sex und Sexualstörungen wider und war, zumindest teilweise, verantwortlich für die schlechten Behandlungsergebnisse, die wiederum dem Verlauf aller psychosexueller Störungen entsprachen, bevor die moderne Sexualtherapie einsetzte.

DSM-IV hält nicht nur an dem physiologisch orientierten Modell fest, welches ihr den erwähnten unübersehbaren konzeptuellen Vorteil über die DSM-III-Nosologien einbrachte, sondern liefert außerdem eine Beschreibung und Spezifizierung der physiologischen Parameter der vier Phasen des sexuellen Reaktionszyklus, die im Rahmen der Orgasmus-, der Erregungs- und der sexuellen Appetenzstörungen beeinträchtigt werden.

Verminderte sexuelle Appetenz versus sexualaversive Störungen

Bei der Unterscheidung der Störungen sexueller Appetenz in zwei unterschiedliche Syndrome handelt es sich um eine wirkliche Verbesserung, die aus klinischer Perspektive sehr sinnvoll ist. Denn der „stille" Verlust des Sexualverlangens, d. h. VSA, und die „aktive" phobische Vermeidung von und/oder die Aversion gegen Sex unterscheiden sich in Häufigkeit, geschlechtsspezifischer Verbreitung und Ätiologie. Am wichtigsten ist jedoch die Tatsache, dass diese zwei Arten von Störungen auf unterschiedliche Behandlungsstrategien reagieren (siehe Kapitel 7).

Verminderte sexuelle Appetenz (siehe Tab. 1). Mit Blick auf die heiklen nosologischen Themen, die im vorangehenden Teil des Kapitels beschrieben wurden, entschieden sich die Sachverständigen der American Psychiatric Association, die für DSM-IV (1994) verantwortlich zeichnen, für

[17] Eigentlich können wir von vier physiologisch diskreten Phasen des sexuellen Reaktionszyklus sprechen: Appetenz, Erregung, Orgasmus und Resolution. Da jedoch Beeinträchtigungen der Resolutionsphase, verglichen mit den Dysfunktionen der anderen drei Phasen, überaus selten vorkommen, werden Störungen der Resolutionsphase selten in der Literatur behandelt. Somit wird das phasenorientierte Klassifikationssystem im Allgemeinen als das „triphasische" Konzept der Sexualstörungen bezeichnet, was im Übrigen auch leichter auszusprechen ist als das technisch korrektere „quadriphasisch".

die Beibehaltung der für DSM-III eingeführten Konvention. Die Diagnose der Störungen mit verminderter sexueller Appetenz basierte fortan auf der fachlichen Interpretation durch Kliniker, die über die Bedeutung der Probleme jener Patienten zu befinden hatten, die über eine beunruhigend niedrige sexuelle Frequenz klagten.

Genauer gesagt zeichnen sich die wesentlichen klinischen Merkmale von verminderter sexueller Appetenz (VSA) gemäß DSM-IV (302.71) aus durch einen „anhaltenden oder wiederkehrenden Mangel an (oder das Fehlen von) sexuellen Phantasien und des Verlangens nach sexueller Aktivität. Der Untersuchende beurteilt den Mangel oder das Fehlen unter Berücksichtigung von Faktoren, die die sexuelle Funktionsfähigkeit beeinflussen, wie Lebensalter und Lebensumstände der Person."

Sexuelle Aversion (siehe ebenfalls Tab. 1). Das diagnostische Kriterium für Störungen mit sexueller Aversion (302.79), des zweiten klinischen Subtypus von Störungen der Appetenzphase sexuellen Verlangens, gründet auf der „anhaltenden oder wiederkehrenden extremen Aversion gegen und der Vermeidung von jeglichem (oder nahezu jeglichem) genitalen Kontakt mit einem Sexualpartner" (DSM-IV 1994).

Tabelle 1 Diagnostische Kriterien für Störungen der sexuellen Appetenz gemäß DSM-IV

Störung mit verminderter sexueller Appetenz (302.71)

A. Anhaltender oder wiederkehrender Mangel an (oder Fehlen von) sexuellen Phantasien und des Verlangens nach sexueller Aktivität. Der Untersuchende beurteilt den Mangel oder das Fehlen unter Berücksichtigung von Faktoren, die die sexuelle Funktionsfähigkeit beeinflussen, wie Lebensalter und Lebensumstände der Person

B. Das Störungsbild verursacht deutliches Leiden oder zwischenmenschliche Schwierigkeiten

C. Die sexuelle Funktionsstörung kann nicht besser durch eine andere Störung auf Achse I (ausgenommen eine andere sexuelle Funktionsstörung) erklärt werden und geht nicht ausschließlich auf die direkte körperliche Wirkung einer Substanz (z. B. Droge, Medikament) oder eines medizinischen Krankheitsfaktors zurück

Störung mit sexueller Aversion (302.79)

A. Anhaltende oder wiederkehrende extreme Aversion gegen und Vermeidung von jeglichem (oder nahezu jeglichem) genitalen Kontakt mit einem Sexualpartner

B. Das Störungsbild verursacht deutliches Leiden oder zwischenmenschliche Schwierigkeiten

C. Die sexuelle Funktionsstörung kann nicht besser durch eine andere Störung auf Achse I (ausgenommen eine andere sexuelle Funktionsstörung) erklärt werden

Die folgenden Subtypen können allen primären sexuellen Funktionsstörungen hinzugefügt werden:
Art des Beginns: lebenslanger Typus/erworbener Typus
Kontext: generalisierter Typus, situativer Typus
Ätiologie: aufgrund psychischer Faktoren/aufgrund kombinierter Faktoren[18]

[18] Sass, H., Wittchen, H.U., Zandig, M. (Hrsg.): *Diagnostisches und statistisches Manual psychischer Störungen (DSM-IV)*. Hogrefe, Göttingen Bern (1996).

Tabelle 2 Diagnostische Kriterien gemäß ICD-10[19]

Mangel oder Verlust von sexuellem Verlangen (F 52.0)

Der Verlust des sexuellen Verlangens ist das Grundproblem und beruht nicht auf anderen sexuellen Schwierigkeiten wie Erektionsstörungen oder Dyspareunie. Mangel an sexuellem Verlangen schließt sexuelle Befriedigung oder Erregung nicht aus, sondern bedeutet, dass sexuelle Aktivitäten seltener initiiert werden

Sexuelle Aversion und mangelnde sexuelle Befriedigung (F 52.1)

F 52.10 Sexuelle Aversion

Die Vorstellung von einer sexuellen Partnerbeziehung ist stark mit negativen Empfindungen verbunden und erzeugt soviel Furcht oder Angst, dass sexuelle Handlungen vermieden werden

F 52.11 Mangelnde sexuelle Befriedigung

Sexuelle Reaktionen verlaufen normal, aber der Orgasmus wird ohne entsprechendes Lustgefühl erlebt. Frauen klagen häufiger darüber als Männer[20]

Umfassende (globale) versus situative Appetenzstörungen

Störungen der sexuellen Appetenz werden im Rahmen von DSM-IV weiterhin in *generalisierte* und *situative* Typen unterschieden. Patienten mit generalisierter oder globaler VSA erleben eine umfassende „sexuelle Anorexie", indem sie jegliches Interesse an jeglichen sexuellen Aktivitäten verlieren und bar jeglicher Sexualphantasien sind. In ähnlicher Weise haben Patienten mit umfassenden Sexualaversionen Angst vor oder fühlen sich abgestoßen von jeglichen Formen sexueller Kontakte mit jeglichen Partnern.

In der häufiger anzutreffenden situativen klinischen Form von VSA ist das Verlangen des Patienten gehemmt oder er/sie fühlt sich von lediglich einem Partner oder einem bestimmten Partnertypus abgestoßen, ohne dabei gleichzeitig das Interesse an Masturbation, Sexualphantasien und/oder anderen Partnern zu verlieren. Patienten mit situativen Sexualaversionen geraten nur dann in Panik, wenn sie mit einer spezifischen Form sexueller Aktivität oder mit Sex mit ihrem festem Partner konfrontiert werden. Sie fühlen sich jedoch bei anderen Aktivitäten oder mit anderen Partnern durchaus wohl.

Insgesamt 72 % unserer Patienten mit geringem Verlangen hatten partnerspezifische Probleme, während das Sexualsymptom bei den restlichen 28 % umfassenden Charakter hatte.

In unserer Patientenpopulation war die partnerspezifische VSA häufiger bei Männern zu beobachten, während die umfassende Form häufiger bei Frauen auftrat.

Lebenslange und erworbene Appetenzstörungen

In DSM-IV wird weiterhin an der hervorragenden, im Rahmen von DSM-III initiierten Praxis festgehalten, die psychosexuellen Dysfunktionen in lebenslange oder primäre und in erworbene oder sekundäre Typen zu unterteilen. Der überwiegende Teil unserer Patienten mit sexuellen Appetenzstörungen berichtete, dass ihr Problem *erworben* sei, d. h., dass sie ihr sexuelles Verlangen nach einer gewissen Zeit normalen Funktionierens verloren hatten. Ein geringerer Prozentsatz unserer Patienten, nämlich 21 %, hatte noch *nie* ein normales Verlangen nach Sex verspürt oder hatte schon immer phobisch auf genitalen Kontakt reagiert. Bei diesen Patienten offenbart sich das Sexualsymptom

[19] Ergänzung für die deutsche Ausgabe. Aus dem Abschnitt: „Sexuelle Funktionsstörungen, nicht verursacht durch eine organische Störung oder Erkrankung (F 52)."

[20] Dilling, H., Mombour, W., Schmidt, M.H. (Hrsg.): *Weltgesundheitsorganisation. Internationale Klassifikation psychischer Störungen;* ICD-10, Kapitel V (F), Klinisch-diagnostische Leitlinien, 2. Auflage, Huber, Bern (1993).

gewöhnlich in der Jugend und wird als primär oder *lebenslang* bezeichnet.

In unserer Patientenpopulation war das Auftreten primärer Störungen der Sexualappetenz häufiger bei Frauen anzutreffen als bei Männern.

Die destruktive Wirkung von sexuellen Appetenzstörungen

Der für die Klassifikation und Definition von Sexualstörungen in DSM-IV zuständige Ausschuss hielt folgenden Zusatz bezüglich der diagnostischen Kriterien für Appetenzstörungen für angebracht: „Das Störungsbild verursacht deutliches Leiden und/oder zwischenmenschliche Schwierigkeiten" (DSM-IV 1994).

Aus Sicht des Klinikers ist dies eine hervorragende Ergänzung. Als auf dem Gebiet der Gesundheit agierende Fachleute haben wir kein Recht dazu, unseren Patienten unter dem Deckmantel wissenschaftlicher Erkenntnis unsere eigenen oder gesellschaftliche Moralvorstellungen oder ein standardisiertes Sexualverhalten aufzuzwingen. Wenn eine Person und ihr Partner damit glücklich sind, einmal im Monat oder einmal im Jahr oder auch zweimal am Tag miteinander Sex zu haben, wäre es nach meinem Verständnis unangebracht, dieses Verhalten als Störung zu interpretieren oder mit therapeutischen Mitteln zu behandeln. Solange die atypische sexuelle Verhaltensweise einer Person weder ihr selbst noch dem Partner Probleme bereitet, ist die Diagnose einer sexuellen Appetenzstörung nicht gerechtfertigt.

Eine weitere Verbesserung von DSM-IV gegenüber den älteren Manualen ist darin zu sehen, dass das wichtige Problem der *appetenzbedingten Diskrepanzen* zwischen zwei Partnern berücksichtigt wird: „Der Kliniker muss eventuell beide Partner in Augenschein nehmen, wenn Unstimmigkeiten im sexuellen Verlangen nach professioneller Hilfe verlangen." Mit anderen Worten kann „eine Klage über *niedriges Verlangen* des einen Partners möglicherweise aus dem exzessiven Bedürfnis nach sexuellen Aktivitäten beim anderen Partner hervorgehen. Oder beide Partner haben möglicherweise ein als normal einzustufendes sexuelles Verlangen, welches jedoch in die entgegengesetzte Richtung zu dem des Partners ausschlägt" (DSM-IV 1994). Das Thema der appetenzbedingten Diskrepanzen wird im Verlauf dieses Kapitels noch einmal aufgenommen werden.

Ein weiteres ausgezeichnetes Charakteristikum von DSM-IV ist die Aufnahme von drei neuen diagnostischen Subkategorien in Anerkennung der Tatsache, dass Dysfunktionen der sexuellen Motivation häufig eine durch organische oder kombinierte Faktoren bedingte Ätiologie aufweisen: *Verminderte sexuelle Appetenz aufgrund medizinischer Krankheitsfaktoren, substanzinduzierte hyposexuelle Appetenz und sexuelle Appetenzstörungen aufgrund kombinierter Faktoren* (DSM-IV 1994). Diese organisch sowie durch kombinierte Faktoren bedingten Appetenzstörungen werden in Kapitel 10 behandelt.

Ein Kontinuum der menschlichen Sexualappetenz: von Steigerung bis Aversion

Zum Zweck der Beurteilung von Patienten und der Formulierung von Behandlungsstrategien war es uns hilfreich, die Erscheinungsformen normalen und anomalen Sexualverlangens detaillierter zu beschreiben und diese präziser zu klassifizieren und zu kategorisieren.

Genauer gesagt haben wir einige der aussagekräftigsten subjektiven und behavioralen Indizes von sexueller Appetenz, wie z.B. Frequenz der sexuellen Aktivität und Reaktion auf Abstinenz, auf einem hypothetischen Kontinuum festgehalten. Dieses ist in sechs Kategorien unterteilt, wobei *gesteigerte sexuelle Appetenz* den höchsten Punkt und *sexuelle Aversion* den niedrigsten Punkt der Skala einnehmen.[21]

Die sechs Punkte des Kontinuums lauten: 1. *Gesteigerte sexuelle Appetenz;* 2. *Normal hohe sexuelle Appetenz;* 3. *Normal niedrige sexuelle Appetenz;* 4. *Mäßig verminderte sexuelle Appetenz;* 5. *Stark verminderte sexuelle Appetenz;* 6. *Sexuelle Aversion oder Phobische Sexualvermeidung* (siehe Tab. 3).

[21] Ich möchte Dr. Ellen Hollander für diesen Vorschlag danken, den ich unter Hinzunahme der sechsten Kategorie der gesteigerten sexuellen Appetenz übernommen habe.

Tabelle 3 Kontinuum sexueller Appetenz

1. Gesteigerte sexuelle Appetenz (Sucht nach Sexualität, Nymphomanie, Donjuanismus)	Intensives spontanes sexuelles Verlangen und Phantasieren; zwanghaftes Sexualverhalten; häufige sexuelle Aktivität; unzureichende Kontrolle sexueller Impulse; Unzufriedenheit
2. Normal hohe sexuelle Appetenz	Spontanes sexuelles Verlangen und Phantasieren; aktives Sexualverhalten; normales sexuelles Funktionieren; häufige sexuelle Aktivität
3. Normal niedrige sexuelle Appetenz	Kein spontanes sexuelles Verlangen oder Phantasieren; reaktives Sexualverhalten; normales sexuelles Funktionieren; durchschnittliche oder geringe Häufigkeit von Sexualkontakten
4. Mäßig verminderte sexuelle Appetenz	Kein spontanes sexuelles Verlangen oder Phantasieren; Sexualvermeidung; schlechtes sexuelles Funktionieren; seltene Sexualkontakte; Unzufriedenheit
5. Stark verminderte sexuelle Appetenz	Kein spontanes sexuelles Verlangen oder Phantasieren; schlechtes sexuelles Funktionieren; Sexualvermeidung; sehr seltene oder keine Sexualkontakte; Unzufriedenheit
6. Sexuelle Aversion (Sexualphobie)	Aktive Aversion gegen und/oder phobische Vermeidung von Sexualität; sehr seltene oder keine Sexualkontakte; Unzufriedenheit

Gesteigerte sexuelle Appetenz (Sucht nach Sexualität, zwanghafte Sexualität)[22]

Das wesentliche Merkmal dieses Problems besteht in der Dysregulation von oder dem Mangel an Kontrolle über Sexualmotivation. Sexuell hyperaktive Personen zeichnen sich durch häufig stattfindenden Sex aus, und sie haben oftmals mehrere Orgasmen täglich.[23] Typisch ist, dass sie sehr von sexuellen Gefühlen und/oder Gedanken eingenommen sind, was nicht selten ihre Arbeit behindert und/oder Beziehungsprobleme hervorruft. Sie reagieren gewöhnlich auf eine große Bandbreite erotischer Stimuli und Partner. Ihre sexuelle Triebhaftigkeit entwickelt sich spontan und sie können sogar ohne externe sexuelle Anreize „scharf" werden. Personen mit Störungen mit gesteigerter sexueller Appetenz erleben Sex normalerweise extrem lustvoll und sexuelle Aktivität geht mit einer Verbesserung ihres emotionalen Befindens einher. Wenn sie nicht durch eine exzessive Häufigkeit von Orgasmen beeinträchtigt werden, funktionieren diese Personen gewöhnlich gut.

Das Bedürfnis hypersexueller Personen nach Sex hat eine zwanghafte Qualität. Der Sexualtrieb kann in diesem Zustand so zwingend sein und die Kontrollen so unzulänglich, dass sich die Person auch dann Sex nicht entziehen kann, wenn sie sich darüber bewusst ist, möglicherweise den Job, den Partner oder das eigene Leben durch AIDS zu verlieren. Bei dem Versuch, sich zu enthalten, neigen hypersexuelle Perso-

---

[22] Der Ausschuss der Sachverständigen für psychosexuelle Dysfunktionen im Rahmen von DSM-III, DSM-III-R und DSM-IV hat die Entscheidung getroffen, dass das vorhandene Material eine Aufnahme von Hypersexualität nicht rechtfertige, sodass es sich bei gesteigertem sexuellen Verlangen bis dato nicht offiziell um eine Appetenzstörung handelt. Dieser Zustand kann jedoch als „nicht anderweitig spezifizierte Sexualstörung" diagnostiziert werden (302.70).

[23] Einige normale Homosexuelle berichteten, dass sie bis zu zehn Orgasmen täglich erlebten und dass sie mit bis zu tausend verschiedenen Partnern im Jahr Sex gehabt hätten (Bell u. Weinberg 1978, S. 85). Eine derartige sexuelle Frequenz wird nicht als Störung betrachtet, solange die Person damit zufrieden ist.

nen dazu, angespannt, ängstlich und dysphorisch zu werden; in den meisten Fällen nehmen sie bald ihre zwanghaften sexuellen Aktivitäten wieder auf. Hypersexuelle Personen drängen ihre Partner oft zu häufigerem Sex, was sich negativ auf die Beziehung auswirken kann.

Ein auffallendes klinisches Merkmal von gesteigerter sexueller Aktivität, das auch das Versagen des normalen Regulationsmechanismus unterstreicht, ist der Umstand, dass diese Personen *unersättlich* sind. Mit anderen Worten mindert ein Orgasmus nicht (oder nur kurzfristig) ihre Lust auf weitere sexuelle Stimulation.

Im Vergleich dazu sind Männer mit einem starken, wenngleich normalen Sexualtrieb gewöhnlich nach einem oder vielleicht auch zwei Orgasmen befriedigt. Ausgenommen ist der Umstand, wenn sich normale Personen verlieben und möglicherweise eine Phase durchlaufen, in der auch sie unersättlich sind und von der geliebten Person „nicht genug bekommen" können.

Es ist denkbar, dass die Anfangsphase einer sexuellen Bindung mit biochemischen Veränderungen in beiden Geschlechtern einhergeht, die eine Intensivierung des Sexualtriebs veranlassen. Möglicherweise beinhaltet dies die Sekretion von endogenen „Aphrodisiaka" oder einfach nur die Bereitstellung von zusätzlichen Dopaminen und/oder Endorphinen für die Neuronen der Sexualzentren im Hypothalamus.

Wie dem auch sei, die sexuelle „Raserei" des ersten Verliebtseins unterscheidet sich von der abgehobenen Lust auf Sex bei hypersexuellen Personen insofern, als Letzteres fortwährend vorhanden ist und nicht mit der Zuneigung für eine bestimmte Person zusammenhängt. Zwar können „Sexsüchtige" eine hervorragende sexuelle Beziehung mit ihrem Partner unterhalten. Dies stillt jedoch nicht ihren geradezu gefräßigen sexuellen Appetit.

Die folgenden vier Falldarstellungen aus unseren Patientenakten illustrieren einige der typischen klinischen Beobachtungen von *gesteigertem sexuellem Verlangen.*

1a. Gesteigerte sexuelle Appetenz bei Männern

Fall 4.1 – „Juan Romeo": Gesteigerte sexuelle Appetenz bei einem gut funktionierenden heterosexuellen Mann in einer guten sexuellen Beziehung

„Juan", ein 26-jähriger verheirateter Mann puertoricanischer Herkunft, konsultierte mich, weil seine 23-jährige Frau Maria angekündigt hatte, wegen des promisken Verhaltens ihres Mannes mit dem einjährigen Kind aus der gemeinsamen Wohnung zu ziehen. Juan war am Boden zerstört und bat verzweifelt um eine Behandlung, die seinen unersättlichen Sexualtrieb zügeln und damit seine Familie vor dem Zusammenbruch retten sollte.

Juan hatte einen Job als Lieferwagenfahrer und Maria arbeitete in der Nachtschicht als Krankenschwester in einem Krankenhaus der Gemeinde. Juan, ein auffallend attraktiver Mann, war von Sex eingenommen. Während er seine Waren ausfuhr, griff er regelmäßig Frauen auf, die er in seinen Wagen einlud und betätschelte. Oft gelang es ihm, sie zu Oralsex oder Geschlechtsverkehr in seinem Wagen zu überreden. Der Anruf einer dieser jungen Frauen, die wiederum von Juan eingenommen war, leitete die Ehekrise ein. Wenn er keine Frauen finden konnte, saß er in seinem Lieferwagen und masturbierte bis zum Orgasmus, was vier- oder fünfmal am Tag geschehen konnte. Er masturbierte auch mit Hilfe erotischer Magazine, während seine Frau arbeitete und er zu Hause auf das Kind aufpasste. Immer wenn er versuchte, sein Verhalten zu ändern, so erzählte er mir, wurde er unruhig und depressiv, sodass er seine sexuellen Aktivitäten schnell wiederaufnahm.

Zusätzlich zu diesen sexuellen Aktivitäten schlief Juan etwa dreimal die Woche mit seiner Frau, was beide als befriedigend beschrieben. Trotzdem drängte er Maria oft zu häufigerem Sex.

Die psychiatrische Geschichte des Patienten barg außer seinem hypersexuellen Verhalten nichts Aufschlussreiches.

Fall 4.2 – „Jossel Fromm": Gesteigerte sexuelle Appetenz bei einem heterosexuellen Mann mit begleitender zwanghafter Persönlichkeitsstörung in einer schlechten sexuellen Beziehung

„Jossel Fromm" war ein 31-jähriger jüdisch-orthodoxer Juwelier, der seit sechs Jahren verheiratet und Vater von vier Kindern war. Das Ehepaar wurde von seinen Eltern, seinen Schwiegereltern und weiteren Familienangehörigen in meine Praxis begleitet. Die Familien waren fest entschlossen, die Ehe der beiden zu retten. Sie hofften außerdem darauf, ihr Ansehen in der Gemeinde zu wahren, denn dieses wurde durch Jossels Zwang bedroht, in der Öffentlichkeit zu masturbieren. Er entblößte dabei zwar nicht seinen Penis, sondern masturbierte durch die Hosentaschen, dies jedoch unübersehbar und stundenlang am Tag, während er auf einem belebten Bürgersteig in seiner Nachbarschaft stand und die Frauen anstarrte, die an ihm vorbeigingen. Das Gleiche tat er auch während seiner Mittagspause an einer Straßenecke nahe dem Juwelier-Distrikt, wo er arbeitete.

Jossel gestand ein, regelmäßig vier- bis fünfmal am Tag bis zum Orgasmus zu masturbieren und kaum noch von seinem Penis zu lassen. Er wusste, dass er aus Sicht seiner Religion eine Sünde beging, und es entging ihm nicht, dass seiner Familie diese Angelegenheit äußerst peinlich war. Er behauptete jedoch, nicht damit aufhören zu können und dass der Drang während der ersten zwei Wochen des Monats besonders zwingend sei, in denen es ihm aus religiösen Gründen nicht erlaubt war, mit seiner Frau sexuell aktiv zu werden. Er sagte mir, dass seine Frau Sex nicht möge und dass sie, auch wenn aus religiöser Sicht eigentlich nichts dagegen spräche, nur selten miteinander schliefen.[24]

Die psychiatrische Untersuchung ergab, dass der Patient seit seiner Kindheit ängstlich und zwanghaft war und dass er die Kriterien für eine zwanghafte Persönlichkeitsstörung erfüllte.

Fall 4.3 – „Tyler Hummingbird": Gesteigerte sexuelle Appetenz bei einem verheirateten bisexuellen Mann

„Tyler Hummingbird", ein verheirateter bisexueller Mann im Alter von 34 Jahren, konsultierte mich, weil ihn sein zwanghaftes homosexuelles Verhalten tief beunruhigte. Er konnte dieses Verhalten nicht kontrollieren, obwohl er wusste, dass es eine ernsthafte Bedrohung für seinen Job, seine Ehe und seine Gesundheit darstellte.

Er war besonders darauf bedacht, seine Frau nicht der Gefahr einer Infizierung auszusetzen, denn sie wusste nichts von seinem zwanghaften homoerotischen Verhalten.

Tyler war attraktiv, gebildet und erfolgreich in seiner Arbeit als Börsenmakler bei einer konservativen Firma in der Wall Street. Er war von dem Gedanken besessen, junge Männer zu berühren und oral zu befriedigen. Wenn er morgens mit dem Zug in die Stadt fuhr, ging er immer in der Herrentoilette der Bahnstation auf die Suche nach (ungeschütztem) Oralverkehr. Dies befriedigte ihn für ein paar Stunden, doch je näher die Mittagspause heranrückte, desto stärker wurde der unwiderstehliche Drang nach neuerlichem Oralsex mit einem Mann, sodass er regelmäßig während seiner Mittagszeit Erotikbuchläden aufsuchte, um sein Verlangen zu stillen. Tyler betätigte sich gewöhnlich auf seinem Rückweg in die Vorstadt ein weiteres Mal sexuell, indem er in den vollen Zügen die Penisse junger Fremder rieb, um dann nach Hause zu Frau und Tochter zu gehen. Manchmal stand er um drei Uhr morgens aus dem gemeinsamen Ehebett auf, ging in Homosexuellen-Bars auf die Suche nach mehr Sex und fuhr anschließend zur Arbeit.

Der Patient erzählte, dass er etwa einmal die Woche Sex mit seiner Frau habe. Er empfand eine tiefe Liebe für seine Frau, beschrieb sie als „sehr attraktiv" und behauptete, problemlos mit ihr zu funktionieren.

Gleichzeitig gab Tyler jedoch auch zu, immer leicht ängstlich und in Sorge zu sein, wenn es um Sex mit seiner Frau ging, und er

[24] Gemäß jüdisch-orthodoxem Brauch ist es Mann und Frau nicht gestattet, während ihrer Menstruation und in der darauf folgenden Woche sexuellen Kontakt zu haben oder sich zu berühren. Ferner muss die Frau unter Aufsicht eines Rabbiners ein Ritualbad der Reinigung nehmen.

erzählte mir, dass sie sich oft über seine „ungeschickte und pubertäre" Vorgehensweise bei Sex beschwerte.
Tyler hatte während der vergangenen zwei Jahre etwa fünfhundert verschiedene Sexualpartner gehabt, von denen der überwiegende Teil Fremde waren.
Der Patient hatte unzählige Male versucht, sein ego-dystones, zwanghaftes Sexualverhalten zu unterbinden, doch jedesmal wurde er dysphorisch, depressiv und unruhig und fing bald wieder damit an. Voller Verzweiflung sagte er zu mir: „Doktor, ich brauche Hilfe, ich bin völlig außer Kontrolle geraten."

1b. Gesteigerte sexuelle Appetenz bei Frauen

Ungeachtet der allgegenwärtigen Legenden über unersättliche Sukkuben, handelt es sich bei Nymphomanie hauptsächlich um eine männliche Sexualphantasie. Tatsache ist, dass Störungen mit gesteigertem sexuellem Verlangen bei Frauen extrem selten vorkommen, und mit Sicherheit sind sie viel weniger verbreitet als bei Männern.

Von den mehr als fünftausend Patienten mit Sexualstörungen (3.552 Männer und 2.336 Frauen), die ich zwischen 1972 und 1992 beurteilt habe, waren lediglich achtzehn angesichts ihrer exzessiven sexuellen Bedürfnisse deutlich beunruhigt und nur zwei davon waren Frauen. Nachfolgend möchte ich kurz auf den Fall einer dieser beiden Frauen eingehen.

Fall 4.4 – „Tina Jefferson": Gesteigerte sexuelle Appetenz bei einer depressiven heterosexuellen Frau in einer guten sexuellen Beziehung

„Tina Jefferson", eine 42-jährige Postangestellte, war Afroamerikanerin und mit Frank, einem 45-jährigen Lastwagenfahrer, verheiratet. Das Paar, das seit sechzehn Jahren miteinander verheiratet war und zwei Kinder hatte, bezeichnete die Ehe als harmonisch.
Die Jeffersons waren nach New York in meine Sprechstunde gekommen, weil Tina darüber depressiv wurde und es sie tief beunruhigte, keine Ruhe vor ihrem ständigen und aufdringlichen Sexualtrieb bekommen zu können. Während der vergangenen zehn Jahre hatte Tina ein ständiges Verlangen nach regelmäßigem (etwa dreimal täglichem) Sex mit Orgasmus verspürt. Ihren Ehemann, der Sex geradezu liebte und einen normal hohen Sexualtrieb hatte, störte das ungewöhnlich starke erotische Interesse seiner Frau nicht im Geringsten und er tat sein Bestes, ihre Wünsche zu erfüllen. Wenn er jedoch nicht verfügbar oder zu erschöpft war, litt Tina unter einem zunehmenden und beunruhigenden Unbehagen in der Beckengegend, das erst dann aufgelöst wurde, wenn sie wieder Sex hatte.
Tinas Bedürfnis nach Sex war aufdringlich und es beeinträchtigte ihre Arbeit. Oft konnte sie es nicht ertragen, länger als zwei Stunden im Büro zu sitzen, weil sie ein zwanghaftes Verlangen nach Sex verspürte. Sie fühlte sich unbehaglich und war zu „frustriert", um weiterzuarbeiten.
Das wesentliche Merkmal ihrer Patientengeschichte war ein chaotisches Familienleben während ihrer Kindheit. Die Kindheit der Patientin war ein Alptraum gewesen, weil ihr Vater Alkoholiker, arbeitslos und zuweilen gewalttätig war. Dies wurde durch den Rückzug ihrer Mutter und durch deren unangemessenes, passives Verhalten noch verschlimmert. Die Patientin berichtete, sie habe seit ihrer Jugend unter wiederkehrenden leichten Depressionen gelitten.

Normal hoher Sexualtrieb oder pathologische Sucht nach Sex?

Gesteigerte sexuelle Appetenz wurde unterschiedlich als eine Form zwanghaften Verhaltens bewertet, das die Versuche der Person repräsentiert, Symptomen von Depression und Angst entgegenzuwirken, ferner als eine Störung der Impulskontrolle, als Dysinhibition und als Suchtzustand (Assalin u. Ravart 1993).

Der Suchtthese wurde große Aufmerksamkeit zuteil, und ihr Ableger, die „Sexaholics-Anonymous"-Bewegung, hat eine beträchtliche Anhängerschaft gewonnen.

Das Suchtmodell basiert auf einigen Ähnlichkeiten zwischen der Sucht nach chemischen

Stoffen und hyperaktivem sexuellem Verhalten. Genauer gesagt haben die unwiderstehliche Lust auf Sex und die Unersättlichkeit, die hypersexuelle Personen kennzeichnen, sowie das intensive Lustempfinden und die Verbesserung des Befindens, die durch die „Droge" Sex herbeigeführt werden, markante Ähnlichkeit mit dem „Hoch", das in der Abhängigkeit von bestimmten süchtig machenden Substanzen entsteht. Das zunehmende Unbehagen und die Dysphorie, die mit sexueller Abstinenz einhergehen, widerspiegeln wiederum das „Tief" und den Entzug.

Auf der anderen Seite wird jeden, der mit diesen Patienten arbeitet, die zwanghafte Qualität ihres sexuellen Verhaltens erstaunen. Es gab eine Reihe von Berichten, die die These des Zwanghaften unterstützen. Darin wurde die Wirksamkeit der oft bei Zwangsstörungen effektiven SSRI (selektive Serotonin-Wiederaufnahmehemmer) für diesen Zustand thematisiert.

Ohne an den Paradigmen zur Sucht oder zum Zwang Anstoß nehmen zu wollen, finde ich es jedoch eher hilfreich, hypersexuelles Verhalten als eine Dysregulation der sexuellen Motivation zu betrachten, was in einem ungezügelten Sexualverhalten seinen Ausdruck findet.

Ich bin der Ansicht, dass mehrere organische und psychologische Faktoren, von denen manche noch nicht identifiziert werden konnten, diese Art regulatorischer Fehlfunktion herbeiführen. Die Ursache, die dem jeweiligen Fall zugrunde liegt, wird die Richtung bestimmen, die die Behandlung nimmt, wenngleich es sich diesbezüglich noch zu einem großen Teil um reine Empirie handelt.

„Juan Romeo" kam ausschließlich zu Konsultationszwecken, und ich habe keine Information über sein Befinden nach der Konsultation. „Jossel Fromm" und „Tina Jefferson" wurden pharmakologisch behandelt. Jossel reagierte recht gut auf Fluoxetin, verbunden mit einer Psychotherapie durch einen jüdisch-orthodoxen Therapeuten aus seiner Gemeinde.

Tina Jefferson, die in einer ländlichen Gegend ohne adäquate psychiatrische Versorgungseinrichtungen lebte, erfuhr nur eine teilweise Linderung durch trizyklische Antidepressiva.

„Tyler Hummingbird" war entschlossen, Einsicht und Kontrolle über seine Sexualimpulse zu gewinnen, und er engagierte sich beträchtlich im Rahmen seiner Behandlung. Er unterzog sich einer psychoanalytischen Therapie bei einem Spezialisten für dieses Problem und nahm zusammen mit seiner Frau an einer Psychosexualtherapie teil. Das Ergebnis war schließlich sehr zufriedenstellend.

Der entscheidende Punkt für den Kliniker liegt bei diesen Fällen darin, zwischen Personen zu unterscheiden, deren exzessives sexuelles Verlangen sich hinsichtlich ihrer Beziehungen hinderlich, verstörend und/oder destruktiv auswirkt, und denjenigen, die lediglich mit einem starken, gesunden Sexualtrieb gesegnet sind. Es ist gefährlich, Personen mit einem ungewöhnlich hohen Grad an sexueller Aktivität unkritisch als „Sexsüchtige" einzuordnen, sprich, auf alte, fragwürdige moralische Beurteilungskriterien zurückzugreifen, mittels derer jegliches unkonventionelle Sexualverhalten als „krank" abgetan wird. Des Weiteren ist es zweifelhaft, aus normalen Personen mit einem starken Sexualdrang eine sozusagen künstliche Patientenpopulation zu schmieden, die sich die „Schmach" ihrer „Sucht nach Sex" eingesteht und entsprechend nach einer Behandlung verlangt.

Ich möchte noch einmal wiederholen: Solange ein atypisch hohes Maß an sexueller Aktivität von der Person oder dem Partner nicht als abträglich empfunden wird und solange dies niemandem Schaden zufügt, findet sich keine wissenschaftliche Rechtfertigung dafür, das Sexualverhalten der Person als pathologisch einzustufen. Es sollte nicht vergessen werden, dass es nur wenige Jahrzehnte her ist, dass Masturbation als pathologisch bewertet wurde und dass diese „Störung" bei Kindern von Ärzten und Erziehern durch das Zusammenbinden der Hände, durch körperliche Züchtigungen, durch Einschüchterungen und noch schlimmeren Einfallsreichtum „behandelt" wurde.

Die folgenden zwei Punkte des Kontinuums des sexuellen Verlangens beschreiben Formen des Sexualverhaltens, die sich im Normbereich bewegen. Mit anderen Worten scheint das sexuelle Regulationssystem von Personen, die diese sexuellen Verhaltensmuster zeigen, normal zu funktionieren.

2. Normal hohe sexuelle Appetenz

Normale Personen mit einem starken Sexualtrieb personifizieren ein *proaktives* sexuelles

Verhaltensmuster im Vergleich zu einem reaktiven, das Personen kennzeichnet, deren Libido im normal niedrigen Bereich angesiedelt ist.

In diese Kategorie fallen Individuen, die insofern Ähnlichkeit mit Personen mit einem pathologischen gesteigerten Sexualverlangen aufweisen, als ihr Sexualtrieb ebenfalls stark ausgeprägt ist. Diese Personen – mehr Männer als Frauen – sprechen ebenfalls auf ein breites Spektrum sexueller Szenarien und Partner an und sie erleben ebenso wiederkehrende, spontane, unterschiedlich ausgeprägte Wogen sexuellen Verlangens. Bei diesen stark sexuell beeinflussten Personen wird das Bedürfnis nach Sex ebenfalls von innen heraus aktiviert und kann ohne externe erotische Stimulation hervorgerufen werden. Der Sexualtrieb von Personen im „normal hohen" Bereich ist intensiv genug, die Person dazu zu bewegen, aktiv nach Sexualpartnern zu suchen und sexuelle Aktivität zu initiieren.

Diese normalen, stark sexuell beeinflussten Personen weisen auch insofern Ähnlichkeiten mit pathologisch hypersexuellen Patienten auf, als sie gut funktionieren, Spaß an Sex haben und zunehmend frustriert sind, wenn sie nicht sexuell aktiv werden können.

Obgleich sich der Sexualtrieb dieser normalen Personen intensiv bemerkbar macht, ist er jedoch weder als destruktiv noch als unangemessen zu bewerten, denn diese normalen Menschen können ihren Sexualtrieb, ungleich Personen mit gesteigertem Verlangen, in unangebrachten oder unvorteilhaften Situationen kontrollieren. Der wahrscheinlich wesentlichste Unterschied zwischen normal und anomal von Sex eingenommenen Personen ist jedoch der, dass weder die Person selbst noch ihr Partner über die intensive Sexualität beunruhigt sind und dies erhöht eher ihre Lebensqualität und ihre romantische Beziehung, als dass es sie beeinträchtigt.

3. Normal niedrige sexuelle Appetenz

Die sexuellen Regulationsfunktionen von Personen, deren Libido im normal niedrigen Bereich angesiedelt ist, sind durchaus adäquat, nur zeigt ihr „sexueller Thermostat" eine relativ niedrige Gradzahl an. Diese Männer und Frauen erleben keine spontanen Wogen sexuellen Verlangens, und es ist sehr viel unwahrscheinlicher, dass sie aktiv nach sexuellen Gelegenheiten suchen oder sexuelle Aktivität initiieren. Weiterhin leiden diese Menschen nicht unter der intensiven Frustration, die Personen mit einem stärkeren Sexualtrieb plagt, wenn diese abstinent sind.

Obwohl die Stimulationsanreize, die diese Personen erregen, meist eingeschränkter sind, reagieren sie, ungleich Patienten mit einem pathologisch inhibierten Verlangen, durchweg normal auf sexuelle Gelegenheiten und auf sexuelle Stimulation. Sie verlieren nicht ihr Interesse an oder meiden sexuell geeignete und attraktive Partner.

Entsprechend haben Personen mit einem normalen, wenngleich niedrigen Sexualtrieb meist regelmäßig, aber weniger häufig Sexualkontakte. Sie genießen Sex, sie erleben eine normale Erregung, sie haben keine Probleme mit ihrer Erektion oder vaginalen Lubrikation, und sie sind in der Lage, lustvolle Orgasmen zu erleben. Des Weiteren reagieren Personen mit einem niedrigen, aber normalen sexuellen Interesse auf interessante Partner und können mit diesen eine gute Beziehung unterhalten, solange die Annäherungen des Partners nicht das Maß überschreiten, das für die jeweilige normal niedrige Person angemessen ist. Noch einmal: Diese Personen empfinden Sex nicht als emotional schmerzhaft, und ihre Partner tun dies ebensowenig.

Ein 69-jähriger Patient, der noch nie masturbiert hatte und dessen einziger Sexualpartner seine Frau war und auch immer gewesen ist, hat seine Veränderung von einem hohen, *proaktiven* auf ein niedrigeres, *reaktives* Sexualniveau folgendermaßen beschrieben: „Es brachte mich aus der Fassung und machte mich verrückt, wenn ich nicht mindestens alle zwei, drei Tage Sex hatte. Ich hatte ein schmerzhaftes Gefühl im Unterleib. Es war so schlimm, dass ich mich scheute, Geschäftsreisen zu machen, die mich länger als einen Tag von meiner Frau fern hielten.

Inzwischen kann ich eine ganze Woche unterwegs sein, ohne an Sex zu denken, und es stört mich nicht. Zumindest bis ich nach Hause komme und Hilda mir einen Kuss gibt und anfängt, mich zu berühren. Dann bin ich sofort wieder bei der Sache."

Ein niedriger Sexualtrieb kann, auch wenn er sich in einem normalen Rahmen bewegt, zu einem Problem werden, wenn die Libido des Partners substanziell stärker ausgeprägt ist. Wenn eine signifikante Diskrepanz in den sexuellen Bedürfnissen und Interessen eines Paares auftritt, fühlt sich der eine Partner möglicherweise ständig unter Druck, Sex zuzustimmen, während der andere sich immer abgewiesen fühlt.

Die Probleme, die aus einer Unausgewogenheit im Niveau des sexuellen Verlangens eines Paares resultieren können, werden in Kapitel 5 näher betrachtet und anhand des Fallbeispiels von „May und Mark September" (Fall 5.1) illustriert. Nur dies in Kürze: Marks sexuelle Aktivität bewegte sich für einen 60-jährigen Mann in einem völlig normalen Rahmen. Seine neue, junge Frau war jedoch aufgebracht und fühlte sich zurückgewiesen, weil sie in der Vergangenheit daran gewöhnt war, mit ihren gleichaltrigen Liebhabern viel häufiger Sex zu haben.

Die normale altersbedingte Abnahme der männlichen Libido von normal hoch zu normal niedrig kann auch dann Schwierigkeiten bereiten, wenn das Paar nicht darauf vorbereitet ist. Das immer häufiger anzutreffende Problem von sexuellen Appetenzstörungen bei älteren Personen wird in Kapitel 10 näher erläutert.

Die nächsten beiden Kategorien des Appetenzkontinuums repräsentieren die pathologisch übersteigerte Kontrolle oder Unterdrückung sexuellen Verlangens. Als solche haben diese Muster die Grenze zwischen normalem und pathologischem Verhalten überschritten und werden der Kategorie psychiatrischer Störungen zugezählt.

4. Mäßig verminderte sexuelle Appetenz

Diese Appetenzkategorie repräsentiert einen mäßigen bis moderaten Grad an übersteigerter Kontrolle über das Sexualverlangen. Die Libido von Patienten mit mäßigeren Ausprägungen von VSA ist gedämpft. Die Personen erleben keine spontanen Fluktuationen ihrer Sexualtriebe – am allerwenigsten gegenüber ihren Partnern –, und sie haben wenig Verlangen nach Sexualphantasien oder danach, zu masturbieren. Des Weiteren ist die Bandbreite ihrer erotischen Aktivitäten und der Partner, die sie erregen können, recht begrenzt und spezifisch. Im Gegensatz zu Männern und Frauen, deren Libido im normal niedrigen Bereich angesiedelt ist und deren genitale Reaktion auf sexuelle Stimulation vollkommen normal ist, reagieren diese hypoaktiven Personen *nicht* adäquat auf erotische Stimulation mit geeigneten, attraktiven Partnern.

Patienten mit mäßig beeinträchtigtem Sexualverlangen haben Schwierigkeiten, erregt zu werden, insbesondere beim sexuellen Zusammenspiel mit ihrem Partner. Normales Werbeverhalten und normale körperliche Stimulation können ihr Verlangen nicht ausreichend aktivieren. Darüber hinaus braucht es möglicherweise eine sehr lange und intensive körperliche Stimulation, wie z.B. einen an die Klitoris gehaltenen elektrischen Vibrator oder eine intensive orale Stimulation über einen Zeitraum von einer halben Stunde oder länger, als auch ständiges erotisches Phantasieren oder Stimulation durch Erotika, bis die hypoaktive Person funktioniert und einen Orgasmus bekommen kann. Selbst dann ist es wahrscheinlich, dass das Erleben erotischer Lust nur flüchtig ist. In der Regel finden die Partner Sex unter solchen gezwungenen Umständen nicht erfreulich.

Patienten mit umfassender (globaler) VSA können als *sexuell anorektisch* charakterisiert werden, weil sie schlicht ihren Appetit auf Sex in jeglicher Hinsicht verloren haben; in Begriffen des Modells der „dysfunktionalen Kontrolle" wurde ihre Sexualmotivation auf der ganzen Linie nach unten reguliert. Diese Männer und Frauen haben keine sexuellen Phantasien, und wenn sie nicht von ihren Partnern dazu gedrängt werden, können sie Monate und sogar Jahre auf Sex verzichten, ohne dass es sie frustrierte.

Obgleich Appetenzstörungen keine direkten Auswirkungen auf die Erregungs- oder Orgasmusphase des sexuellen Reaktionzyklus zeitigen, können Personen mit niedrigem Verlangen – wenn sie trotz ihres Lustmangels sexuell aktiv werden, um ihrem Partner entgegenzukommen – Probleme damit haben, genügend zu lubrizieren oder ihre Erektion aufrechtzuerhalten und/oder einen Orgasmus zu erlangen. Wenn sie aber funktionieren, mangelt es dem Erlebnis an Lust, und es wird als mechanisch beschrieben oder, am Ende, lediglich als „eine Erlösung".

Meistens ist die Abnahme des Sexualverlangens beim Patienten spezifisch und selektiv. Die Personen sind in Bezug auf Geschlechtsverkehr – im Gegensatz zu manuellem oder oralem Sex – schwer blockiert, und der Verlust der Appetenz kommt am stärksten gegenüber dem Ehe- oder dem langjährigen Partner zum Vorschein. Patienten mit situativer VSA behalten jedoch ihre Kapazität für normale Lust, Erregung und Reaktion bei anderen Partnern, bei Masturbation, erotischem Phantasieren und paraphilen Handlungen.

Auch wenn das sexuelle Erlebnis wider Erwarten lustbringend gewesen sein sollte, neigen diese Patienten paradoxerweise dazu, bei der nächsten Annäherung ihres Partners genauso zurückhaltend zu reagieren wie zuvor. Das schließt nicht aus, dass in der Folge *beide* Partner darüber rätseln, warum der Vermeidungshaltung des Sexualsymptome aufweisenden Partners mit positiven Sexualerlebnissen nicht beizukommen ist. „Ich verstehe es einfach nicht, Dr. Kaplan ... mein Orgasmus fühlte sich richtig gut an. Warum sollte ich es nicht wieder tun wollen? Es würde sie/ihn so freuen", so der allgemeine Tenor dieser Fälle.

Der folgende Fall illustriert eine Negativregulation sexuellen Verlangens, die bei diesem Patienten ausschließlich mit exklusiven, festen Partnern einsetzte. Das „Bremspedal" war jedoch nicht aktiviert, wenn die symbolische Bedeutung der Beziehung zum Sexualpartner aufgehoben wurde. Dieser Fall ist außerdem ein gutes Beispiel für die Beziehung zwischen „tieferen" und „oberflächlicheren" oder unmittelbaren Ursachen von Störungen mit verminderter sexueller Appetenz.

Fall 4.5 – „Paul Actor": Mäßige, partnerspezifische VSA

„Paul Actor", ein 54-jähriger gut aussehender, geschiedener und anerkannter Autor war sehr ambivalent und sexuell abgeneigt gegenüber Evelyn, einer attraktiven, sinnlichen und geschiedenen 47-jährigen Frau, die ihm aktiv nachspürte. Das Paar hatte selten Sex. Evelyn versuchte recht oft, sich Paul sexuell anzunähern, aber er wich den Annäherungen aus mit der Behauptung, die „Chemie" zwischen den beiden stimme einfach nicht, und Evelyn sei schlicht nicht sein „Typ".

Bei den wenigen Gelegenheiten, wo das Paar sexuell aktiv wurde, gehörte Geschlechtsverkehr nicht zu Actors Vorlieben. Ihre sexuellen Kontakte bestanden meist darin, dass Evelyn seinen Penis oral oder per Hand mit Gleitcreme stimulierte, während das Paar auf dem Sofa saß und Pauls bevorzugte Sexualphantasie in Form von Videos anschaute, die Evelyn dafür ausgeliehen hatte. Er wurde von der Vorstellung erregt, dass eine ältere Frau einen attraktiven Jungen verführt. Obgleich Actor unter diesen Voraussetzungen für eine gute Erektion und einen Orgasmus ausreichend erregt wurde, war seine Lust gering, und seine Orgasmen waren nicht befriedigend. Paul erzählte mir, dass es für ihn viel leichter sei, allein zu seiner Phantasie zu masturbieren, wenngleich sich seine Ejakulationen selbst dann betäubt anfühlten (Kaplan 1991).

Evelyn war entschlossen und setzte alles daran, Paul in eine feste Beziehung zu manövrieren. Einmal schaffte sie es, ihn zu einem gemeinsamen Urlaub in einem schönen Haus auf einer griechischen Insel zu überreden, das sie durch einen Freund umsonst bewohnen konnten. Das Ambiente war perfekt: eine vom Mondlicht beschienene Nacht und himmlische Musik aus den Lautsprechern, während Paul und Evelyn neckisch und unbekleidet miteinander im samtigen Wasser des Pools schwammen.

Actor sagte, dass er „nichts" verspüre, und ging in einem separaten Zimmer zu Bett, ohne mit Evelyn zu schlafen, was sie sehr verletzte. Es erstaunte ihn jedoch festzustellen, dass er eine starke Erektion bekommen hatte, die lange anhielt. „Doktor", fragte er mich, „kann mein Körper erregt sein, ohne dass mein Bewusstsein davon erfährt?"

Damit hatte Paul seinen Zustand sehr gut beschrieben. Patienten mit VSA verhalten sich so, als wären sie von ihren Geschlechtsorganen „getrennt". Um es genauer auszudrücken, herrscht bei psychogenen Störungen mit verminderter sexueller Appetenz eine Trennung zwischen motivationalen und genitalen Aspekten von Sex vor.

Es ist bei der ersten Beurteilung oft recht schwierig oder sogar kaum möglich, zwischen Patienten, die sich aus realen Gründen nicht von ihren Partnern angezogen fühlen, und Patienten, die durch einen emotionalen Konflikt gehemmt sind, zu unterscheiden. Eine abschließende Beurteilung muss oft auf einen späteren Zeitpunkt verschoben werden, bis die zugrunde liegende Pathogenese des sexuellen Problems des Patienten und/

oder die der Dynamik des Paares deutlicher geworden sind.
In diesem Fall konnte ich während meiner ersten Gespräche mit dem Patienten bezüglich dieser Unterscheidung keine gesicherten Schlüsse ziehen. Es war mir nicht möglich festzustellen, ob er von bestimmten, auf ihn wenig anziehend wirkenden Qualitäten Evelyns abgestoßen war, wie z.B. ihre lästige Angewohnheit, zuviel zu reden, wenn sie ängstlich wurde, oder ihr dunkles, unspektakuläres mediterranes Aussehen (er zog schlanke, auffällige nordische Blondinen vor) oder ihr Alter (das die Gründung einer neuen Familie ausschloss, nach der er sich sehnte), oder ob sein sexuelles Desinteresse möglicherweise eine neurotische Hemmung repräsentierte.
Darauf folgende Ereignisse ließen jedoch schließlich keinen Zweifel daran, dass Actors Appetenzmangel gegenüber Evelyn die Folge einer *Hemmung* war und nicht durch einen *Mangel* an Anziehung auf einer realen Ebene hervorgerufen wurde.
Auf Drängen Evelyns erklärte sich Paul zu einer Sexualtherapie bereit. Er war jedoch zu ambivalent, um sie fortzuführen, und ich sah die beiden nur ein paarmal zusammen. Actor blieb den Sitzungen bald fern und Evelyn begann eine Einzeltherapie mit mir. Dadurch erfuhr ich Folgendes: Nachdem sie es schließlich geschafft hatte, ihre schmerzvolle, zwanghafte Anhänglichkeit gegenüber Actor aufzugeben und einen anderen zu heiraten, war Actor plötzlich sexuell von ihr eingenommen. Es kam sogar so weit, dass Actor Evelyn dazu überreden konnte, eine außereheliche Beziehung mit ihm einzugehen, nachdem sie wieder geheiratet hatte!
Obgleich dieser Mann die allein stehende Evelyn nicht begehrte, war er ungemein interessiert an der verheirateten Evelyn, und er konnte sogar teilweise seine Ejakulationen genießen, wenn sie miteinander Sex hatten.
Den letzten Beweis dafür, dass Actors vormaliger Appetenzmangel gegenüber Evelyn auf einer Neurose gründete, erhielt ich, als er mich einige Jahre später aufsuchte. Paul, inzwischen 62 Jahre alt, hatte ähnliche sexuelle Schwierigkeiten mit seiner neuen Frau.
Actor war von der überaus bezaubernden 32-jährigen Eva hingerissen. Vor ihrer Hochzeit, als Eva noch mit ihrem vorigen Mann verheiratet gewesen war, hatte Paul sich leidenschaftlich zu ihr hingezogen gefühlt. Kurz nach Evas Scheidung, während der Hochzeitsreise, war Pauls Verlangen jedoch schon auf einen absoluten Nullpunkt abgesunken.
Das sexuelle Verlangen dieses Mannes war unterdrückt, sobald er eine enge, feste und monogame Beziehung mit einer bereitwilligen Frau einging. Das Szenario einer „Dreiecksgeschichte" mit den Frauen anderer Männer wiederum wirkte als überaus starker erotischer Reizstimulus. Offensichtlich hatte dieses Verhaltensmuster wenig mit den Merkmalen seiner Partner zu tun.
Actors Verlangen nach Evelyn kam unmittelbar zum Ausdruck, als sich die unbewusste Bedeutung ihrer Beziehung änderte. Nachdem sie eine „Vaterfigur" geheiratet hatte und somit symbolisch zur „Mutter" wurde, konnte er seine erotische Phantasie durchspielen, als kleiner Junge in das Bett der Mutter zu schlüpfen und mit ihr zu schlafen, während der Vater nicht zu Hause war. Die gleiche Phantasie erweckte sein Verlangen nach Eva, während sie noch mit ihrem reichen ersten Mann verheiratet gewesen war.
Wie es meist bei Patienten mit psychogener VSA der Fall ist, war sich Actor über die tiefere Bedeutung seiner Sexualsymptome in keiner Weise im Klaren. Er war fest davon überzeugt gewesen, dass ihn Evas blonde, nordische Schönheit und ihr jugendliches Alter angezogen hatten. Er hatte keine Ahnung, dass Eva, nachdem ihre Scheidung rechtskräftig geworden war und sie und Paul geheiratet hatten, ihren Reiz verloren hatte, weil sie nicht länger Teil des „ödipalen Dreiecks" war.

5. Stark verminderte sexuelle Appetenz

Bei den stärksten Ausprägungen von VSA ist es der Person in keiner Weise möglich, sexuell erregt zu werden – also auch nicht mittels intensivster physischer und/oder psychischer Stimulation. Bei der umfassenden Form dieses Syndroms entwickelt die Person eine schwere und absolute „sexuelle Anorexie“. Um es mit anderen Worten zu beschreiben, sind die sexuellen Regulationszentren komplett blockiert, und nichts kann sie dazu bringen, ihre Funktion wiederaufzunehmen. Diese Personen haben unter keinen Umständen und mit keinem Partner Spaß an Sex, und keinerlei Stimulation kann sie erregen. Sie neigen dazu, Sex zu vermeiden, und mit wenigen Ausnahmen sind sie entweder völlig enthaltsam oder sie haben nur sehr selten sexuelle Kontakte.

Meistens empfinden diese Patienten keine sexuelle Frustration – auch nicht nach anhaltenden Phasen der Abstinenz. Ihre sexuellen Erlebnisse – gesetzt den Fall, sie hatten welche – wurden als mechanische und gleichermaßen lustlose Handlungen wahrgenommen, auch wenn es vorkommt, dass nicht genitaler Kontakt zum Partner neutral und tolerabel bleibt.

Sexuell anorektische Patienten sind mit ihrem Mangel an Sexualität absolut zufrieden und sie behaupten, dass ihnen Sex nicht fehle. In der klinischen Praxis betreuen wir nur dann Männer und Frauen mit stark vermindertem Verlangen, wenn ihr Mangel an sexuellem Interesse Beziehungsprobleme mit sich bringt oder wenn ihre Asexualität ihre Fähigkeit zu romantischen Beziehungen bis zu einem Punkt beeinträchtigt, an dem ihre Einsamkeit und ihr Gefühl von Isolation sie dazu veranlassen, Hilfe zu suchen.

Fall 4.6 – „Frieda und Fred Aspen“: Lebenslange, starke, globale VSA bei einer gut funktionierenden, glücklich verheirateten Frau

Dieser Fall verdeutlicht, dass VSA – selbst in starker Ausprägung – nicht per se mit niedriger sexueller Frequenz verbunden sein muss. Die Patientin war eine fröhliche 54-jährige, glücklich verheiratete Frau mit drei erwachsenen Kindern. Sie hatte nie jemals sexuelle Lust verspürt und nie einen Orgasmus erlebt. Von ihrer fehlenden Libido abgesehen, funktionierte „Frieda“ absolut normal und führte ein ausgefülltes und befriedigendes Eheleben in der Vorstadt.

Frieda akzeptierte ihren Mangel an sexuellem Verlangen und Lust mit Gleichmut und sah darin kein Problem. Sie hatte einer Konsultation mit mir nur eingewilligt, um ihrem seit langem frustrierten Mann einen Gefallen zu tun.

Während der vergangenen 31 Jahre, also seit ihrer Hochzeitsreise und ihrem damit verbundenen ersten sexuellen Erlebnis, hatte es Frieda ihrem Mann gestattet, einmal in der Woche (und nicht öfter) Sex mit ihr zu haben, und sie erlebte dabei nicht das geringste Verlangen oder die geringste Lust. Sie verhielt sich während des Geschlechtsakts vollkommen passiv und abwesend und beschäftigte sich mental mit Menüzusammenstellungen oder aktuellen Einkaufslisten. Unerschütterlich gab sie nie den unermüdlichen Versuchen ihres Mannes nach, öfter und einfallsreicher Sex zu haben, auch wenn sie zugab, dass er ein rücksichtsvoller und zärtlicher Liebhaber sei.

„Fred“ fühlte sich nach wie vor sehr von seiner Frau angezogen, aber ihr Mangel an Engagement frustrierte ihn extrem. Er erzählte mir, dass er im Laufe der Jahre „alles“ ausprobiert habe, um Frieda zu erregen – er versuchte ihre Brüste und Vagina zu stimulieren (was sie ihm nicht erlaubte), er brachte Erotikbücher mit nach Hause (was sie ihm vorhielt), er wollte sie zum Tanzen ausführen (sie weigerte sich zu tanzen), er plante romantische Ausflüge und Abendessen und machte ihr teure Geschenke – alles ohne Wirkung. Eine Ehetherapie schlug ebenso fehl, da es nichts an ihrem Mann oder in ihrer Ehe gab, worüber Frieda sich hätte beschweren wollen.

Frieda hatte nie irgendein Verlangen nach Sex mit ihrem Mann verspürt und auch keines nach anderen Männern oder Frauen. Sie hatte nie das geringste Interesse an Masturbation gehabt oder daran, sich durch Phantasien zu beflügeln. Es wundert kaum, dass sie auch bar jeglichen Interesses an einer Sexualtherapie war.

Dieses Fallbeispiel zeigt, dass es manchen Frauen mit VSA gelingt, die Rolle eines Sexualpartners zu erfüllen, selbst wenn sie keinerlei Verlangen verspüren und sich im Grunde passiv verhalten. Männer hingegen haben mehr Schwierigkeiten, ohne Lustempfinden eine Erektion zu bekommen und aufrechtzuerhalten; deswegen tendieren Männer mit VSA eher dazu, Sex zu vermeiden. Das wiederum kann sich für den Partner schmerzvoll auswirken und führt oftmals zum Bruch einer geschätzten Beziehung. Eine Reihe von Problemen, die durch VSA und Sexualvermeidung beim Mann entstehen können, werden in den nachfolgenden Fallbeispielen illustriert.

Fall 4.7 – „Jack und Jill Priest“: Starke, erworbene, partnerspezifische VSA bei einem verheirateten Mann

Der Patient „Jack Priest“ war ein gut aussehender, erfolgreicher 48-jähriger Geschäftsmann mit irisch-katholischem Hintergrund. Er war seit fünf Jahren mit „Jill“ verheiratet (seine zweite Ehe), einer atemberaubend schönen Frau von 32 Jahren, die professionelles Model gewesen war. Das Paar hatte eine kleine Tochter, die von beiden über alles geliebt wurde. Von ihren sexuellen Problemen abgesehen, war ihre Beziehung liebevoll und harmonisch.

Die Priests konsultierten mich, weil Jack sich seiner Frau während der vergangenen drei Jahre – seit der Geburt der Tochter – nicht mehr sexuell genähert hatte. Wann immer Jill versuchte Sex zu initiieren, weigerte sich Jack und mied auch jeglichen nicht sexuellen Körperkontakt mit ihr, da er „nicht etwas anfangen wolle, was er nicht zu Ende führen könne“. Jill fühlte sich verletzt und war frustriert.

Die beiden hatten nach einer kurzen, stürmischen Bekanntschaft geheiratet. Anfangs hatte Jack sich sehr von Jill angezogen gefühlt, bis er dann nicht lange nach der Hochzeit sein sexuelles Verlangen gegenüber seiner außergewöhnlich hübschen Frau verlor. Es fiel ihm immer schwerer, mit ihr zu funktionieren. Die Häufigkeit ihrer sexuellen Kontakte nahm nach ihrer Hochzeitsreise jäh ab und stagnierte mit der Geburt der Tochter auf dem Nullpunkt. Jill war wegen der Zurückweisung völlig aufgelöst, stellte jedoch trotzdem ihre sexuellen Annäherungsversuche ein, da ihr Bitten wie auch ihre Vorwürfe und Tränen unmissverständlich nirgendwo hinführten.

Jack drückte sein eigenes Unbehagen hinsichtlich seines Appetenzmangels gegenüber seiner Frau wie folgt aus: „Sie ist eine wunderbare, schöne Frau, es ist nicht ihre Schuld, sie ist eine tolle Partnerin und würde alles tun, damit es mir gut geht, aber ich komme mir einfach nur vor, als wäre ich ihr lästig. Ich habe starke Schuldgefühle wegen dieser Angelegenheit, ich weiß, dass ich ihr Leben ruiniere und meine Ehe gefährde, aber ich kann einfach nichts dagegen machen.“

Während der kurzen „guten“ Phase ihrer Beziehung war das sexuelle Zusammenspiel der Priests konventionell gewesen und hatte aus einem flüchtigen Vorspiel bestanden, dem der „Mann-obenauf“-Geschlechtsakt folgte.

Es war ein streng gehütetes Geheimnis, dass Jack regelmäßig eine Domina besuchte, die sich wie eine Krankenschwester kleidete und ihn „liebevoll“ versohlte. Während er über ihren Knien lag, schlug sie mit einem Holzpaddel auf seinen nackten Hintern ein und flüsterte: „Jackie, ich liebe dich, ich tue das nur für dein eigenes Wohl.“

Dieses Szenario, dass er seiner „Klassefrau“ nie würde offenbaren wollen, weil es „vulgär und krank“ sei, spielte seine erotische Phantasie nach und vermittelte ihm intensive Lust. In diesen Situationen ließen seine Lust und sein Funktionieren nichts zu wünschen übrig.

6. Sexualaversion

Sexualaversion und/oder phobische Sexualvermeidung ist die stärkste Ausprägung von sexuellen Appetenzstörungen. Bei diesen sexuellen Angstzuständen wird Sexualkontakt mit dem Partner von der Befürchtung einer bevorstehenden Gefahr begleitet, womit die einhergehenden Empfindungen einer Notsituation alle sexuellen Gefühle außer Kraft setzen.

Patienten mit „stiller“ verminderter Appetenz, die weiter oben beschrieben wurden, haben schlicht kein Verlangen nach Sex, aber sie fühlen sich nicht durch körperlichen Kontakt vom Partner abgestoßen. Bei Patienten mit sexualaversiven Störungen ist das Gegenteil der Fall: Sie fürchten sich überaus stark vor oder sind aktiv abgestoßen von sexueller Aktivität und vermeiden sie phobisch.

Die folgende Beschreibung dieses Syndroms stammt zum Teil aus einem Kapitel meiner Veröffentlichung mit dem Titel *Sexual Aversion, Sexual Phobias, and Panic Disorder* (dt. Titel: „Sexualaversion, sexuelle Phobien und Paniksyndrome") (Kaplan 1987).

Klinisches Bild

Ein Element phobischer Vermeidung spielt bei allen psychosexuellen Dysfunktionen eine Rolle und kompliziert diese, aber es ist gleichfalls das wesentliche Merkmal echter Sexualphobien. Ein an EP leidender Mann z.B. mag vielleicht sexuelle Gelegenheiten meiden, seine Leistungsängste haben jedoch trotz seiner möglichen Überreaktion eine reale Grundlage. Dysfunktionale Patienten mit sekundärer Sexualvermeidung, deren sexuelle Symptome in der Behandlung schwinden, entwickeln ein Gefühl sexuellen Selbstvertrauens und freuen sich bald auf Sex. Auf der anderen Seite steht hingegen die phobische Vermeidung von Patienten mit sexuellen Panikstörungen in keinem Zusammenhang mit Leistungsängsten oder mit einer echten sexuellen Behinderung.

Totale und partielle Sexualphobien

Manchen Patienten sind sexuell komplett phobisch und reagieren mit Panik oder Abscheu auf jegliche und alle erotischen Empfindungen, Gefühle, Gedanken, Bilder und Gelegenheiten. Selbst subtile sexuelle Andeutungen oder Situationen, wie z. B. Fotos oder Filme mit erotischen Nuancen, können schwer sexualphobische Personen beunruhigen. So konnte z. B. „Regina Kaiser" (Fall 4.8), deren Fall später in diesem Kapitel beschrieben wird, den Anblick einer aus meinem Lehrbuch stammenden explizit sexuellen Illustration an der Wand meines Büros nicht ertragen, und sie achtete stets darauf, mit dem Rücken zu diesem Bild zu sitzen.

In anderen Fällen ist die phobische Reaktion des Patienten begrenzt auf (oder am intensivsten gegenüber) einen spezifischen sexuellen Aspekt.

Wir haben die folgenden dreizehn häufigsten spezifischen Sexualphobien bei unseren Patienten beobachten können:

1. Berühren oder Streicheln des Körpers (insbesondere Brüste, Brustwarzen und Oberschenkel)
2. Anblick der Geschlechtsorgane (eigene oder die des Partners)
3. Berühren der Geschlechtsorgane des Partners
4. Küssen (Mund, Brüste, Geschlechtsorgane)
5. Vaginale Penetration (Frauen: mit jeglichem Objekt oder nur mit dem Penis penetriert zu werden; Männer: zu penetrieren)
6. Sexuelle Sekrete und Gerüche (Ejakulat, Lubrikation)
7. Sexuelle Erregung (eigene oder die des Partners)
8. Orgasmus (Angst vor Kontrollverlust)
9. Oraler Sex (aktiv oder passiv)
10. Sexuelles Versagen (Leistungspanik, häufiger bei Männern)
11. Schwangerschaft (verursachen oder schwanger zu werden)
12. Sexuell übertragbare Krankheiten (AIDS, Herpes etc.)
13. Nacktheit (eigene und/oder die des Partners)

Patienten mit diesen umschriebenen sexuellen Ängsten oder Aversionen können andere Aspekte der Sexualität genießen und normal funktionieren, solange es ihnen gelingt, ihre jeweilige Phobie zu vermeiden. Ein häufiges Beispiel: Frauen mit spezifischen Penetrationsphobien geraten meist nur dann in Panik, wenn Geschlechtsverkehr angestrebt wird, und sie sind oftmals in der Lage, das Vorspiel zu genießen und mittels klitoraler Stimulation einen Orgasmus herbeizuführen. Wenn sie sich sicher sein können, dass keine Vaginalpenetration stattfinden wird, können sie alle anderen Aktivitäten gänzlich genießen und erweisen sich oftmals als sensible und empfängliche Liebhaber.

So ist es keine Seltenheit, dass Patienten mit isolierten Penetrationsphobien in der vorkoitalen Entwicklung ihrer Partnersexualität das Küssen, das Streicheln, genitale Stimulation und den Orgasmus durchaus genießen konnten. Entsprechend taucht die phobische Vermeidung von Geschlechtsverkehr in der Folge völlig unerwartet und erst dann auf, wenn es das erste Mal richtig „zur Sache" geht.

Die Intensität der phobischen Reaktion

Patienten mit sexuellen Phobien und aversiven Störungen vermeiden Sex, soweit dies möglich ist. Sie geraten jedoch manchmal in die „Falle" sexueller Aktivität, weil ihr Partner Druck ausübt, weil sie Angst haben, eine geliebte Person zu verlieren, oder weil sie sich aufgrund der

Liebe zu ihrem Partner dazu veranlasst fühlen. In der sexuellen Situation selbst gibt es beträchtliche Unterschiede, was die Intensität der Angst oder Aversion angeht, die Sexualphobiker erleben.

Patienten mit leichten Phobien und Aversionen sind in der Lage, sich selbst zu beruhigen und Sex sogar zu genießen – manchmal bis zum Orgasmus –, wenn es ihnen gelungen ist, die Barriere ihrer Erwartungsangst und Vermeidungshaltung zu überwinden. Auch in diesen Fällen ist es paradox, dass diese Art positiver Erlebnisse keine Verminderung der Sexualphobie bewirken und dass diese Patienten oftmals selbst von ihrem anhaltenden und zwanghaften Drang, Sex zu vermeiden, überrascht sind, denn es war ihnen nicht entgangen, dass sie Lust und Befriedigung verspüren, wenn sie sich darauf einlassen.

Diejenigen Patienten mit schweren phobischen Reaktionen geraten dermaßen in Angst, dass sie weder sexuell funktionieren noch erotische Reize wahrnehmen. Wenn sie dennoch die Mühe auf sich nehmen, können sich diese Personen oft recht gut einrichten, indem sie sich innerlich distanzieren oder ihre Aufmerksamkeit von dem erotischen Aspekt des Erlebnisses ablenken. Manchen, die zwar selbst nur wenig Lust empfinden, gelingt es dafür, ihre Aufmerksamkeit auf den intimen körperlichen Kontakt mit dem Partner zu richten und diesen zu genießen. Sie ziehen ihre Befriedigung daraus, Lustempfinden bei ihrem Partner auszulösen. Andere fühlen sich ausgenutzt und sind verärgert darüber, keine Lust zu erleben, während ihr Partner „seinen Spaß" hat.

Wieder andere Patienten werden derartig von Panik und Unbehagen heimgesucht und erleben dermaßen intensive aversive Gefühlswallungen während sexueller Handlungen, dass sie sich nicht davon befreien können. Sie ertragen die Situation lediglich so gut sie können und beruhigen sich mit dem Gedanken, dass es irgendwann ein Ende haben werde und dass ihnen nichts wirklich Schlimmes widerfahren könne. Eine Patientin erzählte mir, es ähnele sehr einem Zahnarztbesuch, bei dem sie sich auch sage, dass es bald vorbei sein werde, wenn sie nur durchhalte.

Patienten mit schweren Sexualphobien, insbesondere diejenigen mit begleitenden Angststörungen, können echte Angst- oder Panikattacken mit allen Zeichen vegetativer Erregung erleben, wenn sie sexuellen Situationen ausgesetzt werden. Es ist berichtet worden von Gefühlen des Schreckens, Zitteranfällen, befürchtetem Unheil, Herzklopfen, Atemnot, Schwindelgefühlen, Depersonalisationsgefühlen, Amnesie und sogar von Bewusstlosigkeit. Jeder Betroffene hat den dringenden Wunsch zu flüchten. Manche Sexualphobiker weinen während oder nach dem Sexualkontakt hemmungslos, und eine meiner Patientinnen musste sich mehrmals übergeben, nachdem sie Sex gehabt hatte.

Patienten mit schweren Sexualaversionen erleben intensiven Ekel und Abscheu vor dem Partner. Viele dieser Patienten können nicht einmal den flüchtigsten Körperkontakt mit dem Partner ertragen, auch nicht in nicht erotischen Zusammenhängen.

Manche sexualphobische Patienten berichten, dass sie intensive postkoitale psychische Schmerzen verspüren: „Ich fühle mich, als ob mir Gewalt angetan wurde, als ob ich vergewaltigt wurde." Diese „Folgeschmerzen" können über einen Zeitraum von ein paar Stunden bis zu mehreren Tagen andauern.

Erwartungsangst und Vermeidungsmuster

Dr. Donald Klein hat auf die wichtige Unterscheidung von phobischer Reaktion an sich und Erwartungsangst hingewiesen (Klein 1980). Alle phobischen Patienten – die mit zugrunde liegendem phobischem Angstsyndrom wie auch die mit einfachen Phobien, seien dies Sexualphobien oder andere – entwickeln Erwartungsangst und lernen, dem Objekt ihrer Phobie aus dem Weg zu gehen. So, wie sich klaustrophobische Patienten große Mühe geben, geschlossene Räume zu meiden, lassen Sexualphobiker keinen Versuch aus, Sex, wann immer es möglich ist, zu vermeiden. Wie auch bei anderen Phobien sind diese Vermeidungsmuster eines der größten Hindernisse bei der Behandlung von Sexualphobien.

Sexualphobische Patienten werden meist nervös und versuchen einer Situation zu entfliehen, in der es schwierig werden könnte, Sex zu vermeiden. Ihre ängstliche Erwartungshaltung stört die angenehme Vorfreude und das zunehmende Lustempfinden, die die Menschen normalerweise vor einer Verabredung, einer Party oder einem romantischen Abend zu Hause erleben – sie denken nur an Flucht.

Manchmal nimmt sexuelle Erwartungsangst die Dimensionen von Besessenheit an, sodass das Eingenommensein der Person von seiner oder ihrer Sexualangst mit ihrer Arbeit oder ihrem sozialen Leben in Konflikt geraten kann.

Eine verheiratete Frau mit phobischer Sexualvermeidung und Paniksyndrom gab mir folgende, ganz typische Beschreibung ihres Erlebens:

„Wenn wir etwa eine Woche lang keinen Sex gehabt haben, bekomme ich Angst und werde unruhig, weil ich weiß, dass er bald wieder wollen wird. Wenn ich mit dem Bus von der Arbeit nach Hause fahre, denke ich an nichts anderes mehr: Was ist, wenn er heute abend Sex will? Mein Gott, er wird ausflippen, wenn ich mich wieder weigere! Ich werde versuchen, ihn abzulenken. Vielleicht sollte ich die Smiths zum Essen einladen. Er wird sich den ganzen Abend um sie kümmern, und für Sex wird es zu spät sein. Oder, nein, ich weiß: Ich kaufe ihm ein Steak und mach' ihm seinen liebsten Nachtisch, damit er sieht, wie ich es ihm recht machen will.

Bis ich dann zu Hause bin, bin ich ein Wrack. Manchmal gönne ich mir einen Tropfen, und manchmal stopfe ich mich voll, bis mir schlecht ist. Wenn ich weiß, dass Sex unausweichlich ist, rauche ich manchmal Gras, dann ist es nicht ganz so schlimm. Ich komme mir sehr selbstsüchtig vor. Er ist wirklich sehr gut zu mir. Er verlangt nur das, was ihm zusteht."

Patienten mit Sexualphobien und -aversionen entwickeln in ihren Beziehungen einfalls- und variantenreiche *Vermeidungsstrategien*. Oftmals verweigern sie Sexualität nicht frei heraus, sondern versuchen ihre Vermeidung zu kaschieren, indem sie sich körperlich und emotional unzugänglich für Sex und Intimität machen.

Oft *verstecken sie sich im Büro*.

Wenn sie nach Hause kommen, entziehen sie sich mittels *zwanghafter Beschäftigungen, langer Telefonate* oder endlosen *Fernsehens*. Letzteres ist wahrscheinlich das verbreitetste Mittel sexueller Vermeidung in unserer modernen Gesellschaft.

Viele schieben ihre Kinder vor. Sie lassen die Schlafzimmertür grundsätzlich offen für den Fall, dass „die Kinder uns brauchen".

Haustiere werden ebenfalls gern als Vorwand zur Sexualvermeidung genutzt. Die Freundin eines Patienten, eines an EP leidenden Mannes, der rapide Fortschritte machte, torpedierte z. B. die Beziehung, indem sie darauf bestand, dass ihre beiden riesigen Dalmatiner jede Nacht in ihrem Bett schlafen müssten.

Sexualphobiker arrangieren möglicherweise ein hektisches Netz an *sozialen und familiären Aktivitäten*, sodass das Paar nie für sich allein ist.

Manche haben sich darauf spezialisiert, ihren Partner durch ihre *unattraktive Erscheinung* abzuweisen. Zu Hause laufen sie mit Lockenwicklern, Gesichtscreme und zerschlissenen Bademänteln herum bzw. rauchen *stinkende Zigarren*, sind unrasiert, duschen nicht und putzen sich nicht die Zähne, es sei denn, sie gehen aus.

Wieder andere benebeln ihr Bewusstsein mit *Alkohol* oder anderen Drogen, wenn die Zeichen auf Sex stehen.

Es ist sogar nicht ausgeschlossen, dass Patienten somatische Symptome entwickeln und krank werden, um der gefürchteten Tortur zu entgehen. In diesen Beziehungen ist der hinlänglich bekannte Satz: „Heute nicht, Schatz, ich habe Kopfschmerzen" alles andere als ein Witz.

Probleme verheirateter Sexualphobiker

Das folgende Fallbeispiel illustriert einige der Schwierigkeiten, mit denen verheiratete Sexualphobiker oder sexualaversive Personen gewöhnlich umgehen müssen. Sie müssen eine Balance finden zwischen ihrer Abscheu vor Sex und ihrer Sorge, ihre Beziehung zu zerstören und/oder ihren Partner zu verlieren.

Fall 4.8 – „Regina und Roy Kaiser": Sexuelle Aversion und Vermeidung bei einer verheirateten Frau mit begleitender Persönlichkeitsstörung

„Regina Kaiser" war eine 54-jährige verheiratete Frau mit einer starken Aversion gegen Sex mit ihrem attraktiven, intelligenten, erfolgreichen und bisweilen dominanten und zwanghaften Ehemann.

Es handelt sich um die bereits erwähnte Person, deren Aversion gegen alles Sexuelle dermaßen stark war, dass sie es nicht ertragen konnte, eine erotische Illustration an der Wand meines Sprechzimmers anzuschauen.

Die Erwartungsangst dieser Frau war in einem Maße überragend, dass Regina nur dann entspannt war, wenn sie wusste, dass sich ihr Mann auf einer der häufigen Geschäftsreisen außerhalb der Stadt aufhielt. Ein oder zwei Tage vor seiner Rückkehr wuchsen ihre Besorgnis und Panik wieder an, weil sie wusste, dass er Sex erwarten würde.

Regina dachte sich eine Reihe recht einfallsreicher Vermeidungsmanöver aus, wie es bei verheirateten Patienten mit Sexualaversionen typisch ist. Sie brachte ihre Katze dazu, auf dem Bett der beiden zu schlafen, was ihr Mann unermüdlich kritisierte. (Nachdem er sich einigermaßen an das Tier gewöhnt hatte, kaufte sie ein zweites.) Während „Roy" am Wochenende zu Hause war, war sie zwanghaft mit allem Möglichen beschäftigt und ihm auch emotional entzogen. Sie führte lange Telefongespräche und gab Kurse in ihrer Gießerei (sie war eine talentierte Bildhauerin, die große Metallobjekte anfertigte). Außerdem verbrachte sie viel Zeit in der Kirche (sie war eine devote Christin geworden, was ihren liberalen, intellektuellen, weltlich gesinnten Mann „auf die Palme" brachte). Wie viele Personen, die Intimität mit ihrem Partner fürchten, vermied es Regina, gleichzeitig mit ihrem Mann zu Bett zu gehen, indem sie bis in die späten Abendstunden hinein geschäftig tat. Das Paar war seit zehn Jahren nicht mehr gemeinsam zu Bett gegangen.

Als zusätzliche Vermeidungstaktik badete diese von Friseuren verwöhnte, mit Schmuck beladene Frau, die elegante Chanelanzüge trug, sehr selten, vielleicht einmal im Monat, und besprühte sich übermäßig mit Parfum und Deos, um bei gesellschaftlichen Anlässen nicht unangenehm aufzufallen. Im Bett war ihr Körpergeruch jedoch nicht sehr anziehend.

Ihre sexuellen Kontakte mit ihrem verständlicherweise frustrierten Mann, die etwa einmal in zwei Wochen stattfanden und nur, wenn sie zuvor wirklich alle Fluchtwege ausgeschöpft hatte, beschrieb Regina als „einer Tortur gleich und traumatisch", obgleich sie aufgrund seiner EP „gnädigerweise" (ihre Wortwahl) kurz ausfielen. „Es kommt mir vor, als würde ich in ein Schlangenloch heruntergelassen, als würde mir ein Reptil Gewalt antun."

Die Patientin hatte einen wiederkehrenden Alptraum, der ihre Angst und ihre Aversion gegen Sex symbolisierte. Sie träumte, dass sie über einem Stuhl hing, hilflos, die Beine gespreizt, während Hummer aufgebracht mit ihren Scheren nach ihren ungeschützten Geschlechtsteilen schnappten.

Alleinstehende Sexualphobiker

Sexualphobiker, die unverheiratet sind und auch keine Beziehung haben, entwickeln vergleichbare Taktiken zur Vermeidung potenzieller Sexualpartner; diese Strategien prägen und verzerren oftmals ihr Leben. Manche werden Mitglied einer devoten religiösen Gruppierung, wie z.B. dem jüdisch-orthodoxen Glauben oder den Zeugen Jehovas. Dies erlaubt es ihnen, sich aufgrund religiöser oder moralischer Vorwände gegen Sex zu verweigern und ihre Freundschaften auf Menschen zu beschränken, die ähnliche Werte verkörpern und z.B. ihren Wunsch respektieren, jungfräulich in die Ehe zu gehen. Andere vermeiden es, Verabredungen zu treffen, und entwickeln Verhaltensweisen, die romantische Annäherungsversuche im Keim ersticken. Bisweilen sehen sie sich als Schwester bzw. Bruder oder „Kumpel" von Vertretern des anderen Geschlechts. Manche Sexualphobiker machen es sich zur Gewohnheit, nach völlig unerreichbaren Personen zu trachten, wiederum andere sabotieren ihre sexuelle Anziehungskraft, indem sie sich sexuell unattraktiv verhalten oder kleiden. Und wieder andere schließlich vergraben sich zwanghaft in ihre Arbeit oder eine andere Berufung, die soziales Leben ausschließen.

Die extremste und tragischste Form phobischer Sexualvermeidung ist jedoch bei Personen anzutreffen, deren sexuelle Probleme ihre ganze Existenz verschlingen, und zwar bis zu dem Punkt, dass sie sexuell unberührt und allein bleiben und in einer Welt nach Liebe hungern, in der alle anderen mit einem Partner versorgt zu sein scheinen.

Kapitel 8 beinhaltet Beschreibungen erfolgreicher Behandlungen zweier diesem Kreis zuzurechnenden Personen. „Greta Biedemeyer" (Fall 8.1), eine 39-jährige alleinstehende Sexualphobikerin, die noch nie ein Rendezvous mit einem Mann hatte; und „Bill Kangaroo" (Fall 8.2), ein 41-jähriger, sexuell unerfahrener Mann mit VSA und Sexualvermeidung. Diese Fälle illustrieren die potenziell schädlichen Folgen von Sexualvermeidung im Hinblick auf die Lebensqualität.

Kapitel 5

Untersuchung I: Diagnosestellung bei Patienten mit Appetenzstörungen

Leidet der Patient an einer genuinen Störung der sexuellen Appetenz?

Im Rahmen der Beurteilung eines Menschen, der über einen Libidomangel klagt, gilt es für den Behandelnden, als erstes festzustellen, ob der Patient tatsächlich von einer echten oder genuinen sexuellen Appetenzstörung betroffen ist, d.h., ob die Diagnose von VSA oder einer Sexualaversion gerechtfertigt ist.

Die offenbar einfache Frage, ob der Sexualtrieb eines Menschen normal oder anomal sei, ist schwerer zu beantworten, als es den Anschein hat. Denn nicht jeder Mann oder jede Frau, dem/der es an sexuellem partnerschaftlichem Interesse mangelt, leidet damit unweigerlich an einer sexuellen Appetenzstörung.

Die Diagnose einer Störung der sexuellen Appetenz liegt in denjenigen Fällen auf der Hand, in denen die Sexualsymptome schwerwiegend sind. Nahezu alle in diesem Buch dargelegten Fallbeispiele beschreiben Patienten dieser Kategorie. Es sei z.B. hingewiesen auf „Bill Kangaroo" (Fall 8.2; der Lehrer, der mit 41 Jahren sexuell völlig unerfahren war), „Greta Biedemeyer" (Fall 8.1; die 39-jährige, an Sexualphobie leidende Frau, die als Kind sexuell missbraucht worden war), „Frau Traveler" (Fall 8.6; eine Frau, die eine Sexualaversion gegen ihren Mann entwickelte, nachdem sie erfahren hatte, dass dieser eine außereheliche Beziehung unterhalten und sie mit Gonorrhö angesteckt hatte) und „Paul Actor" (Fall 4.5; der Mann, der ausschließlich gegenüber verheirateten Frauen sexuelle Lust entwickeln konnte, jedoch in monogamen Beziehungen komplett blockiert war).

Diese Fallbeispiele wurden aus didaktischen Gründen ausgewählt. Sie illustrieren die klinischen Kennzeichen sexueller Appetenzstörungen. In der klinischen Praxis begegnet uns allerdings eine Vielzahl von Grenzfällen, bei denen das Diagnosebild nicht derart deutlich auszumachen ist. Im Rahmen der initialen Beurteilung ist es oftmals besonders schwierig festzustellen, ob der Patient, der über eine unzulängliche Libido klagt, tatsächlich an einer genuinen Appetenzstörung leidet.

Diskrepanzen im Sexualtrieb der Partner

In vielen Fällen, in denen uns ein Paar aufsucht und über das unzulängliche Begehren eines der Partner klagt, stellt sich heraus, dass vielmehr die Bedürfnisse des anderen Partners exzessiv sind. Andererseits begegnen uns Fälle, in denen sich der Sexualtrieb beider Partner im normalen Rahmen bewegt, jedoch auch konträr zu den Wünschen des Partners verläuft. Die Nöte des Paares resultieren aus der Diskrepanz ihrer jeweiligen sexuellen Bedürfnisse.

Der wesentliche Unterschied in der partnerspezifischen Art des Verlangens nach Sex stellt eine häufig anzutreffende Ursache für Sexual- und Beziehungsprobleme dar (Zilbergeld u. Ellison 1980; Lazarus 1988). Der daraus resultierende Stress zulasten einer Beziehung kann ausreichend schwerwiegend sein, therapeutische Hilfe zu rechtfertigen, und zwar unabhängig davon, ob einer der Partner die Kriterien einer Störung der sexuellen Appetenz erfüllt oder nicht.

Ein typisches Szenario zeigt den Partner mit dem dringlicheren sexuellen Begehren in der Position des ständig Zurückgesetzten. Er wirft dem anderen Partner vor, an einer sexuellen Störung zu leiden, während dieser sich wiederum pausenlos unter Druck gesetzt und schuldig fühlt.

In letzter Zeit allerdings ist mir auch eine Reihe von Paaren begegnet, bei denen sich der Vorwurf sexueller Anomalie umkehrte, indem nicht etwa der weniger begehrende Partner dem Vorwurf des „Krankseins" ausgesetzt wurde, sondern in einem speziellen Fall ein als sexuell gesund einzustufender Mann mit einem überdurchschnittlichen Verlangen. Er wurde von seiner Frau und zeitweilig von seinem Berater als „sexuell süchtig" bezeichnet.

Natürlich existieren auch genuine Fälle hyperaktiven sexuellen Verlangens, wie wir schon in Kapitel 4 anhand der vier Fallskizzen hypersexueller Patienten gezeigt haben. Oftmals jedoch ist die eigentliche Ursache von Problemen dieser Art in der als unbehaglich empfundenen Erfahrung zu suchen, dass die hohe bzw. normale sexuelle Appetenz des einen Partners die des weniger aktiven Partners übersteigt.

Ich sehe keinen Grund zur Beunruhigung darin, dass die Dynamik einer sexuellen partnerschaftlichen Unausgewogenheit möglicherweise nicht unmittelbar während des ersten Gesprächs offenkundig wird. Im Gegenteil, meistens nutze ich diese Ungewissheit, um eine kleine therapeutische Krise herbeizuführen. Oft sage ich dem zurückgesetzten, frustrierten, erwartungsvollen Individuum, das seinen widerstrebenden Partner in meine Praxis gedrängt hat und sich verbittert über die „Frigidität" oder den Libidomangel des anderen beschwert, Folgendes: „Ich verstehe, wie verletzt und zurückgesetzt Sie sich fühlen. Aber ich bin mir noch nicht im Klaren darüber, ob das Interesse Ihrer Frau am Beischlaf mit Ihnen anomal niedrig ist oder ob Ihre Erwartungen unrealistisch hoch sind oder ob es sich vielleicht um eine Mischung aus beidem handelt."

Mein offen ausgesprochener Zweifel kann dazu führen, dass sich die Partner aktiv zusammen an dem Gespräch beteiligen und anfangen, unter anderen Prämissen über ihre festgefahrenen, sexuell konträren Positionen nachzudenken.

Im nachfolgend geschilderten Fall resultierten partnerschaftliche Probleme aus einer Diskrepanz des Sexualtriebs, wobei jedoch keiner der beiden Partner an einer echten Appetenzstörung litt.

Fall 5.1 – „May und Mark September": Unausgewogenheit in der sexuellen Appetenz zweier normaler, aber sexuell unterschiedlich stark ausgeprägter Individuen

„May", eine 29-jährige Frau, die kürzlich den 62-jährigen „Mark September" geheiratet hatte, kam in meine Sprechstunde, weil ihr Ehemann „nur ein Mal" während ihrer sexuellen Zusammenkünfte mit ihr Geschlechtsverkehr habe. Sie klagte, dass sie von ihm erwarte, während ihres Liebesspiels mindestens zweimal mit ihr zu schlafen – wie sie es von ihren vorherigen, deutlich jüngeren Partnern gewohnt gewesen war. Außerdem verlangte sie, dass er jeden Tag mit ihr schlafe. Die außerordentlich frustrierte May konnte nicht verstehen, weswegen ihr dieser Mann, der in jeder Hinsicht liebevoll und großzügig war, „Sex vorenthielt".

Die Frage nach dem sexuellen Ist-Zustand offenbarte, dass das Paar etwa dreimal wöchentlich miteinander schlief, dass Mark ein aufmerksamer Liebhaber war und dass beide Spaß an ihrem partnerschaftlichen Sexualleben hatten.

May jedoch verlangte es nach mehr. „Doktor", sagte sie, „mein zweiter Orgasmus schlägt den ersten um einiges. Nach dem ersten bin ich ganz feucht und erregt und genieße alles viel mehr, verstehen Sie? Mein Mann hat damit ein richtiges Problem. Wahrscheinlich liegt die Schuld bei seiner Mutter. Glauben Sie, Sie können ihm helfen?"

Die Frage nach dem sexuellen Status des Paares zeigte jedoch deutlich, dass der Ehemann weder unter einer Appetenzstörung litt noch dass er seiner Frau Sex „vorenthielt". Für einen Mann seines Alters war seine Libido durchaus normal ausgeprägt, und obwohl er seine Frau sehr attraktiv fand, war es ihm schlicht nicht möglich, über die biologischen Grenzen hinauszugehen, die ihm sein Alter steckten. Entsprechend wären Versuche von meiner Seite, seine Libido zu steigern, unangebracht und zum Scheitern verurteilt gewesen.

Andererseits war der Grad des sexuellen Begehrens der Frau ebenfalls völlig normal. May war mit einer starken Libido gesegnet. Sie gehörte zu jenen glücklichen Frauen, die spontane Wogen des Verlangens und multiple Orgasmen erlebten, und sie liebte einfach Sex. Das heißt, Mays Sexualtrieb war im normal hohen Bereich angesiedelt. Hinzu kam, dass sie nach einem einzigen Orgasmus nicht befriedigt war. Mit Sicherheit war sie jedoch nicht als pathologisch hypersexuell einzustufen.

Mays Problem lag letztlich nicht sosehr in ihrer sexuellen Frustration. Vielmehr war sie verletzt und verärgert, denn sie deutete fälschlicherweise Marks niedrigeren Sexualtrieb als Zeichen seiner Zurückweisung und sexuellen Vorenthaltung.

Dieses Paar war Opfer einer biologischen Diskrepanz hinsichtlich der Stärke ihres jeweiligen sexuellen Verlangens. In der Terminologie des Sechs-Punkte-Kontinuums sexueller Appetenz handelt es sich um eine „Normal hohe 2", die mit einer „Normal niedrigen 3" verheiratet war.

In solchen Fällen liegt das Ziel einer Therapie darin, dem Paar dabei behilflich zu sein, eine beiderseitig akzeptierte Übereinkunft und Kompromisse zu erzielen. In der Folge kann sich dies erfolgreich auf eine verbesserte partnerschaftliche Zufriedenheit auswirken. Voraussetzungen dafür sind allerdings die ehrliche Motivation beider Partner und ihre Bereitschaft, der Unausgewogenheit in ihren sexuellen Bedürfnissen konstruktiv zu begegnen – mit liebevollem Verständnis und ohne den Verdacht einer Zurückweisung.

Die Septembers liebten sich sehr, und beiden lag sehr viel an einer funktionierenden Beziehung. Unter diesen Voraussetzungen war es nicht allzu schwer, May die Realität des männlichen Alterungsprozesses verständlich zu machen. Und Mark akzeptierte, dass nicht jedem Orgasmus seiner Frau mit einem eigenen entsprochen werden musste. Gegen Ende der Therapie war May bereit, sich auf weniger häufigen Sex einzustellen und dafür mit qualitativ besserem Sex und einer größeren Intimität und emotionalen Sicherheit belohnt zu werden.

Nicht pathologischer Mangel an sexueller Anziehung: Sexuelle Inkompatibilität

Der Terminus *sexuelle Diskrepanz* bezeichnet die unterschiedlich starke Ausprägung des Sexualtriebs der jeweiligen Partner, während *sexuelle Inkompatibilität* ihren Ursprung in einem Mangel an Anziehung zwischen den jeweiligen Partnern hat. Letzteres stellt ein Problem mit ernsteren Konsequenzen dar.

In unserer Kultur grassiert der Mythos, dass sexuell gesunde Männer den Drang verspüren müssen, mit irgendeiner und allen verfügbaren Partnerinnen zu kopulieren – es sei denn, diese erweisen sich als völlig unpassend.

Manchmal jedoch bezeichnet ein Mangel an sexuellem partnerschaftlichem Interesse eine normale Reaktion. Denn wir sind nicht dafür geschaffen, unterschiedslos auf jedweden fertilen Repräsentanten des anderen Geschlechts zu reagieren, wie es Insekten und Hunde tun. Bei uns Menschen spielen sexuelle Anziehung und partnerschaftliche Vorlieben eine ungemein subtilere und komplexere Rolle. Das Verspüren einer Anziehung ist abhängig vom passenden Aussehen, vom passenden Geruch, von der passenden Berührung, der passenden Stimme, der passenden Persönlichkeit, dem passenden Verhalten und, vor allem, von der passenden Phantasie.

Manche Menschen fühlen sich aus guten Gründen nicht zueinander hingezogen, und es hat in solchen Fällen überhaupt keinen Sinn, ein Individuum mit normaler, nicht pathologisch niedriger Appetenz im Sinne einer psychischen Störung zu „therapieren".

Hin und wieder liegt ein Mangel an Anziehung oder Begehren in einer offensichtlich sexuell geprägten Abneigung begründet, wie z.B. im Falle besonderer Unansehnlichkeit, schwerer Deformationen, starker Altersunterschiede, einschränkender physischer Behinderungen, geistiger Zurückgebliebenheit oder mangelnder Hygiene. Übermäßig bizarre oder abstoßende Verhaltensweisen, wie sie im Falle bestimmter psychiatrischer Störungen auftreten, sind für die meisten normalen Menschen ebenfalls sexuelle „Lustkiller". Des Weiteren können zwischen zwei Menschen markante und spezifisch sexuelle Inkompatibilitäten auftreten, wie z. B. zwischen einer ausschließlich homosexuellen Person und einem Angehörigen des anderen Geschlechts, der/die sie/ihn schlicht nicht erregt.[25]

---

[25] Alfred Kinsey erstellte eine Sechs-Punkte-Skala der sexuellen Orientierung, auf der „Sechsen" ausschließlich und „Fünfen" vorherrschend als homosexuell gewertet werden. Diese Personen haben kein oder so gut wie kein Verlangen nach Sex mit dem anderen Geschlecht. „Nullen" und „Einsen" wiederum sind ausschließlich oder vorherrschend heterosexuell, d. h., sie reagieren desinteressiert oder aversiv auf Sex mit gleichgeschlechtlichen Partnern. „Zweien", „Dreien" und „Vieren" sind bisexuell und in der Lage, in unterschiedlicher Ausprägung hetero- wie auch homoerotisches Verlangen zu verspüren und davon erregt zu werden (Kinsey et al. 1984).

Entsprechend ist es auch nicht verwunderlich, wenn die sexuelle Phantasie eines Mannes auf das Idealbild einer schlanken, jungen Partnerin ausgerichtet ist und er nur wenig sexuelles Interesse für seine matronenhafte Ehefrau aufbringt, die wiederum einem Mann mit anderen sexuellen Vorlieben gefallen könnte. Ebenso wenig wundert es, wenn eine Frau auf wortgewandte, intellektuelle Männer „anspringt" und sie ihrem rohen, muskelbepackten, prahlenden Freund sexuell nichts abgewinnt (der wiederum der Traum einer anderen sein könnte).

Aus sexueller Inkompatibilität resultierende Probleme

Ein Appetenzmangel gegenüber dem Partner oder eine ausgeprägte Sexualaversion können ernsthafte Familien- und Ehe- bzw. Beziehungsprobleme herbeiführen, die nach therapeutischer Hilfe verlangen, und zwar unabhängig davon, ob es sich um ein pathologisches Problem handelt oder nicht.

Fälle dieser Art sind mir oftmals bei solchen Paaren begegnet, die aus Gründen heiraten, bei denen sexuelle Anziehung keine vornehmliche Rolle spielt, wie z. B. in manchen arrangierten Ehen (die u. a. bei Malaysiern, arabischen Muslimen, orthodoxen Juden nach wie vor weit verbreitet sind) und in Ehen, die vorrangig aus wirtschaftlichem oder sozialem Opportunismus geschlossen werden.

Bei den folgenden fünf Fällen handelt es sich um Ehen, die von den Familien der beiden Partner arrangiert worden waren. Alle Bräute und Bräutigame waren sich zum Zeitpunkt der Hochzeitszeremonie praktisch fremd, und alle entwickelten ein Problem, weil einer der Partner gegen den fremdgewählten Ehepartner eine Sexualaversion entwickelte. Die Fälle unterscheiden sich jedoch untereinander mit Blick auf die zugrunde liegende Dynamik, und jeder Fall verlangte nach einer individuellen therapeutischen Lösung.

Fall 5.2 – „Dr. Zubin Raj": Arrangierte Ehe I – Partnerspezifischer Mangel an sexueller Appetenz und Sexualaversion beim Ehemann

„Dr. Raj", ein 32-jähriger gut aussehender und groß gewachsener Arzt aus Bombay, arbeitete seit etwa fünf Jahren in den Vereinigten Staaten. Dr. Raj suchte Rat, da er und seine Frau „Indria" nicht in der Lage waren, ihre Ehe zu vollziehen. Dr. Raj wurde von seinem Schwiegervater in meine Sprechstunde begleitet, der die lange Reise von Indien nach New York auf sich genommen hatte, um mich persönlich zu konsultieren. Er hegte die Hoffnung, dass ich die „sexuelle Lusthemmung" seines Schwiegersohnes „heilen" und somit die Ehe retten könne.

Die Verlobung des jungen Paares war von den Familien in Indien arrangiert worden. Die beiden waren seit einem Jahr verheiratet, in dessen Verlauf Dr. Rajs häufige Versuche, den Geschlechtsakt mit seiner Frau zu vollziehen, gescheitert waren.

Anfangs war es ihm nicht möglich, eine ausreichende Erregung aufrechtzuerhalten, um eine Erektion beizubehalten, wenngleich er konzedierte, dass sich seine Frau sehr kooperativ zeigte. In jüngerer Zeit hatte er eine aktive Aversion gegen seine Frau entwickelt, und während der vergangenen drei Monate vermied er jeglichen körperlichen Kontakt mit ihr.

Beide Familien waren wegen des Unvermögens des jungen Paares, ihre Ehe zu vollziehen, sehr beunruhigt. Die Krise weitete sich aus, denn die Familie Raj behauptete nun, dass das Problem ausschließlich auf Indria zurückzuführen und sie keine „würdige" Frau für ihren Sohn sei. Es ging hier also um deutlich mehr als den Wunsch, die sexuellen Probleme des Paares zu lösen. Das Ergebnis barg das Risiko einer ernsthaft negativen Auswirkung auf die Zukunft der jungen Frau, denn wenn sie als unwürdig für die Ehe angesehen würde, wäre sie, mit den Worten ihres Vaters, „schlechter dran als ein Obdachloser".

Dr. Raj war mit der Haltung seiner Familie nicht einverstanden. Er fühlte sich äußerst beschämt und schuldig wegen seiner Unfähigkeit, mit seiner Frau zu schlafen. Er suchte die Schuld nicht bei seiner Frau, sondern forschte ausschließlich bei sich selbst nach den Ursachen des sexuellen Problems.

Der ersten Sitzung mit der Familie folgten separate Konsultationen mit dem Ehemann und mit der Ehefrau.

Indria war eine ernsthafte, dunkelhäutige, nicht unattraktive kleine junge Frau, gekleidet in einen wunderschönen traditionellen indischen Sari. Sie beherrschte die englische Sprache, obgleich sie mit starkem Akzent sprach.

Indria war während des Gesprächs ängstlich. Sie hatte ein leichtes nervöses Gesichtszucken und sprach schnell und mit Unbehagen. Während sie sich zum sprechen nach vorn lehnte, brach eine Flut von Beschimpfungen gegen ihren Ehemann aus ihr heraus. Trotzdem legte sie Wert auf die Feststellung, dass sie ihn lieben lernen könne und auch wolle, wenn er sich nur „wie ein richtiger Mann" verhalte. Verständlicherweise war sie verletzt und verbittert, denn sie hatte ihr Möglichstes getan, ihm eine gute Ehefrau zu sein; sie hatte ihm köstliche indische Speisen gekocht und eifrig versucht, die verschiedenen erotischen Techniken anzuwenden, die ihr von ihrer Mutter und von ihren Tanten und Cousinen nahegelegt worden waren. Sie fühlte sich in zunehmendem Maße verletzt, verärgert und hilflos, denn je mehr sie ihrem Ehemann versuchte, sexuell näherzukommen, desto mehr schien er sie zu meiden. Die Sorgen, die sie ihrer Familie bereitete, demütigten sie, und nicht zuletzt sorgte sie sich um ihre eigene Zukunft.

Das Problem, das Dr. Raj mir unter vier Augen offenbarte, lag darin, dass seine tiefe Liebe einer anderen Frau galt, einer schönen, großen, blonden, sportlichen amerikanischen Ärztin. Es war ein gut gehütetes Geheimnis, dass die beiden zwei Jahre lang eine leidenschaftliche Affäre gehabt hatten, dass diese Frau Dr. Raj sehr erregte und dass er zusammen mit ihr bestens „funktionierte". Er hatte diese Beziehung nur deswegen beendet, weil er wusste, dass seine Familie eine amerikanische Frau nicht akzeptieren würde. Seine blonde amerikanische Ärztin verkörperte jedoch seine sexuelle Phantasie und sein Idealbild, und er sehnte sich immer noch nach seiner Geliebten und phantasierte über sie.

Im Gegensatz dazu hatte er den kleinen, dunklen Typ, den seine Frau verkörperte, nie gemocht. Außerdem war er der Ansicht, nur wenig mit ihr gemeinsam zu haben, da diese traditionsbewusste asiatische Frau nichts über westliche Medizin und Wissenschaften wusste – seinen Lebensinhalt.

Obwohl sich Dr. Raj sprachlich und modisch recht amerikanisch gab, war er von den Traditionen seiner Kultur ebenso tief durchdrungen. Da er ein verantwortungsbewusster Mann war, fühlte er sich in seiner Ehre verpflichtet, die Ehe zum Vollzug zu bringen, und er vertraute mir an, dass er bereit für jede Anstrengung sei, um seiner Aversion gegen seine Frau Herr zu werden. Auf einer tieferen Bewusstseinsebene jedoch rebellierte er gegen eine von ihm nicht gewünschte Ehe, indem er sie nicht vollzog. Dem Arzt war nicht bewusst, dass sein Verhalten seinem Wunsch entsprach, der Frau, die er liebte, die Treue zu halten.

Die Dynamik des nachfolgenden Falles – ebenfalls ein Appetenzproblem in einer arrangierten Ehe – ist eine völlig andere. In diesem Fall war es die Ehefrau, die eine Sexualaversion gegen ihren Mann hegte. Des Weiteren litt die Frau an einer primären globalen Störung der sexuellen Appetenz, die vermutlich bei jedem beliebigen Partner zutage gefördert worden wäre.

Fall 5.3 – „Esther und Shlomo Solomon": Arrangierte Ehe II – Sexualaversion mit begleitender Panikstörung bei der Ehefrau

Die „Solomons" waren orthodoxe chassidische Juden. Shlomo, der Ehemann, ein begabter 19-jähriger Talmud-Gelehrter und ältester Sohn eines angesehenen Rabbis, und Esther, seine 18-jährige Ehefrau, waren seit drei Monaten verheiratet. Wie im vorangegangenen Fallbeispiel handelte es sich bei dem jungen Paar um eine arrangierte Ehe. Zwei der sorgenvollen Familienmitglieder – der Vater des Ehemannes und die Tante der Ehefrau – begleiteten Esther zu jeder Sitzung, getrieben von dem Wunsch, die scheiternde Ehe des jungen Paares zu retten. Oft wurden weitere Verwandte mitgebracht.

Sowohl Esthers als auch Shlomos Familie waren überaus bestürzt, weil sich die junge Frau nicht nur weigerte, mit ihrem Ehemann zu schlafen, sondern auch, sich im gleichen Zimmer mit ihm aufzuhalten.

Die Ehe war gemäß den Gepflogenheiten der chassidischen Gemeinde von den Familien der beiden arrangiert worden. Esther hatte ihren zukünftigen Ehemann ein Mal kurz gesehen, bevor der Ehevertrag unterzeichnet wurde; zu diesem Zeitpunkt äußerte sie keine Einwände gegen eine Vermählung. Während der Hochzeitsnacht, als sie das erste Mal mit Shlomo allein war, erinnert sie sich, überaus ängstlich geworden zu sein. Nachdem sie Geschlechtsverkehr miteinander gehabt hatten, hatte sie angefangen fürchterlich zu weinen. Esther bestätigte mir, dass der Geschlechtsverkehr nicht wehgetan habe und dass ihr Ehemann weder brutal noch rücksichtslos in seinem Verhalten gewesen sei. Sie gestand, verwundert über die Tiefe ihrer Verzweiflung gewesen zu sein. Seitdem hatte sie zunehmende Empfindungen von Abscheu und Aversion gegen ihren Ehemann entwickelt. Dies ging so weit, dass sie es nicht ertrug, sich im selben Haus mit ihm aufzuhalten. Shlomo auf der Straße zu begegnen war ihr ebenfalls unerträglich.

Um mir einen Eindruck von der Intensität der Aversion der Patientin zu verschaffen, bat ich Esther, sich ihren Ehemann aus sicherer Distanz anzuschauen und mir mitzuteilen, was sie dabei empfinde. Ich versuchte, den Kummer, den eine derartige Bitte auslösen könnte, auf ein Minimum zu reduzieren. Ich schlug vor, dass sie ihn von dem Sicherheit bietenden Frauen-Balkon aus anschauen solle, der sich treppauf in der Synagoge befand und von den Männern abgeschirmt war. Sie würde ihn beim Beten in einem den Männern vorbehaltenen Teil der Synagoge beobachten können. Schon allein der Anblick Shlomos löste jedoch eine schwere Panikattacke aus, sodass Esther aus der Synagoge gebracht werden musste.

Nach diesem Vorfall schickte die Familie Shlomos ihren Sohn zu Studienzwecken nach Israel, um einen Skandal zu vermeiden und um Esther Zeit für eine Behandlung einzuräumen.

Ich bat die junge Frau, zur nächsten Sitzung ein Foto ihres Mannes mitzubringen. Das Bild zeigte einen großen, dünnen, gut aussehenden jungen Mann mit einem dunklen Vollbart, der ein typisches chassidisches Gewand trug. Ich sagte: „Er sieht, finde ich, recht attraktiv aus. Was gefällt Ihnen nicht an Shlomo?" Daraufhin sprang Esther auf, spuckte auf das Bild und riß es in kleine Stücke, die sie auf den Boden warf. Dann machte sie sich daran, auf den Schnipseln herumzutrampeln.

Diese Patientin litt gleichzeitig an einer Panikstörung mit agoraphobischen Merkmalen. Ihre Mutter, zu der sie eine enge Beziehung gehabt hatte, war gestorben, als das Kind acht Jahre alt gewesen war. Seitdem war Esther von Panikattacken heimgesucht worden. Offenbar hatte sie eine Schulphobie entwickelt und war mit zwölf von der Schule genommen worden. Obgleich sie Teilzeit in einem nahegelegenen Laden eines Verwandten arbeitete, vermied sie es phobisch, ihre Nachbarschaft zu verlassen.

Esther erzählte, dass sie im Alter von etwa elf Jahren von einem dunkelhaarigen, bärtigen Mann sexuell belästigt worden war, der im Aussehen ihrem Ehemann ähnelte. Es handelte sich um einen Verwandten einer Freundin, die sie besucht hatte. Er hatte das schreckerfüllte kleine Mädchen an die Wand gepresst und seinen Penis an ihr gerieben. Sie erinnerte sich deutlich, voller Furcht und Abscheu gewesen zu sein.

Obwohl sich die Sexualsymptome der aversiven Eheleute der beiden Fallbeispiele auf einer manifesten Ebene nicht wesentlich unterscheiden, barg die Dynamik der beiden problematischen arrangierten Ehen wenig Ähnlichkeiten.

Dr. Rajs Mangel an Interesse für seine Frau war weder pathologischen Ursprungs, noch kam der Arzt für eine Behandlung in Frage. Er liebte schlicht eine andere Frau, die seinem sexuellen Ideal sehr viel mehr entsprach und eine weitaus adäquatere Partnerin war.

Dr. Raj wusste unser Verständnis und unsere Unterstützung seines Wunsches, mit der Frau, die er liebte, zusammen sein zu wollen, sehr zu schätzen. Die Sitzungen gaben ihm die Kraft, gegen seine Familie aufzubegehren.

Glücklicherweise konnten wir ihm auch dabei helfen, einen Weg aus der Ehe zu finden,

der die Zukunft seiner jungen Frau nicht verbaute.[26]
Im Gegensatz dazu war Esthers Sexualaversion gegen ihren Ehemann offensichtlich pathologischen Ursprungs. Um einer Zukunft in einer Gemeinschaft entgegensehen zu können, die nichts anderes als Ehe und Mutterdasein akzeptiert, würde sie sich einer Behandlung unterziehen müssen, die sie ihre Aversion gegen Sex bezwingen ließe. Unter dieser Voraussetzung war die junge Frau zu einer individuellen Therapie bereit. Trotzdem weigerte sie sich hartnäckig, ihren Ehemann zu tolerieren, und drohte mit Selbstmord, wenn sie nicht ihres Eheversprechens entbunden würde. Die Familien gaben schließlich sehr widerstrebend ihr Einverständnis.
Das folgende Fallbeispiel eines Paares aus einem anderen Kulturkreis verläuft ähnlich.

Fall 5.4 – „Ali und Shanda Al Husa": Arrangierte Ehe III – Zwangsstörung beim Ehemann; Sexualaversion bei der Frau

Eine Familie jordanischer Muslime zog mich zu Rate, weil sich die frisch vermählte 18-jährige Tochter weigerte, mit ihrem Mann zu schlafen. „Shanda" war eine auffallend schöne junge Frau, die wegen ihrer Hochzeit von Jordanien in die Vereinigten Staaten gekommen war. Arrangiert worden war die Heirat zwischen Shanda, der Tochter der jordanischen Familie, und „Ali", dem jüngsten Sohn einer arabischen Familie, die in die Vereinigten Staaten emigriert war und dort lukrativen Handel trieb, von zwei seit langem befreundeten Familien.
Das Paar hatte sich vor der Hochzeit nur ein Mal kurz gesehen. Dieses Treffen lag neun Jahre zurück, als Shanda neun und Ali einundzwanzig Jahre alt war.
Ali, ein dunkelhäutiger gut aussehender Mann von dreißig Jahren war von seiner hinreißenden Braut begeistert, aber Shanda mochte ihn nicht und weigerte sich, sich von ihm berühren zu lassen. Das verborgene Problem lag in dem Umstand, dass Ali ohne Wissen seiner Frau und ihrer Familie an einer ausgeprägten Zwangsstörung litt und deswegen in Behandlung war. Shanda war das merkwürdige Verhalten ihres Ehemannes ein komplettes Rätsel, und sie empfand es als abstoßend. Sie wehrte sich aktiv gegen seine Versuche, die Ehe zu vollziehen, indem sie ihre Beine zusammenpresste und sich von ihm abwandte, wann immer er versuchte, sich ihr sexuell zu nähern. Ali sah sich außerstande, die Situation zu forcieren, obwohl ihm sein älterer Bruder Prügel androhte, wenn er keine „Leistung" zeige.
Der familiäre Druck auf dieses junge Paar steigerte sich noch mehr, als Shandas Vater von Amman nach New York einreiste, um seine Tochter darüber in Kenntnis zu setzen, dass diese Ehe „ihr Schicksal" sei, und sie zu bedrängen, Ali als ihren Ehemann zu akzeptieren.

Ich möchte nicht implizieren, dass arrangierte Ehen unweigerlich Appetenzprobleme nach sich ziehen. Im Gegenteil: Gesunde junge Männer und Frauen sind mit größerer Wahrscheinlichkeit voneinander angezogen, als dass sie sich abstoßend finden – insbesondere, wenn sie aus ähnlichen kulturellen Verhältnissen stammen –, auch wenn sie sich fremd sind. Diese Paare teilen gemeinsame kulturelle Werte und genießen die volle Zustimmung und Unterstützung ihrer Familien, was ein sehr wichtiger positiver Bestandteil einer jungen Ehe ist. Alis älterer Bruder führte z. B. ebenfalls eine arrangierte Ehe, und beide Eheleute waren sehr glücklich. Ich habe den Eindruck, dass der Großteil dieser vorher vereinbarten Ehen gut funk-

[26] Mein Kollege, Dr. Richard Kogan, der Dr. Rajs Behandlung übernahm, nachdem ich die Beurteilung abgeschlossen hatte, und ich gaben Indria ein Brief, den sie mit nach Indien nehmen sollte. Darin bestätigten wir, dass wir sie untersucht hatten und zu dem Schluss gelangt seien, sie sei eine in jeder Hinsicht geeignete Ehefrau. Zwei Jahre nachdem Dr. Raj bei uns gewesen war, erhielt ich aus Bombay eine wunderschön bedruckte Ankündigung von Indrias bevorstehender Hochzeit. Dieser war ein reizender Brief von Indrias Vater beigelegt, in dem er gestand, damals meinen Rat („sich nicht darum zu sorgen, die Ehe zu retten, sondern darum, die Tochter vor dieser Ehe zu retten") nur widerstrebend akzeptiert zu haben. Aber schließlich tat er es, und die Scheidung wurde eingeleitet. Der Vater dankte mir für die Rettung seiner Tochter aus einer „unheilbar zerrütteten Ehe". Und weiter berichtete er von seiner Freude, Indria so glücklich mit ihrem zukünftigen Ehemann zu sehen, dem gebildeten Sohn einer hochangesehenen indischen Familie, der das „passende" Alter (32) habe, seine Tochter sehr liebe und „sanftmütig und einfühlsam" sei.

tioniert und dass viele dieser Paare eine gute sexuelle Beziehung führen.

Ein treffendes Beispiel stellt das Paar dar, das im folgenden Fallbeispiel geschildert wird – ein Paar, das sich sehr liebte, obwohl die Ehe arrangiert worden war. Dieser Fall dient auch als Illustration für die Tatsache, dass sich eine arrangierte Ehe nicht auf die Dynamik der Sexualprobleme eines Paares auswirken muss.

Fall 5.5 – „Ida und Ira Diamond“: Arrangierte Ehe IV – Aversion gegen Geschlechtsverkehr mit begleitender Panikstörung bei der Ehefrau

Die 20-jährige „Ida“ und ihr vier Jahre älterer Ehemann „Ira“ waren sehr beunruhigt, weil sie nicht in der Lage waren, ihre Ehe zu vollziehen, die ein Jahr vor der Konsultation geschlossen worden war. Die Ursache ihrer Probleme lag in Idas Sexualphobie und Vaginismus, die die Versuche der beiden, miteinander zu schlafen, zur Qual machten.

Wie eines der vorangegangenen Paare waren die beiden orthodoxe Juden, und ihre Ehe war arrangiert worden. Diese beiden jungen Menschen waren allerdings voneinander begeistert. Ira verhielt sich sogar derartig beschützend gegenüber Ida, dass er fast bereit gewesen wäre zu sündigen, indem sie auf Kinder verzichteten. Er sagte mir, dass er lieber auf Sex verzichten und Gottes Zorn ertragen wolle, als mitanzusehen, wie seine geliebte Frau jeden Monat derart fürchterliche Schmerzen und Sorgen ertragen müsse. Ida wiederum verzweifelte an ihren unkontrollierbaren Panikattacken und ihrem Vaginismus, die regelmäßig dann auftraten, wenn ihr Ehemann sich ihr sexuell näherte. Und sie war außer sich wegen ihrer Unfähigkeit, mit ihm zu schlafen.

„Ich möchte eine normale Frau sein, Dr. Kaplan“, flehte sie mich an. „Ich liebe ihn, ich möchte seine Kinder zur Welt bringen.“

Idas Sexualsymptom lag wahrscheinlich zu einem gewissen Grad in der Nachwirkung einer emotionalen Schädigung, die sie während ihrer schmerzvollen Kindheit davongetragen hatte und die sich durch ihre unterschwellige Panikstörung noch forcierte.

Ida war die Tochter einer jüdischen Mutter und eines italienischen Vaters. Nachdem der Vater Mutter und Tochter verlassen hatte, als Ida drei war, waren die Großeltern – orthodoxe Juden, die wegen der Heirat ihrer Tochter mit einem Katholiken außer sich gewesen waren – fest entschlossen, die in ihren Augen fürchterliche Sünde wieder gutzumachen. Sie ließen ihrer Tochter das Kind wegnehmen und heimlich in eine orthodoxe Gemeinde bringen, die sich in einem anderen Bundesstaat befand. Dort wurde Ida von einem überaus frommen, strikten, ältlichen kinderlosen Ehepaar aufgezogen, das dem Kind zwar eine ultraorthodoxe Erziehung angedeihen ließ, jedoch wenig emotionale Wärme entgegenbrachte.

Ida hatte sich vor der bevorstehenden Hochzeit gefürchtet, da sie von ihren Zieheltern keine attraktive Wahl erwartete. Die Überraschung war umso größer, als sie sich sofort von ihrem gut aussehenden zukünftigen Ehemann angezogen fühlte; und er verliebte sich ebenfalls sofort „Hals über Kopf“ in sie. Ida war bitter enttäuscht, als sie merkte, dass sie unfähig zum Geschlechtsverkehr war. Dennoch betete diese junge Frau ihren Ehemann an, und sie war äußerst motiviert, das Problem in den Griff zu bekommen. Der Ehemann war seinerseits ein überaus kooperativer und liebevoller Partner. Dank dieser glücklichen Kombination konnte dieser Fall innerhalb von vierzehn Sitzungen zu einem erfolgreichen Ende gebracht werden.[27]

Ein umfassendes diagnostisches Verfahren

Jeder Patient und jedes Patientenpaar, die seit 1972 an unserem Programm teilgenommen haben, wurden einem umfassenden standardisierten Diagnoseverfahren unterzogen, welches speziell zu dem Zweck konzipiert wurde, Patienten mit Sexualproblemen zu beurteilen. Dieses Verfahren setzt sich zusammen aus einem strukturierten Gespräch, welches mittels einer körperlichen Untersuchung der Geschlechtsorgane des Patienten und einer Laboruntersu-

[27] Nachdem ich die einleitende Beurteilung aufgestellt hatte, wurde das Paar von Cathy Beaton, MSW, behandelt, die unserer Fachgruppe angehört.

chung der Sexual- und gonadotropen Hormone in den Fällen ergänzt wird, in denen der Verlust der Libido nicht deutlich psychogenen Ursprungs ist.

Wenn eine Indikation vorliegt, wird der Patient des Weiteren gebeten, sich zusätzlichen spezialisierten, medizinisch-diagnostischen Verfahren zu unterziehen (Kaplan 1983, 1984).

Unserer Erfahrung nach ist diese diagnostische Vorgehensweise überaus nutzbringend. Sie ermöglicht es dem Untersuchenden, die notwendigen Informationen zu erhalten, um zwischen organisch bedingter und psychogener Appetenzstörung unterscheiden zu können, um geeignete Kandidaten für eine Sexualtherapie auszuwählen und um die ersten Behandlungsschritte schnell und zuverlässig festzulegen.

Wie viel Zeit sollte der Untersuchung gewidmet werden?

Manche Therapeuten vertreten die Ansicht, dass jeder Partner eines jeden Paares mit einer sexuellen Appetenzstörung sowohl einzeln als auch in einer gemeinsamen diagnostischen Sitzung untersucht werden sollte, wobei jedes Gespräch 40 bis 45 Minuten beansprucht (Masters u. Johnson 1970; Tiefer u. Melman 1983, 1989; Tiefer 1992). Ich hingegen bin der Meinung, dass drei komplette Sitzungen nicht zwangsläufig notwendig sind, um eine kompetente Einschätzung der Sexualität der Patienten vorzunehmen. Dies ist ferner ökonomisch kaum gerechtfertigt. Ich ziehe eine flexiblere Vorgehensweise vor, bei der das Paar oder der einzelne Patient nur so lange und so oft befragt wird, wie es notwendig ist, die Zielvorgaben einer Beurteilung zu erfüllen – nicht mehr.

Ich möchte schätzen, dass in etwa 60 % unserer Fälle die gesamte Untersuchung betreffs eines Paares oder eines einzelnen, Symptome aufweisenden Patienten nach einer einzigen 40-minütigen Sitzung abgeschlossen war. Eine zweite Sitzung war bei etwa 20 % unserer Patienten notwendig, und zwar hauptsächlich, um die Resultate der Laboruntersuchungen zu diskutieren und/oder Vorkehrungen für nachfolgende medizinische Behandlungen zu treffen, d. h. Hormontherapie bei Patienten mit endokrinen Störungen oder intrakavernöse Injektionen (ICI) bei Männern mit Erektionsproblemen. Bei den restlichen 20 % unserer Patienten waren drei oder vier Sitzungen notwendig, um die Beurteilung zu vervollständigen, entweder weil sie Probleme hatten, die besonders komplex waren, oder weil ein oder beide Partner ein „Geheimnis" hatten (eine Affäre, eine Abtreibung, Homosexualität etc.), das eine individuelle Sitzung notwendig machte.

Die notwendige Information

Der folgende Fragenkatalog umfasst alles, was der Kliniker wissen muss, um die Diagnose einer Störung der sexuellen Appetenz zu stellen und mit der Behandlung zu beginnen. Dieses Material wird in acht Fragengruppen zusammengefasst:

1. Leidet der Patient an einer genuinen Appetenzstörung? Welcher Art? (VSA? Sexualaversion?)
2. Handelt es sich um ein lebenslanges oder erworbenes Problem?
3. Wie schwerwiegend ist die Appetenzstörung des Patienten?
4. Ist der Patient wegen seiner Appetenzstörung in großer Sorge? Wirkt sich dies schädlich auf die partnerschaftliche Beziehung aus?
5. Ist die Störung der sexuellen Appetenz primär oder ist sie sekundär im Verhältnis zu einem anderen pathologischen Zustand? (Psychiatrisch? Medizinisch?)
6. Worin liegt die Ursache? (Organisch? Psychogen? Kombiniert?)
7. Im Falle eines psychogenen Problems: Worin liegen (A) die unmittelbaren Ursachen für den Verlust der Libido oder die Aversion des Patienten? (B) die tiefer liegenden Ursachen?
8. Ist der Appetenzmangel bzw. die Aversion generalisiert oder partnerspezifisch? (Inwieweit, wenn überhaupt, trägt die Beziehung dazu bei? Handelt es sich um ein wiederkehrendes Muster des Verlustes der Libido mit vertrauten Partnern?)

Das strukturierte diagnostische Gespräch

Das strukturierte diagnostische Gespräch wurde ausdrücklich zu dem Zweck konzipiert, die benötigte Information bezüglich der obigen acht Fragen zu erhalten. Es ist wiederum in acht Punkte unterteilt, die nacheinander thematisiert werden:

1. *Das Hauptproblem und seine Entstehung;* 2. *Die Erhebung des sexuellen Status;* 3. *Die Sexualanamnese;* 4. *Die Familienanamnese;* 5. *Die medizinische Vorgeschichte – Körperkrankheiten und Medikamente;* 6. *Die psychiatrische Vorgeschichte;* 7. *Information über die aktuellen und vorangegangenen Beziehungen; und* 8. *Zusammenfassung und Empfehlungen (Therapieoptionen).*

Die Information, die zur Beantwortung der ersten Frage unseres Fragenkatalogs und zur Diagnosestellung einer Störung der sexuellen Appetenz benötigt wird, erhalten wir über die Thematisierung der ersten beiden Punkte des diagnostischen Gesprächs, sprich *das Hauptproblem und seine Entstehung* und *die Erhebung des sexuellen Status.* Diese beiden Punkte liefern des Weiteren die Information zu den Fragen 2, 3 und 4, d.h. wie schwerwiegend und verstörend sich der Verlust des Verlangens auf den Symptome aufweisenden Patienten und/oder den Partner auswirkt, ob die niedrige Libido lebenslang besteht oder nach einer Phase normalen Funktionierens erworben wurde, ob der Mangel an sexuellem Interesse oder die Abneigung des Patienten partnerspezifische Ausprägungen hat oder allgemeiner Natur ist, und schließlich auch, ob das Sexualsymptom des Patienten ein pathologisches Verhaltensmuster repräsentiert, das bei jeglichen Partnern zutage gefördert würde, oder ob vielmehr die aktuelle Beziehung sexuell vergiftet ist.

Das Hauptproblem und seine Entstehung

Zuallererst wird der Patient und/oder das Paar gebeten, das sexuelle Problem so zu schildern, wie es erlebt wird, und die Umstände, die dazu geführt haben, detailliert wiederzugeben. Aus dieser Beschreibung erfahren wir, wie schwerwiegend das sexuelle Problem des Patienten ist, ob sein/ihr Mangel an Verlangen oder die sexuellen Ängste lebenslang oder erworben sind und, im Falle des Letzteren, in welchem Zusammenhang sich die Sexualsymptome zuerst bemerkbar machten. Zum einen kommt mit dieser Information die Diagnosestellung einer Störung der sexuellen Appetenz zustande, zum anderen erhalten wir wichtige Hinweise bezüglich der Ursachen oder der auslösenden Faktoren des Sexualsymptoms des Patienten.

Zum Beispiel klagte ein 32-jähriger verheirateter Mann voller Sorge, er habe jegliches Verlangen nach Sex verloren, und dies zerstöre seine Ehe.

Auf meine Frage nach den Anfängen seines Problems sagte er, ihm sei vor etwa zweieinhalb Jahren aufgefallen, dass er sich seiner Frau sexuell nicht mehr nähere. Er konnte sich an keinerlei Stressfaktoren während dieser Zeit erinnern. Er sagte mir auch, dass er dieses Problem zuvor noch nie gehabt habe.

Eine nähere Befragung offenbarte, dass das Abebben des Sexualverlangens des Patienten an dem Punkt festgemacht werden konnte, an dem er erfahren hatte, dass seine Frau schwanger war. Beide hatten sich ein Kind gewünscht und waren sehr glücklich. Trotzdem überwältigten ihn zeitweise das Verantwortungsgefühl und die Unumkehrbarkeit der Situation. Im Rahmen dieser krisenbeladenen Umstände bekam er hin und wieder Erektionsprobleme, die mit Leistungsangst zusammenhingen, und verlor in der darauffolgenden Zeit sein sexuelles Verlangen.

Wenn das *Hauptproblem* eines Patienten eingegrenzt werden konnte und bekannt ist, wann und unter welchen Umständen die Libido des Patienten vermindert wurde oder ganz verloren ging (und/oder er/sie sich von Sex abgestoßen fühlte), geht der Untersuchende zu einer Erhebung des aktuellen sexuellen Status des Patienten über.

Die Erhebung des sexuellen Status

Die Erhebung des sexuellen Status ist der wichtigste Teil des diagnostischen Gesprächs. Eine professionell durchgeführte Erhebung des sexuellen Status erweist sich nicht nur als ein wirkungsvolles Diagnostik- und Forschungsinstrument, sondern auch als virtuelle Informationsschatztruhe, die den Untersuchenden darüber aufklärt, auf welchem Wege genau der Patient sein sexuelles Verlangen nach unten reguliert.

Während ich mir im Verlauf der Erhebung des sexuellen Status ein Bild über den aktuellen Stand der Sexualerfahrungen des Paares mache, fange ich schon an, Strategien zu entwerfen, die zum Ziel haben, ihre unangemessenen antisexuellen Verhaltens- und Handlungsweisen zu modifizieren. Jede weitere Information sowohl über die Sexualpraktiken des Paares als auch über die Gedanken des Patienten beeinflusst die Richtung der verbleibenden Teile des Gesprächs.

Die Erhebung des sexuellen Status ist ein herausragendes Merkmal des diagnostischen Gesprächs und für die Beurteilung von Patienten mit sexuellen Problemen unverzichtbar. Ihr Zweck ist mit demjenigen einer körperlichen Untersuchung vergleichbar, die dem Internisten umfassenden Aufschluss über den derzeitigen Zustand der lebenswichtigen Organe des Patienten gibt. Denn auch die Erhebung des sexuellen Status in Form einer detaillierten, problemorientierten Befragung bringt dem Untersuchenden ähnlich umfassende und detaillierte Einsichten über die wesentlichen Aspekte des aktuellen sexuellen Ist-Zustands des Patienten und/oder des Paares. Die Informationen betreffen die genitale Funktionsfähigkeit, sexuelle Verhaltensweisen, Gedankenprozesse, Sichtweisen, die emotionale Befindlichkeit und die Wechselwirkungen zwischen den Partnern.

Mit dieser Information verfügt man über eine Beurteilungsgrundlage für die Frage, ob die Libido des Patienten tatsächlich beeinträchtigt ist und ob die Diagnose einer Störung der sexuellen Appetenz gerechtfertigt ist. Darüber hinaus kann die Erhebung des sexuellen Status dem befähigten und erfahrenen Sexualtherapeuten als weit reichendes Hilfsinstrument dienen, um die Art der unmittelbaren Ursachen des unzureichenden Sexualtriebs des Patienten näher zu definieren oder die Einzelheiten seiner/ihrer phobischen Sexualvermeidung zu ergründen.

Mit anderen Worten offenbart dieser Teil der Untersuchung ein klares Bild der Antiphantasien des Patienten und seiner/ihrer unbewussten antisexuellen Verhaltensweisen. Die Befragung präzisiert des Weiteren, was ihn/sie sexuell abstößt oder eine Angst einflößende Wirkung ausübt und wie der Partner dabei ins Bild passt. Diese Information ist selbstredend wesentlich für die Ausarbeitung der behavioralen und kognitiven Behandlungsstrategien mit dem Zweck, die antisexuellen Verhaltensweisen des Patienten zu modifizieren. Hierauf werden wir im Weiteren noch eingehen.

Direkt nachdem ich mir Klarheit über die Art und den Beginn des mangelnden Sexualtriebs oder der Sexualaversion verschafft habe, widme ich den ersten Teil des Gesprächs der sehr ins Detail gehenden Einschätzung des derzeitigen Sexuallebens des Patienten oder Paares. Ich verweile so lange bei dem sexuellen Status, bis ich ein glasklares Bild der aktuellen sexuellen Erfahrungen habe und einschätzen kann, auf welche Art und Weise der Patient sein sexuelles Verlangen negativ reguliert bzw. was genau sexualaversiven Patienten hinsichtlich eines sexuellen Kontakts mit ihrem Partner Angst macht oder sie abstößt – auch wenn ich im Zuge dessen möglicherweise ihre Sexual- und Familienanamnese auf spätere Sitzungen verschieben muss.

Normalerweise beginne ich die Erhebung des sexuellen Status, indem ich mich über die *Frequenz* der sexuellen Aktivität des Patienten aufklären lasse und darüber, inwieweit diesbezüglich, wenn überhaupt, mit der Zeit Veränderungen stattgefunden haben. Während sich das Bild entfaltet, konzentriere ich mich sukzessive auf die Appetenzphase.

Zuerst stelle ich einige offene Fragen: „Wann haben Sie das letzte Mal miteinander geschlafen? Entsprach dies Ihren derzeitigen sexuellen Erfahrungen miteinander?“

Wenn sie die Frage bejahen, bitte ich sie, mir ihre sexuellen Aktivitäten detailliert zu beschreiben: „Ich hätte gern ein klares Bild, sozusagen ein 'geistiges Video' Ihres letzten sexuellen Kontakts.“

Nur wenige Patienten liefern spontan die notwendigen Details als Antwort auf diese Art allgemeiner Fragen. Die meisten müssen sanft, aber bestimmt mit weiteren und spezifischeren Fragen in die gewünschte Richtung gelenkt werden, bis ich ein klares Bild vor Augen habe.

„Wo hatten Sie Sex? In der Küche? Im Schlafzimmer? Ist das gewöhnlich der Ort, wo Sie Sex haben? Zu welcher Tageszeit waren Sie aktiv? War es hell oder dunkel? Waren Sie nackt? Was hatten Sie an? Wer hatte diesmal Sex initiiert? Wer letztes Mal? Wie geben Sie sich gegenseitig zu verstehen, dass Sie Lust auf Sex haben?“

Bei der Beurteilung von Patienten mit Störungen des sexuellen Verlangens ist es außerdem wichtig, neben ihrer Empfänglichkeit gegenüber dem Partner und gegenüber sexueller Stimulation festzustellen, ob ihnen Veränderungen in den spontanen Fluktuationen ihrer Libido aufgefallen sind und ob sie diese an bestimmten Ereignissen festmachen können.

Was erregt den Patienten und was stößt ihn ab?

Hinsichtlich der Behandlungsstrategie ist es bei der Beurteilung von Patienten mit Störungen mit verminderter sexueller Appetenz von elementarer Bedeutung festzustellen, was sie erregt, d. h. die Art ihres Verlangens und Phantasierens deutlich herauszuarbeiten, und ebenso, was sie nicht erregt, also unattraktiv finden, und wie dies mit der derzeitigen Situation zusammenhängt. Genauer gesagt muss der Untersuchende ganz besonders die erotischen Reaktionen des Patienten in Bezug auf den Partner nachvollziehen können und herausfinden, ob der Patient den Partner attraktiv, neutral oder unattraktiv findet, denn hierbei handelt es sich nicht selten um das entscheidende Kriterium in diesen Fällen.

Es ist des Weiteren wesentlich, eine Vorstellung davon zu bekommen, was im Kopf des Patienten vor sich geht, worüber er/sie nachdenkt, was er/sie fühlt und wie er/sie sich vor, während und nach dem Liebesakt verhält. Es ist besonders wichtig, ein klares Verständnis der Wechselwirkungen zwischen den Partnern zu erhalten, ob ihr Funktionieren durch den anderen unterstützt wird oder ob das sexuelle Verhalten des Partners auf den Patienten abstoßend wirkt und im Rahmen der Behandlung modifiziert werden muss.

Sollte über diese Punkte durch die Äußerungen des Patienten zum Thema seiner aktuellen sexuellen Erfahrungen noch keine Klarheit erlangt worden sein, müssen spezifischere Fragen gestellt werden, um die Leerstellen zu füllen.

Vielleicht hilft ein klinisches Miniatur-Fallbeispiel, ein Auszug einer Erhebung des sexuellen Status eines Paares, um dies zu veranschaulichen.

Ein seit vier Jahren verheiratetes Paar wurde durch den Psychopharmakologen des Ehemanns überwiesen, der den Mann mit Tranylcypromin (einem nicht selektiven Monoaminooxydasehemmer) und einer unterstützenden Therapie gegen Depressionen behandelt hatte, um sein sehr geringes Sexualinteresse zu beurteilen, das die ansonsten ausgezeichnete Ehe der beiden belastete.

Die Frequenz der Sexualkontakte der beiden hatte sich von zwei- bis dreimal die Woche am Anfang ihrer Ehe auf etwa einmal alle zwei Monate verringert. Weil sie einen Termin bei mir hatten, hatten sie jedoch in der vorangegangenen Woche zweimal miteinander geschlafen.

Ich bat sie um ein „geistiges Video" dieser kürzlich stattgefundenen Zusammenkünfte und ergänzte die Bitte mit ein paar direkten Fragen.

„Wie ging es Ihnen, als sie den Körper Ihrer Frau berührten?"

Der sehr intelligente und sprachgewandte Ehemann antwortete: „Ich verspürte ungefähr 5 % Angst, 20 % Ekel, und der Rest war Erregung." Er sagte mir, dass er seine Frau attraktiv fand (was sie auch war), dass ihm aber „ein paar Dinge an ihr" nicht gefielen. „Welche Dinge?", fragte ich. „Sie ist zu dürr, und ihre Brüste sind zu klein", antwortete er, aber „andere Dinge" liebte er geradezu: „Ihr Hintern ist klasse."

Während er mit seiner Frau Sex hatte, wechselte seine Aufmerksamkeit von ihrem „aufregenden Hintern" zu ihren kleinen Brüsten. Als ich ihn fragte, ob große Brüste seiner sexuellen Phantasie eher entsprächen, erzählte er mir, dass er große Brüste bisher nicht erregend gefunden habe, dass er aber kürzlich angefangen habe, über Frauen mit großen Brüsten zu phantasieren, denn: „Ich glaube ich benutze dies, um Ellie negativ zu färben."

Mein sanftes, aber unnachgiebiges Drängen auf die Details der sexuellen Erfahrung dieses Paares hatte also die unmittelbare Ursache für das mangelnde sexuelle Interesse des Mannes aufgedeckt – dass er nämlich seine Aufmerksamkeit von dem erotisch positiven Aspekt ihres „tollen Hinterns" zwanghaft auf ihre „kleinen Brüste" lenkte, die er mittlerweile negativ besetzt hatte.

Dieser Mann hatte unbewusst seinen Sexualtrieb nach unten reguliert und sein Verlangen nach Sex mit seiner Frau mittels ängstlicher und aversiver Empfindungen zunehmend außer Kraft gesetzt. Gleichzeitig stellte er jedoch sein sexuelles Potenzial unter Beweis, indem er – durch den anstehenden Termin für die Sexualtherapie motiviert – die „5 % Angst und die 20 % Ekel" ausblendete und auf die „75 % positiver erotischer Aspekte" fokussierte.

Um diese entscheidenden Details zutage zu fördern, muss der Untersuchende möglicherweise auf sehr persönliche Fragen zurückgreifen, die die intimsten Details des sexuellen Erlebens des Paares betreffen:

„Finden Sie Ihren Partner attraktiv? Sehr? Gefällt Ihnen, wie er/sie aussieht, sich bewegt, Sie berührt, sich anhört, riecht, fühlt? Entspricht er/sie Ihrem sexuellen Typ oder Ihrer Sexualphantasie? Glauben Sie, dass Sie es für ihn/sie sind? Gibt es irgend etwas Bestimmtes, was an ihm/ihr unattraktiv wirkt? Hat dies Auswirkungen auf Ihre sexuelle Aktivität? Ist er/sie körperlich sauber, wenn Sie Sex haben? Wie steht es um seine/ihre/Ihre Genitalhygiene? Duscht er/sie, duschen Sie, bevor er/sie zu Bett geht bzw. Sie gehen? Wie riecht er/sie im Genitalbereich? Im Mundbereich? Raucht er/sie? Rauchen Sie?

Wie reagieren Sie, wenn er/sie Ihre Brüste, Brustwarzen, Klitoris, Geschlechtsorgane berührt, küsst, streichelt? Ist Ihr Partner ein guter Liebhaber? Warum nicht? Ist er/sie gut im Küssen?

Ist er/sie hinsichtlich Sex entspannt? Verklemmt? Glauben Sie, dass er/sie von Ihnen angezogen ist?

Ist er/sie gut zu Ihnen? Inwieweit ist er/sie es nicht? Wie reagiert sie, wenn Sie zu schnell kommen? Wenn Sie ihre Erektion verlieren? Macht sie weiter? Macht sie Ihnen Vorwürfe? Ist sie rücksichtsvoll, unterstützend, sensibel?

Wie reagiert er, wenn Sie beim Geschlechtsverkehr keinen Orgasmus bekommen? Haben Sie je das Gefühl, dass er es müde wird, Sie zu stimulieren?"

Manche Personen erregt es, wenn der Partner sie verführt, während andere sich davon unter Druck gesetzt fühlen und lieber zu gegebener Zeit selber die Initiative ergreifen wollen. Deswegen ist es wichtig herauszufinden, wie das Paar Sex initiiert, wie sie sich ihr Interesse signalisieren und wie ihr Werbeverhalten aussieht.

„Wer fängt gewöhnlich an? Wie? Woher wissen Sie, wann er/sie Lust auf Sex hat? Wie lassen Sie es ihn/sie wissen, wenn Sie in der Stimmung sind?

Was geht Ihnen normalerweise durch den Kopf, wenn Sie Sex initiieren? Was tun Sie, wenn Sie 'scharf' sind? Wie kommunizieren Sie bezüglich Sex miteinander? Kennen Sie seine/ihre speziellen Vorlieben? Abneigungen? Kennen Sie ihre gegenseitigen Sexualphantasien? Möchten Sie sie sich gegenseitig erzählen?

Fühlen Sie sich oft zu Sex verpflichtet? Wie reagieren Sie gewöhnlich, wenn sich Ihr Partner Ihnen nähert? Glücklich? Aufgeregt? Angespannt? Ängstlich, Ihren Partner zu enttäuschen? Erwarten Sie Frustration? Enttäuschung? Wie fühlen Sie sich, wenn Sie sich ihm nähern?"

Absorption im sexuellen Erlebnis

Patienten mit Störungen des sexuellen Verlangens sind oftmals nicht in der Lage, „loszulassen", d. h. sich im sexuellen Erlebnis selbst zu vergessen. Der Untersuchende sollte immer versuchen, eine Einschätzung davon zu erhalten, inwieweit der Patient von seinen erotischen Gefühlen und dem erotischen Erlebnis *absorbiert* wird.[28]

„Wie sehr gehen Sie in ihrem sexuellen Erlebnis auf? Sind Ihnen Straßengeräusche noch bewusst? Ihr Körper? Wie Sie aussehen? Läuft in Ihrem Kopf ein 'Band' ab, das Sie ablenkt?"

Ist das Symptom global oder situativ?

Die detaillierte Untersuchung des aktuellen sexuellen Erfahrungsstands des Patienten deckt außerdem auf, ob das Problem global oder situativ ist.

Dies liegt nicht immer auf der Hand. Ein gut aussehender adretter 62-jähriger Mann z.B., der dreimal verheiratet war, wurde von seinem Internisten überwiesen, um den Verlust der Libido des Mannes zu beurteilen, nachdem eine endokrinologische Untersuchung auf einen normalen Sexualhormonspiegel schließen ließ.

Der Patient war niedergeschlagen und dachte, der permanente Niedergang seiner Sexualität sei damit eingeleitet. „Sex war mir immer sehr wichtig, Doktor. Ich werde diesen Teil meines Lebens wirklich vermissen", sagte er traurig.

Auf meine Frage hin erzählte er mir, dass er vor zehn Jahren drei- bis viermal die Woche Sex gehabt habe, dass vor fünf Jahren die Häufigkeit auf zwei- bis dreimal wöchentlich abgesunken sei und dass er und seine Frau seit einem Jahr nur einmal alle zwei bis drei Wochen Sex haben. Diese Beschreibung der allmählichen Entwicklung seines Symptoms legte die Vermutung nahe, dass sich der Patient nichts einredete. Die Abnahme seiner Sexualität, die ihn belastete, war anscheinend ein reales Phänomen.

---

[28] Wir danken Dr. Ellen Hollander, dass sie uns auf den wichtigen Punkt der Absorption im sexuellen Erlebnis hingewiesen hat (Mittwoch-Seminar).

Er erlebte außerdem seltener und weniger intensiv spontane Wogen sexuellen Verlangens. Allerdings gestand er ein, dass er nach wie vor erotisch auf hübsche, leicht bekleidete Mädchen in seinem Strandclub reagiere. Und er sagte mir, dass er eine intensive Leidenschaft für eine alte Liebe verspürte (eine Frau, die er gelegentlich traf), als sie sich vor einigen Monaten das letzte Mal gesehen hatten.

Dies war der ausschlaggebende Punkt für die Vermutung, dass der Libidomangel dieses Mannes im Wesentlichen situativ war und sich am stärksten gegenüber seiner Frau, die er sehr liebte, bemerkbar machte.

Die weitere Befragung lüftete das Geheimnis. Die Ehefrau hatte ihre Libido verloren, als sie ein Jahr zuvor ernsthaft depressiv geworden war. Vor dieser Zeit hatte das Paar ein gutes Sexualleben genossen. Es ging ihr inzwischen wieder besser, aber ihre Libido stellte sich nicht wieder ein, und sie hatte ihre Orgasmusfähigkeit verloren. Möglicherweise lag Letzteres an den hohen Dosen Fluoxetin, die sie noch einnahm. Außerdem litt sie unter zystitisch bedingten Schmerzen, die im Zusammenhang mit Geschlechtsverkehr auftauchten. Trotz all ihrer Probleme verweigerte sich diese Frau nie ihrem Mann. Wenn er aber Sex mit ihr hatte, ging ihm Folgendes durch den Kopf:

1. Sie wird keinen Spaß dabei haben.
2. Sie wird keinen Orgasmus bekommen.
3. Sie tut mir einen Gefallen.
4. Ich sollte mich lieber beeilen, damit sie nicht Zystitis bekommt!

Nachdem ich ihn darauf aufmerksam gemacht hatte, war auch der Patient der Ansicht, dass diese negativen Gedanken ein perfektes Mittel seien, das sexuelle Verlangen eines jeden zu dämpfen. Es ermutigte ihn, dass der Verlust des sexuellen Verlangens gegenüber seiner Frau eine rationale Erklärung hatte und nicht als Zeichen eines irreversiblen, altersbedingten Verlusts seiner Sexualität einzuordnen war.

Sexuelle Phantasie

Zu den wichtigsten Zielen der Fragen des Untersuchenden zählt auch die sexuelle Phantasie, um Patienten mit sexuellen Appetenzstörungen zu beurteilen.

Genauer gesagt will der Untersuchende feststellen, ob der Patient erotische Phantasien hat und/oder durch Erotika erregt wird und welchen Inhalts die Phantasien sind. Sind sie typisch? Pervers? Atypisch?

Als Nächstes ist von Belang, wie der Patient und der Partner mit den Phantasien umgehen. Fühlt sich der Patient schuldig? Unbefangen? Haben die Partner ihre Phantasien miteinander geteilt? Was denkt der Partner über die Phantasien der Symptome aufweisenden Person? Akzeptiert er/sie die Phantasien? Denkt er/sie, sie seien „nicht richtig"? „Krank"? Versteht er/sie die Phantasien als persönliche Zurückweisung? Ärgern ihn/sie die Phantasien des Partners?

Welche Rolle spielen die sexuellen Phantasien des Patienten in seinem/ihrem Sexualleben? Inwieweit ist der Patient von diesen Phantasien abhängig? Macht er/sie beim Masturbieren Gebrauch von diesen Phantasien oder von Erotika? Während er/sie Sex mit dem Partner hat? Mit anderen Partnern? Macht das Paar zusammen aktiv Gebrauch von ihren Phantasien? Warum nicht?

Es ist also wesentlich herauszufinden, ob Patienten ihre Phantasien nutzen, um ihr Sexualleben zu verbessern, oder ob sie diese aus einem Schuld- oder Schamgefühl heraus unterdrücken. Es handelt sich bei dieser Frage um eine entscheidende Information, da Schuld- und Schamgefühle sowie deren Unterdrückung in Bezug auf sexuelle Phantasien häufige unmittelbare Ursachen für psychogene VSA sind.

Wenn das sexuelle Verlangen und Phantasieren des Patienten atypisch oder paraphil ist, also sadomasochistisch oder fetischistisch, sollte sich der Untersuchende darüber im Klaren sein, dass im Verlauf der Beurteilung festgestellt werden muss, ob diese Ausprägung des Verlangens und Phantasierens auf das Schlafzimmer beschränkt bleibt oder ob sie auch seine/ihre Objektwahl nachteilig beeinflusst. Die klinischen Implikationen dieser Thematik werden gegen Ende dieses Kapitels näher erläutert.

Die sexuelle Partnerkompatibilität

Wenn der Verlust der Appetenz des Patienten spezifisch auf den Partner bezogen ist, ist die Feststellung wesentlich, ob der Partner mit dem erotischen Verlangen und Phantasieren des Patienten *kongruiert* oder *davon abweicht*. Dies ist mit Sicherheit bedeutungsvoll. Verkörpert der Partner die Sexualphantasie des Patienten mit niedrigem Verlangen? Die Art Liebhaber, die er/sie sich schon immer gewünscht hat? Oder sehnt er/sie sich nach einem größeren/kleineren, dünneren/dickeren, hellhäutigeren/dunkelhäutigeren, jüngeren, schlaueren, reicheren, eleganteren, schöneren Liebhaber?

Die Kompatibilität der sexuellen Vorlieben, Handlungen und Begierden des Symptome aufweisenden Patienten mit denen des Partners ist ein wichtiges Beurteilungskriterium für die Qualität der Beziehung, und es sind eventuell explizite Fragen vonnöten, um Licht in die Dunkelheit dieses doch recht subtilen Themas zu bringen.

Beide Partner werden gefragt, wie er/sie über die erotischen Vorlieben und Phantasien des anderen denkt, um herauszufinden, wie gut die beiden sexuell zueinander passen. „Was halten Sie von Oralsex? Ihn zu machen? Zu erhalten? Wie, glauben Sie, denkt Ihr Partner darüber? Wie geht es Ihnen bei dem Gedanken, seinen Penis in Ihren Mund zu nehmen? Sein Sperma zu schlucken? Was denken Sie, wenn Sie sie oral befriedigen? Was bei Analsex? Sexspielen? Verkleidungsspielen? Porno? Sich während Sex miteinander zu unterhalten? Erregt Sie obszöne Sprache beim Sex? Werden Sie durch das Reden beim Sex abgelenkt? Was denken Sie dabei, das Licht an/aus zu lassen? Behalten Sie gern die Kontrolle? Möchten Sie, dass Ihr Partner das Sagen hat?"

Es ist natürlich kein Problem, wenn eine Person gern führt und die andere gern folgt oder wenn beide „Frühaufsteher" bzw. „Nachtratten" sind. Uns begegnen jedoch oft Paare, deren sexuelle Kompatibilität schlecht ausfällt – beide möchten dominieren bzw. beide möchten dominiert werden, oder beide sind lieber passiv bzw. beide wetteifern um die aktive Rolle. Und es gibt Paare, bei denen der eine Partner morgens am besten funktioniert, während Sex beim anderen abends stattfinden „muss", damit er/sie es erregend findet. Oder der eine mag es heiß, der andere kühl; der eine braucht ein Gefühl von Vertrautheit, und der andere kann mit Vertrautheit beim Sex gar nichts anfangen; der eine mag es schnell, der andere braucht ein langsames Vorspiel. Diese erotischen und stilistischen Unterschiede werden immer wieder als Kampf um Macht und Kontrolle missverstanden. Oftmals mögen sie das sein, aber es ist auch denkbar, dass das sexuelle Verlangen und Phantasieren der beiden Partner nicht kongruieren und dass jeder für sich lediglich versucht, es sich passend einzurichten, damit er/sie überhaupt erregt werden kann.

Masturbation

Viele Patienten haben ein normales Verlangen, wenn sie allein mit Hilfe ihrer Phantasien masturbieren. Wenn sie jedoch mit ihrem Partner zusammen sind, wird das Verlangen beeinträchtigt. Es kann einiges darüber in Erfahrung gebracht werden, was genau das Sexualverlangen des Patienten nach unten reguliert, indem man die Gedankenprozesse des Patienten während sexueller Kontakte mit dem Partner mit denen vergleicht, die ausgelöst werden, während er/sie masturbiert. Oft stellt sich heraus, dass der Patient während des Masturbierens entspannt ist und in seiner/ihrer Phantasie aufgeht, dass er jedoch in der Nähe des Partners ängstlich und abgelenkt ist. Sowohl diese Erkenntnisse als auch diejenigen über seine Reaktion auf andere Liebhaber dienen der Feststellung, ob es sich um einen globalen oder einen situativen, also auf den Partner beschränkten Verlust der Appetenz handelt.

Empfängnisverhütung

Die Erhebung des sexuellen Status ist nicht abgeschlossen, bis der Untersuchende darüber informiert ist, wie, wenn überhaupt, das Paar verhütet und inwieweit sich dies auf das sexuelle Erleben auswirkt.

Als Beispiel für die potenzielle klinische Bedeutung dieser Frage sei auf die Tatsache hingewiesen, dass viele Männer, insbesondere diejenigen über fünfzig, Schwierigkeiten mit ihrer Erektion bekommen, wenn sie ein Kondom benutzen müssen. „Kondom-Impotenz" ist ein verbreitetes Phänomen, das noch nicht allzu bekannt ist. Viele Frauen missdeuten die Weigerung ihres Partners, Kondome zu benutzen, als Zeichen von Feindseligkeit oder als mangelnde Fürsorglichkeit, während der Mann in Wahrheit schlicht ängstlich ist, seine Erektion zu verlieren. Missverständnisse dieser Art können zu ernsthaften Reibungen zwischen den Partnern führen.

Manche Frauen lassen ihrer Ambivalenz bezüglich Sex mit ihrem Partner freien Lauf, indem sie ständig über die Schwierigkeiten klagen, ein Diaphragma benutzen zu müssen, oder indem sie es immer wieder während des Sex einführen, womit sie den Fluss des Liebesspiels unterbrechen.

Genitales Funktionieren

Das primäre Ziel des diagnostischen Gesprächs mit Patienten mit Appetenzproblemen ist es, die behaviorale und emotionale Vorgeschichte in Erfahrung zu bringen, die das niedrige Verlangen oder die Sexualangst/-aversion beim Patienten eingeleitet hat. Entsprechend liegt das Hauptaugenmerk bei der Erhebung des sexuellen Status auf den Motivationsaspekten beim Sex, sprich darauf, was die Partner denken, fühlen und tun, was sie anzieht und was sie abstößt, auf ihren erotischen Phantasien und darauf, wie gut sie sexuell kongruieren. Obgleich das genitale Funktionieren einen beträchtlichen Einfluss auf das Sexualverlangen ausübt, ist es ebenfalls wichtig, entscheidende Informationen über die Orgasmus-, Erregungs- und Resolutionsphase des Sexualzyklus in Erfahrung zu bringen, um einen umfassenden Einblick in das sexuelle Problem des Patienten zu erhalten.

So wird ein Teil der Erhebung bei männlichen Patienten mit Appetenzproblemen darauf verwendet, detaillierte Fragen zu ihren Erektionen und Ejakulationen zu stellen, was auch Fragen zu ihren morgendlichen und abendlichen Erektionen einschließt sowie zu ihrer Ejakulationskontrolle während der Masturbation, während manueller und oraler Stimulation und während des Koitus (Kaplan 1983).

Die Beurteilung von Frauen mit sexuellen Appetenzstörungen beinhaltet analoge Fragen. Patientinnen werden über ihre Lubrikation und den Gebrauch von Gleitmitteln befragt sowie darüber, ob sie während des Geschlechtsverkehrs Schmerzen oder Unbehagen verspüren. Die Bejahung des Letzteren indiziert grundsätzlich eine körperliche Untersuchung der Geschlechtsorgane, um die spezifische Quelle und Ursache der Schmerzen zu ergründen.

Der weibliche Orgasmus wird ähnlich detailliert thematisiert. Unsere Patientinnen werden nach der Art ihres Orgasmus gefragt: „Durch klitorale Stimulation? Vaginale Penetration? Beides?" Und wir möchten wissen, ob sie Vibratoren benutzen und welche Position ihnen am meisten zusagt, ob das Vorspiel lange genug anhält und ausreichend wirkungsvoll für eine Erregung ist und ob sie durch die Sorge abgelenkt sind, dass ihren Partner die Aufgabe, sie zu stimulieren, möglicherweise langweilt.

Wenn die Beantwortung dieser Fragen auf eine primäre genitale Dysfunktion der Patientin hinweist, fokussiert die Erhebung im weiteren Verlauf vorerst darauf, die unmittelbaren Ursachen genau dieses Syndroms zu ergründen, da seine Behandlung Priorität vor allem anderen hat.

Wenngleich Dysfunktionen der *Resolutionsphase* in diesem Kontext kaum auftreten und selten in die Pathogenese von Störungen der sexuellen Appetenz eingreifen, kann die Frage nach den postkoitalen Erfahrungen des Paares problematische Diskrepanzen in der Kapazität, im Verlangen nach und in der Toleranz gegenüber partnerschaftlicher Intimität offenbaren. Wenn ich annehme, dass dies der Fall sein könnte, stelle ich eventuell folgende Fragen: „Was passiert nach Ihrem Höhepunkt? Freuen Sie sich darauf, zu schlafen? Sind sie aufgeladen? Möchten Sie kuscheln? Möchten Sie (oder Ihr Partner) aufstehen und duschen?"

Problem- und behandlungsfokussierte Befragung

Die obigen Fragen sind repräsentative Beispiele dessen, was im Verlauf der Erhebung des sexuellen Status eines Patienten oder Paares zur Sprache kommen kann. In der Praxis würde, könnte und sollte man nicht *alle* diese Fragen an einen Patienten richten. Natürlich können auch abweichende Fragen gestellt werden, die in unserem Kontext nicht zur Sprache kamen, jedoch bei anderen Fällen durchaus angebracht sein können.

Diese Fragen werden gestellt, um eine klare Vorstellung von der Intensität des sexuellen Verlangens des Patienten zu erhalten und in der Folge möglicherweise die Diagnose einer Störung des sexuellen Verlangens stellen zu können. Dieser Teil des diagnostischen Gesprächs offenbart außerdem, wie der Patient auf den Partner reagiert, wie er über ihn/sie denkt, sich ihm/ihr gegenüber verhält und wie die Wechselwirkungen zwischen den beiden definiert sind. Das daraus entstehende Bild wiederum hat zum Zweck, herauszufinden, welche Faktoren im derzeitigen Sexualleben des Patienten für eine Verminderung des Sexualverlangens verantwortlich sind, sodass diese im Rahmen der Behandlung modifiziert werden können. Dies kann jedoch nicht mittels vorgefilterter Fragen oder eines Standard-Fragebogens bewerkstelligt werden.

Wenn die Erhebung des aktuellen sexuellen Status des Paares auf eine genuine Störung der sexuellen Appetenz schließen lässt und die Parameter des Sexualsymptoms skizziert worden sind, geht der Untersuchende zum nächsten, die verschiedenen Anamnesen betreffenden Teil des Gesprächs über, um die Ätiologie zu bestimmen.

Im Gegensatz zur Erhebung des sexuellen Status, die grundsätzlich ohne Eile, behutsam und detailliert vorgenommen wird, finden die übrigen Teile des diagnostischen Gesprächs lediglich in Form von kurzen Überprüfungen oder Überblicken statt, und sie werden nur so lange verfolgt, bis jegliche bedeutsamen pathologischen Einflüsse ausgeschlossen werden können. Der Untersuchende befasst sich nur dann eingehender mit diesen Teilen des diagnostischen Gesprächs, wenn er definitiv auf aussagekräftige Hinweise stößt, die eine entscheidungsbedingte Relevanz in Bezug auf Disposition und Behandlung des Patienten haben könnten.

Ist der Verlust des Sexualverlangens primär oder sekundär im Verhältnis zu einem anderen pathologischen Zustand?

Wenn mit Hilfe der ersten beiden Teile des diagnostischen Gesprächs, also durch die Aussagen hinsichtlich des Hauptproblems und seiner Entstehung und der Erhebung des sexuellen Status, festgestellt wurde, dass das Sexualverlangen des Patienten tatsächlich anomal niedrig ist, folgt die Frage, ob das Symptom primär oder sekundär im Verhältnis zu einem anderen pathologischen Zustand ist. Diese Frage ist mit Blick auf geeignete Maßnahmen für Patienten mit Störungen mit vermindertem sexuellen Verlangen von entscheidender Bedeutung.

Urologische und gynäkologische Krankheitsbilder, die Dyspareunie, Erschöpfungszustände, Stress und chronische Angst verursachen, können auch zu einem sekundären Verlust des Sexualverlangens und/oder zu Sexualvermeidung führen, obgleich die Patienten normale Hormonspiegel aufweisen, keine Medikamente mit sexuellen Nebenwirkungen einnehmen, keine Sexualkonflikte kennen und eine grundsätzlich solide Beziehung haben.

Zugrunde liegende Beschwerden dieser Art müssen schon während der Untersuchung ermittelt werden, da sich bei diesen Fällen die Vorgehensweise empfiehlt, zuerst das zugrunde liegende Problem zu behandeln, bevor der Patient für eine Psychosexualtherapie in Frage kommt.

Ein Teil der relevanten Information zur Beantwortung der Frage, ob der Appetenzverlust des Patienten primär oder sekundär ist, wurde schon im Verlauf der Erhebung des sexuellen Status vorgebracht. Die Analyse der aktuellen sexuellen Erfahrungen eines Paares lässt z.B. erkennen, ob Geschlechtsverkehr schmerzhaft ist oder ob der Patient gewöhnlich erschöpft ist, wenn er/sie Sex hat. Weitere Informationen zu diesen Punkten lassen sich der Untersuchung der Geschlechtsorgane des Patienten entnehmen sowie seiner psychiatrischen Vorgeschichte.

Wurde der Verlust des Sexualverlangens oder die Sexualaversion durch schmerzhaften Geschlechtsverkehr verursacht? Die Untersuchung der Geschlechtsorgane

Masters und Johnson haben grundsätzlich alle ihre Patienten einer körperlichen Untersuchung unterzogen, während andere Sexualtherapeuten nie Genitaluntersuchungen vornehmen. Ich halte es nicht für notwendig, grundsätzlich die Geschlechtsorgane sexuell dysfunktionaler Patienten zu untersuchen. Ich denke jedoch, dass eine Untersuchung des Patienten oder Partners dann unausweichlich ist, wenn die Person beim Geschlechtsakt körperliches Unbehagen verspürt.

Es sollte bis hierher deutlich geworden sein, dass die wiederholte Verbindung von Sex und Schmerz zu einem Verlust des sexuellen Interesses und/oder einer phobischen Sexualvermeidung führen kann. Wenn aufgrund der Erhebung des sexuellen Status der Schluss naheliegt, dass Dyspareunie der ursächliche Faktor des Appetenzproblems des Patienten sein könnte, ist es unumgänglich, dass die *genaue Stelle und die Ursache der Schmerzen durch eine Untersuchung der Geschlechtsorgane lokalisiert werden.*

Schmerzhafte Zustände an den Geschlechtsorganen werden im Zuge gynäkologischer Routineuntersuchungen oftmals übersehen, da die Läsionen nicht immer offenkundig sind. Darüber hinaus verschweigen Patienten ihren Ärzten nicht selten, dass ihnen Geschlechtsverkehr Schmerzen bereitet, sodass der Gynäkologe oder Urologe nicht weiß, wonach er suchen soll. Aus diesen Gründen ziehe ich es vor, die Untersuchung der Geschlechtsorgane selbst vorzunehmen, auch wenn dies natürlich Kollegen übernehmen könnten, die sich mit Sexualstörungen auskennen und sich beruflich damit auseinandersetzen.

Bei der Untersuchung einer Patientin bitte ich diese immer, mir die schmerzhafte Stelle anzuzeigen, indem sie sie mit ihrem Finger berührt oder sie mir mit Hilfe eines Spiegels zeigt. Ich versuche dann, den Schmerz während der Untersuchung der Geschlechtsorgane vorsichtig hervorzurufen, indem ich die Stelle berühre oder die Vagina dehne, wie es beim Koitus der Fall wäre. Diese Vorgehensweise ermöglicht das Auffinden von subtilen entzündeten Stellen auf der Vaginalwand, von kleinen empfindlichen Knötchen im Vaginalgewebe, von Bindegewebsschwund (der im entspannten Zustand nicht offenkundig ist) und von winzigen Narben und schmerzhaften Spasmen der Vaginalmuskulatur. All diese Faktoren – und andere mehr – können weibliche Dyspareunie verursachen.

Genauso wichtig ist es, männliche Patienten zu untersuchen, die über Schmerzen beim Sex klagen, und zwar auch dann, wenn ihr Urologe keine Anzeichen dafür finden konnte. Zu den auslösenden Faktoren zählen subtile schmerzhafte Stellen im Skrotum, überempfindliche Bereiche auf der Haut des Penis, empfindliche Verhärtungen und kleine schmerzhafte Stellen entlang der Harnröhre, die am ehesten durch das Strecken des Penis ermittelt werden können.

Da eine Untersuchung von Patienten mit Erektionen nicht durchführbar ist, bitte ich die Person, mir ein Polaroidbild seines erigierten Penis mitzubringen, wenn dies für diagnostische Zwecke indiziert ist, wie z. B. bei Penisverkrümmungen.[29]

Wenn das körperliche Problem erkannt worden ist, sollte in Zusammenarbeit mit einem aufgeschlossenen gynäkologischen oder urologischen Fachmann ein Behandlungsplan erstellt werden. Natürlich müssen alle sexualtherapeutischen Aufgaben, die eine Stimulation der Geschlechtsorgane oder Geschlechtsverkehr beinhalten, so lange aufgeschoben werden, bis dem Patienten Sex keine Schmerzen mehr verursacht (siehe Tabelle 9, Kapitel 10).

Die psychiatrische Befragung: Ist der Verlust des Sexualverlangens sekundär im Verhältnis zu einem psychiatrischen Zustand?

Der psychiatrische Teil des Gesprächs dient dem Zweck, unterschwellige und begleitende psychiatrische Störungen aufzudecken, um in Erfahrung zu bringen, ob der Appetenzverlust symptomatisch für einen anderen psychiatrischen Zustand ist, wie z. B. für Depressionen. Die psychiatrische Untersuchung hat außerdem die wichtige Funktion, diejenigen Patienten herauszufiltern, die mit emotionalen Problemen belastet sind, die sie der Gefahr aussetzen, ungünstig auf eine Sexualtherapie zu reagieren.

Um Patienten mit sexuellen Appetenzstörungen für Behandlungsmöglichkeiten zu evaluieren, muss der psychiatrischen Vorgeschichte nur dann im Detail nachgegangen werden, wenn positive Gründe dazu veranlassen. Ich bitte beide Partner, einen kurzen Fragebogen auszufüllen, bevor sie von mir persönlich befragt werden, damit ich mich im Vorhinein auf die Richtung und den Umfang der jeweiligen psychiatrischen Untersuchung einstellen kann. Damit soll festgestellt werden, ob der eine oder der andere Partner psychiatrische Probleme hatte oder hat, ob er/sie diesbezüglich in Behandlung ist und, wenn ja, wie die psychiatrische Diagnose lautet und wie die Behandlungsmodalitäten aussehen.

Bei Patienten, die sich in der Arztpraxis normal verhalten und keine Vorgeschichte früherer psychiatrischer Probleme oder Behandlungen haben, fällt der psychiatrische Teil des Gesprächs überaus kurz aus. Sollte der Fragebogen oder der Patient jedoch nahelegen, dass er/sie selbst oder der Partner möglicherweise mit einer psychiatrischen Störung behaftet ist, oder sollte ich den Verdacht haben, weil er/sie sich

[29] Ergänzung für die deutsche Ausgabe: Die Herstellung von Erektionen durch Injektion vasoaktiver Substanzen in den Schwellkörper gehört heute zur (urologischen) Routinediagnostik bei erektiler Dysfunktion.

mir und/oder dem Partner gegenüber abnorm verhält, oder sollte die Reaktion, das Verhalten, die Stimme oder die Einstellung Verdacht bezüglich seines/ihres psychiatrischen Status erregen, dann wird die Untersuchung in eine längere und gründlichere psychiatrische Untersuchung übergehen.

Der psychiatrischen Vorgeschichte des Patienten muss in Detail und Tiefe insoweit hinreichend nachgegangen werden, als der Untersuchende ohne Bedenken sicher sein sollte, dass der psychiatrische Status des Patienten und/ oder des Partners keine Probleme bereiten wird, sollte das Paar für die Behandlung ihres sexuellen Problems infrage kommen. Bevor dies nicht gewährleistet ist, kann das Gespräch nicht weitergeführt werden.

Emotional fragile Patienten

Dieser Teil des diagnostischen Gesprächs hat nicht nur die Funktion, Patienten mit psychiatrischen Störungen herauszufiltern, die diesbezüglich behandelt werden sollten, bevor eine Sexualtherapie in Erwägung gezogen wird. Ein weiterer Zweck ist der, auch emotional fragile Personen herauszufiltern, für die der Verlauf einer Sexualtherapie möglicherweise emotional bedenklich sein könnte.

Der kurze, aktive und explizit erotische Verlauf einer Sexualtherapie kann recht beanspruchend sein, und zwar deutlich mehr als zeitintensivere Formen psychologischer Behandlungen. Zum einen können die therapeutischen sexuellen Haus-Aufgaben höchst emotionale Erlebnisse hervorrufen, die die Patienten erotischen und intimen Situationen aussetzen, die sie bislang vermieden hatten, weil sie als bedrohlich empfunden worden waren. Darüber hinaus können auch die therapeutischen Sitzungen in der Arztpraxis traumatische Auswirkungen haben. Die Schlussfolgerungen, die während dieses aktiven, dynamischen, wechselseitigen Prozesses gezogen werden, können bisweilen erbarmungslos konfrontierend sein. Des Weiteren werden beide Partner im Verlauf der therapeutischen Sitzungen möglicherweise ohne Umschweife ihrer gewohnten psychologischen Abwehrmechanismen beraubt. Fragile Patienten und auch fragile Partner könnten sich folglich im Rahmen dieser Prozedur äußerst schutzlos und ausgeliefert fühlen.

Damit ist eine Sexualtherapie für emotional fragile und ablehnungsempfindliche Patienten jedoch nicht völlig ausgeschlossen. Sie werden herausgefiltert, damit sie keinen Schaden erleiden und damit sie behutsamer und deutlich zeitintensiver behandelt werden können. Im Rahmen dieser Vorsichtsmaßnahmen können emotional fragile Personen oftmals beträchtlich von einer Sexualtherapie profitieren. Sollten sie jedoch nach den ersten Versuchssitzungen negativ reagieren, muss der Untersuchende damit rechnen, sie eventuell in Richtung einer langfristigen Therapie lenken zu müssen.

Depressionen

Im Vorfeld einer Sexualtherapie mit Patienten, die über eine Verminderung ihres sexuellen Interesses klagen, ist es besonders wichtig, unterschwellige Depressionen ausschließen zu können. Der Verlust der Libido ist einer der herausragenden Indikatoren dieser höchst verbreiteten psychiatrischen Störung und er kann sogar bei denjenigen Personen einsetzen, die lediglich leicht oder subklinisch depressiv sind.

Wenn der Verlust der Libido des Patienten durch eine zugrunde liegende Depression verursacht wurde, ist es nicht angebracht, die Person unter dem Kriterium einer Appetenzstörung zu behandeln. Depressive Patienten sollten zuallererst wegen ihrer depressionsbedingten Symptome mit der indizierten Psychotherapie und Antidepressiva behandelt werden. In vielen Fällen erreicht die Libido des Patienten spontan ihren Normalzustand, nachdem die Depression abgeklungen ist. Patienten, bei denen die Symptome einer niedrigen Libido bestehen bleiben, nachdem sich ihr Befinden gebessert hat, sollten etwa drei Wochen, nachdem ihre Antidepressiva abgesetzt wurden, erneut für eine Sexualtherapie beurteilt werden. Diese Verzögerung wird aus dem Grunde empfohlen, weil die sexuellen Nebeneffekte von Antidepressiva bis dahin abgeklungen sein müssten.

Angststörungen

Ein wesentlicher Prozentsatz von Patienten mit sexualaversiven Störungen und Sexualphobien leidet auch unter begleitenden Panikstörungen. Die Empfänglichkeit für Angst und Panik, die Personen mit diesen Zuständen kennzeichnet, macht sie in vielen Situationen anfällig für Ängste und Phobien, so auch beim Sex. Es überrascht nicht, dass bei Patienten mit Sexualphobien häufig eine Vielzahl anderer Phobien festgestellt werden kann, inklusive der phobischen

Angst vor Höhen, geschlossenen Räumen, offenen Räumen, öffentlichem Reden, gemeinschaftlichen Aktivitäten und vor dem Fliegen (Kaplan 1987).

Es ist wichtig, unterschwellige Panikstörungen und andere Angststörungen während der Untersuchung zu erkennen, denn in manchen Fällen ist es ratsam, Medikamente zu verschreiben, die die Behandlung erleichtern (siehe Kapitel 7).

Alkoholismus und Drogenmissbrauch

Unter Alkoholikern und Konsumenten anderer Drogen ist der Verlust des sexuellen Verlangens weit verbreitet. Aus diesem Grund werden bei uns grundsätzlich Patienten oder Paare sondiert, die Alkohol- oder Drogenmissbrauch betreiben. Abgesehen von der Tatsache, dass diese Substanzen das Sexualverlangen auf einer physischen Ebene beeinträchtigen, betrachte ich diese Personen als ungeeignete Kandidaten für eine Sexualtherapie, da sie zu diesem Zeitpunkt zu selbstzerstörerisch sind, um von einer Behandlung profitieren zu können. Im Rahmen unseres Programms werden Alkoholiker und Konsumenten anderer Drogen einer Entzugstherapie zugeführt und möglicherweise für die Behandlung ihrer sexuellen Probleme nach positivem Verlauf einer Entwöhnungsbehandlung erneut beurteilt.

Persönlichkeitsstörungen

Die psychiatrische Befragung innerhalb des diagnostischen Gesprächs ist darauf ausgerichtet, Patienten mit niedrigem Verlangen und begleitenden Persönlichkeitsstörungen zu erkennen.

Obgleich eine Sexualtherapie nicht per se Patienten mit Persönlichkeitsstörungen ausschließt, sind die Behandlungserfolge meist dünn gesät. Begleitende Störungen bei Patienten und/oder Partnern mit niedrigem Verlangen auf DSM-Achse II, wie zwanghafte, narzisstische und Borderline-Persönlichkeitsstörungen, haben eine schlechte Prognose. Der Patient neigt meist zu Widerstand gegen die Sexualtherapie und die Behandlung ist aller Wahrscheinlichkeit nach komplex und schwierig.

Stress

Eine häufige unterschwellige Ursache für niedrige Sexualfrequenz in unserer modernen Gesellschaft sind anhaltende gleichbleibende Stress- und Erschöpfungszustände. Sexualtherapeuten werden nicht selten von Paaren um Hilfe ersucht, deren niedrige Sexualfrequenz durch ihren selbstverursachten, zwanghaften, überladenen, von Stress geprägten Lebensstil herbeigeführt wurde.

Der Mensch ist nicht dazu geschaffen, sich unter gefährlichen, verausgabenden und von Stress geprägten Bedingungen fortzupflanzen. Oftmals wird ein ernsthafter Verlust der Libido mit heutzutage nicht gerade seltenen persönlichen Katastrophen wie Arbeitslosigkeit, Bankrott, Verfolgung wegen Berufsvergehen und dergleichen mehr verbunden, und sexuelle Anorexie ist bei schwierigen Scheidungsprozessen nahezu endemisch.

Erst kürzlich hatte ich einen Patienten, der einen dramatischen Verlust seiner Libido beklagte, nachdem er erfahren hatte, dass er das Ziel einer höchst bedrohlichen Klage wegen sexueller Belästigung war. Dieser Mann, der einer ethnischen Minderheit angehörte, war eine gewissenhafte hochrangige Führungskraft bei einer großen Aktiengesellschaft und hatte sich bislang durch sein untadeliges Verhalten ausgezeichnet. Er erzählte mir, dass der Vorwurf gegen ihn politisch motiviert und ohne jede Grundlage sei, dass er jedoch keinen Weg sehe, seine Unschuld zu beweisen. Als eine Gruppe von Kollegen in sein Büro marschierte und ihm einmütig zu verstehen gab, dass er seinen Schreibtisch räumen müsse, kam er sich „kastriert" vor. Nach diesem Vorfall war er nicht mehr in der Lage, das geringste sexuelle Interesse oder Verlangen zu verspüren. Der Verlust der Libido des Patienten hielt während der vielen von Stress und Prozessterminen geprägten Monate an, die es brauchte, um seinen Namen rein zu waschen.

Dieser Patient war eher auf strategische Unterstützung und Rückhalt angewiesen als auf eine Sexualtherapie.

In Fällen, in denen überwältigender, unausweichlicher und chronischer Stress die Ursache für das verminderte Sexualverlangen des Patienten zu sein scheinen, muss die gesamte Lebenssituation der Person behutsam aufgedeckt werden, um einen geeigneten Zeitpunkt für eine Sexualtherapie zu bestimmen. In Fällen dieser Art benötigt die Person oftmals zuallererst Zeit und/oder Hilfe, um die Stress-Situation aufzulösen. Fortwährend intensiver Stress ist einer erfolgreichen Sexualtherapie nicht förderlich. So bekämen, um ein deutliches Beispiel zu nehmen, kämpfende Soldaten keine sexuellen Haus-Aufgaben gestellt, bis der Krieg vorbei wäre. In vielen Fällen stellt sich die Libido der Person spontan auf das normale Maß ein, nachdem die Krise behoben ist.

Von Stress geprägte Lebensstile

Von unausweichlichen Stressfaktoren wie Tod und Steuern abgesehen, kommen uns oft Klagen über eine niedrige Sexualfrequenz zu Ohren, in deren Zusammenhang sich herausstellt, dass der männliche Partner z. B. in einer Kanzlei arbeitet, in der er Chancen als Teilhaber hat und folglich einer 60-Stunden-Woche (plus diverse Wochenenden) nachgeht, während die Frau regelmäßig um 6 Uhr aufsteht und sich angestrengt um mehrere Kleinkinder, den großen Haushalt und das soziale Leben kümmert.

Unter Stresszuständen dieser Art ist es völlig unmöglich, dass das Sexualleben ungeschoren davonkommt. Dieses Thema wird in Kapitel 8 weiter erörtert und anhand von Fallbeispielen illustriert.

Verursachung von VSA durch sexuelle Funktionsstörungen oder Leistungsangst

Im Rahmen der Erhebung des sexuellen Status im diagnostischen Gespräch wurde ermittelt, ob der eine oder der andere Partner Schwierigkeiten mit Orgasmus/Ejakulation und/oder Erektion/Lubrikation hat. Der entscheidende Zweck dieser Befragung liegt in dem Versuch herauszufinden, was zuerst da war – ob die niedrige Libido durch eine genitale Dysfunktion verursacht wurde oder ob die sexuellen Reaktionen des Patienten träge sind, weil er/sie ohne Interesse Sex hatte.

Die drei Phasen des menschlichen sexuellen Reaktionszyklus – Appetenz, Erregung und Orgasmus – werden durch separate Nerven kontrolliert, die von unterschiedlichen Neurotransmittern moduliert werden, und sie stehen mit unterschiedlichen Teilen der genitalen Anatomie in Verbindung. Diese physiologische Anordnung ermöglicht separate Auswirkungen auf den Orgasmus, die Erregung (Erektion/Lubrikation) und die sexuelle Appetenz, ohne dass eine andere Phase dadurch automatisch gleichzeitig in Mitleidenschaft gezogen wird (Kaplan 1977, 1979; siehe Tabellen 4 und 5).

Diese „separate Verdrahtung" im Rahmen der drei Phasen erklärt mit anderen Worten, wie es dazu kommt, dass Patienten mit Erektionsstörungen normales sexuelles Verlangen verspüren und normal ejakulieren können, obgleich ihr Penis möglicherweise schlaff bleibt. Es erklärt weiterhin, warum viele Frauen einerseits keinen Orgasmus erlangen, sie jedoch andererseits intensive Lust verspüren, normale Lubrikation entwickeln und nach sexuellem Kontakt befriedigt sind. Es erklärt, warum eine Vielzahl von Männern mit Ejakulationsstörungen ausgezeichnete Erektionen und einen starken Sexualtrieb haben. Und dieses neurophysiologische Ausschlussverfahren erklärt schließlich auch, warum Patienten mit VSA oftmals in der Lage sind, Erektionen zu haben, Lubrikation zu entwickeln und einen Orgasmus zu erlangen.

Die drei Phasen des sexuellen Reaktionszyklus sind jedoch gleichermaßen umfänglich ineinander verwoben und miteinander verbunden, sodass sie normalerweise ausgewogen funktionieren. Appetenz, Erregung und Orgasmus überschneiden sich somit zeitlich und verschmelzen unter normalen Voraussetzungen in ein einziges, befriedigendes, harmonisches subjektives Erlebnis.

Hinsichtlich der dynamischen Verbindung zwischen Sexualverlangen und genitalem Funktionieren ist die wichtigste Erkenntnis aus klinischer Sicht, dass die Genitalphasen des sexuellen Reaktionszyklus und Sexualmotivation anscheinend *eine beträchtliche reziproke psychophysiologische Wirkung aufeinander ausüben.* Genauer gesagt gibt es funktionale „Rückkopplungsschleifen" zwischen erotischem Verlangen und den Geschlechtsorganen, die ein positives oder negatives Input hervorrufen, das wiederum die Intensität der Reaktion der anderen Phasen steigert oder vermindert.

Entsprechend *erleichtert und maximiert starkes Sexualverlangen oder Lust die Erektions-/Lubrikations- und die Orgasmus-/Ejakulations-Reaktionen und -Empfindungen und senkt die Schwelle der Genitalreflexe.* Mit anderen Worten sind weniger Zeit und weniger Stimulation vonnöten, um einen Orgasmus zu erlangen oder eine Erektion zu bekommen, wenn eine Person „scharf" oder lustvoll ist, als wenn sie in einem asexuellen Zustand wäre. Umgekehrt wirken der Anblick einer festen Erektion und die Sinneswahrnehmung einer reichlichen Vaginalreaktion als Reizstimuli, die die sexuelle Lust noch weiter erhöhen.

Die reziproke Rückkopplungsschleife kann jedoch auch *negative Auswirkungen* haben, was klinisch betrachtet von erheblicher Bedeutung ist. Wenn z. B. das Sexualverlangen einer Person niedrig ist, sind die Schwellen für einen Orgasmus und eine Erektion erhöht. Daraus folgt, dass es sehr schwierig wird und viel Mühe kostet, eine Erektion aufrechtzuerhalten oder einen Orgasmus zu bekommen. Obgleich Männer des Weiteren in der Lage sind, Erektionen zu bekommen und zu ejakulieren, auch wenn sie keine Lust oder Leidenschaft verspüren, wird das genitale Funktionieren bestenfalls zu einem lieblosen, sterilen, mechanischen Erlebnis. Wiederholte Erfahrungen mit mechanischem, freudlosem Sex wiederum führen aller Wahrscheinlichkeit nach schließlich zu chronischem Erektionsverlust.

Bei Frauen ist der Verlauf ähnlich. Frauen, die ihrem Partner entgegenkommen, obwohl sie selbst kein Interesse an Sex haben, entwickeln möglicherweise keine Lubrikation, dafür jedoch Unbehagen und Schwierigkeiten, einen Orgasmus zu erlangen, weil die Orgasmusschwelle bei niedrigem Verlangen erhöht ist. Wenn dieser Zustand zur Gewohnheit wird, entsteht ein Negativzyklus, und in der Folge können diese Frauen ihr Interesse an Sex komplett verlieren und vermeiden ihn möglicherweise rundheraus.

Die Rückkopplungsschleife arbeitet auch in die andere Richtung von den Geschlechtsorganen zum Kontrollapparat der Sexualmotivation, sodass schlechtes genitales Funktionieren oft in einem zirkulären, sekundären Appetenzverlust resultiert. Patienten, die weder ihre Ejakulation kontrollieren noch ihre Erektion aufrechterhalten können, entwickeln oft ein Gefühl sexueller Unzulänglichkeit und verlieren aus diesem Grund ihre Lust auf Sex. Männer mit Ejakulations- oder Erektionsschwierigkeiten neigen vermutlich zu Sexualvermeidung, weil sie sich vor der Demütigung sexuellen Versagens und vor der antizipierten Zurückweisung ihres Partners schützen wollen. Diesen Männern ist der Abwehrcharakter ihres sexuellen Rückzugs jedoch normalerweise nicht bewusst. Sie sind sich lediglich darüber im Klaren, dass sie kein sexuelles Interesse mehr verspüren.

Eine ähnlich negative Wirkung auf das weibliche Sexualverlangen stellt sich bei einem chronischen Lubrikationsmangel oder bei Anorgasmie ein.

Wenn die Verminderung des Verlangens des Patienten durch Erektions- oder Orgasmusstörungen oder durch Leistungsangst hervorgerufen wird, sollten diese Symptome und nicht das niedrige Verlangen vorrangig behandelt werden.

Das sexuelle Interesse des Patienten stellt sich meist wieder ein, wenn sein Funktionieren wieder gewährleistet ist, ohne dass eine zusätzliche Behandlung nötig ist. Die Wiederherstellung der Potenz kann eine positive Wirkung auf die Libido haben, die sich manchmal in einer intensiven Rückkehr des sexuellen Verlangens bemerkbar macht, so auch mitunter, wenn die Erektionsfähigkeit des Patienten mittels intrakavernöser Selbstinjektionen (ICI) wiederhergestellt werden konnte. In Kapitel 8 wird ein Fall beschrieben, der diese Ereignisabfolge illustriert.

Tabelle **4** Die vier Phasen des menschlichen sexuellen Reaktionszyklus

	Physiologie	
	Mann	*Frau*
Appetenz/Verlangen	Aktivierung der sexuellen Regulationszentren in Hypothalamus und limbischem System ist verbunden mit dem subjektiven Drang zu kopulieren und Phantasien zu entwickeln. Bei beiden Geschlechtern ist für normale Libido Testosteron nötig – bei Männern zehnmal soviel wie bei Frauen Durchblutungssteigerung der Geschlechtsorgane macht diese funktionsbereit	
Erregung	Erweiterung peniler Arterien erhöht Blutzufluss; Relaxation glatter kavernöser Muskulatur Verhindert Abfluss mit dem Resultat *peniler Erektion*	Diffuse Vasokongestion (Mehrdurchblutung) resultiert in *Lubrikation und Anschwellen der Vagina*
	Reflektorische, lustvolle, klonische Spasmen der Genitalmuskulatur	
Orgasmus	1. Emissions-Kontraktion der glattmuskulären inneren Reproduktionsorgane führt zu Ejakulatansammlung im hinteren Teil der Harnröhre 2. 0,8 pro Sekunde-Kontraktionen Bulbo- und Ischiokavernosus-Muskulatur spritzen das Ejakulat aus der Harnröhre	1. Keine Emission[30] 2. 0,8 pro Sekunde-Kontraktionen der zirkumvaginalen Bulbo- und Ischiokavernosus-Muskulatur
Resolution	Rückkehr der Geschlechtsteile in den Ruhezustand; Gefühl der Sättigung (kann bei beiden Partnern mit der gleichzeitigen Oxytocin-Ausschüttung verbunden sein)	

[30] Möglicherweise exprimieren einige Frauen beim Orgasmus Flüssigkeit aus residualem prostatischem Gewebe – „G-Punkt"; dies ist als „weibliche Ejakulation" bekannt.

Tabelle **5** Die sexuellen Funktionsstörungen

Phase	*Mann*	*Frau*
Appetenz/Verlangen	1. *Verminderte sexuelle Appetenz (VSA) (DSM-IV 302.71, ICD-10 F 52.0):* Fehlen oder ausgeprägter Mangel an Bedürfnis nach sexuellem Kontakt oder sexuellem Phantasieren 2. *Sexuelle Aversion (Sexualphobie) (DSM-IV 302.72, ICD-10 F 52.1):* Furcht, Ekel und/oder phobische Vermeidung von sexuellem Partnerkontakt oder eines spezifischen Aspekts des Sexualkontakts	
Erregung	*Erektile Dysfunktion (DSM-IV 302.72, ICD-10 F 52.2):* Unfähigkeit zur Erlangung einer Erektion oder sie für die Dauer des Sexualakts aufrechtzuerhalten; Abnahme der Steifheit des Penis	*Störung der sexuellen Erregung (DSM-IV 302.72, ICD-10 F 52.2):* Unfähigkeit zur Erlangung zureichender vaginaler Tumeszenz bzw. Lubrikation oder sie für die Dauer des Sexualakts aufrechtzuerhalten
Orgasmus	1. *Ejaculatio praecox (DSM-IV 302.75, ICD-10 F 52.4):* Fehlen angemessener Kontrolle über den Ejakulationsreflex; Ejakulationsneigung schon bei minimaler Stimulation 2. *Orgasmusstörung (DSM-IV 302.74, ICD-10 F 52.3):* Verzögerte oder ausbleibende Ejakulation nach/trotz zureichender Stimulation	*Orgasmusstörung (DSM-IV 302.73, ICD-10 F 52.3):* Verzögerter oder ausbleibender Orgasmus nach/trotz zureichender Stimulation (Orgasmusunfähigkeit durch vaginale Penetration bei Frauen, die mit Partnern durch klitorale Stimulation Orgasmen haben können, wird nicht als Störung betrachtet)
Resolution	Selten: Schmerzen oder Unbehagen nach der Ejakulation aufgrund verbleibender Vasokongestion	Selten: Schmerzen oder Unbehagen nach dem Koitus aufgrund verbleibender Vasokongestion im kleinen Becken
Sexuelle Störungen bei genital-muskulärer Dysfunktion und mit sexuell bedingten Schmerzen	1. *Postejakulatorisches Schmerzsyndrom:* genitale Muskelspasmen 2. *Dyspareunie (DSM-IV 302.76, ICD-10 F 52.6):* Andere psychogene Störungen mit sexuell bedingten Schmerzen	1.*Vaginismus (DSM-IV 302.52, ICD-10 F 52.5):* Unwillkürliche reflektorische Spasmen der das äußere Drittel der Vagina umschließenden Muskulatur 2. *Dyspareunie (DSM-IV 302.76, ICD-10 F 52.6):* Andere psychogene Störungen mit sexuell bedingten Schmerzen

Kapitel 6

Untersuchung II: Bestimmung der Ätiologie

Wenn festgestellt werden konnte, dass die Appetenz des Patienten in der Tat anomal niedrig ist und dass das Problem nicht durch einen psychiatrischen Zustand oder durch schmerzhaften Geschlechtsverkehr bedingt ist, wird als Nächstes der *Ätiologie* nachgegangen.

Ist das Appetenzproblem des Patienten psychogenen Ursprungs? Organisch bedingt? Oder wurde es durch kombinierte Faktoren hervorgerufen? Wenn die Ätiologie psychologisch bedingt ist, was sind A die unmittelbaren und B die tiefer liegenden Ursachen?

Da organisch bedingte und psychogene Appetenzstörungen auf der Grundlage des klinischen Bildes allein oftmals nicht zu unterscheiden sind, müssen physische Ursachen durchweg ausgeschlossen werden können, es sei denn, das Sexualsymptom ist deutlich situativ. Die Beurteilung organisch bedingter und kombinierter Appetenzstörungen wird in Kapitel 10 beschrieben, während sich dieses Kapitel ausschließlich mit der psychosexuellen Beurteilung von Patienten mit psychogenen Appetenzstörungen befasst.

Das „Schichten"-Modell der Psychopathogenese

Gemäß dem „Schichten"-Modell sind Sexualsymptome nicht das Produkt eines einzigen psychologischen Auslösers, sondern resultieren aus dem Wechselspiel einer Vielzahl von Determinanten, die so verstanden werden, dass sie auf „tiefer liegenden" und „oberflächlicheren" psychischen Ebenen wirken (Kaplan 1979, 1987, 1995).

Dieses Paradigma hat sich hinsichtlich der Organisation von Beurteilung und Behandlung psychosexueller Störungen als äußerst hilfreich erwiesen.

Genauer heißt das, dass sich die *oberflächlichen oder unmittelbaren Ursachen* auf die derzeitig wirkenden Sexualängste und negativen Gedanken des Patienten sowie auf schädliche partnerschaftliche Verhaltensweisen beziehen. Diese Faktoren beeinträchtigen oder blockieren die Entwicklung sexuellen Verlangens im „Hier und Jetzt". Die therapeutischen behavioralen Haus-Aufgaben wurden ausdrücklich zu dem Zweck konzipiert, diese zu beseitigen oder zu modifizieren.

Auf der anderen Seite werden die *intrapsychischen Sexualkonflikte und neurotischen partnerschaftlichen Verhaltensweisen* des Patienten, die ihren Ursprung vermutlich in während der Kindheit entstandenen Schwierigkeiten haben, als *tiefer liegende* Ursachen psychogener Appetenzstörungen definiert. Genau diese unterschwelligen Konflikte nähren das Sexualsymptom des Patienten und mobilisieren seine unbewussten Behandlungswiderstände. Ich möchte wiederholen, dass eines der wichtigsten Ziele der psychodynamisch orientierten Ansätze der Psychosexualtherapie darin besteht, den Patienten dabei behilflich zu sein, Einsicht in diese tiefer liegenden, unbewussten Sexualängste und Konflikte zu erlangen und die Bedeutung der Widerstände zu erkennen, die diese erzeugen.

Einschätzung der unmittelbaren Ursachen von Störungen des sexuellen Verlangens

In Kapitel 2 wurden Störungen des sexuellen Verlangens als Resultat beeinträchtigter normaler Kontrollmechanismen der Sexualmotivation beschrieben. Genauer gesagt wurde vorgeschlagen, dass die unmittelbare Ursache einer psychogenen hypoaktiven Störung des sexuellen Verlangens im selbstverursachten, unbewussten, selbstzerstörerischen Missbrauch und der dysfunktionalen Negativ-Regulation der

Kontrollmechanismen zu sehen ist, die im Normalfall den menschlichen Sexualtrieb modulieren und anpassen.

Eine der wichtigsten Funktionen der vorzunehmenden Einschätzung ist darin zu sehen, diese unmittelbaren Ursachen zu erkennen und sie präzise zu umreißen, sodass diese antisexuellen Verhaltensweisen im Zuge der Therapie moduliert werden können.

Die unmittelbaren Ursachen von VSA können durch die detaillierte Untersuchung des aktuellen sexuellen Status des Paares ermittelt werden, wie wir es im vorangegangenen Kapitel bezüglich der Erhebung des sexuellen Status ausgeführt haben.

Da es für den Untersuchenden hilfreich ist zu wissen, wonach er suchen soll, werden die inmitten der Vielzahl häufiger auftretenden antisexuellen Verhaltensweisen, die wir bei unseren Patienten mit VSA beobachten konnten, in die nachfolgenden Erörterungen einbezogen (siehe Abb. 2).

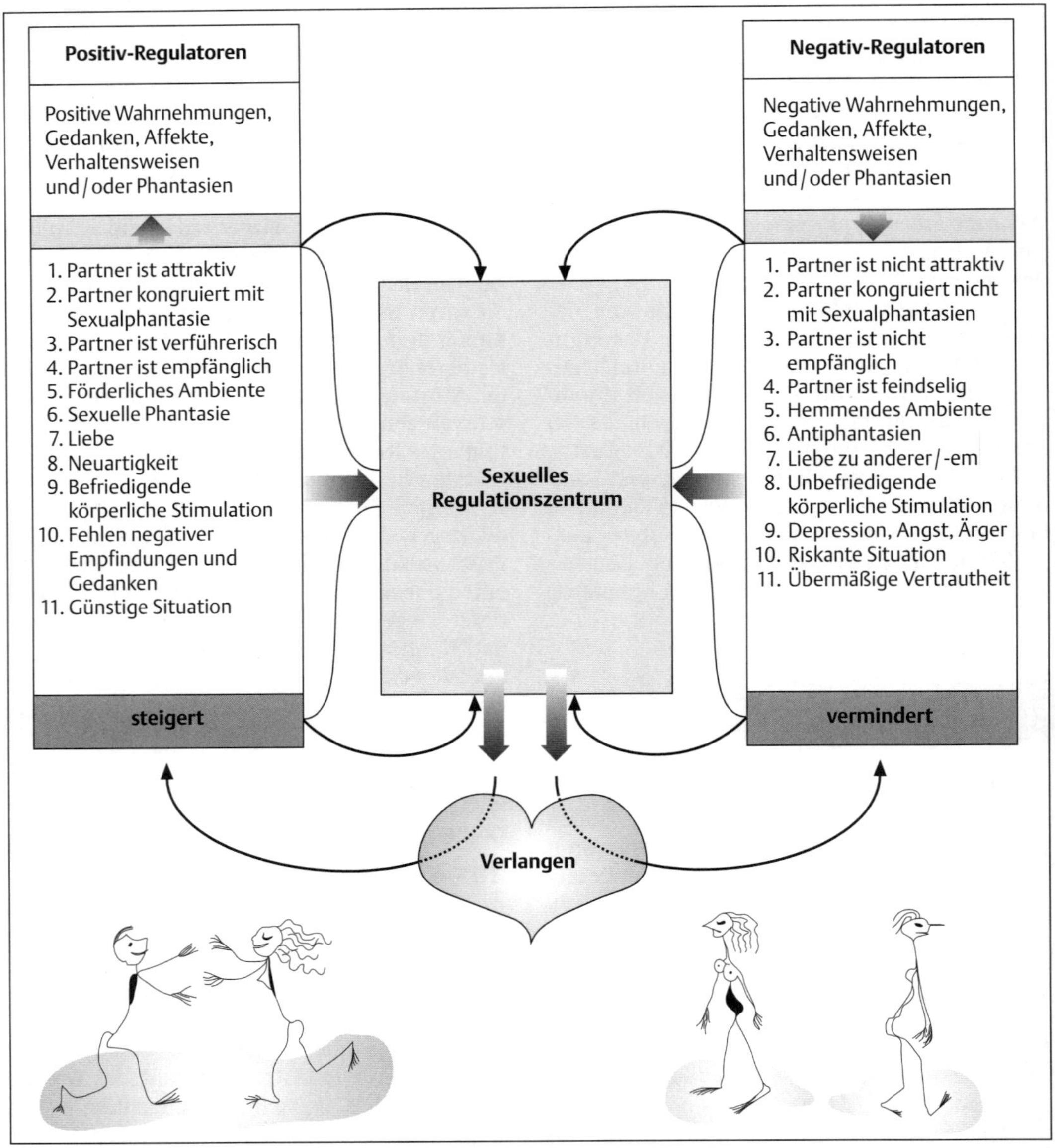

Abb. 2 Psychologische Positiv- und Negativ-Regulatoren des menschlichen sexuellen Verlangens.

All diese Verhaltensweisen stellen Variationen des stärksten Leitmotivs von VSA dar, sprich, *des selektiven Fokussierens auf die negativen Merkmale des Partners und des gleichzeitigen Leugnens positiver Eigenschaften.*

Bildhafter ausgedrückt bedeutet dies Folgendes: Wenn sie mit der geeigneten Person an einem geeigneten Ort sind, behalten Patienten mit VSA ihren Fuß auf der Bremse oder legen den Rückwärtsgang ein, statt in den ersten Gang zu wechseln und aufs Gaspedal zu treten, sodass sie sich, sexuell gesehen, nie vom Fleck vorwärts bewegen.

Ich möchte noch einmal betonen, dass Patienten mit Dysfunktionen der Sexualmotivation gewöhnlich *keine Einsicht* in die selbstverursachen Aspekte ihres Mangels an Sexualinterresse für ihren Partner haben; sie neigen eher dazu, die „schlechte Chemie" dafür verantwortlich zu machen.

Selektives Fokussieren auf das Negative

Einige der Fälle, die bereits beschrieben wurden, sowie andere, die noch beschrieben werden, illustrieren die entscheidende Bedeutung, *die selektive negative kognitive und perzeptive Prozesse* in der Pathogenese von VSA haben.

Der Fall von „Paul Actor" (Fall 4.5) ist in diesem Zusammenhang wegen des spontanen Wechsels von antisexuellen zu prosexuellen Verhaltensweisen besonders interessant. Der Wechsel setzte zu dem Zeitpunkt ein, als sich die tiefere Bedeutung seiner Beziehung mit seiner Partnerin veränderte. „Paul Actor" brachte für seine Freundin kein sexuelles Interesse auf, während sie ungebunden war, fühlte sich jedoch leidenschaftlich zu ihr hingezogen, nachdem sie einen anderen Mann geheiratet hatte.

Eine entscheidende unmittelbare Ursache für Actors Appetenzmangel gegenüber der verfügbaren Evelyn war sein selbstverursachtes, übertriebenes und selektives Fokussieren auf ihre negativen Eigenschaften, wie ihr Alter und ihre vermeintlich wenig einnehmende Erscheinung. Dieses negative Fokussieren wurde von seiner Wahrnehmungsabwehr gegen Evelyns positive Eigenschaften – ihre Sinnlichkeit, ihre Intelligenz und ihre tiefe Liebe für ihn – unterstützt.

Während Evelyn allein stehend war und sich nach ihm sehnte, beschäftigte sich Actor mit negativen Gedanken über sie: „Sie ist zu aggressiv, sie redet zuviel, ihre Brüste sind zu groß, sie sieht nicht gut genug aus." Außerdem färbte er ihre gemeinsam verbrachte Zeit schon im Vorhinein negativ: „Auf der Party werden wir keinen Spaß haben, es werden sich alle möglichen langweiligen akademischen Freunde Evelyns dort tummeln (Evelyn war Professorin für Geschichte), sie wird mir die Peinlichkeit nicht ersparen, ihre Zuneigung offen zu zeigen." Oder wenn sie in ein von Evelyn ausgesuchtes Theaterstück gingen, würde es „schlecht sein, reine Zeitverschwendung"; sie würden „zu spät nach Hause kommen" usw. usf.

Nachdem Evelyn jemand anderen geheiratet hatte - einen Mann, der eine mächtige „Vaterfigur" darstellte, sodass damit auf symbolischer Ebene Actors „Dreiecksphantasie" wahr werden konnte –, wechselten seine Gedanken plötzlich in eine prosexuelle Richtung. Genauer gesagt verlor sich seine Wahrnehmungsabwehr gegen Evelyns positive und erotische Eigenschaften. Nun nannte er sie „Königin meiner Phantasien" und freute sich unbändig auf ihre heimlichen Rendezvous. Es schien ihm gar nicht aufzufallen, dass sie „zuviel redete" oder dass sie „zu alt" war (sie war 47). Stattdessen bewunderte er ihren scharfen Verstand und sah in ihr die anziehende, sinnliche Frau, die sie war. Während eines Treffens (sie war schon verheiratet), als sie zögerte, ihre Bluse auszuziehen, weil Actor bei einer früheren Gelegenheit (vor ihrer Heirat) ihren Körper böswillig kritisiert hatte, sagte er mit echter Verwunderung: „Warum solltest du deine Brüste verdecken? Sie sind wunderschön."

Gleichzeitig waren alle seine negativen Wahrnehmungen bezüglich Evelyn blockiert, und er war geradezu von ihr eingenommen.

Sexuelle Abwehrmechanismen werden am Anfang des sexuellen Reaktionszyklus hervorgerufen

Auch die Tatsache, dass Actors *Abwehrmechanismen frühzeitig im Rahmen des sexuellen Reaktionszyklus aktiviert wurden*, bevor der sexuelle Kontakt überhaupt erst stattgefunden hatte, ist typisch für die Pathogenese von VSA. Im Vergleich werden die Sexualängste von Patienten mit Erektions- oder Orgasmusstörungen erst dann aktiviert, wenn sie schon sexuell aktiv sind und einem Orgasmus entgegenstreben. Diese später in Erscheinung tretende Sexualangst beeinträchtigt lediglich die Erregungs- und Orgasmusreflexe, sie vermindert jedoch nicht das Verlangen der betroffenen Person.

Die negativen Gefühle von Patienten mit Appetenzstörungen treten gewöhnlich in Erscheinung, *bevor* sie sich ins Schlafzimmer begeben, und zerstören damit jegliche Chance auf ein normal anwachsendes Sexualverlangen.

Der wiederholte Hinweis mag an dieser Stelle angebracht sein, dass Patienten unterschiedliche Permutationen und Kombinationen all der verschiedenen unmittelbaren Ursachen zu Hilfe nehmen (siehe Abb. 2), um ihr Sexualverlangen im Dienste ihrer pathologischen Bedürfnisse nach unten zu regulieren.

Vermeidung erotischer Stimulation

Neben der Kultivierung seiner antisexuellen Verhaltensweisen vermied Paul Actor beispielsweise auch körperliche Stimulation, solange er negativ eingestellt war. Nachdem Evelyn geheiratet hatte, war er dafür allerdings sehr empfänglich.

Auch einige Jahre später ereignete sich mit Eva, seiner neuen Frau, ein Wechsel in Actors sexueller Haltung, wenngleich diesmal in umgekehrter Richtung von prosexuell zu antisexuell. Vor ihrer Hochzeit war Actor von Eva hingerissen gewesen. Er nahm ausschließlich die Schönheit seiner jungen Frau wahr und war gegenüber ihren negativen Eigenschaften blind. In dieser Zeit genoss er es, sie zu küssen und zu berühren, und das Paar schlief die ganze Nacht hindurch ineinander verschlungen. Nachdem sie geheiratet und ein Kind gezeugt hatten, änderte sich dies jedoch völlig. Erneut fokussierte Actor auf die negativen Aspekte, obgleich der Inhalt variierte. Dieses Mal zielte er auf Evas „Narzissmus“ ab und darauf, dass sie ihn „vernachlässige“. Er war auch darüber verärgert, dass sie ihm nicht „intellektuell gleichwertig“ war.

Zum Zeitpunkt der Konsultation des Paares konnte er es nicht ertragen, sie zu berühren, und er schlief jede Nacht starr auf seiner Seite des Bettes.

Gewöhnlich werden die überaus einflussreichen erotischen Stimulationseffekte an erogenen Körperpartien und den Geschlechtsorganen (sprich: das Küssen und das Vorspiel) ins Spiel gebracht, um sexuelle Erregung zu erhöhen. Patienten mit VSA neigen jedoch wie Paul Actor dazu, sich von erotischer Körperstimulation zu distanzieren, um eine Erregung zu vermeiden.

In der ersten Phase ihrer Beziehung mied Actor die Küsse der allein stehenden Evelyn. Er entzog sich, wenn sie seine Hand halten wollte, und schlief nie gemeinsam mit ihr in einem Bett. Mit der verheirateten Evelyn tauschte er jedoch zärtliche Berührungen und Küsse aus, die gar nicht mehr aufhören wollten, sodass er auch verletzt war, wenn sie nicht über Nacht bleiben und das Bett mit ihm teilen wollte.

„Frieda Aspen“ (Fall 4.6) ist ebenfalls ein gutes Beispiel dafür, wie Patienten mit VSA ihre sexuellen Gefühle nach unten regulieren können, indem sie einfach *erotische Stimulation vermeiden*.

Obgleich Frieda ihrem Mann gewährt hatte, über einen Zeitraum von 31 Jahren einmal in der Woche mit ihr zu schlafen, hatte sie nie seine Geschlechtsorgane berührt oder angeschaut, und ihre eigenen eigentlich auch nicht (sie benutzte z.B. nie Tampons). Sie verbot Fred, ihre Brüste, Brustwarzen oder Klitoris zu berühren oder zu küssen, und sie schlief grundsätzlich mit einem langen Nachthemd bekleidet. Außerdem vermied sie es, erotische Bilder anzuschauen oder Bücher sexuellen Inhalts zu lesen, und sie erlaubte keine „anzüglichen“ Witze oder sexuelles Gerede in ihrem Haus. Kurz gesagt: Diese Frau schaffte es, ihr gesamtes Leben hindurch allem aus dem Weg zu gehen, das ihre sexuelle Lust hätte wecken können.

Unterdrückung sexuellen Phantasierens

Die Unterdrückung sexuellen Phantasierens in Gegenwart des Partners gehört ebenfalls zu den unmittelbaren Mechanismen, die manche Patienten mit psychogener, situativer VSA einsetzen, um ihr Sexualverlangen nach unten zu regulieren, während sie mit ihrem Partner zusammen sind. Manche Personen können sexuell nicht funktionieren, ohne ihre individuellen erotischen Bilder aufzurufen, die ihre Lust anregen. Diese phantasieabhängigen Personen nehmen ihre virtuelle Bilderwelt gewöhnlich unbeeinträchtigt in Anspruch, wenn sie masturbieren. Wenn sie jedoch mit ihrem Partner zusammen sind, unterdrücken sie diese möglicherweise, oder sie halten sie zurück, insbesondere wenn sie paraphilen Inhalts sind oder auf eine andere Person abzielen.

Die Patienten bringen vielerlei Begründungen vor, warum sie während des sexuellen Kontakts mit ihrem Partner keinen Gebrauch ihrer sexuellen Phantasien machen – es sei „illoyal", „unfair", „nicht nett", „krank" oder stehe für eine „falsche Vertrautheit" etc. Die Unterdrückung von Erotika und Phantasien sowie die darauf folgende Unfähigkeit, erregt zu werden und mit dem Partner zu funktionieren, sind jedoch oftmals symptomatisch für tiefere unterschwellige Konflikte in Bezug auf Sex und Intimität. In Kapitel 8 beschreiben wir einen Fall, in dem versucht wurde, die Phantasie eines Patienten wieder zutage zu fördern (Fall 8.7).

Mobilisierung des Inzest-Tabus

Die antisexuelle Kraft des universalen, latenten „Inzest-Tabus" für sich zu nutzen ist eine weitere subtile, aber höchst effektive Methode, die Sexualzentren zu deaktivieren. Das Inzest-Tabu, dieses angeeignete Programm sexueller Inhibition, das uns vormalig geholfen hatte, die turbulenten Gewässer unserer frühen psychosexuellen Entwicklung innerhalb unserer erotisch aufgeladenen Familienverhältnisse zu umschiffen, befindet sich bei Erwachsenen im Ruhezustand. Es wurde jedoch nicht gelöscht und kann durch den Bezug auf potenzielle Sexualpartner reaktiviert werden, als wären sie Schwestern, Töchter, Brüder oder Kumpel.

Das Zurückgreifen auf den „Inzest-Tabu-Mechanismus" zur Kontrolle unpassenden Sexualverlangens ist nicht per se pathologisch. Tatsächlich handelt es sich um ein im sozialen Rahmen sinnvolles Mittel, das es uns erleichtert, Sexualität in bestimmten Situationen zu kontrollieren, wie z.B. im Arbeitsbereich, der oftmals den Strukturen von Familienverhältnissen ähnelt. Dieser tabubezogene Desexualisierungsmechanismus wird – wie die anderen normalen Unterdrückungsmechanismen auch – erst dann zu einem Problem, wenn er im Dienste dysfunktionaler, selbstzerstörerischer Absichten steht.

„Greta Biedemeyer" (Fall 8.1), die bereits erwähnte 39-jährige Frau mit einer starken Sexualaversion, ist ein Paradebeispiel für den abwehrenden Gebrauch des „Inzest-Tabus". Unter der Vielzahl sexueller Abwehrmechanismen, die diese Patientin entwickelt hatte, war ihre Gewohnheit, sich jedem Mann, den sie traf, als „Schwester" oder „Kumpel" zu nähern, einer der effektivsten. Unterstützend trieb diese Frau die Kunst der *„sexuellen Unsichtbarkeit"* bis zur Perfektion. Sie verhüllte nicht nur all ihre attraktiven Merkmale, indem sie unvorteilhafte Kleidung und merkwürdige Frisuren trug, sondern sie wurde auch ernstlich fett. Die Rolle dieser Patientin als „hässliche Schwester" war so „erfolgreich", dass Greta schließlich bar jeglichen sozialen Lebens war.

Ein weiterer Patient, der sich zum Experten darin entwickelte, sich auf attraktive potenzielle Partner zu beziehen, als seien sie „Schwestern" oder „Kumpel", war „Bill Kangaroo", der 41-jährige Lehrer mit starker, lebenslanger VSA, der von seiner Mutter verführt worden war (Fall 8.2). Seine asexuelle Bezugnahme verminderte Bills Sexualangst. Gleichzeitig war sie jedoch ein wirkungsvolles Mittel, ihn von romantischen Beziehungen fern zu halten.

Unattraktive Verhaltensweisen

Anti-Beziehungstaktiken oder unattraktive Verhaltensweisen, die die Lust des Partners auf Sex verderben, gehören zu den häufigsten und effektivsten Abwehrmechanismen gegen sexuelles Verlangen und ein befriedigendes Sexualleben.

Personen ausgenommen, die genuine masochistische oder sadistische Triebe haben und erregt werden, wenn sie von ihren Partnern verletzt oder gedemütigt werden oder wenn sie Leiden verursachen, sind negative partnerschaftliche Handlungen mit Leidenschaft und Verlangen nicht vereinbar.

Bei der Beobachtung von Paaren, die glückliche Beziehungen führen und ein gutes Sexualleben haben, entdeckt man einen gemeinsamen Nenner: Die Partner agieren beiderseitig instinktiv sensibel und rücksichtsvoll. Er hilft ihr auf ihren Platz, sie bringt ihm einen Pullover; er schneidet einen Artikel aus, der sie vielleicht interessieren könnte; sie verbringt Stunden damit, seinen Lieblingskaffee aufzustöbern.

Genau das Gegenteil findet wiederum bei einigen in diesem Buch beschriebenen Fällen statt. Mangel an Sensibilität, Feindseligkeit, Zwanghaftigkeit, Unausstehlichkeit, Verweigerung, Wutanfälle, Untreue oder Provokationen veranlassen die betroffene Person dazu, das sexuelle Interesse zu verlieren. Negative Verhaltensweisen dieser Art erwirken eine Abwärtsspirale beiderseitigen und gegenseitigen Ärgers wie auch ein feindseliges Umfeld. Sowohl das eine wie auch das andere ist unvereinbar mit sexueller Intimität.

Es ist erstaunlich, wie viele unserer Patienten die simple Tatsache nicht begriffen haben, dass Liebende gut zueinander sein sollten und dass sie sich aus einer Selbstverständlichkeit heraus dem anderen gegenüber rücksichtsvoll verhalten sollten. Sie scheinen zu glauben, dass sich ihr Partner darüber freuen müsse, mit ihnen ins Bett zu gehen, obgleich sie in dreckiger Unterwäsche im Haus herumsitzen, ihre Zähne nicht putzen und sich unflätig, mäkelnd und selbstsüchtig verhalten. Diese Annahme entbehrt jedoch jeder Grundlage; sogar Tiere sind schlau genug, aggressive Verhaltensweisen zu kontrollieren und ihre schönste Seite in Form von einnehmenden Balzritualen hervorzukehren, wenn sie sich fortpflanzen wollen.

Als Beispiel des Unvermögens, die grundsätzlich affiliative Art menschlicher Liebesbeziehungen zu verstehen, möchte ich kurz den Fall einer 62-jährigen Frau schildern, die mich konsultierte. Sie erzählte mir, dass sie und ihr Mann während der vierzig Jahre ihrer Ehe nie guten Sex erlebt hätten und dass sie während der vergangenen zwei Jahre gar keinen sexuellen Kontakt mehr hatten. Mit Tränen in den Augen sagte die Frau, dass sie nicht sterben wolle, ohne sich jemals als „richtige Frau" gefühlt zu haben.

Ich war betroffen und gern bereit zu helfen.

Der 65-jährige Ehemann hörte sich in Ruhe die Klagen seiner Frau an und beschrieb dann, was sich als die unmittelbare Ursache der niedrigen sexuellen Frequenz in dieser Ehe herausstellte. Er erklärte, dass ihn die ständige Kritik und die Beschimpfungen seiner Frau ärgerten. Sie unterbrach ihn, um mich wissen zu lassen, dass ihr Mann völlig uneinsichtig reagiere, indem er darauf beharre, dass er nur dann romantisch gestimmt werde und mit ihr schlafen könne, wenn sie „*den ganzen Tag* gut zu ihm sei". Die Ehefrau betrachtete dies als viel zu viel der Forderung. „Dr. Kaplan", sagte sie, „warum kann er nicht mit mir schlafen, wenn meine Nettigkeiten auf die Zeit während des Abendessens beschränkt bleiben? Reicht das denn nicht? Warum sollte ich ihm den ganzen Tag über die Füße küssen?"

Als ich darauf hinwies, dass Menschen, die sich nicht nett zueinander verhielten, kein gutes Sexualleben erwarten könnten, und vorschlug, dass, wenn sie wirklich besseren Sex mit ihrem Mann erleben wolle, bevor sie stürbe, sie vielleicht dabei anfangen müsse, weniger kritisch ihm gegenüber zu sein und ihn nicht zu erniedrigen, war sie überrascht und gekränkt. Sie sagte, man könne keinesfalls von ihr erwarten, ständig gut zu ihm zu sein, da sie eine schwierige Kindheit gehabt habe.

Einschätzung der unmittelbaren Ursachen von sexualaversiven Störungen

Die unmittelbare Ursache von Sexualaversionen und sexuellen Panikzuständen besteht aus der irrationalen Empfindung von Terror und/oder Abscheu vor sexuellem Kontakt mit dem Partner. Ungleich Patienten mit VSA regulieren sexualphobische Patienten jedoch nicht unbewusst ihre Sexualmotivation mit negativen Eingaben nach unten. Obwohl diese Patienten aus Angst Sex vermeiden, muss es ihnen nicht zwangsläufig an sexuellem Verlangen mangeln. Wie in Kapitel 4 erläutert, fühlen sich manche Patienten von jedem und jeglichem Sexualkontakt mit jeglichem Partner abgestoßen oder verängstigt und vermeiden diesen. Patienten mit *partiellen Phobien und Aversionen* fühlen sich wiederum nur von ihren Partnern abgestoßen oder von *spezifischen* Aspekten von Sex, wie z. B. Küssen, Berühren der Brüste oder vaginaler Penetration.

Ein wichtiges Ziel der *Erhebung des sexuellen Status* ist es, die Parameter der sexualphobischen Reaktionen des Patienten genau zu erkennen und zu skizzieren, sodass geeignete und spezifische Programme zur *In-vivo*-Desensibilisierung erarbeitet werden können, diese zu modifizieren.

Einschätzung der tiefer liegenden Ursachen psychogener Appetenzstörungen

Die tiefer liegenden Ursachen sexueller Appetenzstörungen können mittels eines Rückblicks auf die Sexual- und die Familienanamnese des Patienten erforscht werden.

Wenn die Erhebung des sexuellen Status abgeschlossen ist und ich einen klaren Eindruck von den unmittelbaren Ursachen des verminderten Verlangens des Patienten und/oder den genauen Parametern seiner/ihrer Sexualaversion habe, widme ich mich der *Sexual- und der Familienanamnese*, um die tiefer liegenden Ursachen zu ergründen.

Problemfokussierte Sexualanamnese: Ist die psychosexuelle Anamnese des Patienten normal oder anomal?

Patienten mit Störungen des sexuellen Verlangens weisen die gleichen Erscheinungsformen zugrunde liegender intrapsychischer Konflikte und Beziehungsprobleme und vergleichbare Formen des Schuldgefühls in Bezug auf sexuelle Lust auf, wie sie bei Patienten mit Problemen der Orgasmus- und der Erregungsphase auftauchen. Nur die Charakteristik der unmittelbaren Ursache ist einzigartig und unterscheidet die verschiedenen psychosexuellen Syndrome voneinander.

Obgleich sich die unmittelbaren Ursachen von VSA und sexuellen Panikzuständen distinkt voneinander unterscheiden, können auch hier mit Blick auf die tiefer liegende intrapsychische Psychopathologie oder die Beziehungsprobleme von Patienten keine dementsprechenden Unterschiede bei diesen beiden Syndromen ausgemacht werden.

Des Weiteren variieren die tiefer liegenden psychologischen Ursachen von Sexualstörungen sowohl hinsichtlich ihrer Art als auch ihrer Intensität in starkem Maße. Patienten mit psychosexuellen Störungen haben, unabhängig von der spezifischen Erscheinungsform, Sexualanamnesen, die völlig normal sein können oder aber dysfunktionale Familienstrukturen, sexuelle Traumata und antisexuelle Konditionierungen beinhalten. Entsprechend interessiert mich als erstes, ob die psychosexuelle Entwicklung des Patienten grundsätzlich normal oder anomal war. Um mir diesbezüglich einen Eindruck zu verschaffen, stelle ich ein paar kurze Fragen zu Eckpfeilern der sexuellen Entwicklung, wie Masturbation und die erste sexuelle Erfahrung, und ich frage den Patienten, ob er/sie sich an irgendeine Form von Inzest oder Missbrauch erinnern kann. Ich versuche außerdem, einen Einblick in die Sexualerfahrung des erwachsenen Patienten zu erhalten, als da wären Fragen zu: sexueller Frequenz, funktionaler Angemessenheit, sexueller Orientierung, Zahl der bisherigen Partner, Ehen, Scheidungen, Schwangerschaften, Abtreibungen etc.

Viele der Patienten mit sexuellen Appetenzstörungen haben wenig bemerkenswerte Sexualanamnesen, was auf die Prognose bezogen ein günstiges Zeichen ist. In solchen Fällen gehe ich schnell zur *Familienanamnese* über und fülle die Details zur Sexualanamnese des Patienten später aus, während die Therapie ihren Lauf nimmt.

Sollten die Antworten des Patienten jedoch auf Anomalien in seiner/ihrer sexuellen Entwicklung hindeuten, wird entsprechend gründlicher auf die Sexualanamnese eingegangen werden.

Masturbationsanamnese

Eine anomale Masturbationsanamnese kann wertvolle Hinweise zu frühen Störungen der sexuellen Entwicklung des Patienten zutage fördern.

Die meisten Jungen in unserer Gesellschaft fangen während der Pubertät an zu masturbieren, indem sie ihren Penis manuell stimulieren und sich währenddessen erotische Szenen vorstellen oder erotische Bilder in Zeitschriften anschauen. Der Verdacht möglicher Schwierigkeiten kommt dann auf, wenn der Junge überhaupt nicht masturbierte[31] oder es vermied, seine Geschlechtsorgane zu berühren, und auf untypische Weise einen Orgasmus erlangte, indem er sich am Bett rieb, seinen Penis zwischen die Schenkel steckte und vor und zurück schaukelte oder seinen Penis durch die Unterwäsche stimulierte.

Da nur etwa 40 % der Mädchen von Masturbationserlebnissen berichten, ist das Fehlen von Selbststimulation bei weiblichen Sexualanamnesen weniger bedeutsam.

Die erste Sexualerfahrung

Ein sexueller Eckpfeiler, den ich versuche während des ersten Gesprächs zu berühren, ist die

[31] Etwa 98 % der US-amerikanischen Männer berichten, irgendwann einmal masturbiert zu haben. Ausgenommen sind orthodoxe Juden und fromme Katholiken. Diese Religionen verbieten explizit Selbststimulation. Das Fehlen von Onanie deutet nicht auf eine anomale sexuelle Entwicklung bei Personen hin, die diesen Subkulturen angehören.

kurze Beschreibung des *ersten sexuellen Erlebnisses des Patienten.* Oftmals ergibt sich aus dieser Befragung wenig Bedeutsames, ab und an entdeckt man jedoch die Anfänge eines lang währenden destruktiven Sexualmusters.

„Regina Kaisers" (Fall 4.8) Sexualaversion gegen ihren Mann z. B. zeigte sich erstmals während ihrer Flitterwochen – der Zeit, in der sie das erste Mal versuchten, miteinander zu schlafen. Roy hatte keine Mühen gescheut, den Beginn ihres gemeinsamen Lebens besonders zu gestalten. Er hatte für deren alleinige Nutzung eine beeindruckende Villa mit Personal in der Karibik gemietet. Regina war von seiner Aufmerksamkeit gerührt. Leider war es heiß, und es gab keine Klimaanlage, sodass Roy sich einfach auszog und sich ihr völlig nackt mit einsetzender Erektion präsentierte. Regina war tief bestürzt. Es war nicht auszuschließen, dass die negative Reaktion dieser Frau, die den unglückseligen weiteren Verlauf der sexuellen Beziehung des Paares von diesem Zeitpunkt an prägte, einsetzte, weil Roys entblößter, erigierter Penis ein traumatisches Erlebnis heraufbeschworen hatte, das sich ereignet hatte, als Regina ein kleines Mädchen gewesen war.

Sexualtraumata und sexueller Missbrauch während der Kindheit

Alle Patienten werden gefragt, ob sie sich daran erinnern können, sexuell missbraucht, Opfer von Inzest oder traumatisiert worden zu sein. Sollte die Antwort bejahend ausfallen, bitte ich den Patienten, mir die Begebenheit(en) exakt und detailliert zu beschreiben. Der Schlüssel zur Pathogenese der Sexualsymptome dieser Patienten wie auch zum Behandlungserfolg hängt oftmals davon ab, dass sich der Therapeut über die Einzelheiten der traumatischen Erlebnisse im Klaren ist.

Bei einigen der in diesem Buch beschriebenen Fallbeispiele war es möglich, die aktuellen Sexualsymptome des Patienten bis zu den spezifischen Ereignissen zurückzuverfolgen, im Rahmen deren der Missbrauch stattgefunden hatte.

Bei „Greta Biedemeyers" (Fall 8.1) Sexualsymptomen handelte es sich z. B. um eine direkte Widerspiegelung der Art und Weise, wie sie als Kind belästigt worden war.

Im Alter von acht bis zwölf Jahren war diese Patientin wiederholt gezwungen worden, die „widerwärtigen" Küsse ihres übelriechenden Nachbarn mittleren Alters zu ertragen. Der Mann grabschte sich das Kind und hielt es fest. Dann küsste er sie und drückte seinen Mund auf ihren, während er sie zwang, seinen Penis zu stimulieren; er ließ nicht von dem Mädchen ab, bis er ejakuliert hatte. Diese Erlebnisse schmiedeten eine Verbindung zwischen Küssen und Gretas Gefühl von Abscheu; und die Verbindung war der Kern ihrer phobischen Sexualvermeidung. Diese Details waren bei der Planung der Behandlungsstrategie für diese Patientin sehr von Nutzen – sie beinhaltete, ihre Aversion gegen Küssen zu „umgehen", wie es in Kapitel 8 beschrieben wird.

„Regina Kaisers" (Fall 4.8) Sexualaversion konnte zu einem einzelnen gewaltsamen Ereignis zurückverfolgt werden, das sich ereignet hatte, als sie fünf Jahre alt war. Ich erinnere daran, dass diese Frau derartig sexualphobisch war, dass sie es nicht ertrug, eine erotische Illustration an der Wand meines Sprechzimmers anzuschauen; dass sie mit zwei Katzen im Ehebett schlief und selten badete – alles im Dienste der Vermeidung von Sex mit ihrem Mann.

Regina berichtete, dass sie als Fünfjährige vom Leiter eines Ferienlagers missbraucht worden war. Das Erlebnis war höchst unangenehm und traumatisch gewesen. Bis in die Gegenwart hinein hatte Regina eine klare und nach wie vor schmerzhafte Erinnerung daran, wie der Mann sie gezwungen hatte, mit ihm hinter ein paar Büsche zu gehen, wo er seinen erigierten Penis entblößte, ihn ihr in den Mund steckte, sie an den Haaren festhielt und vor sich knien ließ, damit sie ihn oral befriedigte.

Vor diesem Ereignis war die sexuelle Entwicklung des Kindes unauffällig gewesen und sie hatte eine normale gesunde Neugier gegenüber Sex und männlichen Geschlechtsorganen an den Tag gelegt. Sie erinnerte sich, vor diesem traumatischen Ereignis im Alter von etwa vier Jahren mit einiger Belustigung beobachtet zu haben, wie sich der Penis ihres Vaters im Wasser der Badewanne auf und ab bewegt hatte. Sie erinnerte sich, dass sie das Badezimmer verlassen musste, nachdem sie gefragt hatte, ob sie ihn berühren dürfe. Sie erinnerte sich auch, etwa um diese Zeit herum ihre Erzieherin mit ähnlich belustigter Neugier bezüglich eines Exhibitionisten im Park befragt zu haben, woraufhin sie von der peinlich berührten Frau weggescheucht worden war.

Nach dem Ereignis mit dem Leiter des Ferienlagers änderte sich ihre positive Einstellung gegenüber männlichen Geschlechtsorganen jedoch grundlegend und sie reagierte äußerst phobisch auf erigierte Penisse. Die Patientin erinnerte sich, im Alter von sieben Jahren hysterisch geschrien zu haben, nachdem ein Mann im Bus seinen erigierten Penis entblößt hatte, und ihre Reaktion war ähnlich negativ, als sie den Penis ihres Mannes während ihrer Flitterwochen zu Gesicht bekam.

Die zerstörerischen Auswirkungen sexuellen Kindesmissbrauchs sind nicht auf Frauen beschränkt. In unseren Akten findet sich eine beträchtliche Anzahl von Fällen erwachsener männlicher Patienten, die wegen frühen homosexuellen Missbrauchs schwer traumatisiert worden waren – ob durch ältere Jungen, Lehrer, Geistliche oder Mitarbeiter in Ferienlagern. Im Laufe ihres Erwachsenwerdens entwickelten Männer, die von homosexuellen Pädophilen missbraucht worden waren, eine Vielzahl schwerer und hinderlicher sexueller wie auch posttraumatischer emotionaler Symptome.

Sexualtraumata bei Erwachsenen

Sexuelle Traumata im Erwachsenenalter können sich ebenfalls nachteilig auf das Sexualverlangen auswirken. Die unverarbeiteten Erinnerungen an von erwachsenen Frauen erlittene Sexualtraumata haben oftmals anhaltende Wirkung und geben sich während der Behandlung als Quelle des Widerstands zu erkennen.

Mir sind eine Reihe von Patientinnen begegnet, deren Verlust ihres Sexualverlangens oder phobische Sexualvermeidung eine Vergewaltigung oder ungewöhnlich schmerzhafte Geburten vorausgegangen waren. Der Verlust des Sexualverlangens tritt auch häufig bei Paaren auf, die durch langwierige und invasive Infertilitätsbehandlungen traumatisiert wurden.

Sexuelle Appetenzstörungen und Infertilitätsbehandlungen

Infertilität und seine Behandlungen zeitigen oftmals für beide Partner sexuell traumatische Auswirkungen. Während der vergangenen zehn Jahre hat in der Reproduktionstechnologie eine Revolution stattgefunden, die vielen ursprünglich kinderlosen Paaren die Möglichkeit eröffnete, gesunde Kinder zur Welt zu bringen. Leider sind moderne Methoden assistierter Reproduktion[32] nicht selten intrusiv, teuer, invasiv, emotional belastend und auf eine Art stresserzeugend, dass sich nur wenige Paare – selbst jene mit eisernen Egos und himmlischen Beziehungen – in der Lage sehen, sich diesen wiederholten, traumatischen Angriffen auf ihre Reproduktionsorgane, ihre Selbstachtung, ihre Privatsphäre, ihre Geldbeutel und ihr Sexualleben zu beugen. In der Tat wird sogar berichtet, dass der Großteil der Männer und Frauen, die sich einer Infertilitätsbehandlung unterziehen, schließlich sexuelle und emotionale Probleme entwickelt (Stotland 1990).

Probleme mit Infertilität und ihre Behandlung drehen sich um die biologische Tatsache, dass Frauen nur drei bis vier Tage des Monats nach der Ovulation fertil sind, und zwar gewöhnlich etwa zwei Wochen nach der Menstruation. Um eine Befruchtung zu erreichen, müssen dem Ei während dieser kurzen Zeitspanne Spermien zugeführt werden.

Entsprechend beginnt die Infertilitätsbehandlung gewöhnlich mit obligatorischem, reglementiertem, täglichem Geschlechtsverkehr während der wenigen Tage im Monat, in denen sich ein lebensfähiges Ovum im Fortpflanzungstrakt der Frau befindet.

Wenn dem kein Erfolg beschieden ist, besteht der nächste Schritt gewöhnlich in der künstlichen Befruchtung mit dem Sperma des Mannes, das während der fertilen Tage durch den Arzt in die Vagina oder den Gebärmutterhals der Frau eingebracht wird.

Daraufhin folgen progressive, technisch komplexere, schmerzhafte, teure und invasive diagnostische und Behandlungsprozeduren. Diese beinhalten verschiedene Überwachungsmethoden, wie z. B. hoch entwickelte Hormontests und bildgebende Verfahren, mikrochirurgische Verfahren, mit deren Hilfe verschlossene Eileiter und chirurgisch durchtrennte Samenstränge wieder funktionsfähig gemacht werden

[32] Ergänzung für die deutsche Ausgabe: Unter assistierter Reproduktion versteht man den intratubaren Gametentransfer (GIFT), den intratubaren Zygotentransfer (ZIFT) und Embryotransfer (EIFT), die In-vitro-Fertilisation mit Embryotransfer (IVF und ET) und die intrazytoplasmatische Spermatozoeninjektion (ICSI). Das deutsche Embryonen-Schutzgesetz erlaubt Kryokonservierung von Spermatozoen – die von Eizellen jedoch nur im Vorkernstadium, d.h. *nach* Eindringen der Samenzelle, aber *vor* der Kernverschmelzung.

können, sowie spezielle Hormonbehandlungen, die eine vermehrte Ei- und Spermaproduktion bewirken. Schließlich sind auch einige zunehmend komplexe In-vitro-Fertilisationsmethoden entwickelt worden, bei denen Ova chirurgisch aus dem Reproduktionstrakt der Frau entfernt werden, um diese mit den Spermien des Mannes außerhalb des Körpers zu befruchten und später den Embryo in die Mutter zurückzuverpflanzen. Des Weiteren gibt es spezielle Methoden der Konservierung und der Tiefkühlung von Sperma, Ova und Embryonen, die eine Aufschiebung der Befruchtung möglich machen.

Lamont und Anderson (1993) haben darauf aufmerksam gemacht, dass sowohl die Frau als auch der Mann bei jedem Schritt assistierter Reproduktion unterschiedlichen Formen von Stress ausgesetzt werden: Eingeständnis des Problems, Untersuchung, Behandlung, Unvermögen, ein Kind zu zeugen, und die Sondierung von Alternativen.

Im Allgemeinen sind die Untersuchung des Problems und die frühe Phase der Behandlung mit ihrem rigorosen Leistungsanspruch für den Mann schwieriger zu handhaben, während die späteren, technisch spezielleren Prozeduren schwieriger für die Frau zu bewerkstelligen sind. Sie muss sich meist täglichen Blutuntersuchungen und Injektionen unterziehen, ihr Körper wird durch wiederholte und schmerzhafte invasive chirurgische Eingriffe an den Reproduktionsorganen beansprucht und sie muss die emotionale Destabilisierung ertragen, die als häufiger Nebeneffekt von Fertilitätspharmaka auftritt.

Bei Paaren, die einer Infertilitätsbehandlung unterzogen und in der Folge zu uns überwiesen werden, liegt das Sexualproblem gewöhnlich im Unvermögen des Mannes, an den fertilen Tagen der Frau die an ihn gestellten Erwartungen zu erfüllen. Dies kann sich sowohl auf ihn vernichtend auswirken als auch auf seine auf Zurückweisung sensibilisierte Frau, die das Unvermögen des Mannes oft als Zeichen mangelnder Liebe oder als Ambivalenz gegenüber dem Kinderwunsch interpretiert.

Dies sind jedoch selten die tatsächlichen Gründe. Die häufigsten unmittelbaren Ursachen für mit Infertilität zusammenhängende männliche Dysfunktionen sind *Leistungsdruck* und *der Verlust des Sexualverlangens*.

Wie es im vorangegangenen Kapitel beschrieben wurde, ist eine relativ häufige Ursache des Verlusts sexueller Appetenz ein bedrängendes, bedrückendes Umfeld, das einer romantischen Stimmung nicht förderlich ist. Die obligatorische „Liebe auf Bestellung" für Fortpflanzungszwecke, die jeden Monat eine Atmosphäre voller Druck aufbaut, paßt mit Sicherheit auf diese Kennzeichnung.

Um es bildhafter auszudrücken: Wenn der Mann die an ihn gestellten Erwartungen erfüllen soll, nachdem ihn die Frau darüber in Kenntnis gesetzt hat, dass ihre Temperatur erhöht ist, dass sie ovuliert und sofort „bedient" werden muss, und wenn er weiß, dass sie enttäuscht sein wird, wenn ein weiterer Zyklus ohne Befruchtung verstreicht, wird er aller Wahrscheinlichkeit nach wenig Lust empfinden.

Unter diesen Umständen wird Sex zur Pflicht, zu einer erzwungenen Leistungsübung im Dienste der Fortpflanzung, und hat nichts mehr mit Spontaneität oder Romantik zu tun. Dies ist ein perfekter Nährboden für Impotenz durch Leistungsangst, die die Lust auf weiteren Sex vermindert. Die Probleme, mit denen nahezu alle Paare konfrontiert werden, wenn sie sich einer langwierigen Infertilitätsbehandlung unterziehen, werden noch verstärkt, wenn sie mit einer schon existenten Psychopathologie und/ oder einer disharmonischen Beziehung zusammenfallen. Das folgende Fallbeispiel illustriert dies.

Fall 6.1 – „Sam und Sandra DeBopp": Durch Infertilität und die Behandlung von Infertilität bedingter Verlust der sexuellen Appetenz

Der Ehemann „Sam DeBopp" war fünfzig Jahre alt, klein, glatzköpfig, gewitzt und ein überaus erfolgreicher Geschäftsmann. Seine zweite Frau „Sandra" war eine 41-jährige, große, schlanke, schöne, gebildete, aber unsichere, emotional fragile und höchst zwanghafte Frau.

Die beiden waren seit vier Jahren verheiratet. Ihre Beziehung war stürmisch gewesen, insbesondere weil Sams Kinder aus erster Ehe zwei Jahre vor der Konsultation bei den DeBopps eingezogen waren. (Seine erste Frau musste sich wegen Alkoholproblemen einer Entwöhnungskur unterziehen, woraufhin sich der Patient freudig bereit er-

klärt hatte, für seinen Sohn und seine Tochter zu sorgen.)
Sandra empfand es als zunehmend schwierig, ihren kleinen Stiefkindern Warmherzigkeit und sogar Höflichkeit entgegenzubringen, da sie davon eingenommen war, eigene Kinder haben zu wollen. Bis in ihre späten Dreißigerjahre hinein war sie vollauf mit ihrer Karriere als Einkäuferin in einem Kaufhaus beschäftigt und gegenüber einem Mutterdasein ambivalent gewesen. Nachdem dann die Tochter ihres Mannes bei ihnen eingezogen war, war sie plötzlich von dem Gedanken besessen, selbst ein Kind zu bekommen. Sam erklärte sich widerstrebend einverstanden, aber Sandra wurde nicht schwanger.
Das Paar war von seinem Facharzt für Fertilisationen überwiesen worden. Nachdem er über ein Jahr lang die „reversive Rhythmus-Methode“[33] über sich hatte ergehen lassen, wurde Sam gegenüber seiner Frau impotent. Schlimmer noch, er war bezüglich seiner sexuellen Leistung so ängstlich geworden, dass er während der letzten beiden Perioden seiner Frau Geschäftsreisen arrangiert hatte. Sandra verzweifelte im Zuge der verstreichenden Monate zunehmend, weil sie nicht schwanger wurde. Ihre Zwangsvorstellungen konzentrierten sich nun auf Sams Erektionen; wann immer Sam ein Problem damit hatte, warf sie ihm verärgert vor, er weise sie zurück und verweigere ihr unbewusst ein Kind.
Dieser Mann hatte eine Vorgeschichte mit vorübergehender EP und erektilen Dysfunktionen mit neuen Partnern. In der Vergangenheit waren diese jedoch immer spontan behoben, sobald er sich in der Beziehung wohl fühlte.
Während der ersten beiden Jahre der Ehe – nach einer üblichen, kurzen dysfunktionalen Anfangszeit – war ihre sexuelle Beziehung recht leidenschaftlich und befriedigend für beide gewesen. Im Verlauf des vergangenen Jahres jedoch, ein paar Zyklen nach ihren ersten Versuchen, ein Kind zu zeugen, hatte Sam eben jene Appetenz- und Erektionsprobleme entwickelt, die inzwischen chronisch geworden waren.
Ein Teil dessen, was Sandra sagte, entsprach der Wahrheit – Sam war tatsächlich ein wenig ambivalent, in seinem Alter weitere Kinder zu zeugen. Seine Liebe für Sandra war jedoch stärker als sein Widerstand gewesen und nachdem er seine anfängliche Zurückhaltung aufgegeben hatte, war er nun vollkommen damit einverstanden, ein weiteres Mal Vater zu werden.
Sams Konflikt bezüglich eines weiteren Kindes war nicht die entscheidende Ursache für seine Impotenz und es bestand zu dieser Zeit auch keine Notwendigkeit, dieses Thema in der Therapie anzuschneiden. Die unmittelbare Ursache für Sams Appetenz- und Potenzprobleme lag im *Druck durch den Partner*. Sandra sabotierte durch ihren verzweifelten Wunsch nach einem Kind, bevor es zu spät wäre, die Bemühungen, indem sie ihren Mann einem enormen Leistungsdruck aussetzte, wobei dieser schon für Erektionsprobleme verbunden mit Leistungsangst anfällig gewesen war.
Sandra erinnerte Sam ständig daran, wie wichtig eine Schwangerschaft für sie sei und wie seine Impotenz sie anekele. Als Sam beispielsweise bei einer Gelegenheit in der Lage war zu penetrieren und zu ejakulieren, stellte sie auch dies infrage, indem sie ihm vorwarf, sie nicht tief genug penetriert zu haben!
Sandra hatte keinerlei Einsicht in ihren Beitrag hinsichtlich Sams Appetenzmangel und seiner Erektionsschwierigkeiten. Sie bestritt kategorisch, dass ihre eigenen unbewussten Konflikte in Bezug auf das Mutterdasein eine Rolle spielen könnten, und machte ausschließlich Sam für das Problem verantwortlich.
Ich versuchte Sams Angst zu „umgehen“, indem ich ihm vorschlug, sich während des Geschlechtsverkehrs mit seiner Frau mental mit Erotika und Phantasien zu beschäftigen. In diesem Fall war die Strategie jedoch wirkungslos, weil Sam nicht in der Lage war, das intrusive, bedrückende Umfeld auszublen-

[33] „Reversiver Rhythmus“ ist ein Ausdruck, den ich benutze, um das „Sex-auf-Bestellung-wenn-die-Frau-fertil-ist“-Verfahren zu beschreiben, weil dies die Umkehrung der verhütenden „Rhythmus“-Methode darstellt, bei der sich das Paar während der fertilen Tage dem Sex enthält.

den, das durch seine aufgeregte, erwartungsvolle und verärgerte Frau aufgebaut wurde.
In seinem verzweifelten Bewusstsein um den Leistungsdruck tat mir Sam Leid, und ich konnte auch Sandras intensiven Wunsch nach einem Kind verstehen. Unter diesen Voraussetzungen hielt ich es für angebracht, die Probleme des Paares mittels des Versuchs einer „häuslichen" künstlichen Befruchtung zu umgehen.[34]
Da Sam keinerlei Schwierigkeiten hatte zu masturbieren, konnte das Paar das Gerät hervorragend nutzen. Es überrascht nicht, dass Sandra trotzdem klagte, dass wenn Sam „ganz ehrlich" mit ihr ein Kind haben wollte, er eigentlich nie auf so etwas hätte zurückgreifen müssen.

Sexuelle und emotionale Symptome, die aus sexueller Gewalt heraus entstehen – inklusive der abgemilderten Gewalt assistierter Reproduktion –, können als *posttraumatische sexuelle Stress-Syndrome* betrachtet werden. Wie andere Arten posttraumatischer Störungen auch sind die Symptome meist anhaltend (manchmal viele Jahre lang), nachdem das ursprüngliche Trauma erzeugt worden war. Sie sind jedoch oft in der Behandlung zugänglich.

Antisexuelle Werte

Als Nächstes versuche ich die Färbung der sexuellen Werte auszumachen, die die Person in ihren Entwicklungsjahren vermittelt bekommen hatte.

Wenn der Patient in einem freizügigen, liberalen Elternhaus aufgewachsen ist und Sex offen mit den Eltern während der Kindheit zur Sprache kam, kann ein kulturell induziertes Schuldgefühl gegenüber Sex als tiefer liegende Ursache ausgeschlossen werden, und ich fahre mit dem nächsten Punkt in der Befragung fort.

Wenn mir der Patient jedoch berichtet, in einem sehr konservativen Elternhaus mit antisexuellen Werten aufgewachsen zu sein, oder wenn die Familie einer fundamentalistischen Religion angehört, die jegliche Form sexuellen Ausdrucks, die nicht der Reproduktion dient, als sündhaft, schändlich und gefährlich betrachtet, oder (und besonders) wenn die Person eine Konfessionsschule besuchte, in der die antisexuellen Werte der Familie noch stärker unterstrichen werden, dann suche ich nach Anzeichen von Resten *schädlichen, frühen antisexuellen Programmierens*. Denn auch dabei handelt es sich um eine häufig anzutreffende tiefer liegende Ursache sexueller Appetenzstörungen.

Familienanamnese: Waren die Familienverhältnisse des Patienten normal oder anomal?

Die Familie stellt gewissermaßen den Schmelztiegel dar, aus dem sexuelle Pathologie hervorgeht, und die Familienanamnese kann als die wahrscheinlich wichtigste Informationsquelle für die tiefer liegende psychische Infrastruktur der Störung des sexuellen Verlangens des Patienten angesehen werden.

Ich strebe jedoch im Verlauf der ersten Beurteilung keine umfassende Erörterung der Familienanamnese an. Obgleich ich umfassende Informationen über den aktuellen Status der sexuellen Erfahrungen des Patienten und über die unmittelbaren Ursachen des sexuellen Symptoms benötige, bevor die Behandlung beginnt, ist ein vergleichbar detailliertes Verständnis der Familienanamnese zu diesem Zeitpunkt nicht notwendig.

Während des ersten Gesprächs bin ich lediglich daran interessiert, einen allgemeinen Eindruck der Höhepunkte des frühen entwicklungsbezogenen Ursprungs der tiefer liegenden Konflikte und Defizite des Patienten zu bekommen. Ich füge der Anamnese nach und nach die Details hinzu und überarbeite meine ursprünglichen Hypothesen hinsichtlich der Art und der Intensität der zugrunde liegenden Psychopathologie, während die Therapie ihren Lauf nimmt und sich erste Widerstände gegen die therapeutischen Haus-Aufgaben abzeichnen.

Um die Zielvorgaben der Beurteilung zu erreichen und eine Behandlung einzuleiten, benötige ich bezüglich der Familienverhältnisse des Patienten im Grunde lediglich Auskunft darüber, ob die Familie allgemein funktionsfähig war, ob er/sie als Kind angemessen aufgezogen und umsorgt wurde oder ob das Kind im Rahmen einer chaotischen und dysfunktionalen Familie Missbrauch erleiden musste. Ich möchte

[34] Grace Sullivan, RN, MPH, ein Mitglied unserer Gruppe, hat ein einfaches, praktisches Gerät entwickelt, das wir Paaren mit den entsprechenden Anweisung mit nach Hause geben. Es wird benutzt, um das Sperma des Mannes während der fertilen Tage in die Vagina der Frau einzuführen.

außerdem wissen, welcher Natur die Beziehung des Patienten zu Vater und Mutter war. Diese grundsätzliche Information ist der Schlüssel zum Verständnis, welche Rolle (wenn überhaupt) intrapsychische Konflikte hinsichtlich des Appetenzmangels des Patienten oder des Musters seiner/ihrer Sexualängste spielen.

Sex ist eine natürliche Funktion, und ich bin der Ansicht, dass ein Kind eine normale Fähigkeit zu lieben, geeignete Partner zu begehren und sexuell gut zu funktionieren entwickeln kann, vorausgesetzt, er/sie wächst in einer relativ stabilen Familie auf, erfährt eine angemessene Erziehung und Aufmerksamkeit, hat ein im Wesentlichen liebevolles und konstruktives Verhältnis zu seinen Eltern und wird nicht darauf getrimmt, im prägenden Alter Schuldbewusstsein oder Angst gegenüber Sex zu entwickeln.

Die Bedeutung normaler entwicklungsbezogener Zustände und, umgekehrt, der Schaden, der der sexuellen Entwicklung durch eine unangemessene Erziehung und durch Missbrauch verursacht werden kann, sind so elementar, dass sie auch bei Primaten nachgewiesen werden konnten. Harlow führte Versuche durch, bei denen Schimpansenjunge bei der Geburt von ihrer Mutter getrennt und in Käfige gebracht wurden, wo sie von „Ersatzmüttern" gefüttert und „aufgezogen" wurden (Harlow 1958; Harlow u. Lanersberg 1974; Harlow u. Harlow 1965). Die Ersatzmütter waren Drahtkonstruktionen in etwa der Größe von ausgewachsenen Schimpansen, an denen Milchflaschen befestigt waren. Als die versuchsweise missbrauchten Tiere ausgewachsen waren, waren sie gegenüber potenziellen Sexualpartnern verängstigt und völlig unfähig, sich zu paaren.

Ein vergleichbarer Schaden wird bei der menschlichen Sexualentwicklung angerichtet, wenn das Zuhause chaotisch ist; wenn ein Elternteil alkoholabhängig oder gestört ist; wenn das Kind emotional ausgehungert oder vernachlässigt oder wenn es körperlich oder sexuell missbraucht wird; wenn die Eltern dem Kind gegenüber feindselig, von Konkurrenzdenken geprägt oder häufig strafend auftreten; wenn sie das Kind in ihre Auseinandersetzungen einbeziehen oder, schlimmer noch, wenn sie das Kind nicht vor sexuellem Missbrauch oder Inzest schützen; wenn sie nicht als geschlechtsspezifische Vorbilder auftreten und/oder das Kind mit antisexuellen Werten einer Gehirnwäsche unterziehen. Unter diesen Umständen wird das unglückselige kleine Wesen mit großer Wahrscheinlichkeit die tragischen Erlebnisse seiner Kindheit erotisieren und mit anomalen Sexualappetenzen und ernsten Defiziten hinsichtlich seiner Fähigkeit, romantische Beziehungen aufzubauen, heranwachsen.

Ich bekomme gewöhnlich einen Eindruck davon, ob die Familie des Patienten ein grundsätzlich normales umsorgendes Umfeld gestellt hat, indem ich mir kurz die Familienverhältnisse beschreiben lasse: die Zusammensetzung, ob die Eltern bei der Erziehung des Kindes miteinander kooperiert haben, wie die Familienmahlzeiten und die Urlaube vonstatten gingen und ob die elterliche Beziehung stabil war. Im Falle einer Scheidung möchte ich wissen, wie alt das Kind war und wie er/sie damit zurechtkam. Es ist des Weiteren von Bedeutung, ob innerhalb der Familie Gefühle kommuniziert oder unterdrückt wurden.

Die Eltern

Möglicherweise wird dieser Punkt noch nicht während des ersten Gesprächs behandelt, dennoch möchte ich relativ bald in Erfahrung bringen, wie sich die Eltern verstanden haben, sodass ich abschätzen kann, mit welcher Art Rollenmodell hinsichtlich romantischer Beziehungen der Patient aufgewachsen ist. Liebten sich Mutter und Vater? Verhielten sie sich gut zueinander, zugeneigt, sensibel? Haben sie sich gestritten? Waren sie gemein zueinander? Waren sie sich gegenseitig treu? Welcher Elternteil war dominanter?

Informationen über das Verhältnis der Eltern zueinander sind aus vielen Gründen hilfreich, nicht zuletzt, weil viele Menschen unbewusst die Art der Beziehung, die sie bei ihren Eltern vorfinden, während sie aufwachsen, *widerspiegeln oder dagegen rebellieren.*

Ich versuche immer einen Eindruck der Person des Vaters oder der Mutter zu erhalten und darüber, wie ihre Beziehung zu dem Patienten definiert ist bzw. war. Diese Information erhalte ich oftmals, indem ich den Patienten bitte, mir „mit einem Satz oder weniger" zu vermitteln, wie er/sie mit der Mutter und dem Vater zurechtkam und was sie für einen Eindruck bei ihm/ihr hinterließen.

Dadurch erschließt sich mir eine unmittelbare Vorstellung von den tiefer liegenden Ursachen und der Dynamik der sexuellen Appetenzstörung des Patienten, die im weiteren Verlauf durch zusätzliche Informationen überarbeitet werden wird.

Unter den in diesem Buch beschriebenen Fallbeispielen findet sich auch das eine oder andere, das den komplexen Zusammenhang zwischen einer frühen, destruktiven Beziehung des Patienten zu seinen Eltern und der Entstehung einer Störung des Sexualverlangens illustriert.

Der Fall von „Bill Kangaroo" (Fall 8.2) ist ein Paradebeispiel für die bösartigen Konsequenzen unangebrachter Verführung und inzestuösen Verhaltens vonseiten des *andersgeschlechtlichen Elternteils*.

Bills Mutter ermutigte das Kind regelmäßig dazu, sie intim zu berühren. Man kann vielleicht behaupten, dass dieser junge Mann den ödipalen Wettbewerb gewonnen hatte, aber es handelte sich insofern um einen Pyrrhussieg, als dafür seine Sexualität pathologisch auf seine Mutter fixiert wurde, was so weit ging, dass er später gegenüber geeigneten Partnerinnen wie gelähmt war.

Ein weiterer Patient, „Joe Senator" (Fall 8.7), befand sich in doppelter Gefahr wegen der Verführungen durch seine Mutter und der Einschüchterungen, die ihm sein Furcht einflößender Vater genüsslich widerfahren ließ.

Joes Vater, ein kaltherziger, distanzierter, tyrannischer Mann – in führender Stellung bei einer Firma, die elektronische Waffen herstellte –, strengte sich immer ganz besonders an, dem Jungen Angst einzujagen und ihn zu schikanieren. Der Vater initiierte auch ein unangebrachtes sexuelles Konkurrenzdenken, indem er über seine zahlreichen sexuellen Eskapaden schwadronierte. Gleichzeitig stellte er Joes Mutter, also seine Frau, auf ein unrealistisches imaginiertes „Podest" und „ermahnte" seine Söhne, dass „liebe" Frauen zerbrechliche Wesen seien, die beschützt werden müssen, und dass „Ficken" feindselig, schmutzig, erniedrigend und „billigen" Frauen oder „Schlampen" vorbehalten sei.

Als hätte dies nicht ausgereicht, die Sexualität des Jungen zu schädigen, spielte Joes „engelsgleiche" Mutter insofern ebenfalls eine aktive Rolle bei der Entstehung seiner Appetenzstörung, als sie sich ihm gegenüber unangemessen verführerisch verhielt.

Ohne dass es verwundert, *verwandelte Joe das Trauma* der von seiner Mutter personifizierten Versuchung mit der gleichzeitigen („Kastrations-")Bedrohung durch seinen Vater *in einen Triumph*, indem er das ganze kranke Szenario erotisierte. Mit anderen Worten hielt seine „Böse-Hure"-Phantasie seine Maskulinität am Leben und schützte seine Sexualität vor irreparablem Schaden. Dies kostete ihn jedoch die Fähigkeit, im Heranwachsen normal auf Frauen zu reagieren.

Eine weitere Person, die als Beispiel für ein unterschwelliges ödipales Problem dient und die die schmerzhaften Erlebnisse seiner Kindheit erotisierte und darauf fixiert war, war „Paul Actor" (Fall 4.5) – der Patient, den ausschließlich verheiratete Frauen erregten. Die den Patienten erotisierende Dreiecksbeziehung konnte direkt zu einer Erotisierung seiner schmerzhaften und traumatischen Beziehung zu seinen Eltern zurückverfolgt werden.

Actors Vater war ein dominanter, narzisstischer Mann, der den sensiblen kleinen Jungen regelmäßig demütigte und hänselte. Paul wiederum wuchs mit Hass gegen und Furcht vor dem Vater auf. Das Einzelkind fühlte sich seiner Mutter viel näher, die unseligerweise eine höchst eigennützige Frau war, die das Verlangen des Kindes nach mütterlicher Liebe für sich ausnutzte. Die Mutter war phobisch vor dem Alleinsein. Wenn der Vater auf einer seiner häufigen Geschäftsreisen unterwegs war, benutzte sie den kleinen „Paulie" als ihren Gesellschafter. Sie verbrachte viel Zeit mit ihm und bat ihn oftmals, bei ihr im Bett zu schlafen.

Sobald der Vater wieder zu Hause war, schenkte sie diesem sofort ihre ganze Aufmerksamkeit und ignorierte den kleinen Paul völlig, der somit gewissermaßen ausgesperrt wurde.

Dieses schmerzhafte Szenario sich abwechselnder Verführung und Zurückweisung wurde wieder und wieder aufgeführt und beeinflusste Pauls Sexualität. Seine bevorzugte Masturbationsphantasie bestand aus der rachelüsternen Vorstellung eines kleinen Jungen, der mit einer älteren Frau schläft, während ein älterer Mann zuschaut. Es ist nur wenig Vorstellungskraft für die Interpretation vonnöten, dass Actor auf einer symbolischen Ebene die schmerzhaften Zurückweisungen in seiner Kindheit umkehrte, indem die Mutter nun mit ihm schlief statt mit dem Vater, der sich mit der Rolle des Zuschauers zufrieden geben musste.

Actors Dreiecksszenario beschränkte sich nicht auf seine Phantasie. Im richtigen Leben wurde er nur durch verheiratete Frauen erregt, die symbolisch seine Mutter repräsentierten. Jedesmal wenn er Sex hatte, drängte er unbewusst seinen verhassten „Vater“ ins Abseits.

Der gleichgeschlechtliche Elternteil

Es ist hinreichend bekannt, dass der andersgeschlechtliche Elternteil in einer Position ist, in der er einen sehr schädlichen Einfluss auf das sexuelle Schicksal des Kindes ausüben kann, wie es durch obige Ausführungen verdeutlicht wurde. Weniger Aufmerksamkeit wurde hingegen auf die potenziell zerstörerische Wirkung durch den gleichgeschlechtlichen Elternteil verwendet. Demgegenüber bin ich inzwischen der Auffassung, dass eine gute Beziehung zum gleichgeschlechtlichen Elternteil eine beträchtliche Widerstandskraft gegen spätere sexuelle Psychopathologien verleiht.

Jungen mit ermutigenden Vätern wie auch Mädchen, deren Mütter ihnen uneingeschränkte Unterstützung entgegenbringen, zu attraktiven und sexuell erfolgreichen Frauen heranzureifen, haben einen Vorsprung bei ihrer psychosexuellen Entwicklung. Diese glücklichen Kinder wachsen höchstwahrscheinlich frei von Schuldgefühlen und Ängsten vor Höllenqualen auf. Und sie sind meist von der Furcht vor Rache durch sexuelle Konkurrenten befreit, die aus unglücklichen Kindern konkurrierender und gedankenloser gleichgeschlechtlicher Elternteile oftmals sexuelle Krüppel werden lässt.

Innerhalb unserer Patientenpopulation war der Großteil der Frauen mit VSA und sexualaversiven Störungen von der Mutter nicht ausreichend ermutigt worden, und zum überwiegenden Teil waren diese Frauen nicht in der Lage, eine gesunde weibliche Identität zu entwickeln. Die Mutter-Tochter-Beziehungen unserer Patientinnen waren aus einer Reihe von Gründen negativ gefärbt, so z. B., weil die Mutter nicht verfügbar war, oder aufgrund von Grausamkeit, Alkoholismus, Narzissmus oder eigener emotionaler Probleme.

Es sind eine Reihe von Falldarstellungen in diesem Buch enthalten, bei denen die sexuelle Unzulänglichkeit der Patientin deutlich mit ihrem destruktiven Verhältnis zu ihrer Mutter in Verbindung gebracht werden konnte.

„Greta Biedemeyers“ (Fall 8.1) Mutter z. B. war depressiv und agoraphobisch und konnte dem Kind keine angemessene Erziehung gewährleisten. Die Beziehung zwischen Mutter und Tochter war derartig armselig, dass das Kind nicht in der Lage war, ihrer Mutter von dem sexuellen Missbrauch zu berichten, den sie die ganzen Jahre hindurch über sich ergehen lassen musste. Sie litt schweigsam für sich allein.

„Esther“ (Fall 5.3), um ein weiteres Beispiel anzuführen, die phobische jüdisch-orthodoxe Frau, die eine schwere unnachgiebige Aversion gegen ihren Mann entwickelt hatte, hatte ihre Mutter mit acht Jahren verloren und war planlos von einer Reihe Verwandter erzogen worden, die mit ihren eigenen großen Familien schon über Gebühr beansprucht gewesen waren.

„Ida“ (Fall 5.5), eine andere jüdisch-orthodoxe Frau, war zu phobisch, ihre Ehe zu vollziehen. Auch diese Frau hatte eine Vorgeschichte ungenügender mütterlicher Fürsorge. Im Alter von vier Jahren war sie durch ihre fanatische Großmutter von ihrer Mutter getrennt worden und von ältlichen, kühlen, übermäßig religiösen Pflegeeltern aufgezogen worden, die wohl mehr an religiösen Ritualen als an dem Wohlergehen des Kindes interessiert waren.

„Regina Kaiser“ (Fall 4.8), die Frau mit der Sexualaversion gegen ihren Mann, hatte eine Mutter, die narzisstisch, extrem selbstbezogen und anscheinend unbeeindruckt von dem Umstand war, dass eines ihrer Kinder, Regina, damit leben musste, dass die Mutter ihre attraktivere ältere Schwester bevorzugte.

Ein vergleichbarer sexueller und emotionaler Schutz wird Jungen vermittelt, deren Vaterbeziehung von Nähe, Ermutigung und Unterstützung geprägt ist und in der der Vater gegenüber dem Sohn ein gesundes männliches Rollenmodell abgibt. Der Einfluss des Vaters ist auf eine Art wichtig und vorhersehbar wirkungsvoll, dass ich in Fällen, in denen die Familienanamnese eine warme, liebevolle und konstruktive Vater-Sohn-Beziehung offenbart, vorläufig davon ausgehe (und dies später, wenn notwendig, modifiziere), dass das Appetenzproblem des Patienten wahrscheinlich situativer Natur und die Prognose günstig sein wird.

Auf der anderen Seite der Medaille liegt die Ursache vieler männlicher sexueller pathologischer Zustände in *fehlgelaufenen Vater-Sohn-Beziehungen*. Ein vorherrschendes Gefühl von Angst oder Abscheu gegenüber dem Vater oder das Bewusstsein von emotionaler Distanz und Unbehagen mit dem Vater nehmen dem Jungen die Chance, eine liebevolle Allianz mit einem konstruktiven männlichen Gegenüber einzugehen und eine gesunde männliche Identität zu entwickeln. Wenn diese Jungen erwachsen werden, sind sie in der Folge ausgeprägter sexueller Angst und Symptomatik ausgesetzt.

Gutartige und bösartige Sexualphantasien und Partnerwahl

In Kapitel 3 wurden Sexualphantasien als mentales Abbild unseres Sexualverlangens definiert, die der erotischen Intensität realer Anreize in nichts nachstehen.

Weiter habe ich die Ansicht vertreten, dass die Wirkung der Phantasien, die sich aus dem frühen emotionalen Schmerz des Kindes heraus entwickeln, unabhängig von ihrem Inhalt oftmals *gutartig* ist und die Fähigkeit der Person nicht beeinträchtigt, zu lieben und sich an intimen Liebesbeziehungen zu erfreuen. Ich betrachte Phantasien dieser Art in der Tat als harmlose Erinnerungen an die Vergangenheit. Es handelt sich dabei um eingekapselte, nicht bösartige Reste einer Erotisierung schmerzvoller Erlebnisse, die sich während der Kindheit der Person ereignet hatten, ihre erotische Kraft behalten haben und dazu verwendet werden sollten, positiv genutzt zu werden.

Manche Fachautoren sind mit dieser Auffassung nicht einverstanden und vielmehr der Meinung, „perverse" oder atypische Phantasien wirkten sich von Natur aus grundsätzlich entfremdend und schädlich auf die Intimität aus. So kommt es zu Aussagen wie der von Dr. Shandor Lorand, einem Psychoanalytiker, der ausführlich auf dem Gebiet sexueller Perversionen veröffentlicht hat. Lorand vertritt folgende pessimistische Haltung, die von vielen geteilt wird: „Der Fetischist (eine Person mit paraphilen Appetenzen) kann sich nicht uneingeschränkt auf eine heterosexuelle Beziehung einlassen" (Lorand u. Schneer 1976, S. 981).

Obgleich kein Zweifel daran besteht, dass dies auf einige Fälle zutrifft, sind mir viele Personen begegnet, deren traumatische Kindheitserfahrungen atypische, perverse oder paraphile Phantasien erzeugten, die von diesen Personen spielerisch und konstruktiv benutzt wurden, um ihre sexuellen Gefühle und ihr Funktionieren zusammen mit liebevollen, intimen Partnern zu verbessern. So gibt es eine Reihe von Fällen in unseren Akten von Männern, die sadomasochistisch veranlagt waren, oder von anderen, die mittels unterschiedlicher paraphiler Gelüste, wie z.B. Verkleidungsspielen, erregt wurden; und diese Personen führten ausgezeichnete Ehen, hatten liebe Kinder, gingen beruflich gute Wege und hatten Spaß an guter Lebensqualität. Diese Männer gaben weder ihre andersgearteten Ansprüche noch ihr Familienleben auf – sie schlossen einen Kompromiss, indem sie das Ausleben ihrer atypischen Appetenzen auf die Phantasie beschränkten und darauf, mit bereitwilligen Partnern spielerisch damit umzugehen.

Auf ähnliche Weise ist es nicht ungewöhnlich, dass eine Frau durch die Phantasie erregt wird, misshandelt und dominiert zu werden, jedoch im realen Leben sanfte und rücksichtsvolle Partner bevorzugt und sich ihren Anteil vom Kuchen nimmt, indem sie sich der virtuellen sexuellen Realität der Phantasie hingibt und sich vorstellt, sie sei festgebunden und werde missbraucht, während sie Sex mit ihrem gutmütigen Partner hat.

Ich denke des Weiteren, dass die aphrodisierende Kraft der Phantasie unter bestimmten Umständen für manche Patienten mit VSA ungemein hilfreich sein kann. Ich zögere auch nicht, Patienten, die nicht in der Lage sind, ausreichend Lust gegenüber ihren Partnern aufzubringen, zu ermutigen, ihre Phantasien zur „Überbrückung" ihrer Ängste oder ihres Mangels an Anziehung zu nutzen. Dies kann ihnen helfen, mit ihren Partnern zu funktionieren und ihre Beziehung zu verbessern.

Der Fall von „Joe Senator" (Fall 8.7), der in Kapitel 8 beschrieben wird, illustriert deutlich diesen Punkt. Dieser Patient verspürte kein Verlangen für seine hübsche Verlobte, die er sehr liebte. Joe funktionierte nur mit Hilfe einer sadistischen, misogynen Sexualphantasie, die gedachte oder ausgesprochene Sätze wie den folgenden in Bezug auf seine Sexualpartnerin enthielt: „Du Hure, du Schlampe, du hast es verdient, richtig gefickt zu werden!" Für Joe selbst, der eigentlich ein sehr netter Typ war, waren diese derben und feindseligen Vorstellungen inakzeptabel und unvereinbar mit den liebevollen, beschützerischen und respektvollen Gefühlen, die er seiner Verlobten entgegenbrachte, und er war auch nicht in der Lage zu phantasieren, während er mit ihr zusammen war – mit dem Ergebnis, dass er sexuell nicht mehr funktionierte. Die erfolgreiche Behandlung dieses Falls hatte zum Ziel, den Patienten dahingehend zu öffnen, das erotische Potenzial seiner sadistischen Phantasien zu nutzen und es in den Dienst einer verbesserten Liebesbeziehung zu stellen.

Paraphile Sexualphantasie und destruktive Objektwahl

Es treten allerdings dann Probleme auf, wenn das paraphile Sexualverlangen der Person nicht auf den sexuellen Akt beschränkt bleibt, sondern eine bösartige Richtung einnimmt. In manchen Fällen „metastasiert" das perverse Verlangen der Person gewissermaßen von dem ursprünglichen „genitalen" Ort des Schlafzimmers weg, hin zu einer Invasion und Zerstörung seiner oder ihrer Fähigkeit, gesunde Objektbeziehungen aufzubauen.

Bei Männern, denen durch ihre abweisende, distanzierte, anspruchsvolle, kontrollierende, grausame oder sadistische Mutter Schmerz zugefügt wurde, kommt es entsprechend häufig vor, dass sie genau diese destruktiven Merkmale erotisieren, die ihnen während der Kindheit derartige Schmerzen zugefügt hatten. Im Erwachsenwerden neigen diese Männer dazu, ausschließlich von Frauen angezogen zu werden, die sie auf ähnliche Weise verletzen, sie sind jedoch nicht fähig, Bindungen mit gutmütigen Frauen einzugehen.

Der Fall von „Doc Scotch" (Fall 8.8) ist ein gutes Beispiel für eine derartige Erotisierung eines Kindheitstraumas (siehe Kapitel 3). Dieser Patient hatte kein sexuelles Interesse für seine freundliche, liebevolle, großmütige Freundin. Doc war zwanghaft lüstern nach erotisch anziehenden, gestörten, manipulativen Frauen, die er verachtete. Dieses Szenario war eine direkte Wiederholung seiner pathologischen Mutterbeziehung. Docs Mutter war eine gehässige, gestörte, manipulative Frau, die ihn wiederholt und systematisch zurückgewiesen hatte. Sie gab ihn während seines ersten Lebensjahres an verschiedene Pflegeeltern und tauschte sie aus, sobald sie merkte, dass das Kind ihnen gegenüber eine Bindung entwickelte. Als er zwölf war, gab sie schließlich nach und ließ ihn bei sich wohnen, aber sie kritisierte ihn ständig und verhielt sich ihm gegenüber grausam und ausfallend. Nach neun Monaten gab sie ihn in eine Einrichtung für missratene Kinder.

Während er aufwuchs, war dieser Mann durch genau den Schutzmechanismus schwer beeinträchtigt, der ihm sein emotionales Überleben gesichert hatte, nämlich die Erotisierung der Grausamkeit seiner Mutter. Obgleich Doc sich nach Zuneigung verzehrte, war er unfähig, erotisch auf Frauen zu reagieren, die gutmütig und liebevoll waren. Es ist interessant, dass er sich erinnerte, sich nur ein Mal von seiner liebevollen Freundin angezogen gefühlt zu haben – und zwar, als sie ihn untypischerweise wegen einer Kleinigkeit angeschrien hatte.

Der folgende Fall beschreibt eine junge Frau, die eine ähnliche Vorgeschichte hatte und ähnliche Symptome entwickelte.

Fall 6.2 – „Lucinda Skier": Erotisierung eines sexuellen Kindheitstraumas und phobische Vermeidung guter sexueller Beziehungen

Die 32-jährige „Lucinda Skier" war eine außerordentlich erfolgreiche Anwältin bei einer angesehenen Kanzlei in der Wall Street. Sie war groß, schlank, attraktiv und elegant. Sie war geschieden und hatte eine kleine Tochter.

Lucinda hatte keine Schwierigkeiten, auf Männer zu wirken. Im Gegenteil, sie wurden geradezu von dieser schönen „Trophäe" angezogen, als wäre sie ein Magnet. Wo auch immer sie sich aufhielt – ob im Büro, im Gericht, ihrem Fitness-Club, auf Ski-Ausflügen und den vielen anderen Veranstaltungen, zu denen sie eingeladen wurde –, die atemberaubende Lucinda weckte unweigerlich die männliche Aufmerksamkeit. Dies kam Lucinda durchaus gelegen, denn sie liebte Sex und hatte seit ihrer Scheidung zwei Jahre zuvor eine Reihe von Affären gehabt.

Lucinda brachte die Beziehungen jedoch nicht zum Funktionieren. Diese junge Frau interessierte sich ausschließlich für Männer, die körperlich attraktiv, aber ausnahmslos nicht verfügbar, ausweichend, zurückhaltend und manchmal regelrecht sadistisch waren. Manche ihrer Liebhaber waren verheiratet oder engagierten sich anderweitig in einer Beziehung, andere hatten schon in der Vergangenheit unmissverständlich langfristige Beziehungen gemieden.

Einmal war sie von einem psychopathischen französischen Skilehrer eingenommen, der

sie alleine in Paris zurückließ, nachdem er sie gebeten hatte, ihn (auf eigene Kosten) dort aufzusuchen.
Außerdem hatte Lucinda ein Talent dafür, die schlechtesten und sadistischten Qualitäten bei Männern hervorzulocken, sodass selbst diejenigen, die sich möglicherweise als anständige Partner hätten erweisen können, die Frau schließlich schäbig behandelten.
Wann immer andererseits ein warmherziger, geeigneter, solider Mann Interesse an Lucinda zeigte, wurde sie überaus ängstlich. Wenn nicht schon ihr überängstliches Verhalten ausreichte, den Mann abzuschrecken, wechselte sie zum nächsten Abwehrmechanismus. Der glücklose Liebhaber erntete übertriebene Kritik und sie verlor jegliches Interesse an ihm. Statt sich also von Männern angezogen zu fühlen, die freundlich, großmütig und voller Bewunderung für sie waren, war Lucinda sexuell und emotional von ihnen abgestoßen.
So war ein gut aussehender, warmherziger, vermögender, intelligenter Investment-Banker, der Lucinda glühend verehrte, „zu klein“ und ein sportlicher, erfolgreicher junger Unternehmer, der sich leidenschaftlich in sie verliebte, war „sexuell zu unerfahren“. Ein weiterer Liebhaber Lucindas, ein gut aussehender Erbe eines namhaften Familienvermögens, traf sich mit ihr während einer Geschäftsreise in London. „Adam“ besorgte zwei Eintrittskarten für ein Theaterstück, das Lucinda interessierte, mietete eine mit eisgekühltem Champagner beladene Limousine und schenkte ihr eine Orchidee. Nach dem Theater nahm er sie mit auf eine reizende Party im Buckingham Palast. Nachdem sie von ihrer Geschäftsreise zurückgekommen war, erklärte sie, sie sei mit Adam „durch“, weil er für ihren Geschmack „einfach zu materialistisch“ war (eine merkwürdige Vorhaltung von einer Frau, deren Einkommen im sechsstelligen Bereich lag und die den Luxus liebte). Prompt stellte Lucinda Adam einer Freundin vor, mit der er nun glücklich verheiratet ist.
Die traurige Geschichte dieser Patientin ist typisch für Personen, deren Bestimmung es ist, Sklave einer erotischen Phantasie zu sein, die von der Sehnsucht nach Liebe und Anerkennung von genau den Personen gekennzeichnet ist, die sie während der Kindheit grausam behandelt hatten. Der Vater dieser jungen Frau war sadistisch und drogenabhängig gewesen und hatte Lucinda offen zurückgewiesen, so auch, indem er ihr verboten hatte, ihn in seiner Wohnung in der Nachbarschaft aufzusuchen. Ohnehin selten zugegen, verließ ihr Vater die Familie, als Lucinda acht Jahre alt war, und zog mit einem 18-jährigen Fotomodell zusammen, was der Patientin überaus peinlich war.
Da der Vater chronisch abwesend und Lucindas Mutter regelmäßig wegen alkoholischer Exzesse verhindert war, wurde das Kind oft der Fürsorge des Bruders überantwortet. Der Bruder war ein gut aussehender, charmanter und beliebter Junge, der seine eigenen Probleme zu bewältigen hatte. Manchmal verhielt er sich Lucinda gegenüber liebevoll und beschützend und manchmal war er auf unglaublich grausame Art zurückweisend, ohne dass Lucinda einen bewussten Anlass dafür geliefert hätte.
Trotzdem wurde Lucinda des Bemühens nicht müde, ihren sadistischen Bruder und ihren psychopathischen Vater zufrieden zu stellen, und suchte deren Zuneigung zu gewinnen, obgleich beide sie oft zum Weinen brachten.
Es ist wichtig anzumerken, dass dieser Patientin, wie vielen anderen mit ähnlichen Problemen und ähnlichen Vorgeschichten auch, die selbstverursachten Elemente ihrer Aversion gegen geeignete Partner, die ihr Leben ruinierten, in keiner Weise bewusst waren. Anfänglich reagierte sie sogar abweisend auf meine Versuche, ihr die Verbindung bewusst zu machen, die zwischen dem emotionalen Schaden, den sie als Kind durch ihre Eltern und ihren Bruder erlitten hatte, und ihrer aktuellen Schwierigkeiten mit Männern bestand.

Empfindlichkeit gegenüber Zurückweisung

Ich suche immer nach Anzeichen, ob der Patient tendenziell auf Zurückweisung und Kritik überempfindlich reagiert, denn dies kann bei der Psychopathogenese von Störungen des sexuellen Verlangens ein überaus wichtiges Kriterium sein.

Die exzessive Empfindlichkeit gegenüber Zurückweisung birgt vermutlich ein konstitutionelles Element, das oftmals von früher Kindheit an prägnant ist und die schädlichen Folgen all der schmerzvollen Erlebnisse der Kindheit verstärkt. Exzessive Ablehnungsempfindlichkeit stellt sich des Weiteren häufig als entscheidende zugrunde liegende Ursache für Beziehungsprobleme heraus sowie für den Appetenzmangel des Patienten gegenüber seinem Partner.[35]

Ablehnungsempfindliche Personen reagieren derartig verletzlich auf eine Kränkung oder Zurückweisung durch den Partner, dass sie emotional praktisch handlungsunfähig werden. Diese Personen schützen sich oft unbewusst vor den schädlichen und zermürbenden Auswirkungen, die eine Zurückweisung durch den Partner zeitigen können, indem sie Intimität, Verpflichtung und monogame Bindungen gänzlich vermeiden. „Alle Eier in einen Korb zu legen“ – d. h. für den Mann, es zuzulassen eine Frau zu lieben und sexuell von ihr angezogen zu sein, und für die Frau, es zuzulassen, auf einen Mann lüstern zu sein, von dem sie abhängig ist – kann auf einer unbewussten Ebene für extrem auf Zurückweisung sensibilisierte, verwundbare Personen ein inakzeptables emotionales Risiko bedeuten. Ohne sich vollkommen darüber bewusst zu sein, dass dies durch die unterschwellige Angst vor Zurückweisung motiviert wird, haben viele Menschen gelernt, sich zu schützen, indem sie sich vom Partner distanzieren, und zwar sowohl sexuell als auch emotional, beim ersten Ansatz von Kritik oder dem kleinsten Anzeichen für weniger als eine absolute Zustimmung oder Akzeptanz.

Neben dem Zweck, die tiefer liegenden Ursachen der sexuellen Appetenzstörung eines Paares zu durchleuchten, zieht das Aufdecken einer Empfindlichkeit gegenüber Zurückweisung im Rahmen der Beurteilung die Notwendigkeit nach sich, den Behandlungsverlauf speziell auf diese exzessive Empfindlichkeit des Patienten gegenüber Kritik abzustimmen. Dies kann das Verfahren der Sexualtherapie ein wenig erschweren. In Kapitel 9, in dem auf die Psychopathologie des Partners eingegangen wird, werden wir auf dieses Thema zurückkommen.

Einschätzung der Beziehung

Wenn psychoanalytisch orientierte Therapeuten die Pathogenese von sexuellen Appetenzstörungen begrifflich fixieren und formulieren, ist ihr Augenmerk primär auf die Art und die Ursachen der intrapsychischen Sexualkonflikte der Patienten wie auch auf die Defizite in ihren Objektbeziehungen gerichtet. Im Rahmen ihrer Beurteilung von Patienten mit VSA suchen psychodynamisch orientierte Kliniker folglich tendenziell nach ödipalen und präödipalen Elementen (Kernberg 1974A, 1974B; Scharff 1982; Person 1988).

Systemorientierte Therapeuten, die die Ansicht vertreten, dass das pathologische zwischenmenschliche Wechselspiel des Paares sowie ihr dysfunktionales Beziehungssystem die entscheidenden Ursachen sexueller Dysfunktionen bergen, fokussieren ihre Befragung wiederum auf die Dynamik und die Struktur der Paarbeziehung sowie auf die Qualität ihrer Kommunikation (Masters u. Johnson 1970; Masters et al. 1994; Verlust u. Heyman 1979; Lief 1985).

Ich bin der Ansicht, dass Sexualtherapeuten diesbezüglich eklektisch bleiben sollten, und zwar erstens, weil sich die beiden Vorgehensweisen nicht inhärent widersprechen, und zweitens, weil sich beide verdient gemacht haben und in unterschiedlichen klinischen Situationen berechtigt angewendet werden können.

Hin und wieder offenbart der Symptome aufweisende Partner bezüglich der Verbindung von sexueller Leidenschaft mit emotionaler Nähe offensichtliche signifikante intrapsychische Konflikte, die in jeder Beziehung zum Vorschein kämen; in anderen Fällen wiederum handelt es sich bei dem Problem der Sexualstörung ebenso offensichtlich um das Produkt der spezifischen pathologischen Interaktionen des Paares. Und in manchen Fällen muss sich der Therapeut mit einem komplexen Netzwerk intrapsychischer und zwischenmenschlicher Pathologien auseinandersetzen.

Die Frage, ob die sexuelle Appetenzstörung des Patienten primär durch seine/ihre intrinsischen Sexualkonflikte, Ängste oder Schuldgefühle verursacht wurde oder vielmehr durch die zwischenmenschlichen Probleme des Paares,

[35] Exzessive Empfindlichkeit gegenüber Zurückweisung ähnelt in einigen Punkten und kann leicht verwechselt werden mit narzisstischen Persönlichkeitsstörungen, weist jedoch nicht deren schädliche Dimensionen auf.

ist von mehr als nur theoretischem Interesse, da dies natürlich die Richtung der Behandlung bestimmt.

Wenn der Patient mit niedrigem Sexualverlangen ein wiederkehrendes Muster eines Verlusts von Sexualinteresse in langfristigen Beziehungen aufweist oder wenn die Sexualaversion deutlich Folge eines frühen sexuellen Missbrauchs ist, fokussieren die psychotherapeutischen Aspekte der Behandlung darauf, die inneren Konflikte des Patienten hinsichtlich Sex, Liebe und Intimität zu umgehen oder aufzulösen oder aber an seiner/ihrer sexualtraumatischen Erinnerung zu arbeiten.

Wenn andererseits die tiefer liegende Ursache der Sexualvermeidung des Patienten in der Feindseligkeit, die seine/ihre Beziehung vergiftet, begründet liegt, ist es das Ziel der gemeinsamen Therapiesitzungen, die schädlichen zwischenmenschlichen Interaktionen in der Beziehung aufzulösen, um die Verärgerung zu entschärfen, Machtspiele zu entkräften oder die Kommunikation zu verbessern.

Gewöhnlich hebe ich die Einschätzung der Beziehung bis zum Schluss des diagnostischen Gesprächs auf.

Bis dahin habe ich einen einigermaßen aussagekräftigen Eindruck des sexuellen Wechselspiels zwischen den Partnern. Nun benötige ich einen raschen „Schnappschuss" des gemeinsamen Lebens des Paares – von ihrem sexuellen Funktionieren abgesehen – und eine kurze Beschreibung ihrer Beziehung.

Die derzeitige Beziehung: Liebe und Ärger

Meist beginne ich diesen Teil des Gesprächs, indem ich einige offene Fragen zu allgemeinen und trivialen Aspekten des gemeinsamen Lebens stelle. Dabei kann sehr viel über die Art und Weise zum Vorschein kommen, wie die Partner miteinander umgehen, wie sensibel oder unsensibel sie sich verhalten, ob sie sich lieben und wie stabil ihre Beziehung ist. Eine Rückschau auf den täglichen Umgang miteinander kann schon einen Eindruck der Probleme vermitteln, die die Partner miteinander haben.

„Wie kommen Sie, von Sex abgesehen, miteinander aus? Wieviel Zeit verbringen Sie gewöhnlich zusammen? Was denken Sie, wenn Sie seinen Schlüssel im Türschloss hören? Was macht er/machen Sie, wenn er nach Hause kommt? Was machen Sie gern zusammen? Fehlt er/sie Ihnen, wenn er/sie nicht da ist? Erzählen Sie ihm gern von ihrem Tag? Hören ihm/ihr gern zu, wenn er/sie von seinem/ihrem Tag erzählt? Gibt es etwas Bestimmtes, was Sie an ihm/ihr ärgert? Was macht er/sie, das Sie verärgert? Streiten Sie sich aufgrund irgendwelcher bestimmter Anlässe? Welcher?"

Die Antworten, verbunden mit dem Affekt und der Körpersprache des Partners, vermitteln mir einen guten und schnellen Eindruck des Status der Paarbeziehung.

Verärgerung

Verärgerung gegenüber dem Partner ist die häufigste und gewichtigste tiefer liegende Ursache für partnerspezifischen Appetenzverlust. Der Untersuchende sollte versuchen, die Intensität der gegenseitigen Verärgerung der Partner auszuloten, und beurteilen, wie ernst ihre Differenzen sind. Es ist besonders wichtig abzuschätzen, wie hoch der Aufwand wäre, die Streitigkeiten des Paares zu entschärfen. Verärgerung ist wahrscheinlich die wichtigste Ursache sexueller Appetenzstörungen in ernsten Beziehungen und wenn der Ärger zwischen den Partnern nicht aufgelöst wird – zumindest bis zu dem Punkt, an dem beide ihre sexuelle Beziehung verbessern möchten –, wird der Sexualtherapie wahrscheinlich kein Erfolg beschieden sein. Ich schließe mich Harold Liefs Ansicht an (persönlich kommuniziert), dass Paare, deren Beziehung in ernsten Schwierigkeiten steckt, schlechte Kandidaten für eine Sexualtherapie abgeben. Diesen Patienten sollte eine Paar-/Ehetherapie nahegelegt werden, um sie anschließend für eine Behandlung ihrer sexuellen Dysfunktion neu zu beurteilen, wenn sich ihre Beziehung dahingehend verbessert hat, dass die ihnen entgegengebrachte sexuelle Hilfe einen Sinn ergibt.

Der Fall von „Peter und Pearl Traveler" (Fall 8.6), der in Kapitel 8 näher ausgeführt wird, illustriert, wie Ärger das sexuelle Verlangen zerstören und die Beilegung von Ärger den Weg für eine sexuelle Genesung ebnen kann.

Pearl war eine konservative Frau, die einen Gutteil ihrer Ambivalenz gegenüber ihrem Ehemann viele Jahre lang unterdrückt hatte. Ihre Verärgerung kam explosionsartig zum Vorschein, nachdem sie erfahren hatte, dass Peter sie betrogen und mit einer Geschlechtskrankheit angesteckt hatte. In der Folge entwickelte sie eine starke Aversion gegen ihn.

In dieser Ehe wurde der Frieden erst dann wiederhergestellt und die sexuelle Beziehung wieder aufgenommen, nachdem das Paar den Ehevertrag neu gestaltet und den gemeinsamen Lebensstil stärker auf Pearls Bedürfnisse ausgerichtet hatte.

Von tiefer Verärgerung hinterlassene Narben können jedoch nicht immer vollkommen zum Verschwinden gebracht werden. Das nächste Fallbeispiel ist eines von sechs aus meinem Beobachtungsfeld, bei denen die Verärgerung der verletzten Personen derartig tief verwurzelt war, dass sie nie wieder Sex mit dem Partner hatten, obgleich die Beziehung aufrechterhalten wurde.

In dem hier beschriebenen Fall leistete der Ehemann Wiedergutmachung für den Kummer, den er seiner empörten Frau bereitet hatte. Obgleich dies ihre Verärgerung entschärfte, hatten seine Reue und seine großzügigen Entschädigungen nicht die erhoffte Wirkung auf ihre Sexualaversion, die nie beigelegt werden konnte.

Fall 6.3 – „Alex und Alexandra Hollywood“: Sexualaversion aufgrund partnerspezifischer Verärgerung

„Alexandra“, die Patientin, war ein schönes, junges 28-jähriges Fotomodell. Sie war mit „Alex Hollywood“ verheiratet, einem gediegenen 68-jährigen, dreimal verheirateten, ungemein erfolgreichen und wohlhabenden Immobilienmakler, der wegen seiner Großzügigkeit gegenüber Wohltätigkeitsorganisationen und seiner liberalen politischen Ansichten geachtet war.

Anfangs hatte Alexandra ihren Ehemann aufrichtig und tief geliebt, und das Paar hatte sich an einer wunderbaren sexuellen Beziehung erfreut, die reichhaltig, spielerisch, mit Phantasien gewürzt und beiderseitig befriedigend gewesen war. Der gewitzte alte Mann hatte seine Frau jedoch durch eine List dazu gebracht, eine räuberische voreheliche Vereinbarung zu unterschreiben, die sie im Falle einer Scheidung ohne einen Pfennig von der Ehe entbunden hätte.

Wenngleich sie ursprünglich ahnungslos gewesen war, ließ die Erkenntnis, dass sie übervorteilt worden war, bei dieser aufgeweckten jungen Frau nicht lange auf sich warten. Anfangs konnte sie es nicht glauben, dass ihr „wunderbarer, großzügiger Alex“, dem sie völlig vertraut hatte, sie absichtlich derartig getäuscht hatte. So machte sie zuerst die Anwälte dafür verantwortlich, solch einen unerhörten Vertrag aufgesetzt zu haben, und bat ihren Ehemann, diesen zu ändern. Er weigerte sich rundweg und gab ihr zu verstehen, dass ihr vorehelicher Vertrag nicht verhandelbar sei. Dieser zähe alte „Geschäftemacher“ war unfähig, in seiner Frau etwas anderes als einen geschäftlichen Widersacher zu sehen, sodass das Paar einen erbitterten Streit anfing.

Nachdem Alex seine Frau vor vollendete Tatsachen gestellt hatte, nahm ein schwelender Zorn von ihr Besitz, und sie verlor jegliches Interesse an Sex mit ihm. Völlig frustriert zog sie schließlich aus dem Haus aus, fing eine Affäre mit einem gut aussehenden und sportlichen jungen Chirurgen an und reichte die Scheidung ein.

Als Alex von Alexandras neuer Liebe erfuhr, war er komplett von ihr vereinnahmt und bettelte um ihre Rückkehr. Er weinte, bat sie um Vergebung und versprach ihr Millionen, wenn sie ihm nur verzeihen würde.

Das Paar heiratete schließlich ein zweites Mal, und zwar ohne vorehelichen Vertrag. Stattdessen erhielt Alexandra einen großzügigen Geldbetrag, der ihr frei zur Verfügung stand.

Alexandra konnte jedoch nie die Leidenschaft wiedererlangen, die sie Alex vor dem Kampf um das Geld entgegengebracht hatte, und die damit verbundene Täuschung vergiftete ihre Beziehung. Auch wenn Alexandra auf einer bewussten Ebene nicht mehr über ihren Mann verärgert war, hielt ihre Sexualaversion an. Außerdem brachte sie meinen Versuchen, diese im Rahmen der Therapie aufzulösen, Widerstand entgegen.

Alexandra blieb mit Alex zusammen, bis er einige Jahre später verstarb. Sie hatte sich jedoch emotional von ihm distanziert und (mit Alex' großzügiger Hilfe) eine eigene Firma aufgebaut. Obgleich sie gegenüber ihrem Ehemann stets aufmerksam, liebenswürdig und (während seiner unheilbaren Krankheit) besorgt war, hatte sie nie wieder mit ihm geschlafen.

Auch die männliche Libido ist nicht vor der zerstörerischen Wirkung von Ärger gefeit, wie es später am Fall von „Solomon Weiser" (Fall 9.2) illustriert werden wird. Die Frustration dieses Mannes und sein Zorn gegen seine schwierige, provozierende, fettleibige, „kastrierende", Borderline-gestörte Frau wirkte sich in der Art aus, dass er es nicht über sich brachte, mit ihr zu schlafen – obgleich er es gekonnt hätte und auch bewusst dachte, er sollte es tun –, da er sein Verlangen nicht mit ausreichend Phantasie anfeuern konnte.

Ich möchte nicht nahelegen, dass diese Patienten absichtlich Sex vorenthalten, um ihre Partner zu bestrafen. Manche Menschen tun dies natürlich; die willentliche Sexualvermeidung kennzeichnet jedoch nicht eine sexuelle Appetenzstörung. Bei einer genuinen VSA entzieht sich das Abebben des sexuellen Interesses komplett der willentlichen Kontrolle der Person.

Die Anamnese der Paarbeziehung

Im Laufe der ersten Untersuchung wird der Vorgeschichte der Paarbeziehung selten in größerem Umfang nachgegangen, es sei denn, dies ist von besonderem Belang. In solchen Fällen wird das Paar gebeten, über jegliche Krisen zu berichten, die zusammen gemeistert wurden, wie z.B. Krankheit, Bankrott, Probleme mit den Kindern etc., und zu beschreiben, wie eine Lösung bewerkstelligt worden war und wie sich die Krise auf die Beziehung ausgewirkt hatte. Auch hier liegt die besondere Aufmerksamkeit auf dem Aufdecken möglichen schwelenden Ärgers, der noch aus der Vergangenheit herrühren und nach wie vor negative Auswirkungen auf die sexuellen Aspekte der Beziehung haben könnte.

Liebe auf den ersten Blick

Ich frage die Partner gewöhnlich immer, wie sie sich kennen gelernt haben und was sie dachten und fühlten, als sie sich zum ersten Mal sahen. Ich stelle diese Fragen, weil die ersten beiderseitigen Reaktionen der Partner manchmal klinisch relevante Informationen liefern können.

Im Rahmen einer kurzen unveröffentlichten Studie über langfristige Beziehungen fand ich zu meiner Überraschung heraus, dass durchweg alle Partner aller 19 Paare, die ich für die Studie ausgewählt hatte, weil sie nach zwanzig oder mehr Jahren nach wie vor ein intensives gegenseitiges Verlangen verspürten, berichteten, dass sie sich wortwörtlich auf den ersten Blick oder innerhalb der ersten Minuten ihres Zusammentreffens ineinander verliebt hatten.

Es fiel auf, dass diese Männer und Frauen, die einem breiten Spektrum sozioökonomischer und ethnischer Gruppen entstammten, alle die gleiche Geschichte in ähnlichen Worten erzählten. Beide Partner behaupteten, dass sie beim ersten Mal, als sie einander sahen, eine unmittelbare, starke Aufregung und sexuelle Anziehung verspürt hatten. Alle sagten, sie hätten „gewusst", dass etwas „Besonderes" passiert war, als sie sich das erste Mal gesehen hatten. Jede Person erzählte, sie habe neben der sexuellen Anziehung simultane Wogen der Zuneigung gespürt, und jede beschrieb dies als ein Gefühl der Nähe, der Vertrautheit und der Friedlichkeit. „Ich fühlte mich mit ihm/ihr geborgen" oder „Ich fühlte mich rundherum ganz" oder „Ich war erleichtert – als hätte ich das gefunden, wonach ich gesucht hatte", so die typischen Formulierungen dieses Aspekts des Erlebnisses. Jede Person erzählte, dass sie ohne Zweifel und sofort „wusste", dass sie heiraten würden, und diese Paare gingen selten, wenn überhaupt, eigene Wege, nachdem sie sich kennen gelernt hatten. Diese glücklichen Menschen neigen dazu, ihre Beziehung wie einen Schatz zu behandeln, und sie sprühen vor Lebendigkeit, wenn sie über die andere Person reden.

Diese Personen haben, so denke ich, das Erlebnis einer überaus schnellen romantischen Bindung mit dem Partner beschrieben. Des Weiteren bin ich der Ansicht, dass diese Art schneller, beiderseitiger Bindung nur dann zwischen zwei Menschen stattfindet, wenn die Person die sexuelle Phantasie des anderen verkörpert. Im Gegensatz zu den meisten menschlichen Paaren scheinen die Partner dieser schnellen, intensiven Bindungen so lange die sexuelle Phantasie des anderen zu verkörpern, bis der Tod die beiden scheidet.

Damit möchte ich nicht implizieren, dass sich nicht auch hervorragende Ehen und Beziehungen zwischen zwei Menschen entwickeln können, die sich nicht auf den ersten Blick ineinander verlieben und die nicht exakt die sexuelle Phantasie des anderen verkörpern. Es besteht überhaupt kein Zweifel daran, dass „Langsamstarter" wunderbare, lohnende, erotische Beziehungen miteinander haben können, und es gibt eine Vielzahl hervorragender Beziehungen zwischen Menschen, die nicht uneingeschränkt dem sexuellen Ideal des anderen entsprechen.

Eine unmittelbare beiderseitige Anziehung kann jedoch als diagnostischer Wegweiser sehr wohl darauf schließen lassen, dass die Partner unveränderlich die sexuelle Phantasie des anderen verkörpern und dass die beiderseitige romantische Bindung wahrscheinlich fortbestehen wird.

Pathologische Beziehungsmuster: Die Unfähigkeit, erotische Leidenschaft mit emotionaler Nähe zu verschmelzen

Es gibt Menschen, die „in der Liebe kein Glück" zu haben scheinen, deren romantische Beziehungen nie funktionieren. Man kann diese unglücklichen Individuen in zwei Kategorien unterteilen: Manche wählen unweigerlich den falschen Partner, und die anderen finden nette Partner, zerstören aber trotzdem immer wieder ihre Beziehungen.

Um diesen Punkt dreht es sich für den Untersuchenden bei der letzten in Erfahrung zu bringenden Information. Mit anderen Worten sollte vor Behandlungsbeginn herausgefunden werden, ob der Mangel an sexuellem Interesse oder die Sexualaversion des Patienten gegen den Partner ein intrinsisches repetitives pathologisches Muster repräsentiert oder ob sie aus einem spezifischen Defekt innerhalb der Beziehung resultiert.

Das erste dieser pathologischen Muster – die *ständige Anziehung* durch *ungeeignete, unerreichbare oder destruktive* Partner – wurde schon in diesem Kapitel behandelt und am Fallbeispiel von „Lucinda Skier" (Fall 6.2) illustriert. Die andere schädliche Dynamik, die oftmals bei Paaren mit Störungen des sexuellen Verlangens beobachtet werden kann, ist die *Unfähigkeit, leidenschaftliche Gefühle innerhalb einer von Nähe und Verpflichtung geprägten Beziehung aufrechtzuerhalten.*

Die Fähigkeit, emotionale Nähe mit sexueller Leidenschaft zu verschmelzen, ist ein fundamentales Erfordernis in monogamen Paarbeziehungen. Die Unfähigkeit einer Person, diese beiden wesentlichen Komponenten romantischer Liebe zu vereinen, ist ein häufig anzutreffendes und herausforderndes Thema bei partnerspezifischer VSA.

Dieses pathologische Muster kann problemlos aus einer Vorgeschichte mit wiederholtem Verlust von sexuellem Interesse in langfristigen engagierten Beziehungen erschlossen werden.

Menschen, die Intimität und Leidenschaft trennen, sind ohne Schwierigkeiten in der Lage, sich *zu verlieben*, sie scheitern jedoch leicht daran, *verliebt zu bleiben*.

Diese Männer und Frauen erleben im frühen Stadium der Beziehung normale Empfindungen des Verlangens und der Leidenschaft. Wenn der Partner jedoch auf mehr Engagement oder auf eine stärkere Intimität pocht, wechseln diese Personen an einem bestimmten Punkt, der ihre psychische „Sicherheitszone" überschreitet, in einen kritischen, antisexuellen Modus und verlieren ihr erotisches Interesse am Partner. Arlene Novick charakterisierte dieses Muster während einer unserer Mittwoch-Konferenzen einmal als eine „Abhängigkeit von der Phase der Partnerwerbung", weil diese Personen in ihrem Trachten nach einer neuen Liebe ein Hochgefühl entwickeln und anschließend den „Rückzug" antreten, wenn das Werben um den Partner beendet ist. Und sie machen es sich zur Gewohnheit, häufig den Partner zu wechseln.

Die Familienanamnesen von Personen, die Intimität und Leidenschaft trennen, offenbaren oftmals einen von zwei „tiefer liegenden" Gründen: 1. das Wiedererwachen des Inzest-Tabus und 2. schmerzvolle frühe emotionale Bindungen.

Beide Themen wurden in vorangegangenen Teilen des Buches bereits diskutiert. Um es kurz zu rekapitulieren: Das Inzest-Tabu, das in eine Inhibition des Sexualverlangens mündet, kann in Erwachsenen in Situationen reaktiviert werden, die an frühe Familienstrukturen erinnern. Hierzu gehören: dichtes Beisammenleben, Teilen der Einrichtungen und des Raumes und besonders Nutzung desselben Badezimmers wie der Partner. Bei einigen unserer Fälle hatte die Veränderung der Wohnverhältnisse eine therapeutische Wirkung auf die Intensität des Verlangens des Paares, nachdem der Eindruck des Inzestuösen gemindert und der des Romantischen gesteigert worden war.

Die Unfähigkeit, emotionale Nähe mit sexueller Leidenschaft zu vereinen, überrascht kaum bei Personen, die in den Jahren ihrer Kindheit eine gewichtige emotionale Schädigung erlitten haben. Diese Personen fühlen sich schlicht sicherer, wenn sie ihre erotischen Gefühle und ihr erotisches Verlangen auf Fremde konzentrieren, die ihnen keine Schmerzen zufügen können.

Die Neigung, Leidenschaft und Intimität zu trennen, wird gemeinhin als „Madonnen-Huren-Komplex" bezeichnet. Obgleich dieser Konflikt öfter bei Männern anzutreffen ist als bei Frauen, ist der Terminus unglücklich gewählt, da auch manche Frauen von der Unfähigkeit betroffen sind, innerhalb einer langfristigen engagierten Beziehung sexuelle Leidenschaft zu empfinden.

Abschluss des diagnostischen Gesprächs

Die erste Sitzung kennzeichnet den Beginn des therapeutischen Prozesses. Neben der Erfassung der beträchtlichen Menge an Informationen, die für das Verständnis des sexuellen Problems des Patienten oder Paares und für eine fachlich fundierte Beratung notwendig ist, ist es ein weiteres, nicht weniger wichtiges Ziel der ersten Konsultation(en), *den Patienten und den Partner am Behandlungsverlauf zu beteiligen und eine äußerst wichtige therapeutische Allianz mit beiden zu schmieden.*

Für das Wohlbefinden des Paares und um der zukünftigen therapeutischen Beziehung willen ist es ratsam, am Ende das Gesprächs genügend Zeit zu belassen, um die Eindrücke des Untersuchenden hinsichtlich der Situation des Paares klar zusammenzufassen und Behandlungsempfehlungen zu geben. Es sollte ebenfalls genug Zeit zur Verfügung stehen, um auf jegliche Fragen, Anliegen und Besorgnisse eingehen zu können, die möglicherweise aus dem Gespräch hervorgegangen sind.

Der Untersuchende sollte sich bemühen, eine Balance zwischen Ehrlichkeit bezüglich der Schwere des sexuellen Problems des Paares und Betonung der positiven Aspekte ihrer Beziehung herzustellen, da dies für zukünftige Sitzungen den Ton angeben wird.

Und vor allem sollte sich der Untersuchende darum bemühen, diesen Fremden, die auf Geheiß die intimsten Details ihres Sexuallebens offenbarten und die die Bloßstellung ihrer Angriffsflächen riskierten, Verständnis und Empathie für den beiderseitigen Schmerz und die Frustration entgegenzubringen, und ihnen zu verstehen geben, dass alles Erdenkliche unternommen werde, um ihnen zu helfen.

Kapitel 7

Behandlung I: Patienten mit Appetenzstörungen – Theoretische Gesichtspunkte

Bei der psychodynamisch orientierten sexualtherapeutischen Herangehensweise an psychogene Störungen des Sexualverlangens handelt es sich um eine kurze Form der Behandlung, die behavioral-kognitive Konzepte und Techniken mit psychodynamischen Interventionen kombiniert. Genauer gesagt werden therapeutisch strukturierte sexuelle Interaktionen in Form behavioraler „Haus-Aufgaben“ initiiert, um die unmittelbare(n) Ursache(n) des Libidomangels des Patienten zu modifizieren. Diese werden in kurze, aktive, psychodynamisch orientierte Untersuchungen der tiefer liegenden Probleme des Paares sowie ihrer Widerstände gegen die Behandlung integriert (Kaplan 1974, 1979, 1987, 1995).

Dasselbe integrierte Therapiemodell wurde auch weitreichend angewendet, um die Dysfunktionen der Genitalphase zu behandeln. Die behavioralen und kognitiven therapeutischen Interventionen, die für die Behandlung von Orgasmus- und Erektionsstörungen entwickelt worden waren, sind jedoch hinsichtlich VSA nicht sonderlich wirkungsvoll, und so haben auch die an diese Patienten gerichteten therapeutischen Haus-Aufgaben sehr unterschiedliche Formen angenommen. Des Weiteren kommen für die zwei Arten sexueller Appetenzstörungen völlig verschiedene behaviorale Protokolle zum Einsatz, wie es im weiteren Verlauf noch ausgeführt werden wird.

Es sind allerdings bislang keine besonderen Unterschiede in der Wesensart der tiefer liegenden Ursachen beobachtet worden. Da mit gleichartigen unterschwelligen Problemen umgegangen werden muss, sind die psychodynamischen Aspekte der Therapie entsprechend für alle Patienten mit psychosexuellen Dysfunktionen im Wesentlichen die gleichen. Ich wiederhole noch einmal, dass der einzige konsistente Unterschied dieser Phase der Behandlung darin besteht, dass die Therapie von Patienten und Paaren mit sexuellen Appetenzstörungen meist länger als die durchschnittlich vierzehn Praxis-Sitzungen dauert, die für Patienten mit psychogenen genitalen Dysfunktionen gelten, und zwar aus dem einfachen Grund, dass der Behandlung tendenziell mehr Widerstand entgegengebracht wird.

Die behavioral-kognitiven Aspekte der Behandlung

Ausdrückliche Absicht und Ziel der behavioral-kognitiven Interventionen ist es, die zwanghaften antisexuellen Verhaltensweisen des Patienten zu modifizieren, die die unmittelbaren Ursachen von VSA darstellen. *Dies ist entscheidend, weil (und ich wiederhole mich ein weiteres Mal) es ein Axiom der integrierten Sexualtherapie ist, dass das erfolgreiche Behandlungsergebnis für Patienten mit sexuellen Appetenzstörungen gänzlich von der Beseitigung oder Modifikation der unmittelbaren Ursache(n) des Sexualsymptoms abhängt.*

Der Sexualtrieb des Patienten wird sich mit anderen Worten nur verstärken, sofern es gelingt, die unmittelbaren, derzeit vorherrschenden Ursachen seines mangelnden Verlangens permanent zu modifizieren. Wenn Patienten aber weiterhin ihren gewohnten antisexuellen Gedankengängen und Verhaltensweisen nachgehen, wird ihre sexuelle Motivation negativ reguliert bleiben, und ihr Sexualleben wird sich nicht verbessern – und zwar unabhängig davon, ob Einsicht in die zugrunde liegenden Konflikte erlangt wurde oder ob das Paar zwischenzeitlich seine Beziehungsprobleme gelöst hat (Kaplan 1979, 1980A, 1980B, 1987, 1995).

Modifikation der unmittelbaren Ursachen verminderter sexueller Appetenz: Einige geläufige therapeutische Verhaltensanleitungen[36]

Für jede der Dysfunktionen der Genitalphase wurden unterschiedliche spezifische behaviorale Behandlungsprotokolle erarbeitet.[37] Diese Art therapeutischer Spezifität war hinsichtlich Erektions- und Orgasmusstörungen deswegen realisierbar, weil die unmittelbaren Ursachen dieser Syndrome tendenziell singulär sind.

Die unmittelbare Ursache einer psychogenen erektilen Dysfunktion hängt z. B. nahezu unweigerlich mit sexueller Leistungsangst zusammen, sodass jedes Behandlungsprogramm, das für dieses Syndrom angewendet wird, auf einer Abfolge sexueller Übungen ohne Forderungsaspekt aufbaut, um die Leistungsängste des impotenten Patienten zu reduzieren (Masters u. Johnson 1970; Masters et al. 1994; Kaplan 1974, 1992A, 1993A ,1995; Zilbergeld 1992; LoPiccolo 1988, 1992; LoPiccolo u. Lobitz 1978; Althof 1988).

Auf behavioraler Ebene besteht nach dem gleichen Prinzip die Behandlung von Vaginismus aus der allmählichen, systematischen Dehnung und Streckung der spastischen Vaginalmuskulatur der Patientin, da es sich hierbei um die einzige unmittelbare Ursache dieser Störung handelt (Kaplan 1974, 1975, 1987; Leiblum et al. 1988).

Die negativen Verhaltensweisen und kognitiven Prozesse, mittels deren dagegen Patienten mit VSA ihr Sexualverlangen nach unten regulieren, bergen unzählige individuelle Variationen. Diese Komplexität und Vielfalt zogen die Notwendigkeit nach sich, mehrere Behandlungsstrategien und -ansätze zu entwickeln, die jeder einzelnen Variation gerecht werden können. Entsprechend ist es nicht möglich, eine einzige therapeutische Standardformel für dieses Syndrom zu formulieren, die hinsichtlich der Einheitlichkeit der für die anderen sexuellen Dysfunktionen erarbeiteten Protokolle vergleichbar wäre.

Im folgenden Abschnitt werden einige der behavioralen Aufgaben und kognitiven Übungen beschrieben, die häufig im Rahmen der Behandlung psychogener VSA zum Einsatz kommen. Die Liste möglicher Aufgaben ist überaus umfangreich, sodass die hier aufgeführten Beispiele gewissermaßen nur eine Kostprobe darstellen, um dem Leser einen Eindruck dessen zu vermitteln, was im Verlauf einer psychodynamisch orientierten Sexualtherapie mit diesen Patienten durchgeführt wird.

Es sollte nicht extra erwähnt werden müssen, dass diese Interventionen exakt auf die jeweiligen dynamischen Bedürfnisse jedes einzelnen Patienten und Paares abgestimmt werden müssen. In der klinischen Praxis sind unzählige Kombinationen und Permutationen dieser therapeutischen Interventionen im Rahmen der Behandlung unterschiedlicher VSA-Patienten zum Einsatz gekommen. Obgleich hin und wieder Ähnlichkeiten auftraten, habe ich tatsächlich in all den Fällen, die ich während der vergangenen zwanzig Jahre behandelt habe, kein einziges Mal eine identische Haus-Aufgabe aufgegeben.

Die Schärfung des Bewusstseins des Patienten

Wie bereits im vorangegangenen Kapitel erwähnt, sind sich die meisten Patienten über ihr unbewusstes „Abschalten" keineswegs im Klaren. Sie neigen dazu, ihren Mangel an Sexualverlangen gegenüber ihrem Partner der „schlechten Chemie" zuzuschreiben, und vielen widerstrebt die Hypothese, dass er von ihnen selbst hervorgerufen sein könnte.

Der erste Schritt einer Therapie besteht darin, das Bewusstsein der Patienten hinsichtlich ihrer antisexuellen Verhaltensweisen und Antiphantasien zu schärfen, mittels deren sie automatisch, also ohne bewussten Willen, ihr Verlangen gegenüber ihrem Partner unterdrückt haben, und ihnen bei der Erkenntnis behilflich zu sein, dass sie ein größeres Maß an willentlicher Kontrolle über ihre sexuellen Empfindungen erlangen können.

---

[36] Gemeint sind hiermit gewissermaßen „behaviorale Rezepte" für Patienten in einer psychosexuellen Therapie, also Anleitungen für die bereits mehrfach erwähnten „Haus-Aufgaben".

[37] Die behaviorale Behandlung psychosexueller Dysfunktionen ist von einer Reihe von Fachautoren beschrieben worden, so u.a. von Masters u. Johnson 1974, 1994; Kaplan 1974, 1975, 1979, 1980A; Leiblum u. Rosen 1988; Apfelbaum 1988; Althof 1988; Barbach 1976; LoPiccolo u. LoPiccolo 1978; Araoz u. Bleck 1982.

Es handelt sich dabei insofern um eine wichtige Phase der Behandlung, als keine Besserung zu erwarten ist, wenn nicht der Patient sich als erstes seine Rolle bezüglich des Ursprungs und der Aufrechterhaltung seiner/ihrer Appetenzprobleme eingesteht.

Um dies zu erreichen, konfrontieren wir den Patienten mit Anhaltspunkten für die spezifischen negativen antisexuellen Gedanken, Gefühle und Verhaltensweisen, die er/sie an den Tag legt, um die Sexualzentren mit dem Vorwand einer realen Gefahr zu „täuschen“, sich abzuschalten.

Auf die Praxis bezogen bedeutet dies, dass am Anfang jeder therapeutischen Sitzung den Erfahrungen des Paares mit ihren letzten Haus-Aufgaben detailliert und in die Tiefe gehend nachgegangen wird. Diese Analyse vermittelt dem Therapeuten die benötigte Information für das Aufdecken der Eigenheiten der antisexuellen Verhaltensweise(n) des Patienten.

Ein Mitglied unseres Teams beispielsweise[38] bat eine junge Frau mit partnerspezifischer VSA, sich mit ihrem Freund ein erotisches Video anzusehen. Bei der nächsten Sitzung berichtete die Patientin, dass sie nicht erregt worden sei. Die treffsicheren Fragen der Therapeutin bezüglich der Details des Erlebnisses der Patientin, brachten folgende höchst relevanten Tatsachen zum Vorschein:

1. Die Patientin erinnerte sich, das Video „albern“ gefunden zu haben.
2. Sie war über die „unechte“ Art und Weise verärgert, wie das Paar „sofort mit Bumsen anfing“.
3. Sie war in Sorge, ob sich ihr Freund abgestoßen fühlen würde (was nicht der Fall war).

Das Paar hatte an dem Abend nicht miteinander geschlafen. Am nächsten Tag jedoch, als die Frau allein war, erinnerte sie sich an das Video, wurde sehr erregt und masturbierte zum Orgasmus.

Die Untersuchung dieses Ereignisses gab der Therapeutin Gelegenheit, die Patientin darauf hinzuweisen, dass sie im Beisein ihres Geliebten aktiv ihre sexuellen Gefühle nach unten reguliere und unterdrücke und dass dies bewerkstelligt werde, indem sie sich an negative Gedanken halte und die Beachtung der stimulierenden Teile des Videos vermeide. Als sie dagegen allein war, beschäftigten sie keine negativen Gedanken, und sie ließ es zu, erregt zu werden.

Hinsichtlich der therapeutischen Allianz ist es wichtig, dass der Therapeut behutsam, einfühlsam, vorurteilslos und unterstützend auf die selbstverursachten Elemente des Appetenzmangels des Patienten hinweist, um den Eindruck einer Schuldzuweisung bezüglich des sexuellen Problems zu vermeiden.

Haben die Patienten einmal die Tatsache akzeptiert und die Mittel und Wege erkannt, mit deren Hilfe sie sich abschalten, sind sie bereit, mit den kognitiv-behavioralen Übungen fortzufahren, die ihnen helfen sollen, diese zwanghaften negativen Verhaltensweisen zu kontrollieren und zu modifizieren.

Betonung des Positiven und Vermeidung des Negativen

Die Hauptaufgabe der kognitiven Interventionen bei Patienten mit VSA besteht darin, sowohl ihre ständige selektive Fokussierung auf negative Betrachtungsweisen, Bilder, Gedanken und Gefühle als auch die begleitende Vermeidung positiver psychischer und physischer erotischer Eindrücke rückgängig zu machen und sie stattdessen dahingehend zu beeinflussen, auf die positiven Elemente der Situation zu fokussieren.

Mit anderen Worten versuchen wir, die Patienten dahin zu bringen, es zuzulassen, über erotische körperliche Stimulation zu phantasieren und sich dieser auszusetzen. Gleichzeitig sollten sie ihre Aufmerksamkeit auf die attraktiven Merkmale ihres Partners richten und die negativen ignorieren, wie es auch normale Menschen tun, die auf eine schöne Zeit mit ihrem Partner im Bett aus sind.

Aufgaben, die den Patienten dabei helfen, zu erkennen und zu lernen, wie sie ihren dysfunktionalen antisexuellen Gedanken und negativen emotionalen Prozessen entgegensteuern können, variieren je nach Patient entsprechend den jeweiligen Umständen und den jeweiligen Abwehrhaltungen gegen sexuelle Erregung.

Denjenigen Patienten, die (sich) zu sehr verkrampfen, um im sexuellen Erlebnis aufzugehen, können verschiedene Entspannungstechniken gelehrt werden, die sie für ihr Wohlbefinden nutzen können, bevor sie Sex initiieren. In diese Richtung geht der Vorschlag, warm zu du-

[38] Sara Rosenthal, MSW.

schen oder Musik bzw. formalere Entspannungskassetten zu hören, die individuell für Patienten zusammengestellt werden können. Bei anderen schlagen wir vor, gegenüber ihrem Partner mehr Zeit für die Kommunikation ihrer Gefühle, Sorgen und Verletzlichkeiten aufzubringen, bevor Sex initiiert wird, also eine emotionale Nähe herzustellen, die einen weit reichenden Abbau von Spannungen bewirken kann. Und in manchen Fällen verschreiben wir schnell wirkende, Angst lösende Medikation.

„Vorglühen"

Viele Patienten mit VSA beeinträchtigen die Steigerung ihres Sexualverlangens, indem sie, noch bevor sie das Schlafzimmer betreten, ihre antisexuellen Zwangsvorstellungen unbewusst aktivieren. Um diesem Abwehrmechanismus gegen das Sexualverlangen Einhalt zu gebieten, übertragen wir diesen Patienten die Verantwortung dafür, sich in eine erotische Stimmung zu versetzen, bevor sie versuchen mit ihren Partnern Sex zu initiieren.

Patienten mit mangelndem Verlangen nach ihrem Partner werden grundsätzlich ermahnt, keinen Geschlechtsverkehr anzustreben, wenn sie nicht fähig sind, „vorzuglühen", sprich, sich erotisch positiv auf die Situation einzustimmen. In diesem Fall werden sie gebeten, Sex aufzuschieben, bis sie dafür empfänglich sind. Diese therapeutische Intervention dient der Unterbrechung des Teufelskreises zwischen negativer Verstärkung und funktionalen Problemen, der sich bemerkbar machen kann, wenn eine Person ohne Lustempfinden sexuell aktiv wird und in der Folge Schwierigkeiten bekommt, körperlich zu funktionieren.

Zusätzlich und gleichzeitig werden den Patienten möglicherweise mentale und körperliche Aufgaben gestellt, die sich um Phantasien und Erotika drehen und den Zweck haben, ihre Erregung zu steigern und sie von ihren Sexualängsten und Antiphantasien abzulenken.

Sexuelles Phantasieren als therapeutisches Hilfsinstrument

Wie bereits erörtert, übt erotische Phantasie einen überaus starken, steigernden Einfluss auf das sexuelle Verlangen aus, und sie ist ein wesentlicher Bestandteil normaler menschlicher Sexualität. Ich bin der Ansicht, dass Menschen, die *meinen*, keine Sexualphantasien zu haben, vermutlich zu den glücklichen Personen gehören, deren Partner ihre Sexualphantasie tatsächlich *verkörpert*. Wenn der Partner mit anderen Worten dem sexuellen Ideal oder der Phantasie der Person sehr nahe kommt, sind die virtuelle und die tatsächliche erotische Realität so kongruent, dass sie identisch zu sein scheinen.

Manche Personen wollen ihre Phantasien nicht akzeptieren und bitten Therapeuten oftmals, diese zu modifizieren. Hierzu gehören beispielsweise Feministinnen, die durch Vergewaltigungsphantasien erregt werden; Freigeister, die sadistische erotische Phantasien haben; Machos, die durch masochistische Phantasien über dominante Frauen angeregt werden, usw.

Eine „kranke" Phantasie gibt es jedoch nicht. Unsere Sexualphantasien sind die logische Folge unseres von Ursache und Wirkung geprägten Entwicklungsprozesses, wie es in Kapitel 3 erörtert wurde. Dort wurde postuliert, dass die Ursprünge paraphilen Verlangens und Phantasierens mit der kindlichen Erotisierung von schmerzhaften frühen Bindungen und traumatischen Erlebnissen zusammenhängen und dass jedes Kind, das emotional oder sexuell missbraucht wurde, in der Folge sehr wahrscheinlich atypische Sexualphantasien entwickelt.

Ich bin vollkommen davon überzeugt, dass erotische Phantasien gewöhnlich ab dem Erwachsenenalter permanent verwurzelt und für äußere Einflüsse unzugänglich sind. Ich bin des Weiteren der Meinung, dass ein Versuch von professioneller Seite, die erotischen Phantasien von Patienten zu verändern, zwecklos und potenziell schädigend ist.

Ich betrachte es vielmehr als meine Aufgabe, die Patienten darin zu unterstützen, das erotische Potenzial ihrer Sexualphantasien voll auszuschöpfen – ob zur Verbesserung ihrer sexuellen Beziehung oder lediglich zur Steigerung ihrer sexuellen Lust beim Masturbieren.

Manche Personen greifen ständig auf Erotika und Phantasien zurück, um sich von ihrem Partner zu distanzieren. Hierbei handelt es sich um einen unerwünschten Abwehrmechanismus gegen Intimität. Das *temporäre* Fokussieren auf Phantasien und/oder Erotika jedoch, mit dem Zweck, den Patienten von der Aufmerksamkeit auf den Partner abzulenken, kann insofern als eine wesentliche therapeutische Funktion betrachtet werden, als dadurch Sexualängste

„umgangen“ werden können und dem Patienten die Möglichkeit gegeben wird, zu funktionieren. Das Trainieren der Phantasie ist insbesondere bei solchen Patienten sinnvoll, bei denen zwanghafte übermäßige Besorgnis hinsichtlich der Befriedigung des Partners sowie Leistungsangst und/oder Angst vor Intimität die Steigerung ihres Verlangens und ihr Funktionieren beeinträchtigen. Das Sich-Verlieren in der Phantasie kann diesen Personen eine ausreichende Erregung ermöglichen, um sich an erfolgreichen sexuellen Erlebnissen mit ihrem Partner zu erfreuen. Ihr Bewusstsein darüber, dass sie sich auf die Unterstützung ihrer Phantasien verlassen können, um zu funktionieren, kann diesen Personen das notwendige Zutrauen vermitteln, ihre Sexualvermeidung zu überwinden.

Spricht der Patient gut auf das Trainieren der Phantasien an, dann gelingt es auch gelegentlich, seine erotischen Verhaltensweisen in Richtung einer sich allmählich verstärkenden Intimität gegenüber dem Partner zu beeinflussen, und zwar bis zu dem Punkt, an dem die Phantasie nicht länger als Notwendigkeit betrachtet wird. In anderen Fällen wiederum wird der Gebrauch von Phantasien zum permanenten Bestandteil des Sexualverhaltens der Person. Möglicherweise kann ein solches Resultat nicht unbedingt als ideal bezeichnet werden, das Vertrauen auf den Gebrauch und das Teilen von Sexualphantasien mit dem Partner jedoch ist mit Sicherheit eine bessere Alternative zu einem Leben ohne jeglichen Sex.

Erregung und Ablenkung

Im Rahmen der Sexualtherapie kann die Kapazität der Phantasie, zu erregen und abzulenken, auf unterschiedliche Weise nutzbar gemacht werden.

Wie bereits erwähnt wurde, können Patienten Phantasien wirkungsvoll nutzen, um „vorzuglühen“, d.h. sich in eine erotische Stimmung zu versetzen, bevor sie sich ihrem Partner sexuell nähern. Die starke aphrodisierende Wirkung von Sexualphantasien und Erotika eröffnet außerdem häufig eine Umgehungsmöglichkeit gegenüber vom Patienten errichteten Hindernissen unterschwelliger Sexualängste und der Angst vor Intimität. Bei der Hilfestellung, Angst und Ambivalenz zu „umgehen“, handelt es sich möglicherweise um die wichtigste sexualtherapeutische Funktion der Phantasie.

Je nach individuellen Bedürfnissen des Patienten kann eine Auswahl an phantasiebezogenen Haus-Aufgaben gestellt werden, die den Zweck verfolgen, die Sexualängste des Patienten abzulenken. Meist werden Patienten, deren Verlangen gegenüber ihrem Partner blockiert ist, gebeten, sich in ihre bevorzugte Phantasie oder in ein erotisches Video zu vertiefen und den Partner während des Sex „auszublenden“.

Wenn die Situation dies rechtfertigt, schlagen wir vielleicht vor, dass das Paar seine Phantasien miteinander teilt. Aufgaben, die das Teilen von Phantasien miteinander beinhalten, zielen z.B. darauf ab, dass das Paar sich mit gegenseitiger genitaler Stimulation abwechselt und sich der/die Empfangende gleichzeitig seinen/ihren Sexualphantasien hingibt. Hierbei können alle möglichen Variationen vorgeschlagen werden. Zum Beispiel kann der Partner gebeten werden, die Phantasie der Person mit niedrigem Verlangen während des Sex zu verbalisieren. Für manche normale Personen kann dies höchst erregend sein. Im Zusammenhang mit dieser Aufgabe sollte sich der Therapeut jedoch auch darüber im Klaren sein, dass andere ebenfalls normale Männer und Frauen durch Geräusche oder Gerede des Partners während Sex abgelenkt und abgestoßen werden könnten.

Eine Aufgabe kann es auch sein, dass sich das Paar gegenseitig stimuliert, während es zusammen erotische Filme ansieht. Oder der Partner mit niedrigem Verlangen wird – gewissermaßen als „Aufwärmtraining“ vor der Annäherung an den Partner – gebeten, sich einen erotischen Film anzuschauen, von dem vorausgesetzt wird, dass er erregend auf ihn/sie wirkt, oder sich entsprechende erotische Bilder anzuschauen oder erregende Passagen in einem Buch zu lesen.

Die aphrodisierende Wirkung von Phantasien und Erotika kann auch bei der Unterstützung des sexuellen Funktionierens hilfreich sein, *wenn der Partner nicht die Sexualphantasie des anderen verkörpert*, die Beziehung jedoch in jeder anderen Hinsicht liebevoll, kompatibel und für beide vorteilhaft ist.

Die aphrodisierende Wirkung miteinander geteilter Phantasien sind besonders hilfreich, um bei älteren Partnern das nachlassende Sexualverlangen zu steigern und das Funktionieren zu verbessern, wenn sie von der anderen Person nicht mehr wie in der Vergangenheit erregt werden, sie jedoch weiterhin sexuell miteinander aktiv bleiben möchten.

Erotische Phantasie kann ebenso die Aufrechterhaltung sexueller Aktivität erleichtern, wenn einer der Partner an einem körperlichen Problem leidet, das seine/ihre sexuelle Lust oder auch die des anderen vermindert. Nach einer Mastektomie z. B. verlieren manche Frauen ihre Lust auf Sex mit dem Partner, und/oder sie sind unwillig, mit neuen Sexualpartnern das Risiko einzugehen, Sex zu initiieren, da sich manche Männer durch die fehlende Brust abgestoßen fühlen. Dabei ist gerade eine liebevolle, romantische und unterstützende Beziehung ein besonders wichtiges Element bei der Heilung und für das Wohlbefinden von Frauen mit Brustkrebs (Spiegel et al. 1989; Kaplan 1992B). Insofern ist die Wiederaufnahme sexueller Aktivität für solche Patienten und Paare ein lohnendes medizinisches und auch psychologisches Ziel, und dabei kann das umsichtige und sensible Einbringen von Phantasien eine „Brücke" bilden, die die sexuelle Genesung erleichtert.

Der Gebrauch der Phantasie zur Ergänzung der körperlichen Stimulation durch den Partner bezeichnet oftmals die einzige Möglichkeit, eine sexuelle Verbindung zwischen Partnern aufrechtzuerhalten, die zusammenbleiben und zusammen Sex haben wollen, bei denen jedoch einer der Partner durch eine inkongruente oder abweichende Phantasie erregt wird, die den anderen Partner nicht interessiert, so z. B. durch Verkleidungsspiele, Bisexualität, Gruppensex, Pädophilie, Sadomasochismus etc. Dennoch kann die Akzeptanz der inkongruenten Phantasie des Partners für beide eine Bereicherung bedeuten. Die Integration der jeweiligen Phantasie in die sexuellen Handlungen des Paares erzeugt Lust und Erregung bei demjenigen Partner, der ohne die Phantasie nicht funktionieren würde, und genau diese Lust und Erregung können wiederum – ungeachtet der Art des Stimulus – den anderen erregen, auch wenn ihn/sie die Phantasie an sich nicht erregt. Auf dieser Grundlage haben die therapeutisch unterstützte Akzeptanz und der Gebrauch von Phantasien viele ansonsten positive Beziehungen gerettet, die wegen der schlechten sexuellen Kongruenz der Partner sonst gescheitert wären.

Erotika: Therapeutische und diagnostische Funktionen

Wie die Phantasien, die durch sie verbildlicht werden, können Erotika ebenfalls als therapeutisches Hilfsmittel benutzt werden, um Sexualverlangen zu steigern, Sexualangst zu umgehen und Patienten von ihren antisexuellen Gedanken abzulenken. Einige Fachautoren haben sich jedoch gegen Erotika ausgesprochen und vertreten die Ansicht, einige Ausprägungen würden gewalttätige und misogyne sexuelle Verhaltensweisen bei den Betrachtern hervorrufen – so z. B. sadomasochistische Pornographie und heterosexuelles explizites Material, das Frauen in unterwürfigen Rollen zeigt. Dies ist jedoch ein Trugschluss. Aufgrund unserer klinischen Erfahrungen bin ich davon überzeugt, dass *lediglich dasjenige erotische Material, das die bereits vorhandene Sexualphantasie der Person anspricht*, die seit ihrer Kindheit besteht, durchweg erregende Wirkung zeigt. Alle anderen Szenarien, die nicht mit dem inneren „Liebeswegweiser" der Person kongruieren, langweilen schnell oder werden negativ interpretiert.

Die Eignung von Erotika, latente erotische Phantasien anzupeilen und auszuleuchten – was ich gern mit der Entdeckung eines Schatzes vergleiche –, macht dieses Material auch zu einem idealen diagnostischen Instrument für das Aufdecken verborgener Sexualphantasien bei Personen, denen diese nicht bewusst sind oder die keinen Zugang zu ihnen haben.

Manche Personen mit mangelndem Sexualverlangen berichten, dass sie keine Sexualphantasien haben. In diesen Fällen gehen wir davon aus, dass diese Personen ihre Sexualphantasien blockiert, verdrängt oder unterdrückt haben. Bei Patienten mit niedrigem Verlangen und mangelnder Phantasie können Erotika in einem *diagnostischen Zusammenhang* gewissermaßen als Sonde eingesetzt werden, um potenziell erregende, verborgene Phantasien zu offenbaren. Genauer gesagt wird dem Patienten die Möglichkeit gegeben, auf eine große Bandbreite erotischen Materials in Form von Büchern, Bildern und Filmen zu reagieren. Die Reaktionen des Patienten werden daraufhin während der therapeutischen Sitzungen analysiert. Dieser Prozess kann zur Entdeckung unvermuteter, latenter oder vormalig unterdrückter Sexualphantasien und -appetenzen führen, die damit der Therapie zugänglich werden und hilfreich sind.

Die Auswahl des Materials, das wir in dem Versuch, die latenten Phantasien eines Patienten aufzudecken, anbieten, wird durch die kulturelle und schulische Bildung des Patienten diktiert. Unsere Vorschläge beinhalten die Werke von Anaïs Nin, Nancy Friday, Henry Miller, D.H. Lawrence und „anonyme" viktorianische Taschenbücher sowie erotische Briefe und Fotos aus dem *Playboy* und dem *Hustler*.

Erotische und/oder pornographische Videos sind besonders hilfreich bei der Aufdeckung verdrängter Phantasien, weil Menschen von dieser Art visuellen Materials stark eingenommen werden können. Unter den zur Verfügung stehenden Filmen befinden sich auch solche, die deutlich für sexualedukative Zwecke produziert wurden. Diese Filme werden den eher konservativ gesinnten oder gehemmten Patienten angeboten, die möglicherweise an grobem oder explizitem Material Anstoß nehmen könnten. Wenngleich derartige erzieherisch orientierten „Soft-core"-Videos[39] sicherlich für sexualedukative Zwecke und die Desensibilisierung von Sexualängsten ihren Zweck erfüllen, werden sie jedoch von vielen Personen als nicht sonderlich erregend empfunden.

Patientinnen, die Bilder von ejakulierenden Phalli ablehnen, bevorzugen eventuell eher romantische „Soft-core"-Filme, wie die Emanuelle-Folgen oder Der letzte Tango in Paris, für eine erste Auseinandersetzung mit Erotika. Aus ähnlichen Gründen werden an Frauen gerichtete erotische Videos eher von denjenigen Frauen akzeptiert, die sich von männlich orientierten Videos abgestoßen fühlen. Diese Produkte sind bei der Aufdeckung latenter weiblicher Phantasien besonders hilfreich.

Es steht auch eine große Menge an hervorragenden homoerotischen Pornofilmen zur Auswahl, die für homo- und bisexuelle Männer und Frauen wie auch für Heterosexuelle beiderlei Geschlechts überaus erregend sein können.

Explizite „Hard-core"-Filme, die in aller Deutlichkeit erotische Szenen, sexuelle Körperpartien und eine große Bandbreite „normaler" wie auch atypischer, perverser oder paraphiler Themen präsentieren, sind unserer Erfahrung nach für Patienten mit niedrigem Verlangen potenziell am erregendsten und somit am nützlichsten bei der Suche nach latenten erotischen Phantasien wie auch als therapeutische Hilfsmittel.

Mit der Popularität von „Telefonsex", bei dem Männer unter Zahlung einer Gebühr telefonisch einer weiblichen Stimme lauschen können, die verschiedene explizite erotische Szenen beschreibt, wurde dem therapeutischen Instrumentarium des Untersuchenden ein weiteres erotisches Diagnostikinstrument und ein nicht chemisches Aphrodisiakum hinzugefügt.

Der therapeutische Einsatz von Masturbation

Bei der Masturbation handelt es sich, wie bei sexuellen Phantasien auch, um einen normalen, wesentlichen Bestandteil des menschlichen Sexualverhaltens.

Masturbation ist die früheste Form menschlichen sexuellen Ausdrucks. Die meisten Säuglinge greifen nach ihren Geschlechtsorganen, sobald es die motorische Koordination erlaubt. Aufgrund der angenehmen Empfindungen, die dadurch hervorgerufen werden, kann diese Aktivität bald zur Gewohnheit werden. Frühes Masturbationsverhalten kann jedoch auch Auslöser für beginnende Scham-, Schuld-, Angst- und Konfliktgefühle sein, wenn Eltern, die mit ihrer eigenen Sexualität nicht im Reinen sind, wie auch all jene mit moralistischen, antisexuellen Einstellungen, den frühen Masturbationserfahrungen ihres Kindes mit Missbilligung, Verlegenheit, Zurückweisung und sogar harter körperlicher Bestrafung begegnen.

Trotz der verursachten Scham- und Schuldgefühle in Bezug auf Masturbation, die häufig das Überbleibsel dieser strafenden Verhaltensweisen gegen den frühesten sexuellen Ausdruck von Kindern darstellen, haben die meisten Männer und Frauen in unserer Gesellschaft ihren ersten Orgasmus über Selbststimulation erlangt. Und obgleich masturbatorische Orgasmen selten so aufregend oder lustvoll wie die mit einem Partner erlebten sind, bleibt Selbststimulation für die meisten Frauen und auch für viele Männer der einfachste und verlässlichste Weg, einen Orgasmus zu erlangen.

Masturbationsaufgaben sind wertvolle therapeutische Hilfsmittel in der Sexualtherapie. Sie werden für verschiedene Zwecke eingesetzt.

[39] „Soft-core"-Erotika zeigen definitionsgemäß keine erigierten oder ejakulierenden Penisse („soft core" = weicher Kern).

Oftmals werden Masturbationsaufgaben als Ausgangspunkt an sexuell blockierte Patienten erteilt, um von dort aus das sexuelle Wirkungsfeld auf die Einbeziehung von Sexualpartnern auszudehnen. Wie es im anschließenden Kapitel näher erörtert wird, erhielt „Greta Biedemeyer" (Fall 8.1), die bereits erwähnte schwer sexualphobische und aversive Patientin, als eine ihrer ersten Haus-Aufgaben, allein und unter Zuhilfenahme ihrer Phantasie zu masturbieren. Therapeutisch unterstützte Selbststimulation in Verbindung mit Phantasie war ebenfalls eine entscheidende Intervention bei der Behandlung von „Pearl Traveler" (Fall 8.6), der sexualphobischen Frau des untreuen Ehemannes, und bei „Bill Kangaroo" (Fall 8.2), dem 41-jährigen, sexuell unerfahrenen Mann, der von seiner Mutter verführt worden war.

Je nach Lage der Situation können Masturbationsaufgaben zur alleinigen Durchführung erteilt werden oder sie können während bzw. nach sexueller Aktivität mit dem Partner angegangen werden.

Den Patienten, die gegenüber ihren Partnern blockiert sind, die jedoch auf Selbststimulation normal reagieren, können „parallele Masturbationsaufgaben" erteilt werden. Bei diesen Aufgaben beginnen die Partner ihre sexuelle Aktivität mit einem Vorspiel und/oder genitaler Stimulation oder sie schauen sich zusammen ein erotisches Video an. Ab einem bestimmten Punkt der Erregung beenden sowohl der Partner mit niedrigem als auch der mit hohem Verlangen die Aktivität mit einem selbst herbeigeführten Orgasmus.

In anderen Situationen kann der Partner mit niedrigem Verlangen gebeten werden, sich vom Partner mit hohem Verlangen stimulieren zu lassen, bis er/sie kurz vor dem Höhepunkt ist. Anschließend wird der Patient gebeten, in Anwesenheit des Partners zum Orgasmus zu masturbieren. Wenn die sexuelle Inhibition des Partners besonders stark ausgeprägt ist, kann die Aufgabe erleichtert werden, indem der Patient nach dem partnerschaftlichen Vorspiel in einem anderen Zimmer zum Orgasmus masturbieren kann.

Die klinische Anwendung dieser therapeutischen Masturbationsaufgabe wird am Beispiel der Behandlung von „Joe Senator" (Fall 8.7) illustriert, dem Patienten, der seine Phantasien in Gegenwart seiner Partnerin unterdrückte.

Viele Patienten schämen sich erst einmal oder sind von dem Gedanken an Masturbationsaufgaben peinlich berührt und sträuben sich dagegen, insbesondere wenn Selbststimulation im Beisein des Partners stattfinden soll. Wenn sich der Partner jedoch unterstützend verhält oder, wie es häufig der Fall ist, durch die Selbststimulation des anderen erregt wird, kann sich dies günstig auf die ersten Ansätze einer Annäherung der Partner an eine stärkere Intimität und eine miteinander geteilte Erotik auswirken.

Die therapeutische Handhabung von Masturbation als natürlichem Vorgang sowie die in der Therapie vermittelte Ermutigung und die erteilte „Erlaubnis", Selbststimulation zu genießen – insbesondere, wenn diese durch die positive Reaktion des Partners ergänzt wird –, können ein korrigierendes emotionales Erlebnis darstellen und sich auf Personen sehr befreiend auswirken, deren negative Einstellung gegenüber Onanie ihren Teil zum Unvermögen beiträgt, mit dem Partner zu funktionieren.

Nachteilige Reaktionen

In diesem Zusammenhang sei auch zur Vorsicht gemahnt. Phantasien, der Genuss von Erotika und Masturbation (das „Verschütten von Samen") werden von orthodoxen Juden und frommen Katholiken als Todsünden betrachtet, sodass diese Aufgaben *keinesfalls* an Patienten delegiert werden sollten, die diesen Glaubensrichtungen angehören, es sei denn als letzter Ausweg. Obgleich es sich um starke Heilmittel handelt, sind diese Interventionen für die Heilung von Patienten mit sexuellen Appetenzstörungen nicht zwingend erforderlich. Der kreative Therapeut sollte normalerweise in der Lage sein, Alternativen zu finden.

Als mir beispielsweise ein orthodoxer Jude zu verstehen gab, dass es ihm seine Religion verbiete, sich Frauen in erotischen Posen vorzustellen – es sei denn, es handele sich um seine eigene –, bat ich ihn, sich eben seine Frau vorzustellen. Das mentale Bild der Geschlechtsorgane und Brüste *seiner* Frau war ausreichend wirkungsvoll, um die Lust des jungen Ehemannes zu erregen, ohne dass er „in seinem Herzen Ehebruch begehen" musste.

Manchmal hat ein Partner Einwände gegen den Vorschlag des Therapeuten, der Symptome aufweisende Patient möge zur Steigerung seines Sexualtriebs von seiner Phantasie oder von Pornographie Gebrauch machen. Dies stellt ein therapeutisches Dilemma dar, mit dem überaus sensibel umgegangen werden muss – wir werden später noch darauf zurückkommen.

Modifikation unangepasster Masturbationstechniken

Die meisten Männer masturbieren, indem sie ihren Penis manuell durch rhythmische Vor- und Zurückbewegungen stimulieren, während der Großteil der Frauen durch gleichmäßige Kreisbewegungen ihres Zeigefingers auf der Klitoris einen Orgasmus erlangt. Diese weit verbreiteten Masturbationstechniken lassen sich leicht auf partnerorientiertes Vorspiel und Geschlechtsverkehr übertragen.

Manche Patienten sind es jedoch gewohnt, auf atypische Weise zu masturbieren, die sich nicht so leicht auf partnerschaftlichen Sex übertragen lässt. Atypische Masturbationstechniken können dem Geschlechtsverkehr sogar hinderlich sein und auf die Beeinträchtigung des Sexualverlangens einer Person Einfluss haben.

In den Fällen, in denen die Erhebung des sexuellen Status offenbart, dass das Masturbationsverhalten des Patienten einem idiosynkratischen Muster folgt, welches ein Faktor hinsichtlich seiner/ihrer Fähigkeit, normale Erregung und Lust mit dem Partner zu verspüren, zu sein scheint, können masturbatorische Aufgaben zum „Umlernen" gestellt werden. Diese muss der Patient alleine durchführen, bevor der Partner in den Behandlungsverlauf einbezogen wird.

Unangepasste Masturbationstechniken bei Männern sind häufig mit Stimulationsmethoden verbunden, die das Anfassen des Penis vermeiden – so z. B., indem man den Penis am Bett reibt oder ihn zwischen die Schenkel steckt und die Muskulatur rhythmisch anspannt, wodurch Reibung am Penis entsteht.

Auch Frauen, die atypische oder nicht manuelle Stimulationsmethoden anwenden, sind eventuell auf ein „masturbatorisches Umlernen" als wichtigen Schritt in Richtung einer sexuellen Eingliederung angewiesen. Dies betrifft z. B. Frauen, die gewöhnlich einen Orgasmus erlangen, indem sie fließendes Wasser über ihre Klitoris laufen lassen, und solche, die sich darauf eingerichtet haben, ihren Höhepunkt auf dem Rücken liegend zu erlangen, indem sie rhythmisch ihre Schenkelmuskulatur anspannen oder ihre Geschlechtsorgane an einem Kissen reiben.

Aufgaben, die die körperliche Stimulation steigern: Trainieren sexueller Fertigkeiten

Körperliche Stimulation ist in vielen Spezies ein starker Reizimpuls für sexuelle Lust. Eine bestimmte Art von Moskitomännchen z.B. stimuliert seine Partnerin oral, indem sie ihren Rüssel mit extrem hoher Frequenz gegen die Geschlechtsteile der Partnerin vibrieren lässt, um sie in Stimmung zu bringen. Der männliche Otter wiederum beißt in die Nase des Weibchens, und es heißt, dass Giraffen ihre Partnerin entflammen, indem sie sich an ihren Nacken schmiegen.

Körperliche Stimulation ist auch für Männer und Frauen ein überaus wirkungsvoller „Scharfmacher". Genauer gesagt werden sowohl Männer als auch Frauen – besonders Frauen – durch das zärtliche und neckende Berühren, Streicheln und Küssen des/der Geliebten erregt. Die gesamte Haut der Körperoberfläche ist potenziell erotisch empfänglich für sensible und zärtliche Stimulation, und manche Bereiche sind tendenziell besonders empfindlich. Erogene Zonen sind höchst individuell geprägt und können sich je nach Person an den Brüsten, am Gesäß, an den Brustwarzen, am Nacken, den Zehen, Ohren, Schenkeln etc. befinden.

Stetes rhythmisches Streicheln oder Saugen des Penis oder der Klitoris mit den Händen, dem Mund und dem Körper auch während des Koitus ist der größtmögliche Anreiz menschlicher sexueller Lust und orchestriert das Crescendo erotischer Empfindungen, das zum Orgasmus führt.

Es gibt hinsichtlich erotischer Reaktionen im Zusammenhang mit körperlicher Stimulation geschlechtsspezifische Unterschiede, und diese können bei denjenigen Paaren sexuelle Schwierigkeiten hervorrufen, die auf sexueller Ebene nicht sonderlich gut miteinander kommunizieren. Frauen benötigen in der Regel eine längere „Aufwärmphase" des „Vorspiels" in Form sanften, langsamen Streichelns, Küssens und Neckens des Körpers, bis sie gänzlich für die stete, rhythmische Stimulation der Geschlechtsorgane empfänglich sind, die dem Orgasmus vorangeht. Männer neigen auf der anderen Seite dazu, schneller erregt zu werden, und sie sind im Allgemeinen für visuelle Stimulation empfänglicher als für taktile. Im Laufe des

Alterns sind Männer allerdings zunehmend auf genitale Stimulation angewiesen, um eine Erektion zu bekommen und diese aufrechtzuerhalten.

Geschickte und konfliktfreie Liebende wissen die erotische Kraft körperlicher Stimulation zu nutzen, um ihre Erregung beim Liebesspiel zu steigern.

Für sexuell offene Menschen sind in Bezug auf sexuelle Stimulation sowohl *Geben* als auch *Empfangen* wichtige Elemente ihrer sexuellen Phantasie, sodass das Erregen des Partners wie auch durch den Partner erregt zu werden gleichermaßen luststeigernd ist.

Für Patienten mit VSA ist dies jedoch oftmals nicht der Fall. Viele dieser Patienten problematisieren und blockieren den beiderseitigen Austausch erotischer Lust. In solchen Fällen wird die Verbesserung der sexuellen Fertigkeiten und der Techniken des Paares zu einem vornehmlichen Ziel der Behandlung. Für diesen Zweck stehen eine Reihe therapeutischer Haus-Aufgaben und Strategien zur Verfügung.

Kürzlich hatte ich einer Patientin vorgeschlagen, ihr Mann, über dessen erotische Fertigkeiten sie sich (zu Recht) beschwert hatte, müsse lernen, ein besserer Liebhaber zu werden, woraufhin die Frau fragte: „Ist denn Sex nicht ein natürlicher Akt? Kann man das Liebesspiel wirklich erlernen?"

Die Grundprinzipien des Fortpflanzungsverhaltens *sind* tatsächlich genetisch fest in unserem Gehirn verankert. Wie es jedoch für alle komplexen menschlichen Funktionen gilt, sind Lernen und Erfahrung ein sehr wichtiges Beiwerk des fertigen Produkts, und alle möglichen Dinge können diesen Prozess stören. Entsprechend kann eine ganze Reihe von Gründen dafür verantwortlich sein, dass Liebende nicht in der Lage sind, sich angemessen körperlich zu stimulieren. Die Gründe reichen von einfacher Schüchternheit, körperlicher Ungeschicklichkeit und Erfahrungsmangel bei absolut gesunden Individuen bis hin zu schweren Aversionen und Abscheu und der phobischen Vermeidung des Körpers und der Geschlechtsorgane des Partners, was tiefe emotionale und sexuelle Konflikte nach sich ziehen kann.

Viele Patienten mit niedrigem Verlangen – meist eher Frauen als Männer – werden nicht ausreichend erregt, weil ihr Partner nicht in der Lage ist, sie richtig zu küssen oder ihre Geschlechtsorgane wirkungsvoll zu stimulieren. Schlimmer noch, klagen manche Frauen, dass sie abschalten, weil der Partner ungeschickt ist, sie irritiert oder Schmerzen hervorruft, und er angespannt und unbeholfen versucht, ihre Geschlechtsorgane angemessen zu stimulieren, was wiederum Verärgerung hervorruft. Frauen klagen auch häufig darüber, dass Männer anfangen die Klitoris zu stimulieren, bevor die Frauen überhaupt ausreichend Zeit hatten, erregt zu werden.

Das überstürzte „Greifen" nach den Geschlechtsorganen durch den Partner ist bei den meisten Frauen einer der wesentlichen Faktoren für sexuelles Abschalten. Da die meisten Männer unmittelbar durch die Berührung ihres Penis erregt werden können, entgeht ihnen oft, dass ihre Partnerin anders reagiert.

Auch Männer rechtfertigen ihren Interessenmangel mit den ungenügenden sexuellen Fertigkeiten ihrer Partnerin. Häufig vorgetragene Klagen über die Ehefrau oder Geliebte lauten auf exzessive Passivität im Bett, Mangel an Reaktionsverhalten, sexuelle Unbeholfenheit, schlechtes Küssen und Verweigerung oraler Befriedigung.

Die Klagen des Partners mit niedrigem Verlangen bezüglich der schlechten sexuellen Fertigkeit des/der anderen sind oftmals lediglich Rationalisierungen, die dazu dienen, von den eigenen sexuellen Inhibitionen abzulenken.

Verbesserung der partnerschaftlichen Kommunikation

Unter der Annahme, dass die meisten Personen bessere Liebhaber werden möchten und Freude daran hätten, ihren Partner angemessen zu stimulieren, wenn sie wüssten wie, beginnt das Trainieren der sexuellen Fertigkeiten oft schon in der Praxis des Therapeuten mit der Thematisierung der sexuellen Kommunikation zwischen den Partnern. Die Partner werden ermutigt, während dieser Sitzungen unter der konstruktiven Federführung des Therapeuten ihre Erlebnisse, Klagen und Wünsche bezüglich dieses sensiblen Themas vorzutragen.

Der Therapeut hat dabei die zweifache Aufgabe, die Kommunikation zwischen den Partnern zu erleichtern und im Falle destruktiven Austausches aktiv zu intervenieren.

„Frau Hummingbird" z. B., die Frau des hyperaktiven bisexuellen Mannes (Fall 4.3), reagierte auf meine Bitte, mir zu erzählen, was sie am Liebesspiel ihres Mannes nicht möge, mit einer Tirade: „Mein Mann ist im Schlafzimmer ein absolutes Desaster – er ist sexuell infantil – er nennt es 'unanständig werden' – können Sie sich das vorstellen? Außerdem ist er ungeschickt, unbeholfen und angespannt, wenn er mich anfasst, und er beschlabbert mich eher, als dass er mich küsst. Niemand würde durch diese Stumpfheit erregt werden."

Während sie ihre Ausführungen fortsetzte, erinnerte der anwesende Mann durch seine Körpersprache mehr und mehr an den Anblick eines getretenen Hundes, sodass ich einen Großteil der verbleibenden Sitzung damit zubrachte, Frau Hummingbird in Richtung einer weniger verurteilenden, weniger anklagenden Ausdrucksweise zu führen und eine letztlich wirksame und konstruktive Kommunikation anzustreben.

Manchmal kommt das Problem in umgekehrter Ausprägung zum Vorschein, indem sich der Patient mit niedrigem Verlangen nicht ausreichend mitteilt. Oftmals liegt es daran, dass die Personen zu schüchtern oder schuldbewusst sind, ihre sexuellen Wünsche auszudrücken. In anderen Fällen reagiert der Partner der zurückhaltenden Person überempfindlich auf Kritik und hat auf subtile Art seine(n) Geliebte(n) dahingehend eingeschüchtert, Klagen für sich zu behalten. Die darunter leidenden Personen halten sich mit sexuellen Anregungen zurück, weil sie die Erfahrung gemacht haben, dass derartige Äußerungen beim Partner grundsätzlich Bestürzung hervorrufen. Sexuell verstummte Personen sollten durch Zureden dazu gebracht werden, dem Partner ihre sexuellen Empfindungen und Klagen zu kommunizieren. Dem Partner wiederum muss dabei geholfen werden, derartige Äußerungen nicht als persönliche Attacken zu interpretieren.

Vorspiel und „trockenes Streicheln"

In der Sexualtherapie wurden unterschiedliche therapeutische Aufgaben erarbeitet, um – wenn notwendig – die Qualität, die Dauer und die Intensität der erotischen körperlichen Stimulation zu verbessern, die als Präludium zum Geschlechtsverkehr angesehen werden kann. Den Anfang machen die allseits bekannten *Sensualitätsübungen*. Diese therapeutischen Übungen wurden von Masters und Johnson in den Sechzigerjahren entwickelt und sind bis zum heutigen Tage nach wie vor ein Eckpfeiler der Behandlung psychogener erektiler Dysfunktionen (Masters u. Johnson 1979; Masters et al. 1994).

Sensualitätsübungen geben den Patienten die Gelegenheit, zu lernen, die Lust langsamen, sanften, entspannten, intimen Austausches körperlichen Streichelns nicht genitaler Bereiche des Körpers zu genießen. Und sie ermöglichen ein von destruktiver Leistungsangst befreites Erleben körperlicher Empfindungen.

Wie es im einführenden Kapitel angesprochen wurde, eignen sich diese Übungen hervorragend für die Behandlung von durch Leistungsangst bedingten genitalen Dysfunktionen, aber sie können möglicherweise völlig ihren Zweck verfehlen, wenn sie bei Patienten mit sexuellen Appetenzstörungen vorgeschlagen werden. Dies soll nicht heißen, dass Sensualitätsübungen niemals bei Patienten mit VSA angewendet werden sollten. Diese Übungen können bei ausgesuchten Patienten mit Syndromen niedrigen Verlangens durchaus nützlich sein, wenn auch nur in spezifischen Situationen. Sensualitätsübungen können z. B. Frauen helfen, deren niedriges Verlangen dadurch verursacht wurde, dass ihr Partner zu schnell durch die „Präliminarien" hetzt. In solchen Fällen können Sensualitätsübungen dazu beitragen, das Paar mit den Techniken und dem Genuss von Berührung und Vorspiel vertraut zu machen wie auch, ihre sexuellen Fertigkeiten zu verbessern.

Wenn sie jedoch routinemäßig und wahllos und ohne Wissen um die Sexualängste des Patienten oder die destruktiven Interaktionen zwischen den Partnern verschrieben werden, können diese Übungen Patienten mit sexuellen Appetenzstörungen therapeutisch zum Nachteil gereichen. Dies liegt darin begründet, dass diese Patienten weniger unter *sexueller Leistungsangst* leiden als vielmehr unter *sexueller Angst vor Intimität*.

Mit anderen Worten tragen Patienten mit VSA und Sexualaversionen ernstliche Intimitätskonflikte mit sich aus, und sie empfinden Unbehagen dabei, ihren Partner zu berühren oder von ihm/ihr berührt zu werden, ungeachtet, ob es sich um einen Auftakt zum Geschlechtsverkehr handelt oder nicht. Somit neigen sie dazu, Sensualitätsübungen als unbehaglichen *Zwang zur Intimität* zu erleben. Eine Reihe unserer Patienten klagte, dass die Aufgaben ihre negativen Gefühle gegenüber körperlicher Intimität mit ihrem Partner sogar verschlimmerten. Einige berichteten, sie fühlten sich im Rahmen der vom Therapeuten aufgegebenen Übungen „schutzlos ausgesetzt" und „gefangen" und verspürten Druck aufgrund der Erwartungshaltung des Partners, diese zu genießen.

Ähnliche Gesichtspunkte betreffen die „intimen Duschübungen". Diese Modifikation der Technik der Sensualitätsübungen von Masters und Johnson, die von Dr. Mildred Witkin entwickelt wurde (persönlich während der Mittwoch-Konferenz kommuniziert), kann ausgezeichnet als Intervention für die Steigerung der Qualität präkoitaler körperlicher Stimulation eingesetzt werden – auch hier jedoch, ähnlich wie bei Sensualitätsübungen, nur in speziellen klinischen Situationen.

Bei diesen Übungen werden Patienten instruiert, gemeinsam zu duschen und sich gegenseitig spielerisch und erotisch ihre Körper zu waschen. Nachdem sie dies beendet haben, sollen sie sich gegenseitig sanft und zärtlich abtrocknen. Die Partner können auch den Körper des/der anderen mit einer Lotion einreiben.

Für bestimmte Patienten mit guter Libido, die gehemmt sind oder unter Leistungsdruck stehen, können körperlich intime Übungen wie Sensualitätsübungen oder „intimes Duschen" ein angenehmes und gewinnbringendes Erlebnis sein. Für sexualphobische Personen, die bar sexueller Lust sind, kann das Erlebnis jedoch zur reinen Qual werden.

Aus diesen Gründen betrachte ich diese Interventionen als nachteilig für Patienten mit Appetenzstörungen, die konfliktbeladen, ängstlich und abweisend auf partnerschaftliche Intimität reagieren. Paradoxerweise machen intimitätsphobische Patienten mit niedrigem Verlangen viel bessere Fortschritte und erleben mit größerer Wahrscheinlichkeit eine Steigerung ihrer Lust, wenn ihnen die „Erlaubnis" erteilt wird, Intimität zu vermeiden, indem sie ihre Partner mit Erotika und Phantasien „ausblenden". Wenn diese emotional klaustrophobischen Personen nicht von ihrem Therapeuten unter Druck gesetzt oder von ihrem Partner bedrängt werden, sich über die Schwelle ihres Wohlbefindens hinaus intim zu verhalten, werden sie eher dazu in der Lage sein, in ihren erotischen Empfindungen aufzugehen.

Steigerung der Intimität

Das heißt jedoch nicht, dass Intimitätskonflikte grundsätzlich ignoriert und mit Phantasie „überbrückt" werden sollten. Sex mit einem nicht intimen Partner kann sehr schön, ästhetisch befriedigend und erregend sein. Intimität fügt dem sexuellen Erlebnis jedoch eine profunde menschliche Qualität hinzu, während Sex mit einer fremden Person eher einem Freizeitvergnügen ähnelt – wie ein schöner Tanz zwischen zwei Fremden.

Obgleich der Therapeut einer Person Intimität nicht aufzwingen kann, haben wir eine Reihe von Strategien parat, die wir bei Paaren anwenden, bei denen der Mangel an Intimität ein Problem darstellt. Diese zielen primär darauf ab, dem Patienten dabei behilflich zu sein, Einsicht in die tiefer liegenden und unbewussten Ursachen seiner/ihrer Angst vor emotionaler Nähe zu erlangen und diese Ursachen zu ihren Ursprüngen in der Kindheit zurückzuverfolgen. Im Rahmen dieses kleinen Formats sind wir jedoch auch sehr auf die Übertragung auf und die Identifikation mit dem „intimen" Therapeuten angewiesen, um das Verhalten des Patienten in Richtung einer größeren Intimität mit dem Partner zu modifizieren. Übertragung ist ein höchst wirkungsvolles Mittel zur Einflussnahme, sodass ich, um Intimität anzuregen, häufig den Austausch von Gefühlen und Gedanken „vormache" und (sorgfältig eingeschränkten) Gebrauch mache von Äußerungen eigener evozierter Gefühle und ähnlicher Erfahrungen mit anderen Paaren während der therapeutischen Sitzungen. Ich ermutige das Paar auch dazu, es mir gleichzutun, und „belausche" und kommentiere ihren Austausch, und ich „belohne" Anzeichen der Intimität mit meiner Anerkennung.

Es sollte in diesem Zusammenhang betont werden, dass sexuelle Phantasie zwar genutzt werden kann, um Intimität zu vermeiden, dass sie jedoch für sich keinen anti-intimen Charakter hat. Im Gegenteil, echte Intimität entsteht, wenn ein Partner in der Lage ist, dem anderen seine Erregung hinsichtlich seiner individuellen atypischen Phantasie einzugestehen, und wenn der andere dies liebevoll als wesentlichen Bestandteil der geliebten Person akzeptiert.

Küssen, „feuchte" genitale Stimulation und Koituspositionen

Das trockene Berühren ebnet den Weg für die noch aufregendere feuchte Berührung und den Kuss. Das Führen der Partner in Richtung einer Verbesserung ihrer Geschicklichkeit in Bezug auf „feuchten Sex" beginnt gewöhnlich im Rahmen der Praxissitzungen mit einer offenen, detaillierten und expliziten Diskussion über das Küssen, über manuelle und orale Stimulationsmethoden und auch über verschiedene koitale Positionen und Techniken, wenn dies hinsichtlich des sexuellen Problems des Paares relevant ist. Selbstredend können sinnvolle Instruktionen nur von solchen Therapeuten gegeben werden, die auf dem Gebiet sexueller Techniken Experten sind, was hinsichtlich unseres Trainingsprogramms eine Voraussetzung ist.

Das Paar wird anschließend gebeten, mit spezifischen Sexualtechniken zu Hause zu experimentieren, und das Ergebnis ihrer sexuellen Ausflüge wird jeweils während der nächsten Therapiesitzung diskutiert.

Um die Fertigkeiten in Bezug auf „feuchten Sex" zu verbessern, werden oft Aufgaben im Sinne von „Zeig mir/lehr mich, und ich werde dir zeigen/dich lehren" erteilt. Bei diesen Aufgaben wechseln sich die Partner damit ab, sich gegenseitig zu küssen und die Geschlechtsorgane des anderen manuell zu stimulieren; dies kann wahlweise mit Gleitmitteln, oral, mit einem Vibrator usw. durchgeführt werden. Wir schlagen den Partnern gewöhnlich vor, sich gegenseitig mitzuteilen, was sich gut, besser, am besten und was sich nicht gut anfühlt. Manchmal kommunizieren sie durch „Zeigen" und manchmal durch „Sagen".

Sich abwechseln

Aufgaben, bei denen sich die Partner mit einer Übung abwechseln, können für Patienten hilfreich sein, die Probleme damit haben, auf ihre eigenen Empfindungen zu fokussieren, weil sie durch den zwanghaften Drang abgelenkt werden, dem Partner „zu Diensten" zu sein. Auch solche Personen, denen es zu peinlich ist, ihrem Partner ihre sexuellen Wünsche offen mitzuteilen, können von der Trennung des Gebens und Empfangens von sexueller Lust profitieren.

Diese Übung gibt es in vielen Variationen. Dem Paar kann z.B. vorgeschlagen werden, dass für den Verlauf einer Woche der Partner mit mangelndem Verlangen Stimulation *empfängt* und der/die andere die Rolle des/der *„Gebenden"* einnimmt. Der „Empfangende" wird gebeten, vollkommen passiv zu bleiben und sich einzig darauf zu konzentrieren, von den Empfindungen, die er/sie verspürt, absorbiert zu werden. In der nachfolgenden Woche können die Rollen getauscht werden, sodass die Person mit dem höheren Verlangen der/die Empfangende wird. Diese Strategie gibt den Partnern Gelegenheit, ihre sexuellen Interaktionen aufeinander abzustimmen, d. h. zu lernen, sich zu „hören", und Sensibilität für die erotischen Empfindungen, Vorlieben und Abneigungen des anderen zu entwickeln. Dies geschieht in der ihnen vertrauten Umgebung des eigenen Zuhauses mit dem Luxus, ihren „persönlichen Sex-Trainer" um Rat fragen zu können.

Aufgaben zum „Verweilen bei der Lust"

Manche Patienten sind weder in der Lage, das geschickte Streicheln des Körpers und der Brüste zu *akzeptieren* noch die völlig adäquate genitale Stimulation, die der Partner bereitwillig und eifrig betreibt. Wie bereits in Kapitel 6 dargelegt wurde, verspüren diese Individuen – meist eher Frauen als Männer – Unbehagen, wenn sie merken, dass sie erregt werden und im Begriff sind, die Kontrolle zu verlieren. An einem bestimmten Punkt der Erregung unterbinden diese Patienten die Stimulation, indem sie ihre Partner unterbrechen und sie daran hindern, mit ihrem Streicheln und Küssen fortzufahren, sodass sie sich nie der Gelegenheit aussetzen, gänzlich erregt und von ihren sexuellen Empfindungen absorbiert zu werden.

Wir versuchen dieser Ursache mangelnder Appetenz entgegenzusteuern, indem wir dem Patienten Aufgaben im Sinne von „Verweile bei der Stimulation" oder „Verweile bei der Lust" erteilen, bei denen sie gebeten werden, die erregende erotische Stimulation über progressiv längere Zeiträume zu „ertragen". Je nach Situation kann die genitale Stimulation durch die Person selbst oder durch den Partner vermittelt werden.

Vibratoren

Elektrische Massagestäbe oder Vibratoren sind für die Stimulation der Klitoris höchst wirkungsvoll.[40] Die durch einen Vibrator erzeugte intensive Stimulation kann sich sogar über leichtere Formen von Inhibition und Abwehr-

[40] Manche elektrische Massagestäbe sind Phalli nachgeformt und dazu gedacht, in die Vagina eingeführt zu werden. Diese Geräte eignen sich nicht dafür, Frauen bei der Erlangung eines Orgasmus behilflich zu sein. Elektrische Massagestäbe mit einem vibrierenden Kopf eignen sich jedoch hervorragend für diesen Zweck, wenn damit die Klitoris stimuliert wird.

mechanismen hinwegsetzen, die manche Frauen mit Appetenzproblemen gegen den Zustrom erotischer Empfindungen entwickelt haben, sodass viele Frauen ihren ersten Orgasmus mittels vibratorassistierter Stimulation erlangen. Der Gebrauch eines Vibrators durch die Patientin und/oder der Gebrauch zusammen mit dem Partner kann die erotischen Gefühle der Frau steigern, und dies wiederum kann den Partner erregen. Diese Geräte werden oft in die Haus-Aufgaben von Patienten mit VSA integriert.

Obgleich Vibratoren für das Auflösen männlicher Sexualprobleme nicht annähernd so geeignet sind, haben sie doch eine Funktion bei der Steigerung von sexuellen Empfindungen, Erektionen und Ejakulationen bei Männern mit physiologisch verminderten penilen Empfindungen – einer häufigen Folge diabetischer peripherer Neuropathie und anderer Umstände, wie z. B. dem fortgeschrittenen Altern.

Haus-Aufgaben mit Blick auf Werbeverhalten und Verabredungen

Das Werbeverhalten ebnet gewöhnlich den Weg für den Geschlechtsverkehr und geht ihm voraus, indem ein Zustand erhöhten sexuellen Verlangens beim Partner hervorgerufen und er/sie für sexuelle Stimulation empfänglicher wird.

Wie wir es im Zusammenhang mit der Entstehung des sexuellen Verlangens erörtert haben, handelt es sich beim Werben um einen uralten und elementaren Aspekt des Reproduktionsverhaltens, der auf der gesamten phylogenetischen Skala wiedergefunden werden kann (Mitchell 1979). Um es mit Cole Porters zeitlosen Textzeilen zu „Let's Fall in Love" auszudrükken: „toads do it" („Kröten tun es", indem sie sich stundenlang am Weibchen festklammern, bis dieses seine Eier legt); „peacocks do it" („Pfauen tun es", indem sie ihre wunderbaren Schwanzfedern präsentieren); „bower birds do it" („Laubenvögel tun es", indem sie herrlich dekorierte Lauben bauen – und derjenige mit dem größten Vogelschwanz und der schönsten Laube bekommt am meisten Sex).

Werbeverhalten spielt auch beim menschlichen Sexualverlangen oder dem Mangel daran eine wichtige Rolle. Manche sexuell konfliktbeladenen Personen neigen zu einem Antiwerbeverhalten. Statt ihre positivsten Eigenschaften zu präsentieren und für eine schöne, intime Atmosphäre zu sorgen, um den Partner anzuregen, sabotieren sie ihr Sexualleben, indem sie ihre schlechtesten Seiten zum Vorschein bringen. Ihr gehetzter, anstrengender Lebensstil und das ungepflegte, schlampige, unattraktive Umfeld, mit dem sie ihre Partner konfrontieren, sind der Leidenschaft und der Romantik nicht förderlich. Wenn sich diese Art antiverführerischen Verhaltens als Teil des Problems von Paaren mit niedriger sexueller Frequenz und verminderter sexueller Appetenz offenbart, versuchen wir, das schädliche Muster aufzulösen, indem wir die Paare dazu anhalten, sich dem Partner gegenüber höflicher, verführerischer und sexuell verlockender zu verhalten.

Paare, die den romantischen Aspekt ihres Lebens vernachlässigt haben, bekommen oftmals die Aufgabe, ein Rendezvous miteinander zu verabreden, damit sie ihr verschüttetes romantisches Werbeverhalten reaktivieren.

Therapeutisch strukturierte Interaktionen mit Werbeverhalten wurden bei der Behandlung von „Nick und Toni Black" (Fall 8.4) erfolgreich angewendet, worauf wir im folgenden Kapitel näher eingehen werden. In Kürze sei hier wiedergegeben, dass Toni, die Ehefrau in dieser von einem harten Arbeitsalltag geprägten Partnerschaft, die Leidenschaft, die sie gegenüber ihrem Mann in den frühen Jahren ihrer Beziehung empfunden hatte, völlig verloren hatte. Die (zumindest teilweise) Wiederherstellung des Sexuallebens des Paares wurde bewerkstelligt, indem das Paar dazu angehalten wurde, die ursprüngliche Phase des Werbens in ihrer Beziehung nachzuspielen. Ihre „Rendezvous"-Aufgabe erfüllte insofern ihren Zweck, als sie Nick und Toni deutlich machte, dass sie die Leidenschaft der frühen Jahre wiederbeleben konnten, indem sie gegenüber dem anderen ein erotischeres Verhalten an den Tag legten. Diese Erfahrung vermittelte ihnen auch die Einsicht, auf welchem Wege sie in der Hektik ihres angespannten, überaktiven Lebens den Verlust ihrer Sexualität zugelassen hatten.

Es sollte nicht verschwiegen werden, dass „Rendezvous"-Aufgaben, wie auch die anderen hier beschriebenen behavioralen und kognitiven Ansätze und Strategien, bei denjenigen Patienten und Paaren eine permanente Veränderung ihrer antisexuellen Verhaltensweisen bewirken können, die von starken unterschwelligen Konflikten frei sind. Für extrem verärgerte, ambivalente oder unvereinbare Paare wird es „auf den Bahamas" *nicht* besser, d. h., ein romantischer Urlaub wirkt sich nicht per se heilsam auf die Beziehung aus, wenngleich eine unglückliche Erfahrung an einem wunderbaren romantischen Ort das Paar sehr wohl von der Notwendigkeit überzeugen kann, die tiefer liegenden Probleme zu lösen, die den Kern ihrer sexuellen Schwierigkeiten ausmachen.

Aufgaben zu höflichem Partnerverhalten

Bei „Verschreibungen", die dazu anhalten, sich „dem Partner gegenüber außerhalb des Schlafzimmers nett zu verhalten", handelt es sich um eine ähnliche Strategie. Auch diese sind oftmals hilfreich, um eine Sexualvermeidung der Partner und/oder ihre Abwehrhaltung aufzulösen.

Diese Interventionen sind in Fällen nützlich, bei denen der Patient seine eigene Sexualität oder die seines Partners durch das Unvermögen untergräbt, sich hinreichend ansprechend und höflich zu verhalten, oder dadurch, dass er/sie sich gegenüber dem Partner ausweichend, distanziert oder regelrecht unausstehlich verhält und damit eine unangenehme, feindselige, unbehagliche, anti-intime, antisexuelle Atmosphäre erzeugt.

Manche Personen wissen nicht, wie man sich in angemessener Weise affiliativ, warmherzig und höflich gegenüber dem Partner verhält, oder sie vermeiden dies aktiv. Möglicherweise haben einige dieser Personen bei ihren Eltern negative Verhaltensweisen beobachtet, sodass es ihnen an einem guten Vorbild für angemessenes partnerschaftliches Verhalten fehlt. Andere lassen mit ihrem schlechten Verhalten gegenüber dem Partner schlicht ihren Ärger und ihre Frustrationen an jemand anderem aus. Wie auch immer die unterschwelligen Gründe lauten mögen, dieses Verhalten muss geändert werden, bevor irgendeine Hoffnung auf eine Verbesserung der sexuellen Beziehung des Paares gehegt werden kann.

Wenn unangemessenes feindseliges Verhalten oder eine deutlich antiverführerische Art hinsichtlich des Lustmangels und der niedrigen sexuellen Frequenz eines Paares eine Rolle spielen, drehen sich die Haus-Aufgaben um die simple korrektive Strategie, *dem Partner außerhalb des Schlafzimmers Freundlichkeit entgegenzubringen.*

Der Prozess der Verschreibung von „Seinett"-Aufgaben gibt dem Therapeuten Gelegenheit, die Definition von *Großzügigkeit und Sensibilität an den Bedürfnissen des Partners auszurichten.* Diese Intervention eignet sich für Paare, bei denen der Mangel an Sensibilität oder die Selbstbezogenheit des Partners die unmittelbare Ursache des Problems darstellt.

Der Therapeut muss intuitiv erfassen, welche Verhaltensweisen für den Partner mit niedrigem Verlangen eine besondere Bedeutung haben könnten. Da dies von Fall zu Fall sehr unterschiedlich ist, liegt es in der Natur der Sache, dass die Vorschläge höchst individuell und variantenreich ausfallen. So habe ich vorgeschlagen, dem Mann ein besonderes Abendessen zuzubereiten, die Frau zum Tanzen auszuführen, sich verständnisvoll die Probleme des anderen anzuhören, ein schlampiges Schlafzimmer aufzuräumen, ihm einen Fernseher im Schlafzimmer zu gewähren, vor dem Schlafengehen zu duschen, sich die Zähne zu putzen und zu rasieren, Zigarren zu entsagen, Haustiere wegzugeben, abends auf das Fernsehen zu verzichten, seidene Negligees zu tragen, Blumen mitzubringen, ein besonderes Geschenk zu machen, ein Geburtstagsfest zu arrangieren. Bei einem Fall bestand die erfolgreiche Aufgabe für einen ernsten, gelehrten jungen Ehemann, der seine junge Frau mit seiner endlosen, zwanghaften, freudlosen Beschäftigung mit dem Talmud sexuell entfremdet hatte, darin, sie in ihr liebstes koscheres Pizzarestaurant auszuführen, bevor sie nach Hause gehen und miteinander schlafen würden.

Wenn sie mit dem Wissen um die unterschwellige Dynamik des Paares eingesetzt werden, können diese simpel anmutenden Vorschläge eine sehr starke Wirkung ausüben. Verhält sich ein vormals unaufmerksamer und unsensibler Partner höflicher, reagiert der/die andere oftmals auch positiv, und dies kann wie ein Dominoeffekt eine stetige Verbesserung der partnerschaftlichen Beziehung einleiten.

Genau dies passierte im Falle der scheinbar albernen „Pizzarestaurant"-Aufgabe. Die junge Frau begann von ihrer Befürchtung abzurücken, mit einem Mann, der gegenüber ihren Gefühlen blind zu sein schien, in ein freudloses Leben voller Stumpfsinn eingetreten zu sein, und sie ließ sich wieder für ihren Mann erweichen, der davon wiederum sehr berührt war und sich zunehmend um sie bemühte.

Dennoch gibt es auch Patienten, die es einfach nicht fertigbringen, ihren Partnern Liebe und Wärme entgegenzubringen. Sie sträuben sich gegen die „Sei-nett"-Aufgaben, weil sie von einer tief sitzenden Verärgerung und Abwehrhaltung getrieben werden, die in der Folge die „Mahlsteine der therapeutischen Mühle" in Gang bringen.

Die Professionalität des Therapeuten und seine Funktion als sexueller Beistand

Die therapeutischen sexuellen Haus-Aufgaben, die hier beschrieben wurden, sind sehr viel treffsicherer, wenn sie gestaltet werden mit dem Wissen des Therapeuten um die tiefere dynamische Infrastruktur des Unvermögens des Patienten, wirksame sexuelle Stimulation zu geben und/oder zu empfangen, statt dass sie unreflektiert erteilt werden, als würde ein Kochbuchrezept weitergereicht. Auch kommen die Patienten den therapeutisch strukturierten sexuellen Interaktionen, die ihnen als „Haus-Aufgaben" aufgegeben werden, um ihre sexuellen Fertigkeiten zu verbessern, tendenziell eher nach, und diese sind aller Wahrscheinlichkeit nach wirkungsvoller, wenn der Therapeut über ein fundiertes Wissen über die menschliche Sexualität verfügt und in der Behandlung von Appetenzstörungen erfahren ist.

Vor allem ist es wichtig, dass der Therapeut mit seiner eigenen Sexualität im Reinen und somit in der Lage ist, die sehr expliziten Fragen zu stellen, die für eine adäquate Ausarbeitung dieser Aufgaben notwendig sind. Ferner muss er befähigt sein, den Patienten auf professionelle Weise ohne jegliche Verlegenheit, verführerische Manier oder voyeuristische Genugtuung detaillierte Instruktionen zu geben, wie sie den Körper und die Sexualorgane des Partners anschauen, küssen, berühren, streicheln, riechen, lecken, saugen und rhythmisch manipulieren sollten.

Modifikation der unmittelbaren Ursachen sexueller Aversionen und sexueller Phobien

Es ist schon herausgestellt worden, dass sich die unmittelbaren Ursachen von Sexualaversionen und -phobien distinkt von denen „stiller" VSA unterscheiden. Daraus folgt, dass die behavioralen Aspekte der Behandlung dieser Syndrome ebenfalls signifikant und distinkt unterschiedlich sind, sodass auch die libidosteigernden therapeutischen Strategien, die in den vorangegangenen Abschnitten beschrieben wurden, für sexualphobische Patienten nicht adäquat sind. *Die unmittelbare Ursache sexueller Angst und panischer Zustände ist in der schädlichen Verbindung zwischen Angst oder Aversion und Sex zu sehen.* Diese destruktive Assoziation muss aufgelöst werden, um den Zustand des Patienten zu verbessern. *Sexualedukative Ansätze* und *In-vivo-Konfrontationen* gegenüber der beängstigenden sexuellen Situation stellen die hauptsächlichen behavioral-kognitiven Strategien dar, um dies zu bewerkstelligen.

Sexualedukative Aspekte

Sexualängste können, zumindest teilweise, aus der Unerfahrenheit und dem Unwissen des Patienten hervorgehen. Dies ist hinsichtlich der Sexualaversionen und -phobien von jungen Paaren, die aus sehr religiösen oder konservativen Kreisen stammen, häufiger der Fall. Manche dieser Personen sind nie in den Genuss irgendwelcher sexualedukativer Aspekte gekommen, sodass sie nicht wissen, was zu tun oder zu erwarten ist, wenn sie sich z.B. in die Flitterwochen begeben. Sexuelle Ignoranz kann jedoch auch bei Sexualaversionen von älteren, sexuell „verklemmten" Personen ein Faktor sein. Solche Personen sind in allen Bereichen der Gesellschaft zu finden, sodass der Therapeut nie voraussetzen kann, dass der Patient in seinem Sprechzimmer über Kenntnisse der menschlichen Sexualität verfügt.

In meiner Praxis habe ich lebensgroße Plastikmodelle der männlichen und weiblichen Geschlechtsorgane in verschiedenen Stadien der Erregung stehen. Diese Modelle dienen der Aufklärung unerfahrener Paare. Auch benutze ich sie, um diesen Patienten, von denen manche noch nie die Sexualorgane des anderen Geschlechts (oder sogar ihre eigenen!) zu Gesicht bekommen haben, zu verdeutlichen, was sich im Schlafzimmer abspielt.

Des Weiteren benutzen wir diese Modelle, um die Kommunikation der Partner untereinander zu verbessern, damit sie gegenseitig erfahren, was wo Schmerzen auslöst und wie und wo es angenehm ist, berührt zu werden. Und schließlich sind diese Modelle der Geschlechtsorgane manchmal für die ersten Schritte einer Desensibilisierung stark sexualphobischer Patienten hilfreich.

Für den gleichen Zweck gebe ich den Patienten manchmal Videobänder mit nach Hause. Sowohl der Inhalt der Bänder als auch die Reaktionen des Paares darauf werden dann in nachfolgenden Sitzungen besprochen.

Es stehen hervorragende Filme zur Verfügung, die auf pädagogische und unaufdringliche Weise eine große Bandbreite sexueller Techniken demonstrieren – vom Händehalten, Streicheln und Küssen bis zu Oralsex und Geschlechtsverkehr in verschiedenen Positionen. Manche Bänder stellen sogar den Gebrauch der Phantasie als Bestandteil einer natürlichen sexuellen Ausdrucksform dar.

Die Auflösung der sexualphobischen Reaktion

Die phobische Sexualangst und/oder Sexualaversion des Patienten wird aufgelöst oder reduziert durch die systematische und allmähliche Konfrontation mit dem beängstigenden oder vermiedenen genitalen Partnerkontakt oder dem spezifischen sexuellen Aspekt, der seine/ihre Panik oder Abscheu auslöst. Dieser als *In-vivo-Desensibilisierung* bezeichnete Prozess (Mowrer 1974; Dollard u. Miller 1950) steht für die zentrale Strategie bei der Hilfe für Patienten mit sexuellen Angstzuständen, ihre Sexualvermeidung zu bezwingen.

Die therapeutischen *In-vivo*-Desensibilisierungsaufgaben sind so strukturiert, dass der Patient allmählich und progressiv und in einer ruhigen, „sicheren" und unterstützenden Umgebung der beängstigenden oder abstoßenden sexuellen Situation ausgesetzt wird.[41]

Genauer gesagt heißt das, dass *der global sexualphobische oder aversive Patient* dahingehend instruiert wird, sich körperlich für eine bestimmte Zeitspanne einem kleinen, zu bewältigenden Teilaspekt der beängstigenden und vormals vermiedenen sexuellen Situation auszusetzen. Dies kann beispielsweise das Anschauen und Berühren der eigenen Geschlechtsorgane der sexualphobischen Person einschließen. Bei „Bill Kangaroo" (Fall 8.2) wiederum, einem sehr ausweichenden und verängstigten Patienten, bestand die erste therapeutische Haus-Aufgabe lediglich darin, ihn daran zu gewöhnen, sich in Gegenwart der Partnerin auszuziehen.

Patienten mit *spezifischen Sexualängsten und Aversionen* werden unter therapeutischer Aufsicht denjenigen sexuellen Aspekten ausgesetzt, die Angst oder Abscheu in ihnen hervorrufen, was je nach Fall mit Küssen, Berühren der Brüste, Streicheln der Geschlechtsorgane etc. zusammenhängen kann. Diese Konfrontationen werden so lange wiederholt, bis die negativen Empfindungen des Patienten nachgelassen haben. Der Patient geht erst dann zum nächsten Schritt über, wenn ihm die Situation keinerlei Probleme mehr bereitet.

Häufig geht z. B. die Verängstigung von Frauen mit schweren Phobien gegenüber vaginaler Penetration so weit, dass sie sogar den Anblick ihrer eigenen Geschlechtsorgane vermeiden. Im Rahmen der ersten Aufgabe kann die Patientin dazu ermutigt werden, sich einfach nur ihre Vulva im Spiegel anzuschauen. Obgleich die Patientinnen normalerweise recht ängstlich sind, wenn sie darum gebeten werden, dies zu tun, gewöhnen sich die meisten nach ein paar Wiederholungen an den Anblick. Die nächste Übung kann darin bestehen, dass die Patientin für etwa zwei Minuten täglich ihren Zeigefinger auf den Introitus ihrer Vagina legt. Nachdem die Angst der Patientin genügend nachgelassen hat, um diese Übung leicht zu bewerkstelligen, fangen wir möglicherweise damit an, sie nach dem gleichen Prinzip gegenüber den Geschlechtsorganen ihres Partners zu desensibilisieren, d. h.

---

[41] *In-vivo-Desensibilisierung* sollte von *systematischer Desensibilisierung* unterschieden werden, einer von Joseph Wolpe entwickelten Technik, die im Rahmen der Behandlung zwar Bildmaterial, jedoch keine direkte körperliche Konfrontation mit der phobischen Situation einschließt (Wolpe 1958). Unserer Erfahrung nach ist systematische Desensibilisierung für die Behandlung sexueller Störungen nicht wirksam.

mittels langsamer, allmählicher, progressiv intensiverer körperlicher Konfrontationen.

Gemäß der Lerntheorie schwächt die wiederholte Verbindung der vormals gefürchteten und vermiedenen sexuellen Situation mit dem neu erlangten Zustand der Gelassenheit zunehmend die alten, unerwünschten sexualängstlichen oder sexualaversiven Assoziationen. Bei Patienten mit guten Reaktionen eröffnet dies schließlich die Möglichkeit der Verankerung neuer und erwünschter assoziativer Verbindungen zwischen partnerschaftlichem Sexualkontakt und Empfindungen sexueller Leidenschaft.

Phase I: Überwindung der Vermeidung des „Gebens"

Die Behandlung von sexualaversiven Störungen wird oftmals in zwei diskrete Phasen unterteilt. Das Ziel von Phase I ist es, dem Patienten bei der Überwindung seiner Vermeidung des partnerschaftlichen *Gebens* von sexueller Lust oder der Vermittlung von sexueller Stimulation und Befriedigung behilflich zu sein. Während der ersten Phase der Behandlung werden keine Versuche vonseiten des Partners unternommen, den Lustmangel des Patienten oder seine/ihre Vermeidung sexueller Stimulation zu modifizieren. Dies kommt in der zweiten Phase zum Tragen.

Diese Unterteilung ist aus zweierlei Gründen hilfreich. Personen mit sehr starken sexuellen Panikzuständen ausgenommen, die jeglichen sexuellen partnerschaftlichen Kontakt intolerabel finden, ist es für die meisten sexualphobischen Patienten viel einfacher, ihre Vermeidung des partnerschaftlichen *Gebens* angenehmer sexueller Stimulation zu überwinden, als es zuzulassen, vom Partner geküsst und berührt zu werden und darauf *zu reagieren.*

Erotisch auf den Partner zu reagieren steht bei den meisten sexualphobischen Personen für den bedrohlichsten Aspekt von Sex. Viele sexualphobische und aversive Patienten – insbesondere Frauen, weil sie nicht wie Männer Leistung zeigen müssen – empfinden es andererseits nicht als allzu problematisch, ihre Hände, ihren Mund und ihren Körper einzusetzen, um ihren Partner zu stimulieren und zum Orgasmus zu bringen. Diese Art des sexuellen „Gebens" kann recht angenehm sein, insbesondere, wenn die Frau gelernt hat, sich nicht vereinnahmen zu lassen und ihre Gefühle zu kontrollieren, während sie ihren Partner befriedigt. Dies ermöglicht es ihr, dasjenige zu vermeiden, was für die meisten Patienten der beängstigendste Teil von Sex ist, der Teil, der sie ihre Verwundbarkeit fühlen lässt: es zuzulassen, von ihren sexuellen Empfindungen „mitgerissen" zu werden, wenn sie mit ihrem Partner zusammen sind.

Sexuell ausweichenden Patienten dabei behilflich zu sein, ihre Vermeidung und Aversion zu überwinden, sodass sie ihren Partnern schließlich ohne Unbehagen Befriedigung zuteil werden lassen können, auch wenn dies nicht unbedingt aufregend ist, kann ihnen das Leben sehr erleichtern. Es überrascht nicht, dass die Partner von sexuell ausweichenden Personen frustriert sind und oftmals die phobische Person zur Zielscheibe ihrer Verärgerung machen. Obgleich es auf lange Sicht vielleicht nicht befriedigend sein wird, mit Hilfe eines leidenschaftslosen Partners einen Orgasmus zu erlangen, reicht dies meist aus, um die Verärgerung der frustrierten Person zumindest fürs Erste zu entschärfen.

Dadurch, dass der Therapeut den therapeutischen Prozess damit beginnen lässt, es dem sexualphobischen Patienten als ersten Schritt in Richtung einer sexuellen Verbesserung des Paares zu ermöglichen, den Partner sexuell zu erfreuen, wird eine deutliche Botschaft an den symptomfreien Partner ausgesandt, dass seine Bedürfnisse nicht vernachlässigt werden, dass der Therapeut gegenüber seinen Gefühlen aufmerksam ist und sein Möglichstes veranlasst, um der betroffenen Person Erleichterung zu verschaffen. Diese Strategie birgt den enormen Vorteil, die uneingeschränkte Kooperation des Partners für den schwierigen, noch anstehenden therapeutischen Prozess zu gewinnen.

Phase II: Steigerung des Verlangens

Das Ziel der zweiten Phase der Behandlung ist es, das Sexualverlangen des Symptome aufweisenden Partners zu steigern und ihm/ihr dabei zu helfen, vom sexuellen Akt mit dem Partner absorbiert zu werden. Hierbei handelt es sich gewöhnlich um den schwierigeren Teil der Behandlung. Dennoch steigt die Libido des Patienten in manchen Fällen spontan auf ein normales Maß an, nachdem seine/ihre phobische Sexualvermeidung aufgelöst worden ist. „Lucinda Skier" (Fall 6.2), die gut aussehende junge geschiedene Frau, deren Fall in Kapitel 6 beschrieben wurde, machte diese Erfahrung. Diese Frau wählte ständig jüngere, weniger patente, harmlose Männer als Partner, und am liebsten welche, die sie schlecht behandelten. Gleichzeitig vermied sie phobisch geeignete Männer. Als sich Lucinda schließlich aufgrund meiner unnachgiebigen Konfrontationen und Ermutigungen zu einem Rendezvous mit einem schicken, reichen und gut aussehenden Mann geeigneten Alters bereit erklärt hatte, litt sie unter starker Erwartungsangst, die sie nach medikamentöser Linderung verlangen ließ.[42]

Lucindas Angst setzte sich über den gesamten Abend ihres ersten Rendezvous mit „Doug" fort, und sie wurde noch gesteigert, als er echtes Interesse an ihr zeigte. Am liebsten hätte sie verzweifelt flüchten wollen, aber diese hoch motivierte Patientin war entschlossen, ihre Vermeidung von romantischen Bindungen mit geeigneten Partnern zu überwinden, sodass sie ihre Zähne zusammenbiss und sich bereit erklärte, mit ihm ins Bett zu gehen. Sie erzählte, sie habe sich wegen ihrer Angst buchstäblich empfindungslos und betäubt gefühlt, als sie sich das erste Mal auszogen; aber als er sie küsste, sei sie plötzlich von intensiven erotischen Gefühlen „mitgerissen" worden. Lucinda, die Doug vorher als „zu heimelig" beschrieben hatte, um mit ihm Essen zu gehen, sah in ihm nun die „Schönheit eines Filmstars". Es ist jedoch häufiger der Fall, dass Patienten intensiven Widerstand gegen diese zweite Phase der Behandlung aufbringen. Des Weiteren wurde nur etwa die Hälfte unserer sexualaversiven Patienten *geheilt*. Der Großteil der verbleibenden Patienten fühlte sich beim Geschlechtsverkehr oder der Stimulation des Partners zum Orgasmus vollkommen wohl. Das normale Verlangen nach oder die Lust am Sex mit dem Partner blieben jedoch aus.

Dies war auch das Resultat der Therapie von „Regina Kaiser" (Fall 4.8). Am Ende der Behandlung reagierte sie völlig entspannt auf Geschlechtsverkehr mit ihrem Mann und darauf, ihn mit der Hand zu stimulieren. Sie war „begeistert", dies bewerkstelligen zu können, da ihr Leben dadurch mit sehr viel weniger Stress verbunden war, und ihr ehemaliger Analytiker betrachtete dies als „ein Wunder". Ich war mit dem Ergebnis dieses Falles jedoch nicht zufrieden, weil Regina selten Verlangen nach Roy verspürte und es weiterhin vorzog zu masturbieren. Nachdem wir die Therapie beendet hatten, schlug ich ihr vor, ihre langfristige psychoanalytische Behandlung wieder aufzunehmen.

Das optimale Maß der Angst

Die Auffassung, dass die Angst des Patienten auf ein therapeutisches Maß moduliert und angeglichen werden sollte, gilt ebenso für die Behandlung von sexuellen Panikzuständen. Dies ist notwendig, da das Empfinden einer bestimmten Angstintensität für den Erfolg des Prozesses der Desensibilisierung erforderlich ist. Wenn die behaviorale Übung keinerlei Angst hervorruft, kann keinerlei Auflösung stattfinden. Exzessive Angstzustände sind jedoch gleichermaßen kontraproduktiv für die Therapie, da der Patient von einer Panikattacke heimgesucht werden könnte, während er/sie gemeinsam mit dem Partner an den therapeutischen Sexualaufgaben arbeitet. In diesem Fall wird die Assoziation zwischen Sex und Angst nicht beseitigt. Im Gegenteil, exzessive Angst kann sogar die phobische Reaktion intensivieren, sodass sie stärker als je zuvor zum Ausdruck kommen könnte.[43]

Im praktischen Sinn bedeutet dies für den Zweck der Auflösung der sexualphobischen Reaktion, dass die Übungen beim Patienten ausreichend Unbehagen hervorrufen sollten, damit eine positive Konditionierung stattfinden kann; dieses Unbehagen darf jedoch nicht so intensiv werden, dass der Patient schließlich noch phobischer und ausweichender auf Sex reagiert.

Um diese kritische Abwägung erfolgreich zu meistern, muss der Therapeut die Reaktionen des Patienten auf seine therapeutischen Haus-Aufgaben kontinuierlich und genau beobachten. Diese Art straffer Überwachung ist unbedingt notwendig, um die erforderliche Rückmeldung zu erhalten, die wiederum benötigt wird, um das Tempo und die Intensität der the-

[42] Dr. Richard Kogan, der die Patientin während meiner Abwesenheit betreute, verschrieb ihr 0,25 mg Alprazolam nächtlich und weitere 0,25 mg, wenn sie auch tagsüber Angstzustände haben sollte.

[43] Die Literatur über behaviorale Therapien berichtet von einigen Erfolgen mit der Technik der „Reizüberflutung": Der Patient wird für die Behandlung von (nicht sexuellen) Phobien mit intensiver Angst konfrontiert, allerdings zumeist im Beisein des Therapeuten. Unserer Erfahrung nach ist jedoch die Konfrontation des Patienten mit den phobisch vermiedenen sexuellen Situationen, während er/sie sich in einem Panikzustand befindet, grausam, und sie wirkt sich möglicherweise verstärkend auf diese Zustände aus.

rapeutischen Konfrontationen anzugleichen und damit die Angst des Patienten innerhalb eines Rahmens zu halten, der für den Zweck ihrer Auflösung optimal ist.

Störungen mit sexueller Angst

Es überrascht mich in gewisser Hinsicht, dass *nicht jeder* Patient mit Panikstörungen zusätzlich zu seinen Phobien und Ängsten eine begleitende Sexualphobie entwickelt. Denn immerhin sind Patienten mit niedrigen Angstschwellen anfällig dafür, auf jegliche der vielen Situation, mit denen sie konfrontiert werden, ängstlich und phobisch zu reagieren, und hierzu müsste sicherlich auch Sex gehören. In der Tat konnten wir bei Patienten mit Sexualaversionen und Sexualphobien ein bedeutend höheres Aufkommen multipler Phobien sowie begleitender Angststörungen beobachten als bei Patienten mit anderen sexuellen Dysfunktionen.[44]

Gedrosselte Konfrontation

Die Behandlung sexualaversiver Patienten mit begleitenden Angststörungen ist kompliziert, da bei überaus ängstlichen Personen die Assoziation zwischen Angst und Sex oder Aversion und Sex besonders intensiv, hartnäckig und schwer aufzulösen ist. Entsprechend müssen die therapeutischen Konfrontationen bei diesen Patienten auf ihr hohes Maß an Angst zugeschnitten werden.

Genauer gesagt reagieren sehr ängstliche Sexualphobiker oftmals mit Panik auf therapeutische Standard-Sensualitätsübungen, sodass bei ihnen ein deutlich langsameres Tempo der Desensibilisierung angezeigt ist. Sexualphobiker, die an unterschwelligen Angstzuständen leiden, werden somit sehr geringen Steigerungen in den Konfrontationen ausgesetzt. In manchen Fällen kann es notwendig sein, jeden kleinsten Schritt bis zu zwanzig- oder dreißigmal zu wiederholen, bis die Ängste des Patienten nachlassen.

Eine der am stärksten sexualphobischen Patientinnen, die ich jemals behandelt habe, war z. B. derartig von Panik ergriffen, dass sie nicht den geringsten körperlichen Kontakt mit ihrem liebevollen (und ungemein geduldigen) Ehemann tolerieren konnte. Ich war davon ausgegangen, dass ich eine leichte Übung aufgegeben hatte, als ich die beiden bat, sich zu Hause an der Hand zu halten und sich nur einen Kuss zu geben. Aber ich hatte mich geirrt. Die Patientin geriet in Panik, als sie dem Wunsch nachkommen wollte, und weinte fürchterlich, weil sie wegen ihres „Versagens" frustriert war. Wir gaben jedoch nicht auf. Ich verringerte die nächste Konfrontation auf ein „homöopathisches" Maß, das darin bestand, dass sich die Partner zusammen und bekleidet auf ihr großes Bett legen und gemeinsam ihren geliebten Hund streicheln sollten. Ich wurde für meine geduldige Beharrlichkeit mehr als ausreichend belohnt, als das Paar schließlich nach zwei Behandlungsjahren ohne Probleme Geschlechtsverkehr miteinander haben konnte.[45]

Angst lösende Medikation

Oftmals ist es schwer, und häufig ist es nicht möglich, die Ängste von Patienten zu kontrollieren, die an unterschwelligen Angststörungen leiden, und diese allein mittels psychologischer Ansätze innerhalb eines therapeutischen Rahmens zu halten. Sehr ängstliche Patienten erfahren möglicherweise keine Besserung, weil sogar die sorgfältigste, zeitintensivste, gut ausgearbeitete therapeutische Konfrontationsübung bei diesen Patienten intensive, unkontrollierbare Erwartungsangst und Panik auslösen kann. Auch wenn diese ängstlichen Patienten keine heftigen Panikattacken als Reaktion auf ihre Desensibilisierungsübungen haben sollten, *verharren* sie dennoch tendenziell in einem intensiven Angstzustand, während sie dem gefürchteten sexuellen Stimulus ausgesetzt werden.

Unter diesen Umständen bietet sich keine Gelegenheit für eine Dekonditionierung an, da

---

[44] Von den 5.580 im Rahmen unseres Programms zwischen 1972 und 1992 betreuten Patienten mit Sexualstörungen erfüllten 414 das diagnostische Kriterium für eine sexualaversive Störung. 35 % von ihnen hatten Diagnosen begleitender Angststörungen. Die Häufigkeit von Angststörungen bei den verbleibenden Patienten, die mit VSA oder einer der psychosexuellen Dysfunktionen der Genitalphase diagnostiziert wurden, lag bei 10 % (unveröffentlichte Studie).

[45] Dieser Fall ist in einer vorangegangenen Veröffentlichung beschrieben worden (Kaplan 1987).

die Beseitigung der unerwünschten Angstreaktion nur stattfinden kann, wenn sich die Angst des Patienten tatsächlich im Rahmen der Angst auslösenden Situation *verringert*. Nur wenn die Angst während der Konfrontationen abnimmt, kann die neue, auf entspannten Sex lautende Assoziation in ihnen verankert werden. Leider beruhigen sich diese überängstlichen Patienten während ihrer Konfrontationen schlicht nicht ausreichend, um eine Rekonditionierung zu ermöglichen – egal, wie unscheinbar die Konfrontationen anmuten mögen.

Der begleitende Gebrauch von Angst lösender und/oder Panik blockierender Medikation löst dieses therapeutische Dilemma in vielen Fällen auf, indem die Angst des Patienten auf ein handhabbares Maß reduziert wird. Insofern sind diese Medikationen für die Herbeiführung einer therapeutischen *In-vivo*-Beseitigung bei Patienten unersetzlich, die andernfalls zu ängstlich gewesen wären, im Rahmen der Sexualtherapie zu kooperieren, und die somit nicht davon hätten profitieren können.

Die Medikationen per se heilen sexualphobische Patienten gewöhnlich *nicht*, da sie nur eine vorübergehende Wirkung haben. Dieser Punkt wird im folgenden Kapitel anhand der Behandlungsgeschichte von „Greta Biedemeyer" (Fall 8.1) näher illustriert. Die Agoraphobie dieser Patientin wurde mittels einer Kombination aus kognitiver Therapie und Imipramin vollkommen geheilt. Obgleich sie keine Panikattacken mehr erlebte, war jedoch keine einhergehende Besserung ihrer phobischen Sexualvermeidung feststellbar.

Dennoch wiederhole ich, dass in gut reagierenden Personen wie Greta Panik hemmende Medikation wenigstens die Angst während der *In-vivo*-Konfrontationen genügend reduzieren kann, um eine permanente Beseitigung der sexualphobischen Reaktion zu ermöglichen.

Die psychodynamische Handhabung von Widerständen

In nahezu jedem Fall sträuben sich die Paare und Patienten mit Störungen des sexuellen Verlangens gegen die Libido steigernden Interventionen wie auch gegen die Desensibilisierungskonfrontationen der Sexualtherapie. In dieser Hinsicht unterscheiden sich Störungen des sexuellen Verlangens in keiner Weise von den anderen psychosexuellen Dysfunktionen (Kaplan 1974, 1979, 1980B, 1995).

Die Erscheinungsformen der Widerstände gegen psychosexuelle Therapie variieren stark. Sich sträubende Patienten verpassen ihre Termine, „missverstehen" die Instruktionen des Therapeuten, kommen ihren Übungen nicht nach, streiten sich mit ihrem Partner, sind „zu beschäftigt", werden schwanger, werden krank, werden in Unfälle verwickelt, zahlen ihre Therapierechnungen nicht, haben Affären, kritisieren den Therapeuten, erzählen Lügen, halten wichtige Informationen zurück, behindern die Sitzungen mit irrelevantem Material usw. usf.

Manchmal gehen die Widerstände nur vom Patienten mit mangelndem Verlangen aus, wohingegen sich der Partner kooperativ zeigt. In anderen Fällen liegt es am symptomfreien Partner, dessen Unbehagen durch die Besserung des Symptome aufweisenden Patienten ausgelöst wird und der sich aus diesem Grund der Behandlung widersetzt. In vielen Fällen wechseln sich die Partner mit der Sabotage der Behandlung ab.

Widerstand gegen den Prozess der Sexualtherapie

Widerstände können durch den *Prozess* der Sexualtherapie oder durch deren *Ergebnis* mobilisiert werden.

Manche Patienten entwickeln hauptsächlich deswegen Widerstände, weil der Prozess der Sexualtherapie Aufgaben einschließt, die für diese Personen aus Gründen, die nicht mit dem sexuellen Funktionieren zusammenhängen, beängstigend oder unangenehm sind. Sehr religiöse Christen und Juden fühlen sich z.B. möglicherweise aus moralischen Gründen schuldbewusst, wenn sie Aufgaben nachkommen sollen, die mit Masturbation, Erotika, und/oder Phantasien zusammenhängen. Andere Patienten fühlen sich bedroht und sträuben sich gegen Verfahren wie die Sensualitätsübungen, weil sie zu sehr die Intimität und die Offenheit gegenüber dem Partner fördern.

Widerstände gegen den Verlauf der Therapie stellen selten unüberwindbare Hindernisse für die Behandlung dar. Solange Patienten gegenüber der Besserung ihres sexuellen Funktionierens konfliktfrei sind, und wenn der Therapeut flexibel ist und mit Phantasie an seine Arbeit herangeht, ist es meist möglich, Alternativen für die jeweilige Intervention zu finden, die den Widerstand mobilisiert. Manche Patienten sträuben sich beispielsweise gegen jede und jegliche Aufgabe, weil sie das Gefühl, vom Therapeuten „gesteuert“ zu werden, nicht ertragen können. Da die Behandlung kurz und zeitlich begrenzt ist, ist es nicht angebracht, das Problem des Patienten gegenüber Anweisungen zu analysieren oder aufzulösen. In solchen Fällen versuche ich vielleicht, dieses Thema zu „umgehen“, indem ich Verständnis für das Problem des Patienten zeige, Anweisungen entgegenzunehmen. Oft verläuft der Prozess durchaus positiv, wenn man die Patienten sich ihre eigenen Haus-Aufgaben mit so wenig Weisung wie notwendig erarbeiten lässt.

„Sie kennen sich selbst wirklich besser als irgend jemand sonst; wie wäre es also, wenn Sie die Übung für diese Woche vorschlagen?“ Nachdem der Patient eine Übung vorgeschlagen hat, kann man daran basteln: „Das ist eine großartige Idee, aber meinen Sie nicht, dass wir noch ein wenig warten sollten, bis Sie und Ihre Partnerin Geschlechtsverkehr anstreben?“

Widerstand gegen das Ergebnis der Therapie

Die Quelle des Widerstands des Patienten mit niedrigem Verlangen manifestiert sich häufiger in der unbewussten Ambivalenz gegenüber einem erfolgreichen Behandlungsergebnis. Mit anderen Worten stellt das Ziel der Behandlung, also die Erlangung eines erhöhten Sexualverlangens und einer Nähe zum Partner, eine Bedrohung dar. Widerstände, die sich aus derartigen inneren Konflikten bilden, sind gewöhnlich schwieriger aufzulösen als solche, die mit dem Prozess der Therapie im Zusammenhang stehen.

Die Auflösung von Behandlungswiderständen ist ein ungemein wichtiger Aspekt bei der Behandlung von sexuellen Appetenzstörungen. Der Schlüssel für ein erfolgreiches Ergebnis kann im überwiegenden Teil der Fälle im Scharfsinn des Therapeuten bezüglich der Analyse der verborgenen Quellen des Widerstands des Paares und in seinem technischen Geschick gesehen werden, diese zu handhaben. Hierbei kommt die wirkliche Kunst der psychosexuellen Therapie zum Tragen.

„Umgehung“ der unbewussten Quellen des Widerstands

Wenn der Patient und/oder der Partner sich sträubt, wird gemäß dem psychodynamischen sexualtherapeutischen Modell davon ausgegangen, dass diese Hindernisse Ausdruck ihrer tiefer liegenden unbewussten intrapsychischen Konflikte und/oder der Ambivalenz gegenüber dem Partner sind, die ihre Sexualsymptome erst an die Oberfläche gebracht haben. Obgleich wir uns an dieser Theorie orientieren, wechseln wir *nicht* zu Einsicht vermittelnden therapeutischen Interventionen, sobald die ersten Widerstände sichtbar werden.

Bei der Handhabung von Widerständen gegen Libido steigernde Übungen und Angst reduzierende *In-vivo*-Konfrontationen besteht unsere bevorzugte Strategie aus dem Versuch, die vermuteten tiefer liegenden Quellen zu „umgehen“, indem wir eine methodische und systematische Folge allmählich intensivierter behavioraler und kognitiver Interventionen einbringen, die zunehmend auf „tiefere“ psychische Ebenen abzielen. Diese verlaufen von einfachen *Wiederholungen der Aufgabe, über die Verminderung ihrer Intensität zur nochmaligen kognitiven Eingrenzung des Problems bis hin zur Konfrontation (Kaplan 1979, 1987, 1995) und schließlich zur Einsicht in die zugrunde liegenden Konflikte des Patienten.*

Bei den ersten Anzeichen von Widerständen besteht unser erster Schritt aus der einfachen Bitte an den Patienten, die therapeutische Haus-Aufgabe zu *wiederholen* – wenn nötig einige Male. Wiederholungen, die durch den nicht nachlassenden Zuspruch des Therapeuten unterstützt werden, Ermutigungen und die „Erlaubnis“, sexuelle Lust zu genießen, reichen oftmals aus, um aus dieser therapeutische Sackgasse herauszuführen.

Sollten Ermutigungen und die Wiederholungen der Aufgaben die Angst der Patienten nicht hinreichend vermindern, um seine/ihre/ihre Widerstände aufzulösen, *reduzieren* wir die Intensität der Übung auf kleinere, weniger bedrohliche Schritte.

In den vorangegangenen Abschnitten wurden die Gründe für die Beibehaltung eines therapeutischen Maßes an Angst und für die Ausführung der *In-vivo*-Konfrontationsprogramme in geringfügigen Steigerungen bei ängstlichen Sexualphobikern erörtert. Das gleiche Prinzip, also die Vergewisserung, dass sich Patienten auf bislang vermiedenes Territorium vorwagen, und die gleichzeitige Vermeidung des Aufkommens exzessiver Angst während der Aufgaben, herrscht auch bei der Behandlung höchst ängstlicher und sich sträubender Patienten mit „stiller" VSA vor.

Zum Beispiel empfand in einem Fall eine verheiratete Frau mit einem umfassenden, stark ausgeprägten sexuellen Appetenzmangel die Aufgabe, zusammen mit ihrem Mann ein erotisches Video anzuschauen, als zu bedrohlich, sodass sie sich dagegen sträubte, indem sie unzählige Ausreden vortrug, um die Situation zu vermeiden. Nachdem jedoch die Haus-Aufgabe darauf reduziert worden war, sich allein eine fünfminütige Sequenz des Films anzuschauen, war sie in der Lage, dem nach- und von dort aus allmählich voranzukommen.

Ich möchte jedoch wiederholen, dass die Muster und Quellen sexueller Angst sehr idiosynkratisch sind und innerhalb dieser Patientenpopulation viele verschiedene Ausprägungen haben. Des Weiteren sind die Wirksamkeit und der Einfluss der therapeutischen Übungen in starkem Maße von der Empathie und der Intuition des Therapeuten abhängig. Entsprechend ist es nicht möglich, eine einzige Desensibilisierungshierarchie zu empfehlen, die jedem Fall gerecht würde, und es führt schlicht kein Weg an der Tatsache vorbei, dass diese *In-vivo*-Desensibilisierungsprogramme auf die jeweiligen individuellen Ansprüche zugeschnitten werden müssen.

Eine andere Patientin – ebenfalls eine Frau mit VSA – sträubte sich z. B. mehrere Wochen lang meiner Empfehlung, sich allein Erotika anzuschauen. Ich war davon ausgegangen, dass dies, ebenso wie bei der Patientin im letzten Fall, weniger Angst auslösen würde, als wenn sie dies zusammen mit ihrem Sexualpartner täte. Es dauerte eine Weile, bis mir klar wurde, dass die Angst dieser Frau jedoch auf ein der Therapie zuwiderlaufendes Maß gesteigert wurde, während sie allein Erotika betrachtete. Wie sich herausstellte, brachte diese Übung ein altes unaufgelöstes Schuldbewusstsein hinsichtlich Masturbation zum Vorschein. Die Patientin fühlte sich letztlich viel behaglicher, als sie zusammen mit ihrem Mann Erotika betrachtete.

Wenn wiederholte und reduzierte Aufgaben weiterhin Widerstand mobilisieren, grenzen wir diesen Aspekt des Widerstands möglicherweise neu ein und erarbeiten ein neues Konzept, das emotional weniger „toxische" Auswirkungen zeitigt.[46]

Oftmals muss man Widerstände gegen den Gebrauch erotischer Phantasien erwarten, wenn Patienten diese als Zeichen eigener Verderbtheit oder schlechten Naturells deuten. In solchen Fällen ist es oft hilfreich, die Bedeutung erotischer Phantasien neu zu definieren, d. h. in Begriffen, die weniger Schuldgefühle hervorrufen: als ein natürliches Phänomen, das für eine normale Reaktion auf die jeweiligen Kindheitserfahrungen der Patienten steht.

In ähnlicher Weise versuche ich oftmals, die in unserer Kultur vorherrschenden Schuldgefühle und die Widerstände gegen Masturbationsaufgaben zu neutralisieren, indem ich den Patienten dazu ermutige, seine/ihre Auffassung gegenüber Masturbation als „unanständige und unreine" Handlung zu überdenken und sich der vernünftigeren Sichtweise anzuschließen, dass Masturbation ein normales Phänomen darstellt und als gesunde „Trockenübung" für antizipierten partnerschaftlichen Sex zu verstehen ist.

Wenn ein Patient nach Wiederholungen und Reduktionen der Aufgabe weiterhin Widerstand aufbringt und wenn die neuerliche Eingrenzung der Angst auslösenden Thematik durch den Therapeuten die Behandlung nicht vorantreibt, *konfrontieren* wir den Patienten mit seinen Widerständen, um ihn auf seine sexuelle Selbstsabotage aufmerksam zu machen.

Einem Patienten, der wiederholt seine Termine verpasst hatte und der „keine Zeit hatte", seine Übungen zu machen, sagte ich z. B.: „Ich weiß, dass ein Teil von Ihnen sich sehr danach sehnt, mehr sexuelle Lust zu verspüren. Sie haben lange warten müssen, diese Termine zu bekommen, Sie zahlen immer ihre Rechnungen, Sie müssen vieles auf sich nehmen, um zur Klinik zu gelangen. Es sieht jedoch danach aus, als würde ein anderer Teil von Ihnen – ein Teil, der Ihnen nicht bewusst zu sein scheint – diese Anstrengungen sabotieren.[47] Oder wie können Sie

---

[46] Ich danke Dr. Peter Kaplan für den während der Mittwoch-Konferenz eingebrachten Begriff der „toxischen Beziehungen".

[47] Die Formulierung: „Ein Teil von Ihnen will, ein anderer will nicht", die einige von uns übernommen haben, geht auf Arlene Novick zurück (Mittwoch-Konferenz).

es sich sonst erklären, dass Sie während der vergangenen drei Wochen ihre 'Haus-Aufgaben' nicht gemacht haben? Oder warum Sie keine 'Zeit' hatten, nach erotischen Videos zu suchen? Oder warum Sie ihre hübsche Freundin angeschrien haben und sie so verärgerten, dass sie nicht mit Ihnen schlafen wollte? Glauben Sie wirklich, dass es nur daran gelegen hat, dass sie Ihrem Hund Schokolade zu essen gab?"

Einsicht in die tiefer liegenden Ursachen

Diese kurzen therapeutischen Manöver, die insofern als „oberflächlich" bezeichnet werden können, als sie sich nicht direkt mit unbewusstem Material auseinander setzen, „umgehen" oder „überbrücken" oftmals erfolgreich den tieferen Ursprung des Widerstands des Patienten. Wir konnten viele Fälle beobachten, bei denen sich das sexuelle Funktionieren und das Verlangen des Patienten auf ein normales Maß verbesserten, obgleich die Patienten nahezu keine Einsicht in die unbewussten Ursachen ihrer Sexualsymptome oder in ihre Widerstände gegen die Behandlung erlangten. Dies wird anhand der ersten drei Fallbeispiele des folgenden Kapitels illustriert, die alle ein positives Ergebnis zeitigten, obwohl keinerlei Einsicht vermittelnde, psychodynamische Interpretationen oder Erklärungen bemüht wurden.

Dennoch konnten wir auch viele andere Fälle beobachten, bei denen der Patient und/oder das Paar überhaupt nicht auf Libido steigernde Aufgaben, *In-vivo*-Konfrontationen, Wiederholungen, Reduktionen, Medikation, Restrukturierungen, Unterstützung und Erlaubnis reagierte(n). Wenn Patienten mit niedrigem Verlangen nicht mit einer Besserung ihres Zustands auf diese behavioralen und kognitiven Interventionen reagieren, *stellt dies unseres Erachtens noch keinen Grund dar, die Behandlung einzustellen – was im scharfen Gegensatz zu jenen Therapeuten steht, die nicht an unbewusste Motivation oder an Einsicht orientierte Therapie glauben* (Schwarz u. Masters 1988; Lazarus 1988; LoPiccolo u. Friedman 1988). *Stattdessen wechseln wir zu der Alternative des psychodynamischen Modus.*

Viele Patienten, die ursprünglich nicht auf behaviorale und kognitive Ansätze reagierten, sind davor bewahrt worden, als Behandlungsmisserfolge abgeschrieben zu werden, indem wir zusätzlich psychologisch „invasive", Einsicht vermittelnde, psychodynamisch orientierte Interventionen in unsere Behandlung integrierten.

Kapitel 8 beinhaltet eine Erörterung der Behandlung von „Joe Senator" (Fall 8.7), die die Methode illustriert, mittels derer widerstrebenden Patienten durch psychodynamische, Einsicht vermittelnde Techniken doch noch geholfen werden kann.

Wie für diesen Ansatz typisch, wurden die psychodynamisch orientierten Methoden so lange zurückgestellt, bis sich unmissverständlich abzeichnete, dass der Patient den kognitiv-behavioralen Ansätzen durchweg Widerstand entgegenbringen würde.

Ein Grund, weshalb psychodynamische Methoden nicht früher eingesetzt werden, ist der, dass diese während der ersten Phasen der Behandlung nicht sonderlich wirkungsvoll sind, da noch keine Widerstände aufgebaut wurden und die Stoßrichtung der Behandlung darauf abzielt, das Bewusstsein des Patienten bezüglich seiner sexuellen Selbstsabotage sowie deren Herbeiführung zu schärfen. Des Weiteren sind psychodynamische Interventionen nicht grundsätzlich notwendig, um ein erfolgreiches Ergebnis zu erzielen. Während kaum ein Zweifel darüber herrscht, dass die Wechselfälle der Kindheit eine wesentliche Rolle bei der Prägung des sexuellen Schicksals und der Psychopathologie des Erwachsenen einnehmen, folgt daraus nicht notwendigerweise der Schluss, dass die Kindheit jedes Patienten ausgiebig erforscht werden muss. Ebenso wenig muss jeder Patient grundsätzlich Einsicht in die tiefer liegenden Ursachen und die frühen Ursprünge seiner sexuellen Inhibitionen und/oder seiner Behandlungswiderstände erlangen, damit sich sein Sexualverlangen und Funktionieren verbessern.

Die psychodynamischen Aspekte der Sexualtherapie

Die behavioralen und kognitiven Strategien verständlich zu beschreiben, die im Rahmen der integrierten Behandlung von Störungen des sexuellen Verlangens zum Tragen kommen, ist eine relativ einfache Aufgabe. Es ist jedoch nahezu unmöglich, der Komplexität der psychodynamischen Aspekte dieser Methode vergleichsweise nachvollziehbar gerecht zu werden. Auch ist es kaum machbar, eine stichhaltige Beschreibung des dynamischen Wechselspiels in Worte zu fassen, das sich regelmäßig abspielt zwischen therapeutisch strukturierten sexuellen Erlebnissen und aktiven, unnachgiebigen, psychodynamisch informierten Interpretationen und Erklärungen, die den Prozess einer kurzen psychosexuellen Therapie kennzeichnen. Ich denke, ich kann am ehesten einen Eindruck davon vermitteln, indem ich die Erörterungen auf grundlegende theoretische Aussagen beschränke und mich auf die Fallbeispiele der folgenden Kapitel stütze, um die Essenz der Methode zu verdeutlichen und ihre didaktischen Aspekte zu illustrieren.

Da die psychodynamischen Aspekte der Behandlungen von Störungen des sexuellen Verlangens im Wesentlichen mit denen aller anderen psychosexuellen Dysfunktionen übereinstimmen, wurde dieses Thema bereits in einigen meiner früheren Veröffentlichungen über Sexualtherapie behandelt, auf die ich den geneigten Leser für ausführlichere Darlegungen verweisen möchte (Kaplan 1974, 1979, 1980A, 1980B, 1981, 1987, 1995; Kaplan u. Moodie 1984).

Die Analyse des Widerstands

Wenn Patienten den behavioral-kognitiven Übungen der Sexualtherapie auch nach einer hinreichenden Versuchsphase weiterhin Widerstand entgegenbringen, wechselt das therapeutische Ziel von der Umgehung der tiefer liegenden Ursachen und Widerstände zu deren *Einsicht vermittelnder Auflösung.*

Für diese Phase der Behandlung ist eine umfassende und detaillierte Analyse der tiefer liegenden Sexualkonflikte des Patienten unumgänglich. Die tiefer liegende psychische Infrastruktur der Sexualsymptome des Patienten, die seit der ersten Phase der Behandlung in allgemeinen Grundzügen bekannt ist, erfüllt nun ihren Zweck in dieser Form nicht mehr adäquat. In dieser Phase der Behandlung wird der psychosexuellen und der familiären Vorgeschichte des Patienten wie auch der Beziehung des Paares, die allesamt während der ersten Beurteilung nur allgemein skizziert worden waren, detaillierter und tiefgründiger nachgegangen. Diese Analyse wird so lange fortgeführt, bis die wesentlichen pathogenen Umstände des vorangegangenen Lebens des Patienten deutlich heraustreten, und zwar insbesondere mit Blick auf ein besseres Verständnis seiner/ihrer prägenden Objektbeziehungen mit wichtigen Familienmitgliedern.

Die therapeutischen sexuellen Aufgaben werden während der psychodynamischen Phase der Behandlung nicht ausgesetzt. Diese erfahren sogar zusätzliche Bedeutung, da sie nun zum Vehikel für die Analyse der Widerstände des Patienten und *für die Vermittlung von Einsicht werden.*

Ich bin der Überzeugung, dass intelligent erarbeitete Haus-Aufgaben, die die Kenntnis des Therapeuten um die innere Dynamik des Patienten und des Paares berücksichtigt, bei der Vermittlung von Einsichten sehr einflussreich und als Auslöser wichtiger Erinnerungen ungemein wirkungsvoll sein können. Zu dieser Auffassung bin ich aufgrund meiner eigenen Erfahrungen gelangt sowie aufgrund der Tatsache, dass einige Psychoanalytiker (deren Patienten ich wegen ihrer Sexualsymptome behandelte, während sie die Psychoanalyse fortführten) eine markante Zunahme bedeutsamer Träume, Assoziationen und Erinnerungen bei diesen Patienten beobachten konnten, die durch Erfahrungen während der Sexualtherapie ausgelöst worden waren.

Nach der Akzentverlagerung auf einen psychodynamischen Modus werden somit die therapeutischen Aufgaben auf zweierlei Weise genutzt: behavioral und psychodynamisch. Mit anderen Worten werden die Konfrontationen fortgeführt, deren Zweck es ist, die Auflösung von Angst herbeizuführen; jedoch werden die Reaktionen, Assoziationen und Widerstände des Patienten hinsichtlich dieser strukturierten therapeutischen Erlebnisse genutzt, um seine unbewussten Sexualkonflikte offen zu legen, und dieses Material wiederum wird nun auf einer tieferen Ebene mit dem Ziel interpretiert, Einsicht zu vermitteln und eine Aufarbeitung herbeizuführen.

Träume

Auch Träume, die die Partner mit in die Therapie bringen, werden nun einer tiefer gehenden Analyse unterzogen. In manchen Fällen sträubt sich der Patient gegen Versuche vonseiten des Therapeuten, seine Träume zu interpretieren. Dies stellt jedoch für den erfolgreichen Abschluss eines Falles kein Hindernis dar. Die sexualphobische „Greta Biedemeyer“ (Fall 8.1) entgegnete z.B. auf meine Interpretation, dass die Regenschirme in einem ihrer Träume möglicherweise ihre Abwehrmechanismen repräsentierten: dieser Versuch sei wie „Lesen aus dem Kaffeesatz“. In anderen Fällen kann jedoch eine intelligente Deutung der Träume widerstrebender Patienten schnell und auf dramatische Weise Widerstände aufzeigen, Einsichten fördern und eine Aufarbeitung herbeiführen.

Der Fall von „Joe Senator“ (Fall 8.7), dem Mann der nur mit Hilfe seiner „Dreckige-Hure“-Phantasien funktionieren konnte, der diese jedoch im Beisein seiner Verlobten nicht ausleben wollte, kann als Beispiel hierfür dienen. Dieser Patient, der sich in einer Phase des Widerstands befand, träumte von einem Banditen, der mit einer Waffe hantierte. Joes Assoziationen führten zu seinem Vater und zu der Angst, die er gegenüber diesem Mann hatte, und dies wiederum verdeutlichte die tiefere Bedeutung der Widerstände des Patienten. Weil er sich eingehend mit dem Traummaterial befasste, war Joe in der Lage, sein Sexualsymptom und seinen Widerstand gegen die Behandlung im Kontext seiner frühen, schmerzhaften Vorgeschichte innerhalb seiner dysfunktionalen Familie zu verstehen. Diesen Einsichten folgten rapide Verbesserungen.

In der kurzen psychodynamischen Sexualtherapie werden Träume häufig als „Botschaften“ aus dem Unterbewusstsein des Patienten gedeutet. Diese Botschaften repräsentieren oftmals Warnungen vor einer bevorstehenden psychischen Bedrohung. „Doc Scotch“ (Fall 8.8) z. B. berichtete von einem Traum, in dem er sich mit einer schönen Frau im Bett aufhielt, als zwei Tiger aus der Wand sprangen und Anstalten machten, die beiden aufzufressen. Die Tiger schienen die unbewussten Ängste des Patienten bezüglich Frauen und Sex zu repräsentieren; aber auf einer unmittelbareren Ebene stand der Traum für eine Warnung vor der Gefahr, die von seinen unbewussten, aggressiven, selbstzerstörerischen Impulsen ausging. Ich glaube mit anderen Worten, dass die Tiger Docs eigenen unbewussten, mörderischen, selbstzerstörerischen Drang repräsentierten, sich selbst zu „bestrafen“, weil er mit einer symbolischen „Mutterfigur“ Sex hatte. Unglücklicherweise handelte der Patient danach, bevor ich eine Interpretation in diese Richtung vorgenommen hatte.

Im Fall von „Tim und Mary“ (Fall 7.1), der in Kürze beschrieben werden wird, war die Warnung vor einer Gefahr so deutlich im Traum des Patienten auszumachen, dass mich dies sogar dazu veranlasste, meine therapeutische Strategie zu ändern.

Die Balance zwischen Konfrontation und Unterstützung

Ich sehe Konfrontation und Unterstützung immer gern als die beiden Zügel, mittels derer der therapeutische Prozess auf der Geraden gehalten und vorangetrieben wird.

Im Dienste eines schnellstmöglichen therapeutischen Fortkommens ohne die Gefährdung eines erfolgreichen Behandlungsergebnisses zeige ich „unnachgiebig“ Widerstände, Rationalisierungen und Ausflüchte des Patienten auf, wann immer und sobald diese dem therapeutischen Fortschritt und/oder der Einsicht im Wege stehen.

Diese Art, mit der die Partner überaus aktiv, schnell und unnachgiebig mit potenziell bedrohlichem und vormals unterdrücktem oder vermiedenem Material konfrontiert werden, bewirkt gewöhnlich bei beiden Partnern das Gefühl, bloßgestellt zu werden und verwundbar zu sein. Dieser anstrengende therapeutische Prozess wird nur dann eine positive Wirkung zeitigen, wenn beide Partner sehr motiviert sind und eine feste therapeutische Allianz mit dem Therapeuten eingegangen sind, die absolutes Vertrauen voraussetzt.

Um den Patienten dabei zu helfen, den schmerzlichen therapeutischen Interventionen zu begegnen, die manchmal notwendig sind, um ihre Abwehrmechanismen gegen guten Sex zu zerstreuen und die Entwicklung von Widerständen zu minimieren, sollte jede Konfrontation behutsam durch die aktive, energische und uneingeschränkte emotionale Unterstützung des Therapeuten gegenüber beiden Partnern ausbalanciert werden sowie durch die fortgesetzte Affirmation ihrer Beziehung.

Wenn der Widerstand eines Partners zum Hindernis für den therapeutischen Fortschritt wird, kann es angebracht sein, der sich sträubenden Person ein paar exklusive Sitzungen einzuräumen, bis sie bezüglich ihres destruktiven Verhaltens ein gewisses Maß an Einsicht erlangt hat und nicht weiterhin die Besserung des

Partners sabotiert. Meistens ist es jedoch vorteilhafter, die Sitzungen mit beiden Partnern abzuhalten.

Obgleich ich therapeutische Hindernisse nie übergehe und mir vorgeworfen wurde, Widerstände wie ein „Bluthund" aufzuspüren, verhalte ich mich auch stets anerkennend und halte den Ausdruck meiner ehrlichen Freude nicht zurück, wenn ein Patient mit seiner Fähigkeit, sexuelle Lust zu verspüren, Fortschritte macht. Ich habe auf den Videoaufnahmen beobachtet, wie ich förmlich vor Freude strahle, wenn es einem Paar gelingt, intimer und sexueller miteinander umzugehen, und wenn sie sich gegenseitig glücklicher machen.

Ebenso wichtig ist es, während ich aktiv konfrontierend und unterstützend auf den Sexualsymptome aufweisenden Patienten eingehe, gleichzeitig ständig die Reaktionen des Partners zu beobachten und jede Gelegenheit wahrzunehmen, ihn/sie mit gleichem Nachdruck zu unterstützen. Ich mache es mir zur Aufgabe, den Beitrag des Partners hinsichtlich der Besserung des Symptome aufweisenden Patienten zu akzentuieren und die positiven Aspekte in der Beziehung des Paares zu betonen. Ich schrecke jedoch auch nicht davor zurück, destruktive Verhaltensweisen und Sabotage vonseiten des Partners zu konfrontieren und zu interpretieren.

Motivation

Die Bedeutung von Motivation kann nicht genug hervorgehoben werden. Wie es in den vorangegangenen Erörterungen schon angesprochen wurde, kann der Prozess der Sexualtherapie für Patienten mit sexuellen Appetenzstörungen oftmals beschwerlich sein, und dieses Vorhaben kann nur dann gelingen, wenn beide Partner hoch motiviert sind. Besonders wichtig ist es, dass die Person mit mangelndem Verlangen in der Beziehung aus Gründen der Zuneigung wirklich mehr Lust erleben *möchte*. Allerdings muss auch der Partner die Beziehung genügend wertschätzen, um darauf gefasst zu sein, die Veränderungen zu tragen, die dafür möglicherweise erforderlich sind.

Patienten, die auf ihre Partner verärgert sind, die gegenüber dem Wunsch ambivalent sind, mehr Leidenschaft ihm/ihr gegenüber zu verspüren, und denen es mit dem Wunsch nach häufigerem Sex nicht wirklich ernst ist, bewältigen die Therapie tendenziell nicht, sodass die Behandlung schließlich abgebrochen werden muss. Folglich bin ich der Ansicht, dass der Beginn der Sexualtherapie – und erst recht das Erteilen von „sexuellen Haus-Aufgaben" – so lange abgewartet werden sollte, bis der Therapeut überzeugt ist, dass der Patient seine Konflikte bereinigt hat, dass er es wirklich *wünscht*, gegenüber dem Partner mehr Lust zu verspüren, und nicht nur „das Richtige tut" und sich einem Druck von außen beugt, indem er einer Sexualtherapie zustimmt.

Übertragung in der Sexualtherapie

Wie erwähnt, neige ich dazu, Widerstände unnachgiebig und unmittelbar zu konfrontieren, die dem therapeutischen Fortschritt und der sexuellen Besserung des Patienten im Wege stehen, so auch Übertragungswiderstände.

Auch wenn der Verlauf der Sexualtherapie kurz ist, eignet er sich für die Bildung schneller und intensiver Übertragungen beider Partner auf den Therapeuten. Dies liegt wenigstens zum Teil an der offenen Ermutigung zu erotischer Lust und an dem explizit sexuellen Charakter des Materials, mit dem in dieser Behandlungsform umgegangen wird.

Wenn der Eindruck entstehen sollte, dass therapeutische Übertragung im Dienste einer Behinderung des therapeutischen Fortschritts missbraucht wird, reagiere ich darauf wie auf jede andere Form von Widerstand, d.h. mit einer direkten Konfrontation und mit der Erforschung und Interpretation der tieferen Bedeutung der Übertragungswiderstände des Patienten. Diese hängen gewöhnlich mit der Angst des Patienten und/oder seiner/ihrer Vermeidung von Sex und Intimität mit dem Partner zusammen.

In dieser Art von Therapie sind Übertragungswiderstände allerdings eher *selten* zu beobachten. Es ist viel häufiger der Fall, dass Patienten und Paare starke positive Übertragungen bilden und gut auf den Therapeuten projizieren, indem sie sich mit seiner konstruktiven sexuellen Einstellung identifizieren. Wenn dies der Fall ist, beute ich die Übertragung schamlos aus, um dem therapeutischen Prozess Auftrieb zu geben.

Ich interpretiere oder verdeutliche nie die positive Übertragung des Patienten mir gegenüber, solange die Behandlung zufriedenstellend verläuft. Vielmehr nutze ich die übertriebenen positiven Empfindungen und den irrationalen Wunsch des Paares, mir zuzuarbeiten (beides Folgen des Übertragungsprozesses), um ihre Motivation für das Ziel zu verstärken, ihre antisexuellen Verhaltensweisen zu überwinden und mehr sexuelles Verlangen für den Partner zu verspüren.

Solange sich das sexuelle Funktionieren des Paares und ihr gegenseitiges Verlangen tatsächlich und fortdauernd verbessern, ist es mir gleich, ob sie sich in der Therapie anstrengen, nur um mich glücklich zu machen.

Partnerschaftliche Aspekte in der Therapie

Die Kooperation des Partners gewinnen

Ich stehe zu meiner wiederholt vorgebrachten Aussage (Kaplan 1974, 1980B, 1987, 1995), dass die Einbeziehung der uneingeschränkten Kooperation des Partners eine absolute Vorbedingung für eine erfolgreiche Behandlung von Paaren mit sexuellen Problemen ist. Auf nichts trifft dies mehr zu als auf Patienten, die unter Störungen des sexuellen Verlangens leiden.

Das Auf- und Abebben von Lust und Leidenschaft bei einer sensiblen Person kann von feinen Nuancen des Verhaltens des Partners sowie vom subtilen emotionalen Wechselspiel zwischen den Partnern bestimmt werden. Durch einen leicht missbilligenden Blick, einen etwas kühlen Tonfall und eine kaum wahrnehmbare emotionale Distanzierung kann ein Partner die Behandlung entsprechend wirksam sabotieren.

Aus diesem Grund liegt eine der Hauptursachen beim Misserfolg in der Behandlung von sexuellen Appetenzstörungen im Unvermögen des Therapeuten, den Partner gänzlich in den therapeutischen Verlauf zu involvieren. Folglich muss der Therapeut einen Gutteil seiner Zeit und seiner Mühe sowohl der Festigung einer soliden Allianz mit dem Partner widmen als auch der Überwindung der Widerstände des Partners gegenüber der sexuellen Besserung des Patienten.

Vermeidung von Widerstand vonseiten des Partners

Es würde den Umfang dieses Kapitels sprengen, eine ausführliche und umfassende Beschreibung der partnerschaftlichen Aspekte im Rahmen der Therapie zu versuchen. Im Folgenden handelt es sich lediglich um einige Berücksichtigungen, die mir zum Zwecke der Minimierung der Widerstände des Partners hilfreich erscheinen.

Wenn er in einem Beziehungskontext arbeitet, muss sich der Therapeut stets über die Wirkung im Klaren sein, die seine Konfrontationen und seine Interpretationen im Hinblick auf einen der Partner für den anderen Partner haben. In gewissem Sinn *ist eher die Beziehung der Patient als der Partner*. Der Therapeut bewegt sich unentwegt wie ein Slalom-Skifahrer auf den einen und dann auf den anderen Partner zu und überquert dabei unablässig die Gerade, die in diesem Bild für die Verbesserung der partnerschaftlichen Beziehung steht.

Wenn es unvermeidlich ist, einen Patienten rigoros zu konfrontieren, muss man vorsichtig sein, ihn/sie gegenüber dem Partner nicht in einem schlechten Licht darzustellen, da dies das Risiko in sich birgt, sowohl die Beziehung als auch den therapeutischen Verlauf zu untergraben. Dementsprechend sollten alle negativen Konfrontationen zur gleichen Zeit mittels positiver Aussagen zur Person oder zur Beziehung ausbalanciert werden.

Des Weiteren muss der Therapeut gegenüber der Verwundbarkeit des sexuell symptomfreien Partners sehr sensibel sein; umso mehr, wenn er/sie emotional fragil sein sollte. Es muss sehr darauf geachtet werden, dass die Interpretationen hinsichtlich des Sexualsymptome aufweisenden Partners beim anderen nicht übermäßiges Unbehagen hervorrufen. Ich versuchte beispielsweise das Selbstbewusstsein eines Ehemannes zu stärken, indem ich ihm erklärte, dass sein negatives Selbstverständnis keine realistische Grundlage habe und dass er ein gut aussehender, brillanter, erfolgreicher und höchst anziehender Mann sei. Dies entsprach natürlich alles der Wahrheit; ich merkte jedoch, dass sich die Ehefrau zunehmend unbehaglich fühlte, während ich dem Mann schmeichelte. Bei dem Versuch, das verzerrte Selbstverständnis des Mannes zu korrigieren, um etwas dazu beizutragen, dass er gegenüber seiner Frau als besserer Liebhaber auftrat, hatte ich unweigerlich die Zurückweisungs- und Verlassensängste seiner Frau mobilisiert wie auch ihren Argwohn mir gegenüber. Ich beugte dem potenziellen Schaden für den therapeutischen Verlauf vor, indem ich meine weiteren Bemerkungen schnell an die Frau richtete und ihr gegenüber ebenso wahrheitsgetreu unterstützend und schmeichelhaft zusprach, so z. B. durch die Hervorhebung des wundervollen Lebens, das sie ihrem Mann bereitet hatte.

Die gleichen Berücksichtigungen, also simultane, nicht nachlassende Sensibilität gegenüber den Bedürfnissen und Verletzlichkeiten beider Partner, gelten für die *Haus-Aufgaben*. Der primäre Zweck der therapeutischen Verhaltensübungen, wie z. B. der Ermutigung, die Phantasie oder Erotika zu nutzen oder einen Vibrator auszuprobieren, liegt darin, die mangelnde Libido des Symptome aufweisenden Patienten zu verstärken, sodass das Paar schließlich ein besseres Sexualleben genießen kann. Es wird jedoch wenig durch die Aufgabenstellung gewonnen, einen Pornofilm auszuleihen, wenn dies die potenzielle Unsicherheit der Frau unberücksichtigt lässt und eine verärgerte Reaktion hervorruft.

Fall 7.1 – „Tim und Mary Ruffino-Smith“: Ejaculatio praecox beim Ehemann einer emotional verletzlichen Frau mit VSA

Dieses Fallbeispiel illustriert die Anwendung systemorientierter Verhaltensinterventionen. „Tim“ und „Mary“, ein junges Paar, suchten die Klinik wegen der EP des Ehemanns auf.[48] Es stellte sich jedoch bald heraus, dass die Ejaculatio praecox weniger ausschlaggebend für die Probleme des Paares war als Marys Appetenzverlust und ihre Sexualvermeidung.

Wenn ich einen Patienten mit EP behandle, habe ich den Fall in der Regel so weit hinreichend eingeschätzt, um schon nach der ersten Sitzung die erste therapeutische Haus-Aufgabe erteilen zu können. Sollte dies nach der ersten Sitzung noch nicht gegeben sein, so trifft es jedoch fast ausnahmslos nach dem Ende der zweiten zu. In diesem Fall war ich jedoch hinsichtlich der Erteilung von partnervermittelten, manuellen „Stopp-Start“-Aufgaben[49] zurückhaltender und habe erst nach der achten Sitzung damit begonnen, nachdem Mary verzweifelt zum Ausdruck brachte, dass die Behandlung nirgends hinführte.

Ich hatte damit gezögert, weil die Dynamik von Marys Depression und ihre Sexualvermeidung sehr komplex waren und ich der Ansicht war, man sollte sie nicht bitten, mit ihrem Mann sexuell zu werden, bis die Ursache ihres Leidens und der Grund ihres Appetenzverlusts gänzlich geklärt waren.

Ich fand schließlich heraus, dass sich Mary von ihrem Mann um das Mitgefühl für den Schmerz betrogen fühlte, der ihr durch seine schnellen Ejakulationen zugefügt worden war. Sie konnte Tim weder vergeben noch vergessen, dass er zwei Jahre gewartet hatte, bis er Hilfe suchte. Marys Gefühl von Verrat und ihre Verärgerung waren noch dadurch gesteigert worden, dass sich Tim wiederholt auf die Seite seiner Mutter gestellt hatte, statt Mary zu unterstützen, als es um Dinge ging, die ihr ohne Grundlage vorgeworfen worden waren. Diese Ereignisse verstärkten ihr ohnehin vorhandenes Schmerzpotenzial, das seinen Ursprung in emotionalen Schmerzen und Vernachlässigungen während Marys Kindheit hatte.

Erst nach einigen sehr konfrontierenden Sitzungen war Tim in der Lage, wirklich zu verstehen und anzuerkennen, dass er seine Frau, wenn auch unbewusst, sehr verletzt hatte, was ihm auch ehrlich Leid tat. Er distanzierte sich außerdem von seiner schwierigen Mutter, was Marys Sichtweise auf ihre Ehe langsam verbesserte. Damit war der Punkt erreicht, an dem es sinnvoll schien, mit den wechselseitigen Haus-Aufgaben zu beginnen.

Dennoch war diese verwundbare Frau immer noch nicht für eine qualifizierte Koope-

---

[48] Nachdem ich das Paar über eine Spanne von vierzehn Sitzungen behandelt hatte, wurde die Behandlung von Dr. Ellen Hollander und ihrem Team fortgeführt.

[49] Bei den „Stopp-Start“-Übungen (intermittierende manuelle Penisstimulation durch den Partner oder durch Masturbation) handelt es sich gewöhnlich um die ersten behavioralen Interventionen bei der Behandlung von EP (Kaplan 1974, 1975, 1989A).

ration im Rahmen einer Sexualtherapie bereit, sodass ich meine Aufmerksamkeit hauptsächlich darauf verwendete, sie während der Therapiesitzungen zu unterstützen und auf einer tieferen Ebene zu „erhören“.
Um keine Zeit zu verlieren, während ich mich bei den Sitzungen auf Mary konzentrierte, gab ich Tim „Stopp-Start“- und „Langsam-Schnell“-Übungen als sexuelle Haus-Aufgaben auf (Kaplan 1989A). Da diese Aufgaben starke emotionale Auswirkungen auf beide Partner haben können, erteilte ich ihm diese Aufgaben jedoch erst, nachdem ich mich vergewissert hatte, dass Tims Masturbieren nicht verstörend auf Mary wirken würde und sie damit einverstanden war.
Tim machte mit den Masturbationsübungen gute Fortschritte. Da ich davon ausging, dass ich hinsichtlich Marys Verletzlichkeit ausreichend Vorsicht hatte walten lassen, ermutigte ich das Paar zu einer ersten wechselseitigen Haus-Aufgabe, der „Quiet-Vagina“-Übung.[50]
In der darauf folgenden Woche gab es jedoch Probleme zwischen den beiden. Sie hatten die Übung nicht absolviert und sich einige Male gestritten. Mary erzählte von einem Traum, der sie verängstigt hatte und der mir half, die versteckte Bedeutung ihres Widerstands nachzuvollziehen.
Sie hatte geträumt, dass sie in einem Schwimmbecken war. Auf dem Beckenboden konnte sie Unmengen toter Körper erkennen, und „giftige Wespen“ schwammen um sie herum, die sie töten wollten. Mary konnte sich gerade noch unverletzt retten, indem sie in Richtung des seichten Beckenendes schwamm, wo sie sich sicher fühlte. Dann wachte sie sehr verängstigt auf.
Ich betrachtete diesen Traum als Botschaft aus Marys Unterbewusstsein. Ich deutete die Botschaft dahingehend, dass das „tiefe Wasser“, das ich als Symbol für Geschlechtsverkehr ansah, emotional gesehen immer noch zu gefährlich für sie war und dass sie nach wie vor die Sicherheit des „seichten Wassers“ brauchte, dass wiederum als Symbol für weniger beängstigende Aufgaben verstanden werden konnte – Aufgaben, die keinen Geschlechtsverkehr mit ihrem Mann einschlossen.
Auf der Grundlage dieses Traumes und der Assoziationen der Patientin, die den Schluss nahelegten, dass Geschlechtsverkehr weiterhin emotional traumatische Auswirkungen auf sie haben würde, schob ich weitere Vaginalübungen auf, bis wir ihren schmerzvollen Assoziationen gegenüber Geschlechtsverkehr auf den Grund gekommen sein würden. Es stellte sich heraus, dass Mary nach wie vor mit der Erinnerung daran beschäftigt war, Geschlechtsverkehr mit ihrem Mann zu initiieren und wiederholt „gestochen“, d. h. im emotionalen Sinn verletzt und „verlassen“ oder „getötet“ zu werden, wenn Tim nach zwei oder drei Stößen ejakulierte und sich in seinen eigenen schuldbewussten Kummer zurückzog.

Gegenübertragung bei Beziehungen

Die Diskussion über den vorangegangenen Fall während der Mittwoch-Konferenz evozierte einige intensive, als Gegenübertragung verstandene Reaktionen hinsichtlich der Beziehung zwischen Tim und Mary.

Als wir die Videobänder von meinen Sitzungen mit diesem Paar betrachteten, machten einige Kursteilnehmer und Mitglieder des Fachpersonals nachhaltig ihre Einwände dagegen geltend, was sie als ungerechtfertigte Betonung der Bedürfnisse der Frau gegenüber denen des Mannes durch meine Vorgehensweise bezeichneten. Diese Einwände waren korrekt. Ich *war* gegenüber Tim tatsächlich weitaus konfrontierender und sehr viel unterstützender gegenüber Mary. Des Weiteren hatte ich Tim wiederholt dazu ermutigt, sich gegenüber Marys Gefühlen sensibler zu verhalten, und ich hatte Mary fast nie mit ihrer Unfreundlichkeit gegenüber Tim konfrontiert.

Der Grund für meine Vorgehensweise basierte auf meiner Auffassung, dass dieser junge Mann von seiner zugegebenermaßen emotional

[50] Die „Quiet-Vagina“-Übung beinhaltet, dass die Frau die obere Position einnimmt, während der Mann seinen erigierten Penis ohne sich zu bewegen in ihrer Vagina behält und versucht, sich auf seine penilen Empfindungen zu konzentrieren. Der Zweck dieser Aufgabe liegt in der Gewöhnung des Mannes an vaginale Kopulation.

unsicheren, bedürftigen, schwierigen und verletzlichen Frau begeistert war.[51] Außerdem befriedigten ihn auf einer tiefen Ebene die ständige Unterstützung und die Fürsorge, die sie ihm abverlangte, wie auch meine Ermahnungen an ihn, dass er sich ihr gegenüber fast übertrieben fürsorglich verhalten müsse.

Mary reagierte sehr schnell auf meine Empathie, mein Verständnis und mein besonders sensibles und unterstützendes Verhalten ihr gegenüber während der gemeinsamen Sitzungen des Paares. Sowohl dies als auch die Tatsache, dass ich sie „erhörte" und ihr ständig Zustimmung entgegenbrachte, war notwendig, um Mary für die Behandlung zu interessieren und Tim eine Vorstellung davon zu geben, wie er sich zu verhalten habe, wenn er friedlich und glücklich mit seiner Frau zusammenleben wollte; wenn es das war, wonach ihm der Sinn stand.

Auf einer unbewussten Ebene passten die beiden zum Glück sehr gut zueinander, und beide erfreuten sich an dem Arrangement. Marys Hunger nach Zuneigung war unstillbar. Sie hatte wiederholt Träume, in denen sie buchstäblich im Wasser stand und durstig, jedoch nicht in der Lage war, etwas zu trinken. Mittels eines Prozesses, der als *projektive Identifizierung* bezeichnet wird – eine häufig zu beobachtende Dynamik bei der Pathogenese von Sexual- und Beziehungsproblemen –, ging Tim sogar über eine einfache Mutter-Übertragung auf seine Frau hinaus. Er hatte Mary tatsächlich erfolgreich dahingehend beeinflusst, sich wie seine fordernde Mutter zu *verhalten*. Dem Patienten war dies nicht bewusst, aber ich benutzte diese Einsicht, um die Partnerkompatibilität zu verbessern.

Tim sträubte sich nicht gegen meinen Vorschlag, sich wie ein „braver Junge" entgegenkommend zu verhalten. Im Gegenteil, ich gehe davon aus, dass er sich insgeheim schon immer nach dieser Rolle gesehnt hatte, dass ihn die Tatsache aber ein wenig beschämte. Nun war er erleichtert, dass eine „Autoritätsperson" ihm die „Erlaubnis" gegeben hatte, sodass er dem Wunsch mit ganzem Herzen nachkommen konnte.

Dieser junge Ehemann war der immer eifrige „Zulieferer", und er war am glücklichsten, wenn er „Mutters Bester" war und die Frau in seinem Leben glücklich machen konnte.

Wir alle haben eine Vorstellung davon, was zu einer guten Beziehung gehört: beiderseitige Sensibilität, Intimität, Liebe, Vertrauen, Gegenseitigkeit, ein ausgewogenes Machtverhältnis etc. In der Realität wird man jedoch nie herausfinden können, ob so etwas wie eine ideale menschliche Liebesbeziehung möglich ist und wie sie sich manifestieren würde.

Auf rein empirischer Ebene betrachte ich eine Beziehung als „gut", wenn sie beide Partner glücklich macht, und ich werte sie als „schlecht", wenn sie sich auf einen oder auf beide destruktiv auswirkt.

Die Arrangements, die für die unterschiedlichsten Paare funktionieren, sind in ihren Ausprägungsmöglichkeiten unbegrenzt und häufig recht unkonventionell. Aus Sicht des Klinikers sollten soziale Konventionen und politische Ansichten irrelevant sein, solange die Beziehung beiderseitig funktioniert.

Dr. Stella Chess, die über die Kompatibilität von Eltern und ihren Kindern forschte, brachte einen wichtigen Punkt zur Sprache, als sie die Beziehung zwischen zwei Partnern als gut bezeichnete, „solange die Beulen auf seinem Kopf in die Löcher in ihrem passen" (persönlich kommuniziert). Der gleiche Gedanke wird durch die Redewendung „Jeder Deckel findet seinen Topf" ausgedrückt.

Eine der wichtigsten Eigenschaften eines guten Sexual- oder Beziehungstherapeuten ist seine Fähigkeit, zu visualisieren, was an Aufwand notwendig ist, die Beziehung *des Paares* beiderseitig zu verbessern.[52] Dem können sich sowohl Vorurteile als auch einseitige Denkweisen seitens des Therapeuten in den Weg stellen, wenn sie ihn gegenüber seinen potenziell konstruktiven, aber unkonventionellen Strategien und Lösungen blind machen. Damit nicht die eigene Voreingenommenheit der Hilfe für das Paar zuwiderläuft, sich ihre bevorzugte Art der gegenseitigen Bezugnahme selbst zu erarbeiten, ist es wesentlich, dass der Therapeut größtmögliche Aufmerksamkeit gegenüber Verzerrungen an den Tag legt, die aus der Gegenübertragung von Bedürfnissen und Erfordernissen hinsichtlich der eigenen Beziehung resultieren.

[51] Mary erfüllte die Kriterien für eine narzisstische Persönlichkeitsstörung.

[52] Diese einsichtige Beobachtung ist Elaine Kleinbart zu verdanken (Mittwoch-Konferenz).

Ich möchte wiederholen, dass im Rahmen einer Sexual- oder Beziehungstherapie weder der Mann noch die Frau die Patienten sind. Es ist ihre *Beziehung*, die kränkelt und die geheilt werden muss. Wenn dem Therapeuten diesbezüglich an einem positiven Ergebnis gelegen ist, muss er sich jeglicher Voreingenommenheit entledigen, sei diese z. B. feministisch oder chauvinistisch, und ausschließlich darauf fokussieren, die Harmonie der Interaktionen des Paares zu verbessern.

Einige der Teilnehmer der Mittwoch-Konferenz schlugen vor, dass ich Tim dabei helfen sollte, bestimmter aufzutreten. Sie erkannten nicht, dass dies für ihn, für seine Frau und für die Beziehung in eine Katastrophe gemündet hätte. Das Letzte, wonach sich dieser Mann sehnte und was er brauchte, war, gegenüber seiner Frau bestimmter aufzutreten. Und mit Sicherheit war es auch das Letzte, was sie brauchte. Was Tim mehr als alles andere brauchte – und was ich ihm gab –, war meine an das Paar gerichtete „Erlaubnis“, sich an ihren komplementären Rollen zu erfreuen. Ich legitimierte Marys Auffassung, einen Anspruch darauf zu haben, stets von Tim „gefüttert“ zu werden, und auch seinen Wunsch, sie mit seiner entgegenkommenden, unterwürfigen Art zu umgarnen, die er gewohnt war und mit der er sich wohl fühlte.

Genau das ist es, was getan werden musste, um diese Beziehung zum Funktionieren zu bringen, und ich half dem Paar dabei, sich diesem Ziel zu nähern, obgleich das Ergebnis möglicherweise nicht „politisch korrekt“ ist und obgleich es in keiner Weise meine eigene Ehe reflektiert, geschweige denn das, was ich mir für meine Ehe wünschte.

Verbesserung der Partnerkompatibilität

Bei der Sexualtherapie handelt es sich um eine kurze Form der Behandlung mit dem eingegrenzten und definierten Ziel, das sexuelle Funktionieren des Patienten oder des Paares zu verbessern. Dies beinhaltet oftmals, dem Paar dabei zu helfen, ihre gegenseitige emotionale und sexuelle Kompatibilität zu verbessern. Man kann jedoch weder erwarten, noch sollte man es versuchen, im Kontext dieser Art kurzer zielgerichteter Intervention grundsätzliche Veränderungen der Persönlichkeit einer Person oder der grundlegenden Architektur der Paarbeziehung herbeizuführen. Dies entspräche eher dem Ziel einer ausführlicheren, rekonstruierenden psychoanalytischen und langfristigen Paarbehandlung.

Wir sollten uns ohne Urteile und Vorurteile über die Art, wie Beziehungen sein „sollten“, darauf beschränken, zu versuchen, dieses Moment der Harmonie zwischen den Partnern herzustellen, das als notwendige Bedingung für die Durchführung einer Sexualtherapie zu verstehen ist. Nach meinem Verständnis ist es die Aufgabe des Therapeuten, zu versuchen, Hindernisse aus dem Weg zu räumen, die der Harmonie eines Paares zuwiderlaufen, ohne dabei mit den grundlegenden Strukturen ihrer Beziehung zu experimentieren.

Häufige Ursachen für Verärgerung bei der Behandlung verminderten Verlangens

In diesem Sinn und mit dieser Eingrenzung versuchen wir gewöhnlich im Rahmen der kurzen psychosexuellen Therapie u.a. folgende Ursachen für Verärgerung aufzulösen: *Machtkämpfe*, die oft um Geld und Kinder kreisen; *vertragliche Enttäuschungen* verschiedenartiger Ausprägungen; *Vertrauensbruch* aufgrund von Affären; *Diskrepanzen* hinsichtlich sexueller Bedürfnisse und dem Wunsch nach Aufmerksamkeit, Intimität und Kommunikation; gegenseitige *elterliche Übertragungen sowie neurotische projektive Identifizierungen*, die einem glücklichen Beziehungs- und Sexualleben im Wege stehen.

Die Rolle dieser Art zwischenmenschlicher Themen im Rahmen der Pathogenese wird in den folgenden beiden Kapiteln illustriert werden, die eine Reihe von Fallbeispielen beinhalten, bei denen sich die Behandlung primär auf Probleme innerhalb des Beziehungssystems eines Paares konzentriert.

Pharmaka in der Behandlung von Störungen des sexuellen Verlangens

Drei Arten von Medikation fungieren als potenziell hilfreiche Ergänzungen bei der Behandlung ausgewählter Patienten mit psychogener VSA und Sexualaversionen: 1. Angst lösende und antipanische Medikamente; 2. Antidepressiva; und 3. nicht steroidale Aphrodisiaka.

1. Angst lösende und antipanische Medikamente

Angst lösende Medikation für Sexualaversionen und -phobien

Psychoaktive Medikationen, insbesondere Tranquilizer, entwickeln ihren größten Nutzen bei der Behandlung von Patienten mit Sexualaversionen und -phobien, die begleitende Panik- und andere Angststörungen aufweisen. Die Logik hinter und die Wirksamkeit von der Kombination behavioraler und pharmakologischer Modalitäten bei der Behandlung phobischer Angstzustände, wie z.B. Agoraphobie oder Schul- und Sozialphobien, sind ausführlich dokumentiert (Klein 1980, 1987, 1989; Klein u. Rabkin 1980; Klein, Gittelman-Klein et al. 1980; Noyes et al. 1990).

Wir gehen seit den Siebzigerjahren mit einer vergleichbaren Kombination aus Sexualtherapie und angstlösenden Medikamenten im Zusammenhang mit Sexualphobien und sexuellen Angstzuständen vor (Kaplan, Fyer u. Novick 1982; Klein 1987). Wie es in einem vorangegangenen Teil des Kapitels erörtert wurde, sind viele Patienten mit schweren sexuellen Angstzuständen zu agitiert, um ohne den ergänzenden Gebrauch Angst lösender Medikamente bei der Sexualtherapie kooperieren zu können oder von dieser zu profitieren.

Stark ängstliche Patienten, die sich einer Sexualtherapie unterziehen, sollten Angst lösende Medikamente in Dosierungen erhalten, die ausreichend wirksam sind, ihre Panikattacken zu blockieren, ohne ihr sexuelles Funktionieren zu beeinträchtigen. Es sollte außerdem angestrebt werden, Dosierungen zu vermeiden, die ausreichen, einen Patienten in Schlaf zu versetzen oder sein Bewusstsein zu lähmen, da dies natürlich dem Lernprozess zuwiderlaufen kann.

Die Medikation sollte täglich, vorzugsweise in einer einzigen nächtlichen Dosis, verabreicht werden, um die Substanz gleichbleibend im Blut zu erhalten. Sollte ein Patient jedoch während des Tages Entzugserscheinungen haben, wie z.B. bei kürzer wirkenden Medikamenten wie Alprazolam, kann er/sie die Medikation zwei- oder dreimal täglich in aufgeteilten Dosierungen einnehmen.

Es sind derzeit verschiedene Klassen wirksamer Angst lösender Medikationen erhältlich. Diese weisen unterschiedliche Nebenwirkungen und Zusammensetzungen auf, die ihren Nutzen für Patienten mit Sexualstörungen einschränken können.

Da ständig neue und verbesserte psychoaktive Medikamente im Markt eingeführt werden, sind die folgenden Vorschläge mit Erscheinen des Buches möglicherweise schon wieder veraltet.

Zum Zeitpunkt dieser Niederschrift ist *unser bevorzugtes Medikament für Patienten mit sexuellen Panikzuständen, die sich einer Sexualtherapie unterziehen, Alprazolam* in niedrigen bis moderaten Dosierungen (0,25 – 1,5 mg/tägl.). Ich bevorzuge diese Medikation wegen der hervorragenden Reduktion von Angst bei vielen Patienten, und zwar mit Dosierungen, die so niedrig sind, dass nur selten unangenehme systemische und sexuelle Nebenwirkungen auftreten.
Andere Angst lösende Benzodiazepine, wie z.B. Diazepam oder Lorazepam, können bei Unverträglichkeit von Alprazolam verordnet werden. Von besonderem Interesse ist Buspiron, ein Angst lösendes Präparat aus der Stoffklasse der Azapirone (die selektive 5-HT-1A-Rezeptor-Antagonisten sind), von dem berichtet wird, es habe selten sedative Auswirkungen oder löse kaum Abhängigkeitsreaktionen aus (Faludi 1994; Buspar 1994). Es gibt Grund zur Annahme, dass sich Buspiron als nützlich gegenüber unwillkommenen zwanghaften sexuellen Zuständen erweisen wird. Es ist jedoch noch zu früh, um vorherzusagen, ob Azapirone wesentliche Vorteile gegenüber Präparaten haben, die derzeit für die Behandlung von Patienten mit Dysfunktionen der Sexualmotivation eingesetzt werden.

Trazodon – ebenfalls in niedrigen bis moderaten, einzelnen nächtlichen Dosen (50 – 100 mg) – ist meine zweite Wahl für sexualphobische Patienten in der Sexualtherapie. Obgleich es unserer Erfahrung nach hinsichtlich der Reduktion von Sexualangst nicht so wirksam wie Alprazolam ist, sind die Nebenwirkungen bei niedrigen Dosierungen hervorragend gering. Bei Trazodon handelt es sich für diese Patientenpopulation um ein besonders interessantes Präparat, da es tendenziell Erektionen verbessert (Segraves u. Segraves, !992; Lal, Rios u. Tharundayil 1990).[53]

Trizyklische Antidepressiva (TCA) – hauptsächlich Imipramin, Amitriptylin, Nortriptylin – sind derzeit (nur) meine dritte Wahl bei der Behandlung von Sexualangst in Kombination mit Sexualtherapie. Obgleich seit längerem bekannt ist, dass diese Stoffe wirksame Hemmer gegen Panikattacken sind (Klein 1980, 1987; Klein u. Rabkin 1980; Noyes et al. 1990; Liebowitz 1989), sind sie wegen der Häufigkeit unangenehmer systemischer Nebenwirkungen für die Behandlung sexuell dysfunktionaler Patienten weniger optimal. Schon bei niedrigen Dosierungen treten Nebenwirkungen wie Schwitzen, Verstopfung und ein trockener Mund mit Mundgeruch auf; bei höheren Dosierungen können zusätzliche Probleme wie ernste Herzbeschwerden oder auch Libidoverlust und Impotenz bei Männern auftreten (siehe Kapitel 10, Tab. 8).

Die älteren, irreversiblen, nicht selektiven MAO-(Monoaminooxidase-)Hemmer (wie z. B. Tranylcypromin) verwende ich ungern als Begleitmedikation bei sexualphobischen Patienten, obwohl sie antipanisch wirken. Diese MAOH bergen das Risiko ernster, wenn auch selten auftretender lebensbedrohlicher Nebeneffekte. Außerdem ist mit ihrer Verabreichung die Einhaltung einer Diät erforderlich. Da MAOH des Weiteren bekannt dafür sind, bei Männern die Ejakulation und bei Frauen den Orgasmus zu verzögern (Segraves 1988B, 1992; Segraves u. Golden 1992; Segraves u. Segraves 1992), eigenen sich diese Medikamente nicht für die Behandlung von sexuellen Angststörungen – sorgfältig ausgewählte Patienten ausgenommen.

Inzwischen ist eine neue Gruppe reversibler, selektiver MAOH entwickelt worden. Zum Beispiel scheint der selektive MAOH vom A-Typ, Moclobemid, günstig bei Patienten mit atypischen Depressionen und solchen mit exzessiver Angst vor Zurückweisung zu sein (Angst et al. 1993). Es ist spekuliert worden, dass die verbesserten Profile dieser neuen Präparate in Bezug auf Nebenwirkungen ihre Eignung für den Gebrauch mit sexuell dysfunktionalen Patienten nach sich ziehen werden. Dies ist bislang jedoch noch nicht erwiesen.

Obwohl die selektiven Serotonin-Wiederaufnahmehemmer (SSRI) Sexualangst wirksam vermindern können, treten bei ihnen die gleichen Nebenwirkungen auf, also eine Beeinträchtigung der männlichen und weiblichen Orgasmusreflexe, die den Nutzen solcher Stoffe wie Fluoxetin oder Paroxetin für Patienten mit Zuständen sexueller Angst einschränken (Liebowitz 1989; Kline 1989; Hermann et al. 1990; Zajecka et al. 1991).

Es gibt jedoch eine interessante Ausnahme. Die Orgasmus verzögernde Wirkung von SSRIs kann für die Behandlung von EP hilfreich sein.[54] In Fällen, in denen Patienten ihr Sexualverlangen verlieren oder bei der Initiierung von sexuellen Beziehungen zögerlich werden, weil sie aufgrund ihrer schlechten Ejakulationskontrolle gehemmt sind, können Stoffe mit ejakulationsverzögernden Nebenwirkungen, wie SSRI und auch Clomipramin, als Teil des Behandlungsplans in Erwägung gezogen werden.

Die Behandlung von sexualphobischen Patienten ohne Medikation

Es gibt eine Reihe von Gründen, warum wir manche sexualphobische Patienten mit begleitender Angststörung ohne Medikation behandelt haben. Die meisten dieser Patienten wurden von uns behandelt, bevor wir anfingen, für diese Zustände Angst lösende Medikamente einzusetzen. In manchen Fällen war ich nicht bereit, Medikamente zu verschreiben, da es sich um Frauen handelte, die keine Verhütungsmittel benutzten, und die Möglichkeit nicht ausgeschlossen war, dass sie während der Behandlung schwanger würden.[55]

---

[53] Die die Erektion verbessernde Wirkung von Trazodon kann bei der Verabreichung an Männer in Priapismus resultieren, eine seltene behandlungsbedürftige Komplikation.

[54] Sowohl wir als auch andere haben die Erfahrung gemacht, dass niedrige Dosen von Fluoxetin (5 – 20 mg) wie auch von anderen SSRIs als wirksame Begleithilfe für die sexualtherapeutische Stopp-Start-Methode bei ängstlichen Patienten mit ausgeprägter EP eingesetzt werden können. Auch ist zwischenzeitlich herausgefunden worden, dass Clomipramin für sich eine verbessernde Wirkung auf die Ejakulationskontrolle haben kann (Assalin 1988; Segraves u. Golden 1992; Segraves et al. 1993). Wir ziehen jedoch den kombinierten Ansatz wegen der zusätzlichen Vorteile im Sinne verbesserten Sexualverhaltens vor, die durch die Sexualtherapie vermittelt werden (Kaplan 1994).

[55] Ich konnte zwar keine wissenschaftlichen Hinweise für die Annahme finden, dass Angst lösende Medikation eine fetale Schädigung hervorrufen könnte, jedoch bin ich der Ansicht, dass hier noch zu viele Unsicherheitsfaktoren im Spiel sind, um gutgläubig psychotrope Stoffe an Frauen in den ersten Schwangerschaftswochen zu verschreiben.

Bei manchen sexualphobischen Patienten können allein durch psychosexuelle Therapie mittels Beharrlichkeit, viel Unterstützung und sehr schonende, langsame und allmähliche Desensibilisierung erfolgreiche Behandlungsergebnisse erzielt werden. Ohne die Unterstützung von Medikamenten ist dies jedoch für den Patienten und den Partner ebenso wie für den Arzt sehr viel schwieriger zu bewerkstelligen.[56]

Angst lösende Medikamente und VSA

Patienten mit VSA haben deutlich weniger begleitende Angststörungen, und für diese Patienten sind die Vorteile Angst lösender Medikamente nicht annähernd so bemerkenswert. Dennoch können diese Stoffe hin und wieder für einen Patienten mit VSA nützlich sein, der zu ängstlich ist, sich einem sexuellen Erlebnis gänzlich hinzugeben.

2. Antidepressiva

Stoffe mit antidepressiver Wirkung, wie SSRI und MAOH, sind für Patienten mit VSA im Großen und Ganzen hilfreicher als Benzodiazepine. Bei gutem Ansprechen kann ein SSRI oder MAOH gelegentlich den sexualtherapeutischen Prozess bei schwierigen, chronisch depressiven, verärgerten, narzisstischen, ablehnungsempfindlichen oder emotional fragilen Patienten mit niedrigem Verlangen wie auch bei Partnern mit diesen Anzeichen fördern, indem ihre Stimmung gehoben und ihre Emotionen stabilisiert werden. Diese Stoffe helfen mit Sicherheit nicht jedem schwierigen Patienten mit VSA, der sich der Therapie sträubt. Dennoch kann die Wirkung in manchen Fällen bemerkenswert sein.

„Mary“, die schwierige, fordernde Frau von „Tim“, den ich in der Klinik behandelt hatte (Fall 7.1), sprach z.B. sehr gut auf niedrige Dosen Paroxetin an (20 mg/tägl.) und wurde gegenüber ihrem Mann ungemein kooperativer und liebevoller. Die Veränderung in Marys Verhalten war so auffallend, dass eine gesamte Sitzung der Mittwoch-Konferenz mit einer lebhaften Diskussion darüber verbracht wurde, ob diese beeindruckende Veränderung durch meine intensive Unterstützung Marys, das Paroxetin oder die Kombination zustande gekommen sein mag.

3. Nicht steroidale Aphrodisiaka

Kapitel 10 beinhaltet eine Erörterung der einflussreichen aphrodisierenden Wirkung von T-Substitution auf hypogonadale Männer und auf Frauen mit weiblichem Androgenmangel-Syndrom. Genauer gesagt steigert T-Substitution bei Patienten mit vermindertem Verlangen und Androgenmangel die Libido schnell auf ein völlig normales Maß. Die Verordnung von Sexualhormonen an Personen, die keinen offensichtlichen T-Mangel aufweisen, ist jedoch medizinisch unangemessen und unwirksam.

Hohe, supraphysiologische Dosen Ts steigern die Libido eugonadaler Männer nicht (Segraves 1988A), es sei denn, ihre Androgene weisen eine Verminderung von vormals höheren Mengen auf (siehe Kapitel 10).

Bei Frauen ist das Ganze komplizierter. Die Verordnung exogenen Ts steigert die Libido von T-defizienten Frauen genauso, wie es bei T-defizienten Männern der Fall ist (Kaplan 1993; Davidson u. Rosen 1992; Schiavi u. White 1976; Sherwin 1988). Androgene haben diese Wirkung jedoch nicht auf körperlich normale Frauen mit VSA (Carney et al. 1978). Dennoch scheinen supraphysiologische Dosen Androgens den weiblichen Sexualtrieb in manchen Fällen zu steigern. Da dies jedoch irreversible virilisierende Folgen haben kann, sollte T nie als Sexualstimulans bei Frauen verabreicht werden, die keinen Hormonmangel aufweisen.

Es existieren jedoch ein paar *nicht steroidale Stoffe*, die möglicherweise echte aphrodisierende Wirkungen haben. Diese Medikationen können Männern und Frauen mit Zuständen mangelnder sexueller Appetenz verschrieben werden, die normale Sexualhormonspiegel aufweisen und die somit keinen Nutzen aus Testosteron ziehen würden. Nicht steroidale Stoffe, die die Libido steigern, können außerdem an Patienten erprobt werden, die einen T-Mangel aufweisen und auch ansprechen würden, denen jedoch keine Androgene zugeführt werden können, da sie an medizinischen Beschwerden leiden, denen diese Hormone zuwiderlaufen würden. Hierzu gehören u.a. Patienten mit T-sensiblen Malignomen und Herzbeschwerden.

---

[56] Von den 1.003 Patienten mit VSA, die im Rahmen unseres Programms zwischen 1972 und 1992 behandelt wurden, erhielten 138 bzw. 14 % psychoaktive Medikation. Von den 247 behandelten Patienten mit Sexualaversionen oder -phobien bekamen 85 bzw. 35 % Medikamente. Inzwischen erhalten etwa 75 % der sexualphobischen Patienten, die im Rahmen unseres Programms behandelt werden, Angst lösende Medikation.

Im Folgenden handelt es sich um einige nicht hormonelle Medikationen, die derzeit wegen ihrer Libido steigernden Wirkung eingesetzt werden.

Yohimbin ist ein Alpha-2-Rezeptoren-Blocker, von dem angenommen wird, dass er sich erektionsfördernd auswirkt. Unter der Voraussetzung, dass der Patient gut darauf anspricht, ist diese Substanz besonders hilfreich bei Männern, deren Impotenz zu ihrem Appetenzmangel beigetragen hat. Unsere Erfahrungen mit Yohimbin sind jedoch nicht sonderlich beeindruckend, da nur eine geringe Anzahl von Patienten einen merklichen Nutzen aus diesem Stoff zu ziehen scheint. Es gibt jedoch Berichte, dass Yohimbin möglicherweise in Kombination mit einem Vasodilatator mehr Wirksamkeit entfaltet (Nessel 1994; Korenman u. Viosca 1993).

Dopaminerge Stoffe (Dopaminagonisten). Nachdem er die weit reichende Literatur zu diesem Thema gesichtet hatte, kam Dr. Taylor Segraves zu dem Schluss, dass Substanzen, die die Balance von Neurotransmittern im Gehirn in Richtung Serotonin verändern, tendenziell die Libido vermindern. Die gegenteilige Wirkung, also eine Steigerung der Libido, wird durch Stoffe hervorgerufen, die die Versorgung des Gehirns mit Dopaminen verstärken (Segraves 1988A,C). Ein Beispiel für ersteres ist die Gruppe von SSRI-Substanzen, die den Serotoninspiegel erhöhen und dafür bekannt sind, den Sexualtrieb zu vermindern. Die aphrodisierende Wirkung der folgenden Substanzen kann möglicherweise ihrem Vermögen zugeschrieben werden, den Neuronen der sexuellen Regulationsstrukturen des Gehirns mehr Dopamin zur Verfügung zu stellen.

Bromocriptin. Dies ist eine dopaminagonistische Substanz mit Anti-Prolactin-Wirkung, die keine aphrodisierende Wirkung per se hat. Die Verordnung von Bromocriptin kann jedoch indirekt die Libido von Patienten mit Prolactin bildenden Adenomen der Hypophyse steigern, da durch die Einnahme die anomale Sekretion von Prolactin unterdrückt wird (Goodman u. Gilman 1993; Davidson u. Rosen 1992).

Bupropion[57] ist ein Antidepressivum, das eine nachweisliche Libido steigernde Wirkung bei Patienten mit niedrigem Verlangen hervorruft, die *nicht* depressiv sind (Crenshaw 1985). Das aphrodisierende Potenzial von Bupropion wurde anhand kontrollierter klinischer Studien dokumentiert, und diese Substanz wird sehr häufig von Sexualtherapeuten für Zustände mangelnder Appetenz bei männlichen und weiblichen Patienten verschrieben.

Außerdem ist Bupropion das bevorzugte Antidepressivum für depressive Patienten, die über einen Appetenzverlust aufgrund anderer antidepressiver Präparate klagen, insbesondere SSRI, MAOH und TCA. Es sind einige Studien veröffentlicht worden, die mit unserer eigenen klinischen Erfahrung (unveröffentlichte Studie) übereinstimmen, dass solche Patienten oftmals von einer Verbesserung ihrer Appetenz berichten, nachdem sie auf Bupropion umgestellt worden waren (Segraves 1992).

Unserer Erfahrung nach ist die Wirkung dieses Medikaments nicht vorhersehbar. Manche nicht depressive Patienten mit Zuständen mangelnder Libido berichten von einer definitiven Steigerung ihrer sexuellen Empfindungen als Reaktion auf Bupropion, andere wiederum machen diese Erfahrung nicht. Bislang sind noch keine verlässlichen Reaktionen auf das Medikament identifiziert worden; im Einzelfall kann eine Reaktion lediglich durch die Probe aufs Exempel eruiert werden.

Trazodon ist ein Antidepressivum, das die einzigartige Nebenwirkung aufweist, bei manchen Männern die Erektion zu verbessern, sodass diese Substanz eingesetzt wurde, um Erektionsstörungen zu behandeln (Lal et al. 1990). Obgleich nicht alle Patienten auf diese Weise ansprechen, ist die Verbesserung der Erektion hin und wieder derartig profund, dass die Patienten über das Risiko von Priapismus in Kenntnis gesetzt werden müssen. Männer, deren Libido aufgrund von Erektionsproblemen oder Depressionen vermindert ist, können mit Hilfe dieser Substanz gute Fortschritte erzielen.

Selegilin. Es gibt Berichte darüber (jedoch keine kontrollierten Studien), dass Selegilin, ein den DOPA-Abbau hemmender, selektiver MAOH, Typ B, der bei depressiven Patienten mit Parkinson-Krankheit eingesetzt wird, die Libido steigert. Diese Wirkung soll besonders bei älteren Patienten tendenziell häufiger auftreten. Wir

[57] Anmerkung für die deutsche Ausgabe: ein in Deutschland nicht verfügbares Antidepressivum.

haben die Wirkung bei manchen unserer Patienten beobachten können.[58]
L-Dopa ist ein direkter Vorläufer von Dopamin. Dieses Medikament kam als eines der ersten für die Behandlung der Parkinson-Krankheit zum Einsatz. Laut Segraves ist das wissenschaftliche Beweismaterial für die Libido steigernde Wirkung von L-Dopa zweideutig. Es gibt jedoch eine Reihe von beeindruckenden und überzeugenden Fallbeschreibungen über Parkinson-Patienten, die nach der Einnahme von L-Dopa markante Steigerungen ihres Sexualtriebs erlebten (Segraves 1988A; Segraves u. Segraves 1992). Diese Berichte sind viel versprechend, jedoch sind die Nebenwirkungen dergestalt, dass mir kein Kliniker bekannt ist, der derzeit L-Dopa für die Behandlung von Patienten mit mangelnder Libido verwendet.
Dopaminerge Freizeitdrogen. Es gibt eine beträchtliche Fülle von Anhaltspunkten, die darauf schließen lassen, dass geringe Mengen von *Cocain und Amphetaminen* die Libido anregen und steigernde Wirkung auf die sexuelle Leistung haben. Dennoch ist ebenfalls allgemein bekannt, dass der *chronische Gebrauch und hohe Dosen* dieser Stimulanzien mit einer definitiven und manchmal langfristigen Beeinträchtigung des sexuellen Interesses und des sexuellen Reaktionsvermögens verbunden sind.

Ähnlich dazu wird gemeinhin angenommen, dass *Marihuana (THC) und Alkohol* enthemmend und sexuell stimulierend wirken. Diese Beobachtung ist wahrscheinlich richtig, solange diese Substanzen in geringen Mengen und gelegentlich konsumiert werden. Auch hier gilt jedoch, dass hohe Dosen und der chronische Konsum von Alkohol und THC die entgegengesetzte Wirkung haben. Alkoholiker verlieren häufig ihr Verlangen nach Sex, und dies kann noch nach Jahren der Entwöhnung aus Gründen, die nicht gänzlich geklärt sind, andauern.

Es kann spekuliert werden, dass die Libido steigernden Wirkungen dieser allesamt dopaminergen Substanzen temporär sind, weil man davon ausgehen kann, dass der chronische Gebrauch hoher Dosen in einer Negativ-Regulation oder sogar in einem permanenten „Ausbrennen" der Dopaminrezeptoren in den Lust- und Sexualzentren des Gehirns resultiert.

Derzeitiger Status von Aphrodisiaka

Ich bin der Ansicht, dass all jene aphrodisierenden Medikamente und Substanzen, die oben aufgeführt wurden, tatsächlich die Libido mancher Männer und Frauen in gewissem Maße steigern können. Relativ gesehen sind dies jedoch keine besonders potenten Mittel, und die Reaktionen der meisten Patienten mit VSA sind enttäuschend. Sogar im besten Fall sind die erhältlichen Libido steigernden Medikationen und Substanzen unzuverlässig, und sie halten dem Vergleich mit der erstaunlichen Wirksamkeit von Testosteronsubstitution bei T-defizienten Männern und Frauen nicht stand.

Trotz vieler Fortschritte sind die Neurophysiologie und die Pharmakologie des sexuellen Regulationsapparats des zentralen Nervensystems noch weitgehend unerforscht. Mit der Ansammlung weiteren Wissens über die Molekularbiologie der anatomischen Strukturen, über Hormone und Neurotransmitter, die diese neuralen Zentren antreiben, können wir von einer begleitenden Entwicklung stärkerer und weniger toxischer Aphrodisiaka ausgehen. Dies wäre für Patienten mit Zuständen niedriger Libido von immensem Vorteil, ungeachtet, ob der Mangel psychogenen Ursprungs ist oder ob er aus einer körperlich strapaziösen Krebsbehandlung, aus einem altersbedingten Niedergang oder aus einer versehentlichen Verletzung der Gonaden hervorgeht.

Ich sehe jedoch ein ethisches Dilemma voraus, das die kommerzielle Entwicklung neuer Aphrodisiaka behindern könnte. Unsere Gesellschaft bejaht ohne Zögern die Heilung der Kranken, und Ärzte erhalten uneingeschränkte Anerkennung für die Wiederherstellung des beeinträchtigten Sexualtriebs von Patienten mit sexuellen Appetenzstörungen. Ich frage mich allerdings, wie das Establishment reagieren wird, wenn sich herausstellen sollte, dass eben diese Substanzen auch die Libido normaler Männer und Frauen steigern können, die diese „schicken Drogen" vielleicht werden einnehmen wollen, um lediglich ein bisschen Spaß zu haben.

---

[58] Ein kleines Beispiel für die potenziell aphrodisierende Wirkung von Selegelin: Ich habe ein 81-jährige Frau behandelt, der dieses Medikament wegen ihrer Parkinson-Krankheit verabreicht wurde. Sie klagte über intensive sexuelle Gefühle für einen älteren Herrn und über den Drang, zu masturbieren. Diese allein stehende fromme Katholikin war hinsichtlich dieser ungewohnten Empfindungen beunruhigt, die prompt nachließen, nachdem die Medikation abgesetzt worden war.

Kapitel 8

Behandlung II: Falldarstellungen

Die folgenden acht Falldarstellungen wurden ausgewählt, um die klinische und dynamische Heterogenität zu illustrieren, die Patienten und Paare mit Störungen des sexuellen Verlangens kennzeichnet, wie auch, um die Flexibilität aufzuzeigen, mit der die Prinzipien der psychosexuellen Therapie eingesetzt werden können, um den Bedürfnissen unterschiedlicher Patienten gerecht zu werden. Außerdem verdeutlichen die Darstellungen die Vielgestaltigkeit der Reaktionen auf die Behandlung.

Die ersten drei in diesem Kapitel vorgestellten Patienten sprachen primär auf die Libido steigernden behavioral-kognitiven Übungen und *In-vivo*-Konfrontationen an, die im vorangegangenen Kapitel erörtert wurden. Die übrigen Patienten benötigten eine ergänzende psychodynamische, auf Einsicht orientierte Therapie verschiedenartiger Ausprägung.

Bei fünf der Fälle zielte die Therapie hauptsächlich darauf ab, die unterschwelligen intrapsychischen Konflikte und sexuellen Ängste des Partners mit geringem Verlangen aufzulösen, wohingegen die therapeutische Arbeit bei den verbleibenden drei Fällen darauf fokussierte, die toxischen Interaktionen zwischen den Partnern zu modifizieren.

Auch bezüglich der Komplexität der Fälle gab es beträchtliche Unterschiede. Dies wird durch die differierende Dauer der Behandlungen widergespiegelt, die bei einem Fall lediglich sechs Sitzungen beanspruchte und bei einem anderen länger als fünf Jahre währte.

Die psychosexuellen Vorgeschichten der Patienten waren ebenfalls sehr unterschiedlich. Zwei Patienten, ein Mann und eine Frau, waren während der Kindheit sexuell missbraucht worden. Zwei Patienten litten während der Kindheit unter schwerem emotionalem Missbrauch und/oder Vernachlässigung, und die Familien von drei anderen Patienten mit geringem Verlangen waren nur leicht oder moderat dysfunktional. In einem Fall kamen beide Partner aus einem funktionierenden, stabilen Familienumfeld.

Die acht Fallbeispiele veranschaulichen das gesamte Spektrum an Behandlungsergebnissen – von der erfolgreichen Wiederherstellung normaler sexueller Appetenz und Frequenz bei vier Fällen bis hin zu zwei Fällen, die ausgemachte Behandlungsmisserfolge waren. Die beiden verbleibenden Patienten berichteten, dass sich ihr Sexualverlangen nur zum Teil verbessert hatte.[59]

Die ersten beiden Fälle waren allein stehende Patienten; fünf wurden als Paar behandelt; und ein Patient zog es vor, die Therapie allein zu durchlaufen, obgleich er einen Sexualpartner hatte.

Die beiden Elemente, die alle Patienten vereinten, waren ihre Klagen über mangelndes Verlangen und die Art der unmittelbaren Ursachen ihrer Sexualsymptome. Obgleich weit reichende stilistische Variationen zu beobachten waren, regulierte jeder Patient mit VSA unbewusst sein Sexualverlangen nach unten, indem er/sie selektiv auf negative Aspekte fokussierte und positive erotische Impulse vermied. Und beide Patienten mit sexualaversiven Störungen zeigten sowohl die typische Verbindung zwischen Angst und Sex auf als auch die gefestigten Muster der Sexualvermeidung.

---

[59] Diese Ergebnisse reflektieren die Eindrücke des Patienten und des Therapeuten am Ende der Therapie. Sie werden hier nur wiedergegeben, um die große Bandbreite an Behandlungsergebnissen zu illustrieren, die wir in der klinischen Praxis beobachten konnten. Es besteht jedoch deutlich Bedarf an systematischen Ergebnis- und Follow-up-Studien, die in Arbeit sind.

Die Behandlung allein stehender Patienten mit sexuellen Appetenzstörungen

Nach Ansicht einiger Fachautoren werden Störungen des sexuellen Verlangens grundsätzlich durch schädliche Interaktionen zwischen den Partnern verursacht. Kliniker, die diese Auffassung vertreten, empfehlen in allen Fällen eine Behandlung mit beiden Partnern (Leiblum u. Rosen 1988; Masters et al. 1994).

Obgleich ich darin übereinstimme, dass Beziehungsprobleme in vielen Fällen ein wesentlicher Faktor sind, bin ich nicht der Ansicht, dass die Paarbehandlung in allen Fällen obligatorisch oder unbedingt die bevorzugte Vorgehensweise sein muss. Denn wir haben sowohl einige allein stehende Patienten mit sexuellen Appetenzstörungen als auch allein stehende Patienten mit anderen psychosexuellen Dysfunktionen mit guten Resultaten behandelt. Die ersten beiden Falldarstellungen in diesem Kapitel beschreiben die erfolgreiche Behandlung zweier sexuell unerfahrener Patienten mittleren Alters mit lebenslanger Sexualvermeidung – eine Frau und ein Mann, die beide allein zur Behandlung erschienen.

Es besteht jedoch kein Zweifel daran, dass die Nichtverfügbarkeit eines Partners die Behandlung erschwert und die Aussichten für sexualphobische Patienten schlicht deswegen einschränkt, weil die bevorzugte Behandlung für diese Störung auf dem systematischen Programm der *In-vivo*-Desensibilisierungen basiert. Dies beinhaltet das allmähliche Heranführen des phobischen Patienten an den Anblick, das Geräusch, das Berühren, das Fühlen, das Riechen und das Schmecken des Körpers und der Geschlechtsorgane des Partners, bis sich die Angst oder Abscheu auflöst. Die Verfügbarkeit eines kooperativen, attraktiven und vor allem vertrauenswürdigen Partners ist bei diesem Verfahren zweifellos von unschätzbarem Vorteil.

„Ida und Ira Diamond“ (Fall 5.5) beispielsweise, das junge jüdisch-orthodoxe Paar, konnten ihre Ehe aufgrund Idas phobischer Vermeidung von vaginaler Penetration nicht vollziehen.

Das Paar unterzog sich dem dafür vorgesehenen Verfahren einer allmählichen, systematischen *In-vivo*-Desensibilisierung. Bei jedem Behandlungsschritt erwies sich Ira als engagierter und kooperativer Partner. Er überließ es seiner Frau, das Tempo des Programms zu bestimmen, und er setzte sie nicht unter Druck, wenn sie zusätzlich Zeit brauchte. Ohne Widerstand kam er unserem Vorschlag nach, ihr gänzlich die Kontrolle über die Übungen zu überlassen, und er überließ es ihr auch, seine Hände, seine Lippen und seinen Penis während der therapeutischen Übungen zu dirigieren. Außerdem unterstützte er durchweg Idas Bemühungen und Fortschritte, und es besteht kein Zweifel, dass diese Partizipation ein wichtiger Bestandteil des erfolgreichen Abschlusses dieses Falls war.

Die Nichtverfügbarkeit eines Sexualpartners stellt für Frauen ein noch größeres Hindernis dar als für Männer. Angeworbene Sexualpartner, wie sexuelle Surrogatpartner, Masseusen und Prostituierte, können oftmals den intimen Partner bei der Durchführung der therapeutischen Sexualübungen wirksam ersetzen. Während dies für Männer durchaus akzeptabel und normal ist, weigert sich der Großteil der Frauen in unserer Gesellschaft jedoch, selbst für therapeutische Zwecke für Sex zu bezahlen. Allein stehende sexuell dysfunktionale Frauen, die eine Sexualtherapie wünschen, müssen entsprechend zuerst das fundamentale Problem lösen, einen Sexualpartner dafür zu gewinnen.

Dieser Unterschied zwischen den Geschlechtern wird mittlerweile durch das Risiko, sich über flüchtige Sexualpartner mit HIV zu infizieren, eingeebnet. Denn auch Männer sind hinsichtlich Sex mit Fremden vorsichtig, und Ärzte sind inzwischen zurückhaltend, Ersatzpartner zu empfehlen. Die Einschränkungen einer Therapie mit Ersatzpartnern wie auch die wachsende Zahl an allein stehenden Männern und Frauen, die hinsichtlich ihrer Sexualprobleme Hilfe suchen, haben die Entwicklung neuer Behandlungsansätze für partnerlose Patienten angetrieben.

Im Rahmen unserer Methode für die Behandlung allein stehender sexuell dysfunktionaler Männer und Frauen wird die Therapie in zwei Phasen unterteilt. Phase I zielt darauf ab, das sexuelle Funktionieren des Patienten primär mit Hilfe therapeutischer Einzelübungen zu verbessern (Kaplan, 1989A, 1993A, 1995). Das Ziel der zweiten Phase (mit der gewöhnlich begonnen wird, während die erste noch im Gange ist) ist es, die Suche des Patienten nach einem geeigneten Sexualpartner zu unterstützen.

Fall 8.1 – „Greta Biedemeyer“: Lebenslange, generalisierte Sexualaversion und Sexualvermeidung bei einer sexuell unerfahrenen Frau mit begleitender Panikstörung[60]

Dieser Fall, der in Kapitel 5 das erste Mal erwähnt wurde, illustriert mehrere klinische Aspekte. Dazu gehören ein erfolgreiches Behandlungsergebnis, das allein über behaviorale und pharmakologische Interventionen herbeigeführt wurde; der ergänzende Gebrauch von panikblockierender Medikation; und der Stellenwert der therapeutischen Arbeit gegenüber den traumatischen Erinnerungen der Patientin bezüglich ihres sexuellen Missbrauchs. Und schließlich bringt dieser Fall beispielhaft einige der Probleme zur Sprache, die bei der Behandlung von allein stehenden sexualphobischen Patienten auftauchen können.

„Greta Biedemeyer“ war eine 39-jährige allein stehende österreichische Einwanderin, die wegen ihrer Sexualaversion und ihrer Vermeidung von Beziehungen mit Männern Hilfe suchte. Uns aufzusuchen war ihr von einer Freundin empfohlen worden, die wegen eigener Sexualprobleme in unserer Klinik behandelt worden war.

Die Patientin hatte eine starke, lebenslange Sexualaversion und war besonders vom Küssen abgestoßen.

Greta hatte noch nie mit einem Mann geschlafen, und sie hatte auch nie andere körperliche Intimitäten mit einem Partner ausgetauscht, nicht einmal Händehalten. Allein der Gedanke daran, einem Mann zu begegnen, der sich ihr möglicherweise sexuell nähern könnte, löste Unbehagen in ihr aus, und sie hatte aus diesem Grund jede und jegliche potenziell romantische Situation gemieden. Somit hatte Greta noch nie ein Rendezvous mit einem Mann gehabt oder war jemals mit einem Mann Tanzen gegangen, noch hatte sie jemals irgendeine Form von Flirtverhalten gezeigt. Greta sagte Einladungen ab, bei denen Männer zugegen waren, und verbrachte die Abende und Wochenenden meist allein. Von ihrem Job als zweisprachige Sekretärin für die katholische Diözese und ihrer ehrenamtlichen Arbeit in einem Altenheim abgesehen (was sie beides positiv ausfüllte), lebte Greta ein einsames und freudloses Leben.

Die Aversion dieser Patientin gegen und ihre phobische Vermeidung von Sex bezogen sich auf den Kontakt mit einem Partner. Es fiel Greta nicht schwer, zu phantasieren und zum Orgasmus zu masturbieren, wenn sie allein war, wenngleich sie dies sehr selten tat.

Diese Patientin hatte auch eine Vorgeschichte einer beeinträchtigenden Panikstörung mit agoraphobischen Merkmalen, die im Jahr zuvor in einer anderen Einrichtung behandelt worden war. Sie hatte auf die Kombination von Imipramin und kognitiver Therapie gut angesprochen. Als Greta meine Patientin wurde, nahm sie noch eine Erhaltungsdosis von 75 mg Imipramin ein, und sie funktionierte in jeder Hinsicht gut. Sie arbeitete, sie reiste ohne Schwierigkeiten, sie hatte Spass an Urlauben mit ihren Freundinnen, und sie hatte seit der Beendigung ihrer Behandlung keine weiteren Panikattacken gehabt. Es hatte sich jedoch keinerlei einhergehende Besserung ihrer Sexualsymptome gezeigt, die wie eh und je stark ausgeprägt waren.

Greta war sich darüber bewusst, dass ihre Sexualangst ihr Leben zerstörte, und mittlerweile war sie fest entschlossen, Hilfe zu suchen, um dieses Problem zu bewältigen.

Unmittelbare Ursachen

Der Kern und die unmittelbare Ursache von Gretas Sexualproblem war ihre intensive Aversion gegen Küssen, die direkt zum sexuellen Missbrauch zurückverfolgt werden konnte, den sie als Kind erlitten hatte. Wie es in Kapitel 6 im Zusammenhang mit sexuellem Missbrauch bereits beschrieben wurde, war Greta im Alter von sechs bis zehn Jahren wiederholt von einem ältlichen Nachbarn missbraucht worden. Der Mann wartete auf sie, bis sie von der Schule nach Hause kam, und zog sie in seine Wohnung im selben Haus, wo er sie festhielt und seinen „stinkenden“ Mund auf ihre Lippen presste. Gleichzeitig zwang er das Kind, seinen Penis zu reiben, und ließ sie nicht gehen, bis er ejakuliert

[60] Dieser Fall wird in *Case Studies in Sex Therapy* (Hrsg. S.R. Leiblum und R.C. Rosen) weiterführend beschrieben (Guilford Publications 1995).

hatte. Greta, die schüchtern und einsam war und von ihrer verwitweten Mutter aufgezogen wurde – eine zurückgezogene Frau, die vermutlich ebenfalls agoraphobisch war –, erzählte niemandem von ihren Torturen und litt schweigend. Diese wiederholten traumatischen Erlebnisse hatten zu einer Verbindung zwischen Gefühlen von Abscheu und Aversion mit Küssen und Sex geführt.

Eine zweite unmittelbare Ursache für das Sexualproblem dieser Patientin, die in der Therapie modifiziert werden musste, lag in Gretas unattraktiver, antiverführerischer Erscheinung, die sie vermutlich vor unwillkommenen sexuellen Annäherungen bewahren sollte. Diese Schutzfunktion hatte ihren Ursprung in Gretas Wunsch, sich als kleines Mädchen „sexuell unsichtbar" und unattraktiv zu machen – in der vergeblichen Hoffnung, sie könne dadurch unbemerkt ihrem Peiniger entwischen.

Personen, die vor Sex Angst haben, setzen sich oftmals eine „antisexuelle Maske" auf und umhüllen sich mit einem sexuell neutralen oder unattraktiven „Mantel", um Sexualbeziehungen zu vermeiden. Wie Greta leben diese Personen oftmals allein und sind sexuell enthaltsam.

Behandlung

Die Herausforderung war groß, eine lebenslange, starke Sexualaversion und -vermeidung mitsamt einer phobischen Sozialangst bei einer 39-jährigen Frau zu heilen, die fettleibig und unattraktiv war, die keine sexuelle Erfahrung, noch nie ein Rendezvous und nie einen Partner gehabt hatte – und auch nicht die Hoffnung, in absehbarer Zeit einen zu finden.

Zuerst einmal nahm ich für Greta die Rolle der „guten Mutter" ein. Eine solide *positive Übertragung* ist bei dieser zeitlich beschränkten Behandlungsmethode ein wichtiger Bestandteil des Erfolgs. Eine von Liebenswürdigkeit geprägte Übertragung verleiht dem therapeutischen Prozess dadurch Auftrieb, dass die Patienten den Therapeuten zufrieden stellen wollen. Außerdem bekommen sie die Möglichkeit, sich mit dem Therapeuten zu identifizieren und sich seine/ihre liberalere und freizügigere sexuelle Einstellung anzueignen. Eine positive Übertragung ist besonders bei sexuell dysfunktionalen Patienten wie Greta wichtig, die eine unangemessene oder destruktive Erziehung erlebten und/oder die während der kritischen Phase ihrer psychosexuellen Entwicklung schlechte Rollenvorbilder hatten.

Greta sprach auf die gute Mutter an, sodass auf dieser Grundlage schnell eine solide therapeutische Allianz geschmiedet werden konnte. Anschließend gab ich Greta Haus-Aufgaben zum Thema „Werben" und „körperliches Erscheinungsbild". Zuerst versicherte ich ihr, dass sie potenziell eine attraktive Frau sei (wogegen sie sich mit der Behauptung wehrte, dass nur „Pummelchen-Verfolger" sie vielleicht anziehend finden könnten). Dann gab ich ihr den Ratschlag, sich in einem guten Kaufhaus kosmetisch beraten zu lassen und ihre Kleidung zu reinigen und instand zu setzen. Außerdem bat ich sie, zur nächsten Sitzung ihre schönste farbige Bluse zu tragen. Greta war voller Ehrgeiz, meine Anerkennung zu gewinnen, und ich gab ihr zu verstehen, dass sie diese verdient habe, nachdem sie in der darauf folgenden Woche viel ansprechender zur Sitzung erschienen war.

Da Greta keinen Partner hatte, mit dem sie die therapeutischen Konfrontationsübungen machen konnte, versuchte ich erst einmal, ihre Sexualangst gegenüber Küssen und dessen phobische Vermeidung mittels *verdeckter Desensibilisierung* zu reduzieren. Für diesen Zweck bat ich sie, sich Kuss-Szenen im Fernsehen anzuschauen und zu versuchen, sich küssende Pärchen bildlich vorzustellen. Dies zeigte jedoch kaum Wirkung.

Ich versuchte auch, die Abscheu der Patientin gegenüber Küssen zu „umgehen", indem ich sie darauf hinwies, dass es durchaus möglich sei, mit einem Mann zu schlafen, ohne dass er sie unbedingt küssen müsse. Greta war gegenüber diesem kognitiven Manöver skeptisch, wenngleich dadurch ein Samen in ihr Bewusstsein gepflanzt wurde, der später aufgehen sollte.

Gleichzeitig arbeiteten wir in jeder Sitzung an der Erforschung und Aufarbeitung ihrer traumatischen Kindheitserfahrungen. Wie es in Kapitel 6 erörtert wurde, ist es weder wirkungsvoll noch machbar, behaviorale Übungen für den Zweck einzusetzen, die Angst oder Aversion des Patienten gegen Sex zu umgehen, wenn diese durch ein sexuelles Trauma verursacht wurde. Es ist vernünftiger, zu versuchen, die Erinnerungen des Patienten an das schmerzvolle Erlebnis zutage zu fördern und dieses aufzuarbeiten und es ihm/ihr zu ermöglichen, positiv auf die therapeutischen körperlichen Konfrontationsübungen zu reagieren, ohne ein weiteres Trauma zu erleiden.

Während der ersten Therapiesitzungen besprachen wir sehr detailliert Gretas Erlebnisse ihres sexuellen Missbrauchs, und wir unterhielten uns ausgiebig darüber, was sie damals empfunden hatte. Ich legte besonderen Wert darauf, ihr die destruktive Wirkung zu verdeutlichen, die diese Ereignisse auf ihre psychosexuelle Entwicklung und auf ihre gegenwärtigen Probleme hatten. Nach ein paar Sitzungen zu diesem Thema schien Greta ein wenig davon gelangweilt zu werden, was mir den Eindruck vermittelte, dass sie auf dem Weg war, ihre schmerzvollen Erinnerungen zu bewältigen.

Greta machte Fortschritte. Zusätzlich zu ihrer wachsenden Einsicht gegenüber den Konsequenzen ihrer traumatischen Kindheitserinnerungen war sie unübersehbar attraktiver und besser gelaunt geworden. Sie vermied jedoch nach wie vor sozialen Kontakt mit Männern.

Die Behandlung war in eine Sackgasse geraten. Mir war bewusst, dass kein weiterer ernsthafter Fortschritt erlangt werden würde, wenn nicht auf irgendeine Weise partnerbezogene therapeutische Übungen arrangiert werden könnten.

Die therapeutischen Aufgaben

Greta hatte eine wunderbar weibliche Stimme, die durch ihren charmanten Wiener Akzent noch einnehmender wurde. Ich entschied mich, diesen Vorteil als Ausgangspunkt für die Überwindung ihrer Sozialangst und -vermeidung zu nutzen.

Ich bat die Patientin, eine Kontaktanzeige im *New York Magazine* zu schalten. Ich gab ihr zu verstehen, dass sie eine Menge Briefe von Männern erwarten könne, die sie würden kennen lernen wollen. Um die erwarteten Einwände von vornherein zu entkräften, versicherte ich Greta, dass sie bei dieser Unternehmung vollkommen die Kontrolle behalten würde, da die Briefe an ein anonymes Postfach adressiert würden, das vom Magazin bereitgestellt wurde. Sie würde allein wählen können, wen sie würde anrufen wollen.

Greta sträubte sich jedoch gegen diese Aufgabe. Sie behauptete, dass sich nur verrückte Männer auf diese Anzeigen meldeten. Außerdem gab sie zu verstehen, dass sie es sich finanziell nicht leisten könne.

Hier konfrontierte ich die Patientin mit ihrem Widerstand. Ich sagte ihr, dass ich den Eindruck hätte, ihre Einwände gegen die Anzeigenschaltung seien lediglich Rationalisierungen und Ausreden für die Aufrechterhaltung ihrer Vermeidung von Männern und Sex. Gleichzeitig balancierte ich dieses unnachgiebige Entblößen ihrer alten Abwehrmechanismen mit meinem Verständnis und meiner Unterstützung. Was die Schwierigkeit ihrer Situation anbelangte, verhielt ich mich also sehr warmherzig und empathisch. Voller Verständnis teilte ich ihr meine Ansicht mit, dass ihre intensiven Ängste und ihre Vermeidung, Männer zu treffen, den Umständen entsprechend durchaus nachvollziehbar seien und dass ihr niemand einen Vorwurf daraus machen könne.

Ich nahm außerdem „am Widerstand der Patientin teil“, indem ich mein Honorar kürzte, um die Kosten für die Anzeigenschaltung auszugleichen. Mit starken Bedenken willigte Greta schließlich ein, die Anzeige zu schalten.

Anschließend setzten wir zusammen den Text für die Anzeige auf. Dies erwies sich als hervorragende therapeutische Gelegenheit, um das negative Bild, das Greta projizierte, zu modifizieren. Hierbei handelte es sich um einen ihrer effektiveren Abwehrmechanismen gegen Sex, der ihr im Rahmen eines beträchtlichen Arsenals zur Verfügung stand.

In ihrem ersten Entwurf beschrieb sich Greta als fett und unattraktiv und erwähnte keine ihrer positiven Merkmale. Die Patientin war gegenüber der Tatsache nicht einsichtig, dass dies ein Ausdruck ihrer Angst und ihrer Vermeidung von Sex war und dass der Text praktisch garantierte, dass sich kein vernünftiger Mann auf die Anzeige melden würde.

Mit Hilfe meiner standhaften Hervorhebung ihrer positiven Qualitäten und meiner unnachgiebigen Einwände gegen die negativen Beschreibungen, die Greta ständig in den Text der Anzeige aufzunehmen versuchte, entwarf sie schließlich eine ansprechende und trotzdem völlig zutreffende Beschreibung ihrer Person, auf die sie mehr als hundert Antworten erhielt.

Greta war überrascht und überwältigt, als sie sah, wie viele Männer sich mit ihr treffen wollten. Gleichzeitig bereitete ihr die Vorstellung jedoch entsetzliche Angst, diese Männer zu kontaktieren, und sie sträubte sich sehr dagegen.

Ich *reduzierte* daraufhin die Aufgabe. Ich schlug Greta vor, die fünfundzwanzig vielversprechenderen Anzeigen auszuwählen und pro Woche nur drei dieser Männer anzurufen. Ich versuchte ihre Angst noch mehr zu mindern, indem ich den Zweck dieser Anrufe einschränkte, sodass sie weniger bedrohlich wären. Ich sagte ihr, dass die Anrufe lediglich *Übungen* seien, ihr dabei zu helfen, auf angenehme und angemessene Weise sozial mit einem Mann zu kommunizieren, und dass sie *nicht* als Gelegenheit zu verstehen seien, eine Verabredung zu treffen.

Wir übten auch die Anrufe. Ich empfahl Greta, die Unterhaltung damit zu beginnen, dem Mann mitzuteilen, dass ihr sein Brief gefallen habe, dass sie aber nur plaudern und ihn ein wenig kennen lernen wolle. Fürs Erste empfahl ich ihr außerdem ausdrücklich, sich *nicht* auf eine Verabredung einzulassen, falls einer der Männer sie darum bitten sollte. Im Falle einer unangenehmen Unterhaltung sollte die Patientin sofort den Hörer auflegen.

Trotz des langsamen, vorsichtigen Tempos des Desensibilisierungsprogramms und trotz meiner anhaltenden Unterstützung, die durch unsere starke therapeutische Allianz noch unterstrichen wurde, schlugen alle meine Versuche fehl, Gretas Widerstände mittels kognitiver und behavioraler Ansätze zu umgehen. Obgleich sie es trotz starken Unbehagens schaffte, ein paar Anrufe zu tätigen, war sie nach wie vor von ihrer intensiven Erwartungsangst gelähmt.

Psychodynamische Erforschung des Widerstands

Als deutlich wurde, dass Gretas Therapie ungeachtet meiner erfindungsreichsten „Umgehungsmanöver“ nicht vorankam, änderte ich meine Strategie in Richtung einer mehr „invasiven“ und „Einsicht fördernden“ Vorgehensweise. Genauer gesagt versuchte ich nun, das behaviorale Programm mit psychodynamischen Erforschungen der Kindheitsursprünge und der tiefer liegenden Ursachen von Gretas Sexualängsten und ihren Widerständen zu untermauern.

Davon wollte Greta jedoch nichts wissen. In einer Woche hatte ich Greta z. B. drei Übungen aufgetragen, aber sie hatte nur zwei davon absolviert. Sie hatte eine Masturbations-/Phantasieübung mit einem Vibrator durchgeführt, und sie hatte ihren ersten Termin bei „Overeaters Anonymous“ eingehalten, einer Selbsthilfegruppe gegen Esssucht. Der dritten und wichtigsten Aufgabe hatte sich Greta jedoch widersetzt, nämlich auch nur einen der drei Anrufe an die Männer zu tätigen, die sich auf ihre Anzeige gemeldet und deren Briefe sie ausgewählt hatte.

Traumdeutung ist oft sehr hilfreich, um die Einsicht des Patienten gegenüber der tieferen Bedeutung seiner/ihrer Widerstände zu fördern. In einer Vielzahl meiner Fälle führte eine zum richtigen Zeitpunkt hervorgebrachte Interpretation der Träume des Patienten einen therapeutischen Durchbruch herbei. Um die unbewusste psychische Infrastruktur von Gretas hartnäckigen Widerständen aufzuhellen, fragte ich sie also, ob sie im Laufe der Woche irgendwelche Träume gehabt habe.

Greta berichtete, sie habe geträumt, drei Regenschirme zu haben. Sie habe zwei an eine Freundin weitergegeben, aber einen behalten, „falls es regnen sollte“.

Ich versuchte Interesse bei der Patientin hervorzurufen, indem ich die Möglichkeit reflektierte, dass dieser Traum eine Metapher für ihre inneren Konflikte gegenüber der Therapie und für ihren Widerstand sein könnte, ihre abwehrende Haltung gegen Männer aufzugeben. Ich gab zu bedenken, dass die Regenschirme vielleicht ihre Abwehrhaltung symbolisierten, die sie in der Therapie zu überwinden angehalten wurde. Ich schlug die Interpretation vor, dass sie durch das Ausführen von zwei Übungen zwei ihrer schützenden sexuellen Abwehrmöglichkeiten oder „Regenschirme“ aufgegeben habe, indem sie das Erleben erotischer Empfindungen durch Phantasien und Masturbation zugelassen hatte und indem sie daran arbeitete, ihr Erscheinungsbild durch die Überwindung ihrer Fettleibigkeit zu verbessern. Der Traum, sagte ich, lasse jedoch darauf schließen, dass sie noch nicht bereit sei, ihren „letzten Regenschirm“ aufzugeben, ihren letzten Schutz davor, erneut von einem Mann sexuell verletzt zu werden, sprich ihre Vermeidung des Kontakts mit potenziellen Sexualpartnern.

Greta war von meiner geistreichen Interpretation vollkommen unbeeindruckt, und sie tat meine Anstrengungen mit dem Vergleich ab, sie seien wie das „Lesen aus dem Kaffeesatz durch eine Zigeunerin“.

Es gab eine Reihe von *tieferen unterschwelligen pathologischen Aspekten*, die vermutlich zur Entstehung und Aufrechterhaltung der Sexualsymptome dieser Patientin beitrugen. Ich denke, dass der Tod ihres Vaters, als sie noch sehr jung war, sie besonders verwundbar gegenüber sexuellem Missbrauch durch eine „Vater"-Figur gemacht haben könnte, während die emotionale Vernachlässigung durch ihre ungeeignete, ängstliche, heimelige Mutter die Patientin dahingehend prädisponiert haben könnte, gegenüber Männern nicht ausreichend bestimmt und eigennützig aufzutreten.

Solcherlei Einsichten bestimmen im Allgemeinen meine behavioralen Interventionen. So z. B. mein außergewöhnlich beschützendes „mütterliches" Verhalten gegenüber Mary, und auch meine Betonung der verschiedenen Möglichkeiten, auf Männer mit angemessener Bestimmtheit zuzugehen, während ich mit Greta die Anrufe durchspielte. Diese profunderen Aspekte kamen jedoch niemals per se während der Behandlung zum Ausdruck.

Ich behandelte die Patientin über einen Zeitraum von insgesamt vierzehn Sitzungen in der Klinik. Obgleich es schien, als habe Greta keine Einsicht in ihre tiefer liegenden Konflikte erlangt, hatte sie auf einer Erfahrungsebene wenngleich allmähliche, so doch bedeutende Fortschritte gemacht. Auch wenn sie nicht abgenommen hatte, hatte sich ihr Erscheinungsbild verbessert, sie wurde recht gewandt und viel sicherer, wenn sie sich mit Männern am Telefon unterhielt, und die Wunden, die durch das Trauma ihrer unglücklichen sexuellen Kindheitserlebnisse geschlagen worden waren, schienen langsam zu heilen. Greta hatte jedoch mit Männern nach wie vor kein einziges Rendezvous gehabt oder auch nur eine Unterhaltung von Angesicht zu Angesicht geführt.

Die Klinik war den Sommer über geschlossen, und ich sah Greta zwei Monate später im Herbst ein weiteres Mal. Ich war sehr beunruhigt, nachdem sie die Sitzung mit dem Satz eingeleitet hatte, sie sei „von einem Polizisten aufgegriffen" worden.

Ich war besorgt, dass die Therapie möglicherweise eine unerwartete latente psychopathische oder selbstzerstörerische Tendenz bei dieser Patientin offen gelegt haben könnte und dass sie in Ärger verwickelt worden sei. Greta nahm mir jedoch schnell meine Befürchtungen und erklärte mir, dass es sich um einen *süßen* Polizisten handele, der sie im Park angesprochen habe. Die beiden unterhielten eine angenehme sexuelle Beziehung, obgleich Greta anmerkte, dem Küssen immer noch nicht sehr viel abgewinnen zu können.

Medikation

Eine begleitende Panikstörung erschwert die Behandlung von Sexualaversionen und von phobischer Sexualvermeidung, und Medikationen können in diesen Fällen hilfreich sein (siehe vorangegangenes Kapitel).

Bevor sie sich zu mir in die Behandlung begeben hatte, war Gretas lang anhaltende Panikstörung mit 150 mg Imipramin täglich und einer kognitiv-behavioralen Therapie erfolgreich behandelt worden.

Sie nahm, wie erwähnt, noch eine reduzierte tägliche Erhaltungsdosis von 75 mg Imipramin ein, während sie sich der Sexualtherapie unterzog. Obgleich sie unter massiver Erwartungsangst litt, wurde die Patientin während des Behandlungsverlaufs von keiner Panikattacke heimgesucht. Aufgrund dessen gab es keine Notwendigkeit, die Dosis ihrer Medikation zu erhöhen, jedoch wurde sie ebenso wenig abgesetzt. Wenn diese Patientin keine Angst lösende Medikation eingenommen hätte, hätte ich in der Tat nicht gezögert, diese zu verschreiben.

Dieser Fall illustriert anschaulich das Diktum, dass Angst lösende Pharmaka für sich allein sexualphobischen Patienten keine Heilung versprechen. Wie es jedoch bezüglich Medikationen in der Sexualtherapie erörtert wurde, kann der ergänzende Gebrauch von Panik blockender oder Angst lösender Medikation bei gutem Ansprechen die Angst während der *In-vivo*-Konfrontationen ausreichend reduzieren, um eine permanente Beseitigung der sexualphobischen Reaktion bei Patienten zu erleichtern, die andernfalls zu ängstlich gewesen wären, in der Sexualtherapie zu kooperieren oder von ihr zu profitieren.

Es ist natürlich nicht möglich, festzustellen, welche Rolle, wenn überhaupt, die von Greta eingenommenen Panik blockenden Medikamente bezüglich des erfolgreichen Behandlungsergebnisses spielten. Ich vermute jedoch, dass es für diese Patientin ohne eine Medikation überaus schwierig geworden wäre, wenn nicht unmöglich, ihre Sexualaversion zu überwinden; im Mindesten wäre der Prozess für sie mit deutlich mehr Stress verbunden gewesen.

Der nächste Fall ähnelte dem Gretas in mehrerlei Hinsicht. Beide Patienten hatten unter frühem sexuellem Missbrauch gelitten, beide wurden allein behandelt, und in beiden Fällen stellte sich eine wesentliche Verbesserung ein, obgleich keiner der beiden Personen größere Einsicht in ihre tiefer liegenden Konflikte erlangte.

Fall 8.2 – „Bill Kangaroo“: Lebenslange, generalisierte VSA und Sexualvermeidung bei einem sexuell unerfahrenen Mann

„Bill Kangaroo“, ein groß gewachsener, gut aussehender, blonder, blauäugiger, allein stehender Lehrer, der in vorangegangenen Kapiteln schon mehrfach erwähnt wurde, war ein unglücklicher und widerstrebender 41-jähriger sexuell unerfahrener Mann. Dieser Patient hatte in Gegenwart einer Partnerin nie jemals das geringste Verlangen verspürt noch eine Erektion bekommen. Er masturbierte jedoch regelmäßig und ohne Schwierigkeiten, und er visualisierte dabei Szenen, die seine frühen inzestuösen Erlebnisse widerspiegelten. Der Leser wird sich erinnern, dass seine ersten sexuellen Erlebnisse darin bestanden, die Beine seiner nur leicht bekleideten Mutter zu streicheln, während sie sich entspannt auf dem Sofa zurücklehnte. Dies fand etwa einmal pro Woche statt. Es hatte begonnen, als Bill fünf Jahre alt und sein Vater gestorben war, und es endete, als er vierzehn war und seine Mutter erneut heiratete. Bill wurde hochgradig erregt und ejakulierte oft während dieser Streichelstunden. Er war auf dieses Szenario fixiert, das sich zu einer permanenten und exklusiven Sexualphantasie ausweitete.

Bill kam in meine Sprechstunde, weil „Georgina“ – die erste Frau, in die er sich jemals verliebt hatte, und die erste, der er sich sexuell zu nähern versucht hatte – ihn dazu gedrängt hatte.

Bill hatte in der Vergangenheit systematisch sexuelle Gelegenheiten vermieden, indem er asexuell, wie ein „Bruder“, auf attraktive Frauen zuging. Die groß gewachsene sportliche Georgina, eine Turnlehrerin in der Schule, in der auch er angestellt war, verkörperte jedoch mit ihren wohlgeformten, trainierten Schenkeln genau seine Sexualphantasie. Als sie Interesse an ihm zeigte, gehorchten seine Abwehrmechanismen nicht mehr wie gewohnt. Obgleich er sich sehr von Georgina angezogen fühlte, war er jedoch nicht in der Lage, auf ihre Küsse, ihr Streicheln und auf ihre Versuche, ihn manuell zu stimulieren, zu reagieren. Wie gehabt schaltete er in ihrer Gegenwart auf „neutral“. Wenn er jedoch von gemeinsamen Verabredungen nach Hause kam, masturbierte er regelmäßig mit Hilfe der Phantasie, ihre Schenkel zu streicheln und mit ihr zu schlafen.

Bill hatte seine Pubertät und Jugend, in der er unbeholfen und schüchtern gewesen war, als genauso schwierig wie seine frühe Kindheit empfunden. Er litt unter starker Trennungsangst und hatte Schwierigkeiten, die Nähe zu seiner Mutter aufzugeben. Als er das erste Mal von zu Hause wegging, um zu studieren, bekam er eine schwere und hinderliche Kolitis.

Er musste das Studium unterbrechen, und seine Diarrhö mitsamt dem Gewichtsverlust hinderten den jungen Mann zudem daran, sozial funktionieren zu können.

Nach Jahren der Krankheit und der Verzweiflung erlebte Bill schließlich eine bemerkenswerte Genesung. Er hatte einen exzellenten Therapeuten gefunden, dessen Vorgehensweise unterstützend und kognitiv war. Mit dessen Hilfe lernte Bill, seine Emotionen zu kontrollieren und zu stabilisieren, was für eine Rückfallprävention in diesen stressbedingten aufreibenden Zustand von primärer Bedeutung ist.

Nachdem sich seine Kolitis gebessert hatte, schloss Bill sein Studium ab, nahm noch an einem Graduierten-Kolleg teil und wurde schließlich ein erfolgreicher und beliebter Lehrer. Seine Kolitis blieb in einem Remissionszustand, von einem gelegentlichen kleineren Aufflammen abgesehen, mit dem der Patient sehr gut umzugehen gelernt hatte.

Die Diagnose einer Störung mit vermindertem sexuellem Verlangen des lebenslangen, globalen Typus bei diesem Patienten wird oftmals mit einer ernsten zugrunde liegenden Psychopathologie in Verbindung gebracht. Einem Patienten in den Vierzigern, der nie sexuell mit einem Partner funktioniert hat, ist im Rahmen einer kurzen psychosexuellen Therapie im Allgemeinen eine zurückhaltende Prognose zu stellen.

Ich hatte auch Bedenken wegen der emotionalen Risiken, die der Verlauf einer Sexualtherapie für diesen ablehnungsempfindlichen, verletzlichen Mann bereithalten würde. Auch das Potenzial einer körperlichen und psychologischen Schädigung im Falle, dass die Therapie misslänge und seine Partnerin ihn verließe, beunruhigte mich. Ich war jedoch dermaßen von Bills bemerkenswerter Vorgeschichte und seinem Vermögen beeindruckt, Widrigkeiten zu bewältigen, dass ich ihn trotz meiner Bedenken für eine Behandlung akzeptierte.

Die *unmittelbare Ursache* für die Sexualvermeidung dieses Patienten ist bekannt. Bill reagierte auf alle sexuelle Gelegenheiten mit Unbehagen, inklusive seiner Verabredungen mit Georgina. Er wurde extrem angespannt und ließ sich von negativen Gedanken lenken. „Ich bin nicht in der Stimmung, ich fühle mich dem nicht gewachsen, es ist hoffnungslos, warum sollte ich mich einer Zurückweisung aussetzen, ich brauche das nicht" – so die repräsentative Auswahl seiner üblichen Gedanken. Es war weit weniger bedrohlich, nach Hause zu gehen und zu masturbieren und dabei an die Mädchen zu denken, die er kennen gelernt hatte, als zu versuchen, ein Rendezvous mit ihnen zu vereinbaren und Gefahr zu laufen, eine sexuelle Beziehung mit ihrem Potenzial für Zurückweisung und Schmerz zu initiieren.

Behandlung

Bills Stärken manifestierten sich prompt in seinem schnellen Ansprechen auf die Behandlung. Er akzeptierte die Auffassung, dass er Sex vermieden und sich in sexuellen Situationen abgeschaltet hatte mit erstaunlich wenig Widerstand. Er lernte schnell, seine sexuelle Erwartungsangst zu überwinden und seine antisexuellen Verhaltensweisen zu kontrollieren. Nach kurzer Zeit und ohne viel Aufhebens stellte Bill seine negative Zwanghaftigkeit ab und war in der Lage, seine Aufmerksamkeit auf Georginas wunderbare Beine und ihren sportlichen Körper zu fokussieren.

Wie im vorangegangenen Fall konzentrierte ich mich während einiger Therapiesitzungen gleichzeitig auf die detaillierte Betrachtung seiner frühen erotischen Erfahrungen mit seiner Mutter, um Widerständen vorzubeugen, die oftmals durch unverarbeitete Erinnerungen an Kindesmissbrauch oder Inzest mobilisiert werden.

Innerhalb weniger Wochen fing Bill an, Lust zu empfinden, und er bekam Erektionen, während er im Auto saß und während er sich mit Georgina zum Essen traf.

Durch Bills schnelles Ansprechen ermutigt, dachte ich, dass es für ihn an der Zeit sei, mit einigen therapeutischen Übungen zusammen mit der Partnerin zu beginnen. Dies gestaltete sich etwas schwierig, da sich Georgina nach dem ersten Gespräch, an dem sie teilgenommen hatte, sträubte, auch zu den Sitzungen zu erscheinen. Sie brachte ihren Zeitdruck als Entschuldigung vor. Als Vorbedingung bat ich Bill, sich Georginas Zustimmung zu versichern, bevor er meine Vorschläge in die Tat umsetzte. (Dies ist grundsätzlich empfehlenswert, wenn in Abwesenheit des Partners Aufgaben erteilt werden.) Ich machte ihm den Vorschlag, Georginas Beine zu streicheln, während sie sich leicht bekleidet und passiv auf dem Sofa zurücklehnte, wie es bei seiner Mutter auch der Fall gewesen war. Natürlich war dies ein Versuch, die erotischen inzestuösen Szenen seiner Phantasie nachzuspielen, um die erotische Wirkung dieses Erlebnisses auf Bills derzeitige Beziehung umzulenken.

Diese List war jedoch nicht effektiv. Weder erregte es Bill, Georginas Beine zu streicheln, noch bekam er eine Erektion. Anhand der Reaktion des Patienten kam deutlich zum Ausdruck, dass meine Aufgabenstellung nicht sinnvoll gewesen war und eher Inhibition statt Verlangen hervorgerufen hatte.

Georgina ließ sich jedoch nicht so schnell entmutigen. Sie war eine überaus intelligente und intuitive Frau und schlug ganz unbefangen vor, der beiden Rollen zu vertauschen. Beim nächsten Zusammensein des Paares bat sie Bill, sich auf dem Sofa zurückzulehnen, während sie seine nackten Schenkel streichelte.

Diesmal war Bill ungemein erregt und eingenommen, und er bekam eine starke Erektion. Als Reaktion auf Georginas manuelle Stimulation hatte Bill in der nächsten Woche seine erste Ejakulation als Erwachsener zusammen mit einer Partnerin. Kurz darauf folgte erfolgreicher Geschlechtsverkehr, bei dem Georgina überaus erregt wurde und multiple Orgasmen erlebte.

Partnerwiderstand

Ich war über eine derartig gute und schnelle Reaktion erfreut, insbesondere bei solch einem potenziell schwierigen Fall. Zum Feiern war es jedoch zu früh, denn sobald deutlich geworden war, dass sich Bill auf der Schwelle zum gänzlichen Funktionieren befand, kündigte Georgina ohne Vorwarnung an, ihn nicht mehr sehen zu wollen, da die Anforderungen, die die Beziehung an sie stellte, zusammen mit dem Druck, dem sie als allein erziehende Mutter ausgesetzt war (sie war geschieden und lebte mit ihrem Sohn zusammen), sowie ihr anstrengender Beruf einfach zuviel für sie waren!

Da Georgina nicht an der Behandlung teilgenommen hatte, hatte ich keine Gelegenheit, ihre Widerstände zu analysieren oder aufzulösen. Ich war hilflos und besorgt, ob meine Unterstützung möglicherweise nicht ausreichen würde, um Bill vor der emotionalen Verwüstung dieser Zurückweisung zu schützen. Und ich befürchtete, dass dies erneut seine Kolitis ausbrechen lassen könnte. Ich machte mir Vorwürfe darüber, einen verletzlichen Patienten akzeptiert zu haben, der keinen ernsthaft engagierten Partner in die Behandlung mitgebracht hatte.

Für kurze Zeit wurde Bill auch leicht depressiv, was ich als angemessene Reaktion betrachtete, und er war weiterhin von Georgina eingenommen. Glücklicherweise wurde er jedoch mit Ausnahme weniger vorübergehender gastrointestinaler Symptome nicht ernstlich krank.

Die Therapie verlagerte sich nunmehr darauf, Bill zu helfen, eine neue Partnerin zu finden. Auf meinen Vorschlag hin wurde Bill Mitglied in einem Wander-Club für allein stehende Männer und Frauen, da er sportlich engagiert war und sich von Frauen mit trainierten Körpern angezogen fühlte. Dies machte ihm so viel Spass, dass er außerdem ein begleitendes Fitness-Programm in einer entsprechenden Einrichtung absolvierte.

Über diese Aktivitäten kam er mit verschiedenen attraktiven Frauen in Kontakt. Anfangs fühlte er sich noch durch seine phobische Sexualangst und -vermeidung und durch seine alten Gewohnheiten der sexuellen „Unsichtbarkeit“ und seine „Bruder“-Rolle eingeschränkt. Glücklicherweise sprach dieser Patient jedoch sehr gut auf kognitive Interventionen und behaviorale Strategien an, sodass er eifrig all meine Instruktionen und Vorschläge beherzigte, die ihm dabei helfen sollten, seine sozialen Schwierigkeiten zu überwinden. Bill zeigte nur selten Widerstände gegen strategische Vorschläge, und oftmals begann er eine Sitzung in diesem Wortlaut: „Doktor, Sie werden stolz auf mich sein. Letzte Woche wurde ich richtig nervös, nachdem Sie mir vorgeschlagen hatten (Hallo zu sagen, jemanden anzurufen, auf die Beine seiner weiblichen Begleitung zu fokussieren, der attraktiven Assistentin seines Zahnarztes ein Kompliment zu machen etc.), aber ich habe all meinen Mut zusammengenommen, und es hat funktioniert!“

Ich war nicht geneigt, Bills Übertragungsverzerrung zu interpretieren. Stattdessen benutzte ich seinen Wunsch, mich zu erfreuen, um die Wirkung meiner strategischen Vorschläge zu verstärken und ihm dabei zu helfen, eine neue Sexualpartnerin zu finden.

Bills soziale Fähigkeiten verbesserten sich, und er hatte recht guten Erfolg, das Interesse von Frauen zu wecken. Er lernte auch, mit Behagen auf sexuelle Situationen zu reagieren, und er wurde ein Meister darin, auf die attraktiven Merkmale seiner Partnerinnen zu fokussieren, um erregt zu werden. Er berichtete voller Stolz, dass er bei den verschiedensten Frauen in der Lage sei, Lust zu empfinden und Erektionen zu bekommen; sogar bei solchen, die nicht gänzlich seinem sexuellen Ideal entsprachen. Er vermied jedoch weiterhin Geschlechtsverkehr.

Widerstand gegen psychodynamisches Vorgehen

Eine der Schwierigkeiten dieses Falls lag in Bills Widerwillen, in einem psychodynamischen Modus zu arbeiten. Er redete nicht gern über seine schmerzvolle Kindheit und Jugend, und er erinnerte sich nicht an seine Träume.

Ich akzeptierte Bills Widerstand gegen einsichtsorientierte Therapie und arbeitete mit ihm in erster Linie in einem behavioral-kognitiv-strategischen Modus über einen Zeitraum von zwei Jahren in wöchentlichen Sitzungen.

Am Ende der Therapie hatte Bill ein regelmäßiges „normal hohes“ Lustempfinden, und er funktionierte normal. Er hatte eine kurze sexuelle Beziehung mit einer Asiatin gehabt und traf sich inzwischen mit einer attraktiven, sportlichen Sozialarbeiterin, die ein paar Jahre älter war als er und die er während einer der Wandertouren für Singles kennen gelernt hatte. Diese Frau entsprach eher Bills sexuellem Ideal, wenngleich Georgina nach wie vor seine Sexualphantasie verkörperte.

„Bud Player“, der folgende Patient, kann ebenfalls als Beispiel einer Einzelbehandlung betrachtet werden, denn obgleich Bud eine

Freundin hatte, verschwieg er ihr seine Therapie, und ich lernte sie nie kennen.

Dieser Fall steht für ein weiteres Beispiel eines Patienten, dessen Libido sich auf ein normal hohes Maß verbesserte, obgleich er nur eingeschränkt Einsicht in seine tieferen Ängste und Verletzlichkeiten erlangte.

Der neuartige Aspekt dieses Falles besteht allerdings in der Verabreichung intrakavernöser Injektionen (ICI) bei einem körperlich gesunden Mann. Der Hauptzweck pharmakologisch herbeigeführter Erektionen lag in diesem Fall darin, die massive Leistungsangst des Patienten wie auch seine untragbaren Empfindungen sexueller Unzulänglichkeit zu „umgehen", die die unmittelbaren Ursachen für den Verlust seiner sexuellen Appetenz darstellten.

Fall 8.3 – „Bud Player": Intrakavernöse Injektionen bei der Behandlung erworbener, generalisierter psychogener VSA

Der 45-jährige Bud war gut aussehend, dunkelhaarig, bärtig, charmant, geschieden und ein höchst erfolgreicher Künstler.

Der Patient war in einem Zustand starker Angst, als ich ihn kennen lernte, da er weder in der Lage war, Lust zu empfinden, noch, sexuell mit seiner neuen, sehr attraktiven 23-jährigen Assistentin „Tracy" zu funktionieren, in die er sehr verliebt war. Bud war von der Befürchtung eingenommen, dass Tracy ihn verlassen würde, wenn er nicht bald mit ihr schliefe.

Tracy begleitete Bud auf seinen häufigen Konzert-Tourneen. Sie war für die Reiseplanung, die Hotels und die Buchungen der Auftritte verantwortlich. Während sie unterwegs waren, teilte sich das Paar gewöhnlich ein Hotelzimmer und schlief im selben Bett. Obgleich Bud die junge Frau ungeheuer attraktiv fand, verspürte er ihr gegenüber weder irgendeine Art von Verlangen oder Erregung, noch bekam er eine Erektion, wenn sie sich küssten, streichelten und umschlungen schliefen. Dies schockierte den Mann insbesondere deswegen, weil er bislang keinerlei sexuelle Schwierigkeiten gehabt hatte.

Eine offensichtlich aktivierte *unmittelbare Ursache* für den Appetenzverlust dieses Patienten war der eskalierende Teufelskreis seiner Leistungsangst, Impotenz und Versagensangst, die ihm das Gefühl vollkommener Unzulänglichkeit gaben und jegliche erotischen Empfindungen erstickten.

Der Patient stellte eine eigene Diagnose einer weiteren, subtileren *unmittelbaren Ursache* seines Unvermögens, mit der schönen Tracy zu funktionieren. Er berichtete, dass er während der vergangenen sechs Jahre bewusst einen „Deckel" über seine sexuellen Gefühle gelegt hatte, weil sein Leben seit seiner Scheidung unglaublich hektisch und voller Stress gewesen war. Er sagte mir, dass er bewusst seinen sexuellen Appetit unterdrückt habe, weil er befürchtete, dass eine sexuelle Beziehung sowohl seiner Karriere hinderlich gewesen wäre als auch ihn von seinen Kindern fern gehalten hätte. Karriere und Kinder waren zu diesem Zeitpunkt seine absoluten Prioritäten.

Seit seiner Scheidung sechs Jahre zuvor hatte Bud sich mit anderen Worten vor sexuellen Empfindungen geschützt, indem er absichtlich eine Wahrnehmungsabwehr aufbaute, die ihn vor jedem und jeglichem erotischen Stimulus schützen sollte. Sobald er dennoch gelegentlich ein erotisches Aufflackern an sich wahrnahm, schaltete er schnell ab, indem er sich gedanklich mit den vielen Verpflichtungen auseinander setzte, die sein Leben bestimmten.

Dieses mentale „Bremsen" seines Sexualverlangens war zum Ist-Zustand geworden und wurde automatisch aktiviert, sodass es nicht mehr seiner willentlichen Kontrolle unterlag. Zu Buds großem Leidwesen konnte er in der Folge die „Bremse" nicht mehr lösen, wenn er mit seiner hübschen Partnerin im Bett war, und er empfand „nichts".

Bud erlangte keine Einsicht in manche der *tiefer liegenden und schmerzvolleren Ursachen* seines Sexualproblems, sprich, dass er sich unbewusst davor schützte, eine weitere schmerzvolle Zurückweisung zu erleben. Noch stärker als „Greta" und „Bill" widersetzte sich dieser Patient standhaft meinen Versuchen, die versteckte Bedeutung seiner Sexualsymptome und seiner Widerstände gegen die Behandlung aufzudecken.

Ich schaffte es, wenigstens ein paar Informationsfetzen über Buds Vorgeschichte zu erhalten. Daraus ergab sich mir, dass der Patient durch die ständigen Zurückweisungen seiner ichbezogenen, ignoranten Eltern und durch deren nahezu totale Interesselosigkeit dem Jungen gegenüber tief verletzt worden war. Bud lernte von früh auf, dass der einzige Weg, Aufmerksamkeit oder Zustimmung zu erlangen, der des materiellen Erfolgs war, der das Einzige zu sein schien, was seinen emotional verarmten Eltern von Bedeutung war.

Seit seiner Schulzeit hatte Bud alle Mühen aufgebracht, zu glänzen und Leistung zu zeigen. Dank seiner Tatkraft und seines Talents war er darin auch ungeheuer erfolgreich gewesen. Sein Ruhm und seine Freigebigkeit brachten ihm die Aufmerksamkeit seiner Familie ein und nährten seine Selbstachtung, bis ihn die überraschende Abtrünnigkeit seiner Frau am Boden zerstörte.

Bud war mit „Jane", seiner ersten Frau, zwölf Jahre verheiratet gewesen, und das Paar hatte zwei Kinder. Inzwischen war es sechs Jahre her, dass Jane ihn abrupt wegen eines anderen Mannes, eines Nachbarn, verlassen hatte. Bud traf dies wie ein Schock. Er hätte es in Abrede gestellt und war sich in keiner Weise bewusst darüber, dass seine Frau auf irgendeine Art unglücklich oder unzufrieden gewesen sein könnte. Ich nahm an, dass sie sich einsam gefühlt hatte, da sich Bud die Bedeutung von Intimität nie erschlossen hatte. Da er dies nicht erkannte, war er aufrichtig davon ausgegangen, dass die Ehe gut gewesen war. „Ich hatte alles getan, was man von mir erwarten konnte, Dr. Kaplan", sagte er und war offensichtlich nach wie vor verletzt und perplex. „Ich arbeitete hart; ich verdiente viel Geld für uns; ich kaufte ihr ein wunderschönes Haus; wir machten tolle Reisen; ich war ihr treu; Sex hat Spaß gemacht, und ich weiß immer noch nicht, was schief gelaufen ist."

Bud kämpfte für ein gemeinsames Sorgerecht für die kleinen Kinder des Paares. Er bekam es auch und wurde der „perfekte Vater". Zwanghaft und überaus gewissenhaft, hatte Bud hinsichtlich seiner Vaterrolle ungemein hohe Ansprüche an sich selbst. Er nahm die Schulen, die Lehrer und die Ärzte seiner Kinder genau unter die Lupe; er kochte und kaufte eigenhändig die Kleidung der Jungen; er brachte die beiden zur Schule und zu Arztterminen. Kein Detail wurde von ihm übersehen, und nichts war ihm während der dreieinhalb Tage der Woche zu viel, in denen sie unter seiner Aufsicht standen. Bud war berechtigterweise stolz darauf, dass sich die Jungen prächtig entwickelten. Und wenn er mal im Rahmen seiner Vaterpflichten nicht alles gab, arbeitete er mit „110 Prozent" an seiner beanspruchenden Karriere. Dieser talentierte, getriebene, leistungsorientierte, zwanghafte, tatkräftige Mann füllte nicht nur seine Vaterrolle bewundernswert aus, sondern war gleichzeitig mit seiner Musik in einem höchst wettbewerbsbetonten Umfeld bemerkenswert erfolgreich. Während der Sommermonate, wo die Jungen im Ferienlager waren, absolvierte er ein anstrengendes Tourneeprogramm durch die USA und in andere Teile der Welt. Außerhalb der Saison war er mit Aufnahmen und Werbetouren ausgelastet und arbeitet nebenher noch an einem Buch über amerikanischen Jazz.

Buds zwanghafte Fürsorge für seine Kinder und sein Workaholismus hatten ihn sechs Jahre lang gegen die emotionalen Risiken von Liebe und Sex geschützt. Nun war er jedoch von Tracy eingenommen.

Da der Sexualverlust dieses Patienten umfassend war und auch den Verlust seiner morgendlichen Erektionen einschloss, musste ich zuallererst körperliche Ursachen ausschließen können.

Die Tests ergaben einen normalen Sexualhormonspiegel und normale nächtliche Erektionen. Entsprechend lautete die Schlussfolgerung, dass Buds Sexualproblem psychogener Natur war, sodass ich einer Sexualtherapie zustimmte.

Behandlung

Dieser Mann betrachtete die Psychiatrie mit Argwohn, und er sträubte sich außergewöhnlich stark gegen den psychotherapeutischen Prozess. Er fühlte sich von der Vorstellung bedroht, seine Verweigerung aufzugeben; er wehrte sich sehr dagegen, sich seine Verletzlichkeiten bewusst einzugestehen; und er war in keiner Weise dazu zu bewegen, die schmerzvollen verdrängten Erinnerungen an vergangene Zurückweisungen zutage zu fördern. Alles, was Bud von mir verlangte, war eine „schnelle Reparatur". Er hatte den verzweifelten Wunsch, wieder zu funktionieren, und er wollte von mir wissen, was zu tun sei, um Tracy nicht zu verlieren.

Ich wollte diesem unglücklichen Mann gern helfen. Ich gab ihm zu verstehen, dass ich ihn „erhört“ hatte, und ich gab ihm alle nur erdenklichen praktischen Ratschläge. Aber er widersetzte sich jedem meiner Vorschläge.

Er weigerte sich, mit seiner Partnerin über das Thema zu reden. („Sie bewundert mich. Wenn sie wüsste, dass ich Probleme habe, würde sie mich mit Sicherheit verlassen.“)

Er wollte keine Sensualitätsübungen mit Tracy versuchen. („Damit würde sie sich sofort von mir trennen.“)

Er wollte nicht masturbieren. („Das ist Kinderkram.“)

Er wollte seine Phantasie nicht nutzen. („Es ist doch *Tracy*, die ich will!“)

Er weigerte sich, zu erwägen, Tracy zur Therapiesitzung mitzubringen. („Um Gottes willen! Sie darf nichts davon erfahren!“)

Er wollte nicht über seine Kindheit reden. („Das ist lange her. Was für einen Unterschied macht es jetzt noch?“)

Umgehen des Widerstands mittels peniler Injektionsbehandlungen

Nach zwei völlig frustrierenden Sitzungen gab ich seinem Widerstand gegen Intimität (mir wie auch Tracy gegenüber) nach und schlug eine Behandlung mit intrakavernösen penilen Injektionen (ICI) vor, obgleich ich ihm versicherte, dass ihm körperlich nichts fehle (Kaplan 1993C; Wagner u. Kaplan 1994).

Bud sprang sofort auf den Vorschlag einer pharmakologischen Lösung seiner Probleme an. Er setzte sogar meinen sehr beschäftigten Kollegen, Dr. Francois Eid, unter Druck – ein Urologe, der auf ICI spezialisiert ist –, ihm bald einen Termin zu geben.

Bud bekam in Dr. Eids Praxis eine zufrieden stellende, pharmakologisch herbeigeführte Erektion. Man gab ihm eine Mischlösung von VIP und Phentolamin[61] mit nach Hause sowie einige sterile Spritzen. Er war begeistert.

Zwanghafte, leistungsorientierte Männer wie Bud sind oftmals dermaßen von ihrem Leistungswillen eingenommen, dass sie keine Lust verspüren können und die Gefühle ihrer Partnerin aus den Augen verlieren. Unter diesen Umständen ist es nicht möglich, die pharmakologisch induzierten Tumeszenzen für wirklich lustvolle, leidenschaftliche partnerschaftliche Sexualerlebnisse dienstbar zu machen. Aus diesem Grund ist diese Modalität bei ängstlichen Männern deutlich wirkungsvoller, wenn sie mit einer umsichtigen Sexualberatung einhergeht (Kaplan 1989B; Wagner u. Kaplan 1993).

Ich versuchte, Bud psychologisch darauf vorzubereiten, die Injektionen auf wirkungsvolle Weise anzuwenden. Ich schlug ihm vor, eine romantische Stimmung zu erzeugen, bevor er sich die Injektionen verabreichte. Und ich empfahl ihm insbesondere, sich zuerst intim mit Tracy zu unterhalten und ein zärtliches Vorspiel einzuleiten. Außerdem ermahnte ich ihn, die Injektionen keinesfalls anzuwenden, wenn er nicht entspannt wäre, und so lange zu warten, bis er das Gefühl hätte, dass sie erregt ist.

Ich schlug weiterhin vor, dass er erst einmal die Tatsache gegenüber Tracy verbergen sollte, dass er ICI benutzte; dass er sich nach einer vernünftigen Dauer des Vorspiels entschuldigen könnte, um ins Bad zu gehen, die Injektion vorzunehmen und anschließend ins Schlafzimmer zurückzugehen. Ich versicherte ihm, dass er in einer intimen, entspannten Stimmung nach etwa fünf weiteren Minuten der Stimulation eine „absolut normal aussehende und sich normal anfühlende“ Erektion bekäme.

Normalerweise ist dies eine sehr effektive Strategie für den Gebrauch von ICI (Kaplan 1993C). Bud war jedoch zu angespannt und ungeduldig, meinen Ratschlag zu befolgen. Als er zu Hause ankam, stürmte er direkt ins Badezimmer und nahm eine Injektion vor, ohne Tracy überhaupt begrüßt zu haben. Es wundert nicht, dass die Injektionen in diesem höchst angespannten, zwanghaften, adrenalingeladenen, nicht intimen Zustand die erwartete Erektion nicht herbeiführten.[62]

Dr. Eid gab ihm daraufhin eine stärkere Dosis dieser Medikation. In Kombination mit der Dämpfung seiner Ungeduld war Bud nun in der Lage, eine Erektion zu entwickeln, die fest ge-

---

[61] Gebräuchlich sind heute Lösungen von Prostaglandin E_1 und Papaverin-Phentolamin (30:1).

[62] Die adrenerge und sympathikotone Woge, die mit intensiver Angst einhergeht, kann die vasodilatatorische Wirkung intrakavernöser Injektionen physiologisch aufheben.

nug für eine Penetration war. Er war außer sich vor Freude! Allerdings wurde er nicht genug erregt, um zu ejakulieren, und sein übertriebenes, nachhaltiges Stoßen bereitete seiner erstaunten Partnerin *keine* Freude.

An diesem Punkt war Bud hinreichend verzweifelt über das mögliche Ende seiner Beziehung mit Tracy, um sich zu ein paar Beratungssitzungen bereit zu erklären.

Zwei der hauptsächlichen *unmittelbaren Ursachen* von Buds Appetenzproblem – sein Gefühl von Impotenz und seine Leistungsängste – waren durch die Injektionen in den Hintergrund gerückt worden. Deswegen war es an der Zeit, das therapeutische Ziel dahingehend abzuändern, ihm dabei zu helfen, seine sexuelle Lust wiederzuerlangen, und ihn dahin zu bringen, sich seiner Partnerin gegenüber sexuell angemessener zu verhalten. Das bedeutete, dass die andere *unmittelbare Ursache* von Buds sexuellen Schwierigkeiten, nämlich seine zwanghaften negativen Gedankengänge und sein übersteigertes Verhalten, modifiziert werden mussten, denn beides lief seiner eigenen sexuellen Lust wie auch der seiner Partnerin zuwider.

Um dies zu erreichen, würde Bud lernen müssen, Intimität zuzulassen, und er würde mit seinen eigenen Gefühlen wie auch mit denen seiner Partnerin sensibler umgehen müssen. Er würde außerdem eine ruhigere Gangart wählen und erotische Stimuli wieder an sich heranlassen müssen.

Ich machte von meinen evozierten Gefühlen Gebrauch, um diese Ziele anzusteuern. Genauer gesagt konfrontierte ich Bud mit dem negativen Eindruck, den sein zwanghaftes Verhalten auf mich hatte, und gab zu bedenken, dass Tracy, wenn er sich ihr gegenüber genauso unflexibel, abweisend und unsensibel verhielt, wie er es mir gegenüber tat, frustriert werden könnte und genauso bereit aufzuhören, wie ich es gewesen war. Dies schien einen adäquaten Eindruck zu hinterlassen.

Da ich die penilen Injektionen vorgeschlagen hatte, vertraute Bud mir ein wenig und war nun bereit, auf meine Ratschläge zu hören – zumindest hin und wieder. Er sah schließlich ein, dass sein getriebenes, zwanghaftes, nicht intimes Verhalten die eigentliche Gefahr für seine Beziehung zu seiner Partnerin darstellte und nicht seine Erektionsprobleme.

Bud wurde allmählich sicherer. Bald verspürte er wieder das eine oder andere Aufflackern seiner Lust, und er berichtete freudig, dass er wieder morgendliche Erektionen hatte. Während unserer sechsten und letzten Sitzung erzählte er mir, dass er nun manchmal eine Erektion bekam, wenn er nur mit Tracy telefonierte. Er ejakulierte auch normal, aber er hatte noch keinen Geschlechtsverkehr ohne Injektionen riskiert. Seine Lust war inzwischen mit voller Kraft wiedergekehrt. Freudestrahlend sagte er: „Doktor, ich bin richtig scharf – wie damals in meiner Jugend."

Die Besserung des Verlangens und des Funktionierens dieses Patienten wurde lediglich von einem Schimmer an Einsicht in seine tiefer liegenden Probleme begleitet, die vermutlich um seine Verletzlichkeit vor Zurückweisung kreisten. Bud negierte nach wie vor, wie sehr er durch das Weggehen seiner Frau zu einem anderen Mann verletzt und erschüttert worden war, und er erlangte keinerlei Einsicht in den Umstand, wie diese Zurückweisung seinen alten Kindheitsschmerz hatte wieder auflodern lassen. Er wischte meine Vermutung entschieden beiseite, dass seine sexuellen Schwierigkeiten etwas mit einem Selbstschutz zu tun haben könnten, sich nicht ein weiteres Mal verwundbar zu machen.

Nach unserer sechsten Sitzung war sich Bud sicher, mit den Injektionen funktionieren zu können, sodass er die Therapie beendete. Einen Monat später schickte er mir eine seiner Aufnahmen.

Dieser Patient hatte seine Libido mindestens zum Teil deswegen verloren, weil er wegen seiner Impotenz verstört war und sich gedemütigt fühlte. Nachdem seine Potenz mit Hilfe von ICI wiederhergestellt worden war, erlangte er schnell wieder seinen Sexualtrieb.

In dieser Hinsicht ist dieser Fall alles andere als einzigartig. Eine Reihe unserer Patienten erlebte markante Steigerungen ihrer Libido, nachdem ihre Potenz wiederhergestellt worden war. Diese Fälle sind insofern interessant, als sie ein gutes Beispiel für das reziproke Wechselspiel zwischen Erektion und Sexualverlangen abgeben.

Falscher Gebrauch von ICI

Ich möchte nicht missverstanden werden, dass die pharmakologische Behandlung von Impotenz die Lösung für Männer sei, denen es an sexuellem Verlangen gegenüber ihrer Partnerin mangelt. Dies wäre im Gegenteil in den meisten

Fällen ein ernster therapeutischer Fehler. Während ich den Gebrauch von ICI zum Zweck der Umgehung von Leistungsangst als legitim betrachte – insbesondere, wenn dies im Rahmen eines therapeutischen Kontexts stattfindet –, unterstütze ich nicht den Gebrauch dieser Modalität, um die tiefer liegenden emotionalen oder sexuellen Probleme eines Patienten zu „überbrücken“ oder einen Appetenzverlust gegenüber dem Partner zu „umgehen“, wenn dieser aus einer fundamentalen Inkompatibilität resultiert.

Patienten, die sehr verärgert auf ihre Partner reagieren, wie auch solche, die sich davor fürchten, Intimität und Leidenschaft zu verbinden, sowie Männer, die sich ernsthaft nicht von ihren Partnern angezogen fühlen (z.B. ein homosexueller Mann von seiner Partnerin oder ein Mann, der eine Frau aufgrund familiären Drucks heiratete, die er eigentlich abstoßend findet, wie Dr. Raj [Fall 5.2]), sollten niemals ICI verabreicht bekommen, um ihnen mechanischen und unerwünschten Geschlechtsverkehr zu ermöglichen. In gewisser Hinsicht wäre dies so, als brächte man einer Frau bei, wie ein Orgasmus vorzutäuschen ist. Im Mindesten ist dies nicht wirkungsvoll; im schlimmsten Fall kann ein derartiger falscher Gebrauch dieser wunderbaren Technologie in ernstlichem emotionalem Schaden für beide Partner enden.

Die Behandlung dysfunktionaler Paare mit Störungen des sexuellen Verlangens

„Greta“, „Bill“ und „Bud“, die drei vorangegangenen Fälle, litten alle an immanenten Sexualängsten und Konflikten, die im Wesentlichen von ihren Interaktionen mit ihren Partnern unabhängig waren. In diesen Fällen lag das Hauptziel der Behandlung in der Modifikation der durch sie selbst ausgelösten Sexualängste und antisexuellen Verhaltensweisen. Im Gegensatz dazu handelt es sich bei den folgenden drei Fällen um Patienten mit partnerspezifischen sexuellen Appetenzstörungen, deren Mangel an Sexualverlangen gegenüber ihren Partnern hauptsächlich aufgrund der destruktiven Paarbeziehung herbeigeführt wurde.

In diesen Fällen war die Behandlung darauf ausgerichtet, die fehlgelaufenen Interaktionen zwischen den Partnern zu korrigieren, ihre Kommunikation zu verbessern und ihnen in manchen Fällen dabei zu helfen, ihren Lebensstil dahingehend zu ändern, dass er ihnen mehr Zeit für ein romantisches Miteinander gewährleistete.

Der erste Fall, „Nick und Toni Black“, illustriert die erfolgreiche Aufarbeitung des Problems geringen Sexualverlangens durch unsere Unterstützung bei der Wiederherstellung eines angemessenen Werbeverhaltens des Paares.

Fall 8.4 – „Nick und Toni Black“: Unangemessenes Werbeverhalten und niedrige sexuelle Frequenz in einer grundsätzlich soliden Beziehung

Der 39-jährige „Nicholas“ und die 40-jährige „Antonia“ waren seit vierzehn Jahren verheiratet und hatten zwei Kinder im Alter von vier und sechs Jahren. Das Paar suchte Hilfe, weil ihre sexuelle Frequenz seit der Geburt des zweiten Kindes vier Jahre zuvor jäh abgenommen hatte, sodass ihr letztes gemeinsames sexuelles Erlebnis länger als drei Monate zurücklag.

Am Anfang ihrer Beziehung hatten Nick und Toni häufigen, leidenschaftlichen und beiderseitig befriedigenden Sex gehabt. Sie sehnten sich danach, und beide wollten den romantischen, leidenschaftlichen Aspekt ihres Lebens wieder einfangen, der auf irgendeine Weise verloren gegangen war.

Die Frage nach dem derzeitigen Status ihrer Beziehung und ihres gemeinsamen Lebens offenbarte schnell die *unmittelbaren Ursachen* ihrer niedrigen sexuellen Frequenz: unangemessenes Werbeverhalten in Verbindung mit einem gehetzten Lebensstil, der romantischen Aspekten nicht förderlich war.

Nick und Toni waren Betreiber eines sehr erfolgreichen Restaurants, das sie kurz nach ihrer Heirat eröffnet hatten. Sie arbeiteten im Normalfall zehn Stunden am Tag, sechs Tage die Woche in unmittelbarer gegenseitiger Nähe. Neben ihrem Enthusiasmus für gutes Essen verband die beiden eine tiefe Liebe für ihre Kinder. Sie waren derartig begeistert von ihnen, dass sie keine bei ihnen nächtigende Kinderfrau engagieren wollten.

Wenn sie nach einem anstrengenden Tag nach Hause kamen, badeten sie die Kinder, machten ihnen etwas zu essen und lasen ihnen Geschichten vor. Es war nicht ungewöhnlich, dass sie vor Erschöpfung zusammen mit den Kindern angezogen auf dem Bett einschliefen.

Das Restaurant und die Kinder verlangten dem Paar so viel Zeit und Energie ab, dass so gut wie keine Gelegenheit für Sex oder Freizeitaktivitäten übrig blieb.

Ich bat Nick und Toni, mir detailliert zu beschreiben, wie sie zu Anfang ihrer Beziehung Sex initiiert hatten, als sie noch in der Ausbildung waren. Mit viel Enthusiasmus beschrieben die beiden ihre damalige romantische Partnerwerbung und ihr leidenschaftliches Sexualleben. Nick umwarb Toni, indem er ihr Blumen schenkte und ihr mit der Gitarre Ständchen brachte. Toni flirtete mit ihm und trug oft keine Unterwäsche unter ihrem Kleid, um ihn zu erregen. Sie verabredeten sich regelmäßig für romantische Rendezvous. Nick machte es Spaß, gute kleine Restaurants auszukundschaften, um Toni damit zu überraschen, und das Paar unterhielt sich während des gemächlichen Essens mit erotischen Andeutungen und intimen Berührungen. Wenn sie nach Hause kamen, waren sie gewöhnlich so erregt, dass sie sich ungeduldig in die Arme fielen und miteinander Sex hatten.

Als ich sie bat, dies mit der Art zu vergleichen, wie sie jetzt Sex initiierten, schaute mich Toni angewidert an und erzählte, dass Nick manchmal mitten in der Nacht oder frühmorgens mit einer Erektion aufwachte und „sich mit so etwas wie einem Grunzen zu mir rollt, mich grabscht und vögelt".

Nick gestand ein, dass es seinem derzeitigen Werbeverhalten an Feinfühligkeit mangelte, aber er klagte auch, dass er auf „Grunzen und Grabschen" ohne Präliminarien reduziert worden war, weil Toni nicht mehr die liebenswerte, interessierte Frau war, die er geheiratet hatte, sodass er sich abgewiesen fühlte und verärgert war.

Sowohl Nick als auch Toni hatten unbewusst zusammen an der Sabotage ihres Sexuallebens gearbeitet, indem sie eine negative, antisexuelle Stimmung heraufbeschworen hatten und einem anstrengenden Lebensstil nachgingen, die dem Werben und der Romantik wenig Freiraum ließen.

Auf einer *tieferen* Ebene spiegelte das antisexuelle Verhalten dieses Paares mindestens zum Teil ihren Ärger miteinander wider, der sich allmählich und klammheimlich im Laufe der Jahre in ihr Leben geschlichen hatte.

Obgleich beide auf den Erfolg ihres Restaurants stolz waren, trug Toni ständig den Konflikt mit sich aus, nicht mehr Zeit mit den Kindern verbringen zu können. Außerdem war sie über Nicks zunehmend offenkundig dominante Rolle im Unternehmen verärgert, wenngleich sie dies für sich behielt.

Nick war ebenfalls verärgert. Er wertete Tonis Ambivalenz gegenüber ihrem geliebten Restaurant als persönliche Zurückweisung und als Vertrauensbruch. Und die zunehmend kritische und ungenügend unterstützende Einstellung seiner Frau ihm gegenüber verletzte und verärgerte ihn.

Dieser Kampf wurde im Schlafzimmer ausgetragen. In unzähligen Variationen gab Toni Nick zu verstehen, dass sie zu müde für Sex war und dass Sex für sie keine Priorität mehr hatte. Er reagierte mit stiller Verärgerung auf diese Zurückweisung, die in seinem passiv-aggressiven Vorenthalten von Zärtlichkeit und Zuneigung ihren Ausdruck fand und dahin führte, dass Sex, wenngleich er inzwischen selten stattfand, zu einem abreagierenden, strafenden Ereignis mutierte.

Wie es in den Kapiteln 6 und 7 erörtert wurde, ist Verärgerung über den Partner eine häufige und potenziell schwerwiegende Ursache für den Verlust des sexuellen Verlangens. Sollte die Beziehung nicht grundsätzlich stabil und der Ärger zwischen den Partnern intensiv sein, sind diese Paare keine guten Kandidaten für eine Behandlung, die den liebevollen und intimen Austausch von Lust betont. In diesen Fällen ist es ratsam, der Sexualtherapie eine Beziehungstherapie vorausgehen zu lassen.

Nicks und Tonis Differenzen waren jedoch relativ geringfügig, und ihre Ehe war grundsätzlich solide. Sie liebten sich ernsthaft, und, was das Entscheidende war, sie verkörperten gegenseitig ihre Sexualphantasie. Des Weiteren waren beide Partner bar einer

signifikanten Psychopathologie, und sie hatten ihre Fähigkeit unter Beweis gestellt, liebevolle, engagierte Partner zu sein.
All dies sprach dafür, dass der unterschwellige Ärger und auch die sexuellen Probleme des Paares einer kurzen Sexualtherapie durchaus zugänglich sein könnten.

Behandlung

Die Partner waren einigermaßen überrascht, als ich ihnen zu verstehen gab, dass niemand unter den Umständen, die sie hatten entstehen lassen, guten Sex haben konnte. Damit war mir ihre Aufmerksamkeit sicher. Ich wartete, bis dieser Gedanke eingesickert war, und gab ihnen anschließend eine „Rendezvous"-Aufgabe. Die Absicht dieser Aufgabe bestand darin, zu versuchen, Nick und Toni in ihren früheren romantischen Werbemodus zu versetzen, der in den Trümmern ihres von Stress geprägten Lebens verloren gegangen war.

Die therapeutische Haus-Aufgabe

Um sie auf ihre Verabredung mit ihrem Mann vorzubereiten, bat ich Toni, sich ihr Haar machen zu lassen, zu duschen, das Parfum zu benutzen, das Nick am meisten mochte, und sich etwas Schönes anzuziehen. Ich bat sie auch, für die Verabredung keine Unterwäsche zu tragen. (Dies hatte ihren Mann früher ungemein erregt.)

Nick wurde gebeten, sich zu rasieren und zu duschen und seine engste Jeans mit dem verführerischsten Hemd zu tragen (da ich wusste, dass Toni dieses Outfit gern an ihm sah).

Ich machte auch den Vorschlag, dass sie sich am Nachmittag im Restaurant vertreten lassen sollten, sodass sie sich in Ruhe vorbereiten und sich zur Verabredung von ihrer besten Seite zeigen konnten. Während der Therapiesitzung bat ich Nick, sich so zu verhalten, als ob sein Leben davon abhinge, Toni in eine romantische Stimmung zu versetzen und sie erfolgreich zu verführen.

Ich nahm den Film „Sieben Schönheiten", den sie beide mochten, als Beispiel, um zu veranschaulichen, dass Verführung selbst unter widrigsten Umständen möglich ist, wenn nur die richtige Motivation vorhanden ist. In Lina Wertmüllers hervorragendem Film läuft der italienische Held Gefahr, in einem Konzentrationslager umzukommen, als ihm die Idee kommt, dass die einzige Hoffnung auf sein Überleben darin besteht, die Vorsteherin des Lagers zu verführen, eine schrecklich fette, tyrannische, sadistische Deutsche, die Schaftstiefel und Männerunterwäsche trägt. Mit Hilfe einer Bordell-Phantasie gelingt es dem Helden, mit ihr zu schlafen, obwohl er von mörderischen SS-Wachen und knurrenden Schäferhunden umgeben ist – und er überlebt.

Hiermit gab ich Nick indirekt zu verstehen, dass er seine Frau mit Sicherheit verführen könnte, wenn er es wollte, und dass ich an Ausreden nicht interessiert war.

Die beiden sträubten sich nicht gegen die Übung. Nick führte Toni in ein romantisches Restaurant aus, eines, in das sie schon immer gern hatte gehen wollen, und er verhielt sich während des Essens wie in alten Zeiten – verführerisch, werbend, schmeichelhaft und anziehend. Toni wiederum sah blendend aus und fand auch zu ihrem warmen, interessierten und verführerischen Verhalten zurück.

Das erste Mal seit Jahren hatten Nick und Toni in dieser Nacht leidenschaftlichen Sex miteinander.

Natürlich bedeutet ein erfolgreiches sexuelles Erlebnis noch keine Heilung. Dennoch war Nicks und Tonis Rendezvous in der Hinsicht ein Durchbruch, als ihnen dadurch – besser, als Worte es hätten vermitteln können – bewusst wurde, dass sie ihre Kapazität für ein leidenschaftliches gemeinsames Sexualleben nicht verloren hatten und dass es einzig an ihnen lag, etwas daraus zu machen.

Obgleich sie nicht per se heilend ist, kann eine Verabredungsaufgabe, die die Sexualphantasien des Paares anspricht, wie sie in ihrem früheren erfolgreichen Werbeverhalten zum Ausdruck gekommen waren, eine sehr wirkungsvolle Intervention darstellen. Ich habe eine Reihe von Fällen behandelt – leider nicht so viele, wie ich mir gewünscht hätte –, in denen wenige vorsichtig strukturierte Verführungsaufgaben, die durch therapeutische Ausführungen untermauert wurden, erfolgreich das eingeschläferte Sexualverlangen eines Paares wieder zum Leben erweckte und die Partner dahin zurückbrachte, wieder regelmäßig miteinander Sex zu haben.

Beendigung der Behandlung

Der offensichtliche Schlusspunkt der Behandlung von Patienten mit Sexualstörungen ist die Besserung ihres sexuellen Funktionierens. Die

Behandlung ist jedoch üblicherweise nicht beendet, bis das Paar außerdem ein klares Verständnis der unmittelbaren Ursachen der Sexualsymptome erlangt hat, sodass sie sich selbst helfen können, sollten die Probleme in Zukunft wieder auftauchen.

Nick und Toni entsprachen sehr bald diesen Bedingungen für einen Behandlungsabschluss. Sie verhielten sich wieder wie ein liebendes Paar. Ihr gegenseitiges sexuelles Interesse flammte wieder auf, und die Frequenz sowie die Lust an ihren sexuellen Zusammenkünften nahmen zu.

Als ich sie fragte: „‚Was haben Sie daraus gelernt?", gaben sie zu verstehen, dass sie genau wussten, wie sie ihr Sexualleben sabotiert hatten, sprich, indem sie einander vernachlässigt und ihr romantisches Werbeverhalten nicht aufrechterhalten hatten. Ihre Antwort auf meine Frage: „Was würden Sie unternehmen, wenn Sie bemerkten, dass sie über zwei Wochen wieder keinen Sex hatten?", vermittelte den Eindruck, dass dieses Paar das notwendige Bewusstsein hatte, um ein Vermeidungsmuster umzukehren, sollte dieses wieder auftauchen.

Ich möchte wiederholen, dass zwar das Wissen um und die Kontrolle der derzeit arbeitenden und unmittelbaren Ursachen ihres sexuellen Problems für die Stabilität der Heilung wesentlich ist, dass jedoch Einsicht in die tiefer liegenden Ursachen als Bedingung für eine Termination nicht immer notwendig und im Übrigen nicht immer möglich ist.

In diesem Fall war ich jedoch der Ansicht, dass die Partner in Bezug auf ihren unterschwelligen Kampf miteinander ein tiefer gehendes Verständnis brauchten, sodass sie ihren sexuellen „Kalten Krieg" nicht wieder von vorn beginnen würden.

Bevor ich also die Behandlung von Nick und Toni beendete, gingen wir ein paar der verborgenen Quellen und frühen Ursprünge ihrer Verärgerung nach.

Prinzipiell zielte ich mit meinen Interpretationen auf die unangepassten Interaktionen zwischen den Partnern. Ich konfrontierte sie mit ihren selbstzerstörerischen Machtkämpfen und ich wies darauf hin, dass sie den Anschein erweckten, gegenseitige „elterliche Übertragungen" entwickelt zu haben. Ich führte die untergründigen ödipalen Implikationen jedoch nicht näher aus, und ich konfrontierte Nick nicht mit seinen negativen projektiven Identifizierungen, die zu Tonis abweisender Haltung ihm gegenüber beigetragen hatten. Ich hatte den Eindruck, diese komplexen Themen im Rahmen einer kurzen Behandlung nicht auflösen zu können und dass dies für ein erfolgreiches Ergebnis auch nicht notwendig war. Meine Einsichten in diese zugrunde liegende Dynamik beeinflussten jedoch meine Interventionen.

Ein wichtiger Punkt, der während dieser gemeinsamen Sitzungen zur Sprache kam, war der von keinem der beiden jemals artikulierte, verborgene Kampf darüber, wessen Zukunftsvisionen ihres gemeinsamen Lebens sich durchsetzen würden.

Obgleich die Blacks wie viele andere Paare auch meinten, die gleichen Ziele zu verfolgen, waren diese in Wirklichkeit sehr verschieden. Es stellte sich heraus, dass Nick die Ehe mit einer Partnerschaft gleichsetzte, wenn auch mit dem Mann als Vorgesetztem. Nick betrachtete sich und Toni als König Theseus und Hippolyte, die Amazonenkönigin, als Waffengefährten in ihrem Lebenskampf.[63]

Nick war verärgert, weil Toni nicht länger die enthusiastische Partnerin war, während er nach wie vor all seine Energie in die Beziehung steckte.

Toni war nicht bewusst gewesen, dass sie hinsichtlich ihrer Ziele ambivalent war und dass sie sich gegenüber ihrem Mann zweideutig verhielt. Einerseits wollte sich Toni nicht mehr so sehr vom Geschäft aufreiben lassen. Sie war ein „braves Mädchen" gewesen und hatte hart gearbeitet, um das Restaurant vorwärts zu bringen. Nun beanspruchte ihr kindlicher Teil eine Belohnung, und zwar, dass sich „Papa Nick" um sie kümmerte. Und auf einer reiferen Ebene sehnte sie sich ernsthaft danach, mehr Zeit mit ihren Kindern zu verbringen.

Toni hatte jedoch noch ein weiteres Bedürfnis, das mit ihren anderen Wünschen in einem Konflikt stand. Die moderne junge Frau wollte neben ihrem Mann als gleichberechtigte Partnerin gelten. Sie war heimlich neidisch und verärgert, weil Nick, der nun einmal der deutlich talentiertere Koch war, zu einem Aufmerksamkeit erregenden Star in der Welt der Gaumen-

[63] Es ist bezeichnend, dass in der Euripides-Version des Mythos Hippolyte (oder Antiope) von einem Speer getötet wurde, der ihrem Mann gegolten hatte, als sie sich vor ihn warf, um ihn vor dem Tod zu bewahren.

freuden wurde, während sie zunehmend eine unterstützende, weniger glamouröse, administrative Rolle einnahm.

In diesem verwirrten und verärgerten Zustand hielt Toni mit der Anerkennung zurück, nach der sich ihr Mann sehnte, und sie lehnte das Restaurant ab, mit dem er sich identifizierte. Dies war für Nick besonders schmerzlich, da es die Frustrationen heraufbeschwor, die er mit seiner überkritischen Mutter erlebt hatte, die er nie hatte zufriedenstellen können. Er hatte keinerlei Einsicht dahingehend, dass er auf unbewusste Weise subtil Tonis Ärger provozierte und aufrechterhielt.

Ich sagte dem Paar freiheraus, dass ich der Auffassung sei, sie hätten sich gegenseitig schlecht behandelt. Ich konfrontierte Toni mit ihrer Unbarmherzigkeit gegenüber Nick und gab ihr zu verstehen, dass sie ihn durch die Verweigerung ihrer Unterstützung und Anerkennung bestraft habe.

Nick musste der Tatsache ins Auge sehen, dass er gegenüber Tonis Gefühlen unsensibel geworden war, dass er sich provozierend wie auch eigennützig und herrisch verhalten hatte und dass er seine Frau für die Schuld seiner Mutter verantwortlich gemacht hatte.

Ich war durchgehend darauf bedacht, diese potenziell bedrohlichen, schroffen, unnachgiebig konfrontierenden Interpretationen mit meiner steten Empathie und Unterstützung für beide Partner abzumildern. Auch gab ich meine Anerkennung hinsichtlich der vielen wirklich positiven Aspekte ihres Lebens zum Ausdruck: ihre grundsätzliche gegenseitige sexuelle Anziehung, ihr Erfolg in der Arbeit, die hervorragende Fürsorge ihrer Kinder.

Mit dem zunehmenden Verständnis für ihre gegenseitigen tieferen Verletzlichkeiten nahmen ihre gegenseitigen Machtkämpfe und ihre Verärgerung ab. Dies ermöglichte es ihnen, dahin zurückzukehren, sich ähnlich empathisch, unterstützend, liebevoll und verführerisch zu verhalten, wie sie es zu Beginn ihrer Beziehung getan hatten.

Unter Berücksichtigung ihrer wenn auch zögerlichen Akzeptanz, dass sie sich bewusst bemühen müssten, ihr Werbeverhalten beizubehalten, wenn sie ihre sexuelle Verbindung auf einem sie beide erfreuenden hohen Niveau halten wollten, sah ich mich nun veranlasst, die Behandlung ohne das Risiko eines schnellen Rückfalls zu beenden.

Ich hatte mit diesem Paar insgesamt zehn Therapiesitzungen plus einen „Verstärker" ein Jahr später. Sie berichteten, dass sie weiterhin viel besser miteinander ausgekommen waren. Es hatte ein paar kurze Momente gegeben, in denen ihr alter Ärger wieder aufgeflammt war. Außerdem hatten sie befriedigenden, leidenschaftlichen und lustvollen Sex, wenn auch nicht so oft, wie sie es sich wünschten, und nur dann, wenn es ihr voller Terminplan zuließ.

Ich möchte darauf hinweisen, dass an „Rendezvous"- und „Romantischer-Urlaub"-Aufgaben bei Paaren, die in grimmige Kämpfe verwickelt sind oder die ernsthaft nicht kompatibel sind, nicht die Erwartung gestellt werden kann, eine „schnelle Instandsetzung" herbeizuführen. Diese Interventionen reichen nicht aus, um ernstere Beziehungspathologien zu therapieren, und zwar dessen ungeachtet, wie einfühlsam sie konstruiert sein mögen.

Den „Blues", einem Paar mittleren Alters, das sechzehn Jahre lang keinen Sex miteinander gehabt hatte, gab ich zum Beispiel eine ähnliche „Rendezvous"-Aufgabe. In diesem Fall blieb jedoch der Erfolg aus, mit diesem Ansatz ihre früheren Empfindungen wieder zu beleben.

Fall 8.5 – „Belinda und Berny Blue": Langfristige Sexualvermeidung in einer gestörten Beziehung

„Belinda und Berny Blue" fügten sich beide den Vorschlägen, die mit ihrer Einwilligung in die „Rendezvous"-Aufgabe einhergingen. Am Nachmittag vor seinem „Rendezvous" mit seiner Frau verließ Berny sein Büro früher und unterzog sich einer Massage, um für das Abendessen entspannt zu sein, das er für die beiden in einem noblen Restaurant arrangiert hatte.

Belinda kaufte sich ein neues Kleid, ging zum Friseur und war die Eleganz in Person. Als sie sich an den von Kerzen beleuchteten Tisch setzten, machte sie ihrem Mann ein nettes Kompliment wegen des schicken Restaurants, das er ausgesucht hatte.

Er sagte, dass er anfing, sich „ziemlich wohl" zu fühlen. Unglücklicherweise konnte Belinda ihre positiven Empfindungen nicht länger als ein paar Minuten aufrechterhalten. Entgegen meine ausdrücklichen Instruktionen, ihre Unterhaltung auf angenehme, intime Themen zu beschränken und alle unangenehmen oder kontroversen Angelegenheiten zu vermeiden, fühlte sie sich veranlasst, darüber zu lamentieren, dass ihre reichen Freunde ein ungeheuer teures und höchst üppiges Bar-Mitzwa-Fest aus traditionellem Anlass des dreizehnten Geburtstags ihres Sohnes organisierten; dass ihre eigenen beschränkteren finanziellen Mittel jedoch keine vergleichbare Extravaganz anlässlich des herannahenden dreizehnten Geburtstags ihres eigenen Sohnes zuließen. Belinda gab ihrer Sorge Ausdruck, dass dies ihrem Sohn einen psychologischen Schlag versetzen würde.

Die deutliche Implikation seiner Frau, dass er im Gegensatz zu seinem Freund ein unzulänglicher Ernährer war und sein Kind enttäuschte, verletzte und verärgerte Berny. Allmählich empfand er die gleiche unangenehme Spannung, die ihn zu Hause oft störte, und er machte Belinda zum Ziel seiner Verbalattacken. Der Abend war mit Blick auf die Verbesserung des Sexuallebens des Paares ohne Zweifel ein Misserfolg gewesen. Dieser Misserfolg gab mir jedoch Gelegenheit, die Blues mit ihrem destruktiven Verhalten zu konfrontieren und vorzuschlagen, den tiefer liegenden Ursachen ihrer Sexual- und Eheprobleme nachzugehen.

Die Ursache ihres gegenseitigen Ärgers und ihrer darauf folgenden Sexualvermeidung lag offenbar in ihrem langfristigen, grimmigen und scheinbar lachhaften Streit darüber, wo sie wohnen sollten! Er sehnte sich nach einem Domizil in einem Vorort; sie wünschte sich verzweifelt eine schöne Wohnung in der Stadt.

Dieser Konflikt, der kurz nach ihrer Heirat einsetzte, hatte ihr Leben vergiftet. Keiner der beiden war zu Kompromissen bereit, und die daraus resultierende Sackgasse lähmte sie, sodass sie nie aus ihrer ersten winzigen Wohnung ausgezogen waren, die für eine fünfköpfige Familie seit langem viel zu klein war. Daraus ergab sich, dass keiner der beiden bekam, was er/sie wollte, und dass sie wohl bis an ihr Lebensende unglücklich bleiben würden. Das Paar hatte mehrere Therapeuten aufgesucht, um eine Lösung für das Dilemma zu finden, aber sie hatten sich gegen alle Versuche gesträubt, sich aus ihrem selbst gebauten Gefängnis zu befreien.

Auf einer tieferen Ebene gab es zweifellos andere komplexere Aspekte, die dem grotesken Streit, dem Ärger und der Sexualvermeidung des Paares Auftrieb gaben. Ich vermutete, dass sich Berny und Belinda unbewusst gegenseitig dabei unterstützten, eine sichere Distanz zu wahren, da sich beide bis zu einem bestimmten Grad davor fürchteten, sich gänzlich auf ihre Ehe einzulassen. Leider bekam ich nicht die Gelegenheit, diesem Aspekt nachzugehen, denn kurz nach Therapiebeginn wurde bei Berny Prostatakrebs diagnostiziert, und das Paar brach die Behandlung ab.

Auch beim nächsten Paar, „Peter und Pearl Traveler", die in Kapitel 6 zum ersten Mal erwähnt wurden, war Ärger die primäre unterschwellige Ursache ihrer sexuellen Probleme.

Obgleich ihr Ärger nicht so schädliche Auswirkungen hatte wie bei den Blues, war Pearls Verärgerung jedoch intensiver und beharrlicher als die von Nick und Toni. Der gegen ihren Mann gerichteten Sexualaversion dieser Person war weder durch Libido steigernde behaviorale Aufgaben noch durch Einsicht in die tiefere Bedeutung des ehelichen Machtkampfes beizukommen. Zum Zweck der Auflösung der Verärgerung dieser Frau und der sexuellen Schwierigkeiten des Paares war es für den Therapeuten notwendig, eine aktive Rolle zu übernehmen, um ihnen dabei zu helfen, ihr Beziehungsverhalten und ihre Lebensumstände entscheidend zu verändern, damit sie den emotionalen Bedürfnissen der Frau gerechter würden.

Fall 8.6 – „Peter und Pearl Traveler": Erworbene, situative Sexualaversion bei einer verärgerten Partnerin

Wie sich der Leser vielleicht erinnern wird, steckte die Ehe dieses Paares in einer Krise, weil Pearl erfahren hatte, dass Peter während einer seiner Geschäftsreisen mit einer anderen Frau eine sexuelle Beziehung eingegangen war. Er war aufgrund einer Geschlechtskrankheit, wegen der sowohl er als auch seine Frau behandelt werden mussten, dazu gezwungen worden, Pearl von seinem Seitensprung in Kenntnis zu setzen. Pearl fühlte sich von Peter auf ganzer Linie verraten, und sie war vor Wut außer sich.

Schon vor diesem Ereignis war Pearls Sexualverlangen anomal gering gewesen. Sie wurde durch das Vorspiel nicht sehr erregt, sodass sie immer Gleitmittel benötigte, und sie bekam nie einen Orgasmus. Obgleich Pearl eine passive Sexualpartnerin war, empfand sie jedoch die mit Sex verbundene körperliche Nähe als angenehm, und sie hatte bis dato nie Geschlechtsverkehr mit ihrem Mann verweigert.

Nachdem sie jedoch von Peters außerehelicher Beziehung erfahren hatte, entwickelte sie eine starke Aversion gegen ihn. Es schüttelte sie nun, wenn er versuchte sie zu berühren, und sie weigerte sich hartnäckig, sich auch nur auf irgendeinen sexuellen Kontakt mit ihm einzulassen. Wenngleich er sich wegen seiner Überschreitung schuldig fühlte, war Peter jedoch auch sexuell frustriert und zunehmend verärgert, weil Pearl sich ihm verweigerte. Und er ließ nicht davon ab, sie mit seinem Wunsch nach Sex unter Druck zu setzen und sie sexuell zu bedrängen.

Die *unmittelbare Ursache* der Sexualaversion dieser Patientin gegen ihren Mann waren die durch seine Berührung oder sein Küssen evozierten negativen Gedanken, Erinnerungen und Gefühle, die vorherrschten, seit sie von seiner Untreue und der Geschlechtskrankheit erfahren hatte. Pearl war sich jedoch auch darüber im Klaren, dass sie nie eine besonders gute Sexualpartnerin gewesen war, und sie gestand ein, dass sie einen Teil der Verantwortung dafür hatte, dass ihr Mann außerhalb ihrer Ehe nach sexueller Befriedigung suchte. Mit dem Bewusstsein, sie müsse sich bemühen, eine bessere Sexualpartnerin zu werden, erklärte sich Pearl zu einer Sexualtherapie bereit. Auf einer tieferen Ebene war ihre Wut jedoch dermaßen überwältigend, dass sie nicht von ihm berührt werden wollte.

Behandlung

Ich habe diese Patientin vor vielen Jahren behandelt, als wir die Sexualtherapie noch routinemäßig mit Sensualitätsübungen einleiteten. Im Nachhinein wäre die negative Reaktion des Paares auf diese Aufgabe vorhersehbar gewesen.

Peter freute sich ungeduldig darauf, nach vielen Monaten der Enthaltsamkeit die Erlaubnis zu erhalten, seine Frau wieder zu küssen, zu umarmen und zu streicheln. Wenngleich Pearl versuchte, der Sensualitätsübung nachzukommen, konnte sie Peters Berührung jedoch nicht ertragen. Als sie die Übung abbrach, hatte Peter einen vorhersehbaren Wutanfall.

Ich reduzierte anschließend die Sensualitätsübung, indem ich sie auf zwei Zusammenkünfte pro Woche einschränkte und die Zeit, in der Peter seiner Frau „Lust bereiten" sollte auf fünf Minuten minimierte. Gleichzeitig versuchte ich Pearl ein Gefühl von Kontrolle über die Übung zu ermöglichen, indem ich ihr vorschlug, dass sie ihre Hände auf seine legen solle, während er sie streichelte.

Um Pearls Neigung entgegenzuwirken, die Stimulation zu unterbrechen, sobald sie erregt wurde, bat ich sie, sie Peter so lange streicheln zu lassen, wie sie es tolerieren konnte. Ich ermahnte das Paar jedoch auch, die Übung sofort abzubrechen, wenn dies für Pearl zu unangenehm oder zu intensiv würde.

Pearl sagte mir: „Meine negativen Gedanken setzen schon ein, bevor wir überhaupt mit dem Liebesspiel angefangen haben – ich wünschte, sie könnten mir irgendein Mittel geben, damit das aufhört."

Ich versuchte, ihren negativen Gedankengängen mittels Phantasie entgegenzusteuern, wenngleich es das Ziel von Sensualitätsübungen ist, die Aufmerksamkeit der Person darauf zu lenken, zu berühren und berührt zu werden, sodass erotische Bilder hierfür eigentlich nicht geeignet sind. Ich schlug ihr vor, zu versuchen, ihre negativen Empfindungen gegenüber ihrem Mann „auszublenden", indem sie ihr „negatives Gedankenband abschaltete" und es gegen eines austauschte, das luststeigernde erotische Bilder aufrief, während er sie berührte.

Obgleich sich Peter ungemein kooperativ verhielt, brachte Pearl jeder einzelnen dieser kognitiven und behavioralen Interventionen Widerstand entgegen, und sie war nach wie vor von seiner Berührung abgestoßen.

Es wurde immer deutlicher, dass gemeinsame Sexualübungen das Sexualleben dieses Paares nicht verbessern würden. Also *fügte ich mich ihrem Widerstand* gegen Sex mit Peter, indem ich die sexuellen Haus-Aufgaben unterbrach und Pearl für ein paar Sitzungen allein sah, um ihren Widerständen detaillierter nachzugehen. Ich entschied außerdem, dass sie mit meiner Hilfe anfangen solle, für sich allein an ihrer Anorgasmie zu arbeiten.

Ich leitete bei Pearl das bei uns übliche Behandlungsprogramm für Anorgasmie ein (Kaplan 1974, 1975, 1979; Barbach 1976; LoPiccolo u. Lobitz 1978). Dies fängt gewöhnlich mit dem Versuch an, die Abwehrmechanismen der Patientin gegen sexuelle Empfindungen zu „umgehen", indem man sie dazu bewegt, sich von erotischer Phantasie vereinnahmen zu lassen. Für Frauen wie Pearl, die noch nie auf irgendeine Weise einen Orgasmus erlangt haben, leiten wir des Weiteren ein Masturbationstraining ein.

Im Zuge der eingehenderen Erforschung von Pearls Sexualanamnese wurde deutlich, dass der Ursprung ihrer Sexualängste und -defizite bis zu einem gewissen Grad auf ihre strikte katholische Erziehung zurückverfolgt werden konnte. Ihre destruktive Beziehung zu ihrer Mutter trug jedoch ebenfalls einen Teil dazu bei. Diese narzisstische, ichbezogene Frau war mehr mit ihrer Garderobe beschäftigt als mit ihrer Tochter, und sie brachte Pearl nie die mütterliche Fürsorge und Unterstützung entgegen, die meines Erachtens für eine gesunde weibliche psychosexuelle Entwicklung wesentlich ist. Die Mutter stand außerdem mit ihrer Tochter in extremer Konkurrenz. Als Pearl ein kleines Kind war, störte die Mutter ihre Beziehung zu ihrem Vater, und als Pearl anfing, sich sozial zu integrieren, flirtete die Mutter mit ihren Freunden.

Es überrascht nicht, dass Pearls strenge konfessionsschulische Erziehung und die narzisstische, konkurrierende Mutter ein sehr problematisches Verhältnis zum eigenen Körper hervorriefen und dass Pearl sexuell unreif und unsicher war, auch wenn sie eine wirklich schöne Frau war.

Ich versuchte, dieser mütterlich unzureichend umsorgten Frau ein korrektives emotionales Erlebnis zu vermitteln, indem ich die Rolle der „ermutigenden Mutter" einnahm, die sie niemals hatte. Ich achtete darauf, ihr gegenüber stets warmherzig und ermutigend aufzutreten, und versuchte, den sexuell negativen Botschaften, die sie als Kind erhalten hatte, entgegenzuwirken, indem ich ihr ausdrücklich die „Erlaubnis" gab, zu masturbieren und zu phantasieren. Und ich beglückwünschte sie zu jedem Schritt ihres sexuellen Fortschritts. Des Weiteren nutzte ich jede Gelegenheit, um auf die Tatsache hinzuweisen, dass sie ohne Zweifel schön war und dass sich ihr Mann sehr von ihr angezogen fühlte.

Die Patientin entwickelte mir gegenüber schnell eine starke positive Übertragung, und ich nutzte im Dienste des therapeutischen Ziels ihren Eifer, mich stolz auf sie zu machen, indem ich sie wissen ließ, dass es mich am meisten freuen würde, wenn aus ihr eine sexuell erfüllte, glückliche Frau würde.

Pearl sprach schnell auf diesen Behandlungsansatz an, und nach nur sechs Sitzungen konnte sie mit Hilfe ihrer Phantasie und des Gebrauchs ihres Vibrators Orgasmen erlangen.

Pearls neu entdeckte Sexualität ließ sich jedoch nicht so leicht auf ihren Mann übertragen. Sie war im Gegenteil immer noch sehr verärgert, und die Vorstellung, von neuerlichem sexuellem Kontakt mit Peter, stieß sie mehr und mehr ab.

Dann fing Pearl eine Affäre mit „Troubadour" an, einem gut aussehenden jungen Künstler, was ich als Ausleben ihrer Verärgerung und ihres Widerstands gegen Intimität mit ihrem Mann interpretierte. Dies entsprach in keinerlei Hinsicht dem Charakter dieser eher konservativen Frau, die eine strenge katholische Erziehung genossen hatte und bis zu ihrer Hochzeitsreise sexuell unberührt gewesen war.

Die entspannte, sensible, kreative Persönlichkeit ihres Liebhabers verbunden mit seinem geschickten, sinnlichen, intimen Liebesspiel, waren das genaue Gegenteil dessen, was sie mit ihrem zwanghaften Mann vom A-Typ und seinem sexuell leistungsorientierten „Machostil" erlebt hatte. Pearl war gegenüber den negativen Merkmalen des jungen Mannes blind und war von dem Gedanken eingenommen und phantasierte darüber, mit ihm zusammen ihrem Leben zu entfliehen. In einer Einzelsitzung erzählte Pearl von ihren intensiven Gefühlen der Leidenschaft und dass sie mit ihrem schönen, bärtigen, blauäugigen jungen Liebhaber multiple Orgasmen erlebte.

Ich war in Sorge, ob ich ihr gegenüber vielleicht „zu nachgiebig" gewesen war. Einerseits freute es mich, dass Pearl endlich eine eigene Sexualität für sich beanspruchte; andererseits hatte ich Bedenken, ob sie mich durch ihre Übertragung auf mich mit irrealen omnipotenten beschützerischen Fähigkeiten ausgestattet haben könnte, die sie vor den potenziell destruktiven Folgen ihres enthemmten Verhaltens bewahren sollten.

Ich konfrontierte Pearl mit dem Risiko, das mit ihrem Verhalten verbunden war, sprich mit der Tatsache, dass sie mit der Affäre alles gefährdete, was ihr wichtig war. Und ich gab ihr zu verstehen, dass ich sie nicht beschützen könne, wenn dies alles ans Tageslicht käme. Ich achtete jedoch sehr darauf, meine Ermahnungen mit der Bemerkung auszubalancieren, mich wirklich darüber zu freuen, dass ihr dieses schöne erotische Erlebnis gezeigt habe, dass sie eine sexuell normale und begehrenswerte Frau sei.

Es wurde deutlich, dass es nicht möglich war, die intensive Verärgerung dieser Frau gegenüber ihrem Mann zu umgehen. Pearl war so aversiv gegen ihn geworden, dass interaktive Haus-Aufgaben nach wie vor unberücksichtigt gelassen werden mussten. Entsprechend änderte ich das therapeutische Format ein weiteres Mal und begann, die Sitzungen alterierend stattfinden zu lassen. Ich sah das Paar zusammen, um zu versuchen, ihre zwischenmenschlichen Probleme aufzulösen. Und ich sah Pearl allein, um ihre Widerstände zu verdeutlichen und aufzulösen.

Manche Personen können den Verrat des Partners nie verzeihen. Sie können dieser Person nie wieder voll vertrauen, und sie sind ohne Aussicht auf ein Ende von der Untreue des Partners vereinnahmt. Dies ist jedoch eine Minderheit. Die Mehrheit kommt letzten Endes über den Seitensprung des Partners hinweg, und in vielen Fällen wird mit dem Meistern der Krise die Beziehung des Paares sogar intimer und ehrlicher.

Der Prozess der Aufarbeitung des Verletztseins nach der Entdeckung eines Seitensprungs kann in der Therapie unterstützt werden, indem dem/der „Schuldigen“ dabei geholfen wird, zwei Dinge zu akzeptieren. Zum einen muss der/die „Übeltäter(in)“ ernsthaft die Verletzung nachvollziehen und anerkennen, die der anderen Person zugefügt wurde, und diese vorbehaltlos und ohne Ausreden bereuen. Zum anderen scheint es eine wesentliche Voraussetzung für ein ehrliches Vergeben zu sein, dass sich die untreue Person darauf einstellen muss, die Affären-Bekanntschaft gänzlich abzuweisen und sich ohne Vorbehalte ganz der verletzten Person zu widmen.

Peter hatte sich vollauf bemüht, beiden Kriterien nachzukommen. Er empfand offensichtlich Reue, und er versprach Pearl, sie in Zukunft auf jede Geschäftsreise mitzunehmen, sollte sie dies wünschen. Dies besänftigte Pearl jedoch nicht – trotz der Einsicht, die sie dahin gehend erlangt hatte, inwieweit der Vorfall mit Verletzungen während ihrer Kindheit zusammenhing.

Ihr Ärger richtete sich nicht mehr ausschließlich auf die Affäre. Durch die Krise war Pearl bewusst geworden, dass sie das gemeinsame Leben mit Peter wirklich hasste, und dass ihre Ehe in vielerlei Hinsicht auf seine Bedürfnisse ausgerichtet war und auf Kosten ihrer eigenen ging. Dieses neue Bewusstsein machte sie rasend, und sie fühlte sich außerdem gedemütigt, weil sie es zugelassen hatte, sich auf diese Weise ausnutzen zu lassen.

Wut auf den Partner ist besonders „toxisch“ und hartnäckig, wenn die Machtbalance extrem einseitig ausgerichtet ist. In unseren Akten ist eine Reihe von Fällen enthalten, in denen ein „unterprivilegierter“ Partner mit einer sexuellen Appetenzstörung der Behandlung Widerstand entgegenbrachte und bei dem keine Besserung eintrat, weil seine/ihre tiefe, beharrliche, schwelende Verärgerung einer therapeutischen Auflösung nicht zugänglich war.

Manchmal kann derartige Wut nur dann aufgelöst werden, wenn die Machtbalance des Paares ernsthaft verschoben wird und die verletzte Person den Eindruck hat, dass das Ereignis gerecht vergolten wurde.

Manchmal sind jedoch selbst ehrliche Reue und faire Kompensationen ineffektiv. „Alexandra Hollywoods“ Sexualvermeidung gegenüber ihrem Mann z.B. (Fall 6.3) hielt bis zu seinem Tod an, obwohl er sich ihr wortwörtlich zu Füßen gelegt und ihr alles gegeben hatte, wonach es sie verlangt hatte, und noch mehr. Intellektuell hatte Alexandra ihrem Mann schon lange verziehen, dass er versucht hatte, sie zu übervorteilen, und sie war nicht mehr bewusst verärgert. Sie war ihm gegenüber sogar warmherzig, stets liebenswürdig und fürsorglich gewesen, nachdem sie sich wieder vertragen hatten. Aber sie hatte nie jemals wieder Sex mit ihm.

Die Vorgeschichte der Beziehung der Travelers offenbarte eine ähnliche markante Schieflage im ehelichen Machtverhältnis. Im frühen Stadium ihrer Ehe hatte diese traditionsbewusste junge Frau die absolute Kontrolle ihres Mannes über die Finanzen und den Lebensstil akzeptiert. Sie hatte weder die einsamen Tage und Nächte während seiner langen Geschäftsreisen in Frage gestellt noch die volle Verantwortung für die Obhut ihrer drei Kinder, während er auf Reisen war und eine erfolgreiche, international operierende Elektronikfirma aufbaute. Sie hatte dieses Arrangement akzeptiert, wenngleich es sie davon abgehalten hatte, ihren eigenen Berufsinteressen und -zielen nachzugehen. Sie hatte pflichtbewusst ihre Zustimmung gegeben, von einem namhaften Architekten ein Haus in einer privilegierten Wohngegend außerhalb der Stadt bauen zu lassen, das für Peter eine Trophäe, für sie jedoch eine Last bedeutete, da sie sich dort ständig um geschäftliche Essenseinladungen kümmern musste. Ohne Klagen fügte sie sich auch seinem zwanghaften, nicht intimen, diktatorischen, kontrollierenden Persönlichkeitsstil, und sie konvertierte für ihn sogar zum jüdischen Glauben. Für sie war dies alles ein selbstverständlicher Teil ihres Arrangements gewesen. Seine Untreue jedoch und die Tatsache, dass er sie mit einer Geschlechtskrankheit angesteckt hatte, waren ein nicht tolerierbarer Verrat gewesen. Er hatte gegen ihren impliziten „Vertrag" verstoßen (Sager et al. 1971), während sie ihren Teil der Vereinbarung eingehalten hatte, und dies hatte für den Ausbruch ihrer tiefen und lange unterdrückten Verärgerung gesorgt.

All diese Punkte wurden während der gemeinsamen Sitzungen angesprochen und erforscht. Es stellte sich allerdings bald heraus, dass Pearls Wut und ihre Sexualaversion gegen ihren Mann durch die von ihr in der Ehe wahrgenommenen Ungerechtigkeiten und Unausgewogenheiten aufrechterhalten wurden und dass sie nicht eher zufrieden wäre, bis wesentliche Veränderungen in der fundamentalen Struktur ihres Ehesystems und ihres Lebensstils vorgenommen würden.

Ich teilte dem Paar meinen Eindruck mit, und da ich der Ansicht war, dass sie ihren „Vertrag" nicht würden neu verhandeln können, ohne sich und auch die Beziehung gegenseitig zu „zerfleischen", bot ich ihnen an, ihnen bei der Durchsetzung entsprechender Veränderungen zu helfen.

Glücklicherweise waren die Travelers sehr motiviert, ihre Ehe zu retten. Es gab eine grundsätzliche Bindung zwischen den beiden, die trotz des Durcheinanders nach wie vor vorhanden war. Da der Partner mit hohem Verlangen und starkem Einfluss auf die Beziehung, sprich Peter, sexuell von seiner Frau eingenommen war, war er bereit, beträchtliche Konzessionen zu machen, um sie nicht zu verlieren. Pearl wiederum war Peter gegenüber grundsätzlich loyal, und auch sie wollte trotz ihrer Ambivalenz die Ehe retten.

Die Partner führten tatsächlich bedeutende Veränderungen in ihrem Leben herbei.

Nachdem ihr langsam bewusst geworden war, dass sie eine starke sexuelle Macht ausübte, verhielt Pearl sich gegenüber Peter weniger kindlich und schüchtern, und Peter reagierte sensibler auf ihre Gefühle.

Er war damit einverstanden, nicht an jedem Wochenende Geschäftsleute in ihr Haus einzuladen und auch ihr Haus in Connecticut zu verkaufen, das direkt an seinen geliebten Golf-Club grenzte. Das Paar zog in die Stadt, wo Pearl davon befreit war, die Kinder ständig herumzufahren, Peters Klienten zu bewirten und das Hauspersonal zu beaufsichtigen. Hier war sie den kulturellen Ereignissen näher, die sie gerne in Anspruch nahm, wenn ihr Mann auf Geschäftsreise war. Ihrem Wunsch entsprechend und mit meiner Ermutigung half Peter dabei, Pearl an einem Graduierten-Kolleg einzuschreiben, und er zahlte bereitwillig ihre Studiengebühren. Mit dem Vertrauen in ihre Fähigkeiten, in der akademischen Welt zu bestehen, fühlte sich Pearl gleichwertiger gegenüber Peter, und ihre Verärgerung wurde allmählich entschärft.

Der letzte Schritt zum Zusammenschluss der Beziehung fand statt, als eines ihrer Kinder in einen schweren Autounfall verwickelt wurde, während sich Peter auf einer Geschäftsreise befand. Sofort nachdem er davon erfahren hatte, ließ Peter alles stehen und liegen und flog nach Hause, um diese gemeinsame Krisensituation zusammen mit Pearl zu bewältigen. Dies berührte sie sehr und löste die letzten Reste ihrer Verärgerung auf.

Am Ende der Behandlung, die mit Unterbrechungen etwa fünf Jahre dauerte, hatte dieses Paar seinen Lebensstil komplett geändert. Pearls Bedürfnissen wurde gleichberechtigt nachgekommen, und sie war nicht länger verärgert. Ihre Sexualaversion gegen ihren Mann löste sich schließlich auf, und das Paar richtete sich auf regelmäßige Sexualkontakte ein, die „in Ordnung" waren. Peter war mehr als zufrieden, aber Pearl erlangte nie wieder die Intimität und Leidenschaft, die sie während ihrer kurzen geheimgehaltenen Affäre mit ihrem Troubadour erlebt hatte.

Die Behandlung von sexuellen Appetenzstörungen bei Patienten mit stärkeren intrapsychischen Konflikten

Der nächste Fall des Patienten „Joe Senator" und seiner Verlobten „Joan" wurde bereits bei einigen Gelegenheiten erwähnt. Zuerst sträubte sich dieser Patient gegen die Libido steigernden behavioralen Übungen und kognitiven Interventionen, die für Patienten mit Zuständen mangelnden Verlangens gewöhnlich ohne Zweifel eine Hilfe sein können. Er sprach jedoch an, nachdem er Einsicht in manche seiner tieferen unbewussten Sexualkonflikte erlangte, die um die Verschmelzung von sexueller Leidenschaft mit emotionaler Nähe wie auch um seine „Mutter"-Übertragung auf seine aktuelle Partnerin kreisten.

Dieser Fall ist ein hervorragendes Beispiel dafür, wie Patienten, die nicht auf behaviorale und kognitive Interventionen ansprechen, geholfen werden kann, indem die Behandlungsstrategie mit kurzen, Einsicht fördernden Modalitäten ergänzt wird. Des Weiteren illustriert dieses Fallbeispiel, auf welche Weise Sexualphantasien im Rahmen der Sexualtherapie eingesetzt werden können, und es verdeutlicht die Vorteile, die mit einem kooperativen Partner einhergehen.

Fall 4.1 – „Joe Senator": Lebenslange, partnerspezifische VSA bei einem phantasieabhängigen Mann

Der Leser sei erinnert, dass „Joe Senator" der 45-jährige Anwalt war, dessen Beziehung in Schwierigkeiten steckte, weil er gegenüber seiner hübschen Verlobten „Joan" keine sexuelle Lust verspürte. Joan wollte nicht heiraten, bis das Sexualproblem der beiden gelöst wäre.

Die *unmittelbare Ursache* von Joes mangelndem Verlangen war sein Widerwille gegen seine „widerwärtige und derbe" (seine Worte) erotische Phantasie, die darin bestand, seine Sexualpartnerin mit erniedrigenden, brutalen Sätzen wie „Du Hure, du Schlampe, du verdienst es, mal ordentlich gefickt zu werden" zu beschimpfen, während er mit ihr zusammen war. Er idealisierte Joan und bezeichnete sie als seinen „Engel".

Joe war immer in der Lage gewesen, zu masturbieren, normale Erektionen zu erlangen und zu ejakulieren – allerdings ausschließlich mit Hilfe dieser Phantasie, die er hin und wieder steigerte, indem er sie verbalisierte. Er hatte es jedoch mit einer Ausnahme nie vermocht, mit einer Partnerin zu funktionieren. Die Ausnahmesituation hing mit einer Frau zusammen, die durch Zufall seine Phantasie angesprochen hatte, indem sie ihn gebeten hatte: „Sag, dass ich eine Schlampe bin, Joe. Sag mir, dass ich es verdient habe, richtig gefickt zu werden." Am nächsten Tag hatte sich die Frau für einen Freund von Joe interessiert, und er hatte sie nie wieder gesehen. Dies verstärkte wohl seine Furcht, dass seine Phantasie abstoßend auf Frauen wirkte.

Dieser Mann war also gänzlich auf seine „Schlampen"-Phantasie angewiesen, um seine Lust so weit anzuregen, dass er funktionieren konnte, sei es dass er mit einer Partnerin zusammen oder allein war.

Joe unterstrich seinen Unwillen gegen den Gebrauch seiner obligatorischen Phantasie, wenn er mit seiner Partnerin zusammen war, mit der Begründung, dass diese Gedanken „zu feindselig und derbe und dieser tollen Frau nicht würdig seien". Dabei handelte es sich jedoch um eine Rationalisierung. Auf einer tieferen Ebene war seine Vermeidung von erotischer Phantasie im Beisein seiner Partnerin eine Reflexion seiner unbewussten Schuldgefühle und seiner verdrängten Konflikte bezüglich seiner Sexualität.

Die Partnerin

In Fällen wie diesem, in denen Phantasie und Erotika eine entscheidende Rolle spielen, ist es von wesentlicher Bedeutung, sich die uneingeschränkte Kooperation und das Einverständnis der Partnerin zu sichern.

Wenn die Phantasie einen entscheidenden Einfluss auf das sexuelle Funktionieren einer Person hat, kann es zu einem therapeutischen Dilemma kommen, sollte sich die Partnerin unmissverständlich dagegen wehren, dass der Patient seine Phantasie gebraucht oder diese auslebt oder dass Erotika im Schlafzimmer Einzug halten.

Manche Frauen fühlen sich von dem Bedürfnis ihres Partners nach Erotika oder Phantasie gekränkt oder bedroht. Sie können und/oder wollen dies nicht akzeptieren, und sie bestehen darauf, dass sich der Partner ändert und dass er lernt, sich auf mehr „Intimität" einzulassen. Sie wehren sich gegen erotische Stimulation von außen, weil sie sich wünschen, dass ihr Partner sie „um ihrer selbst willen" liebt.

Obgleich ich für diese Einstellung Verständnis habe und Empathie für die Partnerin empfinde, die sich wegen des Fokussierens ihres Partners auf seine Phantasie im Stich gelassen fühlt, ist es leider gewöhnlich nicht möglich und auch nicht angebracht, den inneren „Liebeswegweiser" oder die Phantasiewelt einer Person zu modifizieren. In den meisten Fällen ist es weit effektiver und realistischer, die Therapie darauf auszurichten, den Widerstand der Partnerin gegen das Bedürfnis des Partners nach Phantasie zu überwinden.

Es ist nicht auszuschließen, dass dies keinen Erfolg zeitigt, wenn die Partnerin zu verärgert oder zu ablehnungsempfindlich ist oder wenn sie daran Anstoß nimmt, dass der Partner über andere Partnerinnen oder über paraphile Inhalte oder Handlungen phantasiert. Ein Teil unserer Behandlungsmisserfolge mit Paaren mit Appetenzstörungen kann auf unser Unvermögen zurückgeführt werden, die hartnäckige Weigerung der Partnerin zu modifizieren, ihrem Partner den Gebrauch oder das Ausleben seiner erotischen Phantasie zuzugestehen.

Glücklicherweise hatte Joan keinerlei Einwände gegen Joes Phantasie. Diese vornehme Frau war im Gegenteil trotz ihrer sanftmütigen Erscheinung eine hervorragende Sexualpartnerin, die sich mit allem anfreunden würde, solange es die Probleme ihres Verlobten löste.

Joan war in einem liberalen, intellektuellen, bodenständigen Elternhaus mit progressiven sexuellen Ansichten aufgewachsen, und sie war sehr daran interessiert, die Beziehung zum Funktionieren zu bringen. Sie ermutigte Joe aktiv dazu, von seiner Phantasie Gebrauch zu machen und sie auszuleben. Sie bot ihm sogar an, sich wie eine „Hure" zurechtzumachen und „unflätig" zu reden. Joe zuckte bei diesem Vorschlag zusammen, weil es nicht mit seinem Bild der „guten Frau" übereinstimmte, die ihm angetraut und die Mutter seiner Kinder werden sollte. Seit seiner frühen Kindheit war er darauf programmiert worden, „gute" Frauen zu beschützen und zu ehren und es zu unterlassen, sie mit seinen sexuellen Bedürfnissen zu „beschmutzen".

Behandlung

Wenngleich es klar war, dass Joe, wie es bei diesen Fällen üblich ist, seine unvorteilhaften Sexualmuster während der Kindheit entwickelt hatte, versuchte ich zuerst, diese hypothetischen tiefer gehenden Aspekte zu „umgehen", indem ich ihn einfach dazu anhielt, seine unumgängliche erotische Phantasie im Beisein seiner Verlobten auszuleben (siehe Kapitel 7).

Nachdem ich mich vergewissert hatte, dass sich dies weder auf Joan noch auf die Beziehung zerstörerisch auswirken würde, widmete ich die nächsten Sitzungen Joe allein, um zu versuchen, ihn davon zu überzeugen, seine erotischen Phantasien und seine „schmutzige" Ausdrucksweise im Beisein seiner Verlobten zu benutzen.

Ich ging davon aus, dass die unbewussten Schuldgefühle dieses Patienten in Bezug auf seine uneingestandene Wut auf Frauen ein Faktor waren, der zu den *tiefer liegenden Ursachen* seiner sexuellen Schwierigkeiten gezählt werden konnte, sodass ich versuchte, seine irrationale und unvorteilhafte Auffassung, seine Sexualphantasie beleidige seine Partnerin potenziell, *umzuwandeln*. Ich gab ihm zu verstehen, dass, wenn er seine Phantasie still für sich visualisiere, während er und Joan miteinander schliefen, seine Partnerin unmöglich verletzt sein könne. Ich ließ ihn auch wissen, dass sich Joan davon abgesehen vielmehr darüber sorge, dass er überhaupt nicht mit ihr schlafe.

Ich balancierte meine „Erlaubnis" zum Gebrauch seiner brutalen und misogynen Phantasien mit meiner Anerkennung seines beschützerischen und liebevollen Verhaltens gegenüber seiner geliebten Partnerin, um die Aussage zu unterstreichen, dass kein Zwiespalt zwischen dem Gebrauch seiner brutalen Phantasie und seinem Verhalten als fürsorglicher Partner existierte.

Die therapeutischen Aufgaben

Zuerst versuchte ich, den Widerstand des Patienten gegen seine „Haus-Aufgaben" zu umgehen, indem ich ihn bat, die erste therapeutische

Übung *zu wiederholen*, die darin bestand, seine Phantasie im Beisein von Joan zu gebrauchen. Er sträubte sich jedoch zum wiederholten Mal.

„Doktor", sagte Joe mit klagender Stimme, „mir sitzt auf der einen Schulter ein Teufel, der sagt: ('Na los, hab deinen Spaß, fick sie', und auf der anderen Schulter sitzt ein Engel, der sagt: ('Tu es nicht, tu ihr nicht weh, sie ist eine wunderbare, liebevolle Frau', und, Doktor, ich fürchte, dass der Engel gewonnen hat."

Ich *reduzierte* die Aufgabe, um Joes „schlechte" Sexualität stärker von Joan zu trennen, der er die Rolle der „verbotenen guten Frau" gegeben hatte. Dies war als temporäres oder übergangsweises Behandlungsstadium gedacht. Das Ziel der Therapie lag letzten Endes darin, die Kluft zwischen seiner sexuellen Lust und seiner Zärtlichkeit gegenüber Joan allmählich zu überwinden.

Ich versuchte das Verhalten des Patienten behutsam in die gewünschte Richtung zu lenken, indem ich Joe als Aufgabe vorschlug, er solle Joan liebkosen und sie so intim und zärtlich streicheln und erregen, wie er nur konnte, und sie zum Orgasmus stimulieren, ob manuell oder oral. Ich ermahnte den Patienten jedoch, sich keine Gedanken über die eigene Erregung zu machen und nicht zu versuchen, in ihrem Beisein zu ejakulieren.

Dieser Teil der Aufgabe evozierte keinen Widerstand, da Joe keine Hemmungen hatte, seiner Partnerin Lust zu verschaffen. Im Gegenteil, Joe wollte Frauen zwanghaft zufrieden stellen, und er erzählte mir stolz: „Doktor, ich trieb sie zu so vielen Orgasmen, dass sie kaum mehr laufen konnte."

Joes stärksten Ängste und seine intensivsten Widerstände wurden durch die Vorstellung mobilisiert, sich gehen zu lassen und sich dem sexuellen Erlebnis mit seiner Partnerin gänzlich hinzugeben. Joe vermochte es schlicht nicht, im Beisein seiner Verlobten ungehindert erotische Lust zuzulassen. Er brauchte dafür seine Phantasie, und dieser ließ er nur freien Lauf, wenn er allein war.

Um Joes Phantasien im Beisein seiner Partnerin zu befreien, gab ich ihm eine weitere „reduzierte" Aufgabe: Ich bat ihn, Joan so lange zu stimulieren, bis sie befriedigt war. Dann sollte er ins Bad gehen und allein mit Hilfe seiner bevorzugten „Schlampen"-Phantasie masturbieren. Und danach sollte er sich wieder zu Joan legen und sie umarmt halten. Das Ziel dieses Ansatzes lag darin, Joes sexuelle Lust und seine Ejakulationen allmählich mit Joan in Verbindung zu bringen, und zwar sowohl körperlich als auch zeitlich.

Er sträubte sich jedoch gegen die Übung. Er gab zu verstehen, dass es „nicht nett" gewesen wäre, wenn er abrupt seine Partnerin verlassen hätte, nachdem sie ein solches intimes Erlebnis miteinander geteilt hatten, und dass dies doch sicherlich ihre Gefühle verletzen würde.

Es gibt einen bestimmten Punkt im Laufe einer Behandlung, an dem einem plötzlich unmissverständlich klar wird, dass es nicht möglich sein wird, die tiefer liegenden Konflikte eines Patienten zu umgehen, seien die Ansätze auch noch so raffiniert. Joes hartnäckiger Widerstand gegen den Gebrauch seiner Sexualphantasie förderte genau diese Erkenntnis zutage. Weder hatten die therapeutischen behavioralen Aufgaben entscheidende Auswirkungen auf die Widerstände des Patienten gehabt, obgleich diese stark verringert worden waren, noch hatte meine kognitive Restrukturierung der Bedeutung von erotischer Phantasie etwas bewirkt. Der Patient schien außerdem auch nicht von meiner Unterstützung oder von meiner Erteilung von „Erlaubnissen" profitiert zu haben. Mir war klar, dass es an der Zeit war, den Akzent auf einen psychodynamischen Modus zu verlagern.

Akzentverlagerung auf einen psychodynamischen Modus

Die genauere Betrachtung von Joes Anamnese offenbarte zusätzliche Details hinsichtlich der tieferen, dynamischen Infrastruktur seiner „Madonnen/Huren"-Spaltung. Das Problem konnte auf das Zusammentreffen mehrerer Faktoren zurückverfolgt werden. Zum einen hatten die antisexuelle Konditionierung, die er über die Kirche erhalten hatte, sowie die misogynen Botschaften seines Vaters seine inneren sexuellen Konflikte gefördert. Diese wiederum resultierten aus den Resten einer unaufgelösten Anziehung, die seine verführerische Mutter auf ihn ausübte.

Die verführerische Art seiner Mutter hatte die frühe Auseinandersetzung des Patienten mit seinen sexuellen Gefühlen ihr gegenüber intensiviert. Joe erinnerte sich zum Beispiel, dass er viele Gelegenheiten gehabt hatte, seiner Mutter beim abendlichen Ankleiden zuzuschauen, und dies hatte ihn insgeheim erregt. Und es hatte den kleinen Joe auch erregt, wenn regelmäßig die Brüste seiner Mutter „versehentlich" aus ihrem Morgenmantel hervorsprangen, während sie ihm sein Frühstück bereitete. Während der Junge all dieser intensiven und verbotenen Stimulation ausgesetzt war, wurde er gleichzeitig von seiner Kirche dahin gehend indoktriniert, dass sexuelle Gefühle für die heilige Ehe aufgehoben werden müssten, und er wurde von seinem Vater einer Gehirnwäsche unterzogen, indem ihm eingetrichtert wurde, dass Sex etwas für „Schlampen" sei und „gute Frauen" beleidige. Da er von seinem Vater durch und durch eingeschüchtert war, hatte Joe niemanden, der ihm helfen konnte, diese emotional einflussreichen und verwirrenden Erlebnisse und Botschaften einzuordnen, geschweige denn damit zurechtzukommen.

Die sadistischen erotischen Phantasien dieses Mannes und sein Verlangen, „Schlampen" und „Huren" zu missbrauchen, entwickelten sich aus seinen kindlichen Ansätzen, mit diesen traumatischen Erfahrungen und schwierigen Objektbeziehungen zurechtzukommen. Er erotisierte das ganze traurige Szenario und verwandelte die Tragödie (das Trauma) seiner Kindheit in einen sexuellen Triumph (siehe Kapitel 3).

Nun war er jedoch mit dem Problem konfrontiert, seine sadistische Sexualphantasie, die vormals angepasst gewesen war, auf eine gesunde sexuelle Beziehung mit der wunderbaren Frau, die er liebte, zu übertragen.

Auch bei diesem Patienten zog ich aus bekannten Gründen nicht einmal ansatzweise das hoffnungslose Unterfangen in Erwägung, zu versuchen, seine Phantasie zu beeinflussen, wenngleich er sich genau dies gewünscht hätte. Stattdessen wollte ich ihn dabei unterstützen, seinen Widerstand gegen den Gebrauch seiner Phantasie zum Wohl seiner derzeitigen Liebesbeziehung zu überwinden.

Über die Akzentverlagerung auf einen psychodynamischen, Einsicht fördernden Modus erforschte ich die frühe Vorgeschichte des Patienten detaillierter und interpretierte die unterbewusste Bedeutung seiner Assoziationen und Träume mit dem Ziel, ihm zu helfen, Einsicht in die zugrunde liegende Dynamik seiner sexuellen Appetenzhemmung zu erlangen. Gleichzeitig gab ich ihm weiterhin sexuelle Haus-Aufgaben auf, denen der Patient auch weiterhin Widerstand entgegenbrachte.

Während der achten Sitzung erwähnte Joe einen Traum, in dem er als Barkeeper in einem Western-Saloon arbeitete. Ein Cowboy kam herein, der bedrohlich mit seinem Revolver hantierte und einen Krawall anzettelte. Joe war unentschlossen, ob er sich „hinter der Theke verstecken oder heroisch darüber hinwegspringen sollte, um den Cowboy herauszufordern". Er wachte schweißgebadet auf.

Manchmal bitte ich Patienten, „ihren Traum nach eigenen Vorstellungen zu ändern", als handele es sich um einen Kinofilm, bei dem sie Regie führen. Dies soll ihnen ihre versteckten Stärken und Ressourcen bewusst machen, und es soll ihnen zeigen, dass es oftmals durchaus in ihrer Macht ist, die destruktiven Kräfte zu beeinflussen, die ihnen unüberwindbar erscheinen.

Als ich Joe das erste Mal bat, seinen Saloon-Traum zu ändern, war er nicht in der Lage, ein Szenario zu erfinden, in dem er die Rolle des „Gewinners" spielte. Selbst in seiner Imagination sah er sich nicht den „Banditen" mit dem „Revolver" herausfordern. Nach ein paar Versuchen und der einen oder anderen Hilfestellung beschrieb er jedoch schließlich ein Szenario, in dem er „einen größeren Revolver" als der Bandit hatte und den Aufwiegler entwaffnete.

Die Assoziationen im Hinblick auf den „revolverschwingenden Banditen" führten direkt zu seinem Vater, der als ausfallender, strenger „Hurensohn" beschrieben wurde, der den Patienten wie auch dessen Brüder regelmäßig körperlich züchtigte.

Ich fragte Joe, ob er nicht den „Hurensohn töten" wollte. Er lachte laut auf und verneinte dies. Er sagte, dass er die Waffe lediglich benötige, *um die anderen vor Schaden zu bewahren.*

Jeder Psychoanalytiker, der einigermaßen sein Geld wert ist, könnte diesen Traum als symbolischen Ausdruck eines unaufgelösten ödipalen Konflikts des Patienten interpretieren. Ich wollte meine Interpretationen jedoch auf einer, nach meinem Verständnis, ich-syntonen Ebene belassen. Da der Bandit ohne weiteres als Repräsentation des bedrohlichen Vaters verstanden werden konnte, gab ich Joe zu verstehen, dass der Traum als Metapher für seinen Konflikt mit Vaterfiguren gedeutet werden könnte.

Joe war nachdenklich und sagte nicht viel.

Die entscheidende Intervention und der Wendepunkt in diesem Fall wurden durch meine im Laufe der Sitzung gemachte Feststellung herbeigeführt, dass Joes Hauptmotiv im Traum *beschützerisch* und *nicht* aggressiv gewesen war. In seinem Traum war es Joes Hauptsorge gewesen, jemanden (vielleicht seine Mutter?) vor dem Krawall und vor einer Verletzung durch die „Waffe des Banditen" zu *schützen*. Ich gab zu bedenken, dass dies Joes Auffassung symbolisieren könnte, dass Sex ein „krimineller Akt" sei, ein „Krawall", vor dem Frauen beschützt werden sollten. Vielleicht, wagte ich mich weiter vor, hatte Joe eigentlich seine Mutter vor einem „kriminellen" sexuellen Angriff *schützen* wollen, indem er *ausschließlich gegenüber solchen Frauen sexuelle Gefühle zugelassen hatte, die völlig anders als seine Mutter waren*, eben „Schlampen" und „Huren".

Wie es bei der kurzen dynamischen Therapie üblich ist, richtete ich meine Interpretationen an eine „mittlere" Ebene des Bewusstseins, da dies aller Wahrscheinlichkeit nach keinen Widerstand mobilisiert. Ich stellte also die „Waffe des Banditen" nicht mit dem Penis seines Vaters gleich, und ich ließ auch davon ab, die symbolische Bedeutung des „verbotenen Eindringens" dahin gehend zu kommentieren, dass sie möglicherweise Joes inzestuöse Wünsche repräsentierte. Desgleichen wies ich nicht auf die oralen Implikationen hin, die durch den Flüssigkeitsausschank als Barkeeper evoziert wurden.

Ich wusste, dass Joe wegen seiner sadistischen Sexualphantasien seit jeher Schuldgefühle hatte und dass er sich dafür schämte; er verstand sie als Zeichen seiner bösartigen Persönlichkeit. Meine ehrliche Empathie für seinen einsamen kindlichen Kampf mit seinen sexuellen Impulsen, den ich als normal betrachtete, half ihm, weniger verurteilend und weniger bestrafend mit sich selbst umzugehen. Sowohl dies als auch die Bedeutungsverlagerung seiner sadistischen „Dreckige-Hure"-Phantasien und Gelüste in Richtung eines tapferen Versuchs, mit seiner schwierigen Kindheit zurechtzukommen, machten Joe für die Interpretation empfänglich, dass er sich lediglich bemüht hatte, *„gut"* zu sein, und dass er niemandem etwas Böses antun wollte. Im Gegenteil, *er hatte seine Mutter vor seinen „gesetzlosen" Sexualimpulsen schützen wollen.*

Die Vorstellung, dass er durch das Fokussieren seiner Sexualität auf Frauen, die seiner Mutter nicht ähnelten, versucht hatte, sie zu *beschützen*, schien ihn zu faszinieren. Joe war überaus nachdenklich, als er diese Idee in Betracht zog, und murmelte mehr zu sich selbst: „Wer hätte das gedacht? Die ganze Zeit habe ich eigentlich versucht, sie zu beschützen, ha! In dieser Richtung hatte ich noch nie darüber nachgedacht."

Der Patient hatte, wie es schien, eine dieser raren „Aha!"-Reaktionen erlebt – ein sehr seltenes Ereignis, bei dem eine Interpretation tatsächlich zur Gänze beim Rezipienten ankommt, was für den Therapeuten ein ganz besonderes Erfolgserlebnis darstellt.

In der folgenden Sitzung räumte Joe sehr beschämt und widerstrebend ein, dass er sich manchmal seine Mutter als seine „Phantasie-Hure" vorstellte.

Es wundert im Nachhinein nicht, dass er sich dagegen gesträubt hatte, im Beisein seiner Verlobten seine „Mutter-als-Hure"-Phantasie zu benutzen!

„Ich wusste nicht, ob ich Ihnen das sagen könnte; fast hätte ich es nicht getan. Das ist ganz schön krank, oder, Doktor?"

Mir war noch nicht ganz klar, was genau den Patienten dazu bewogen hatte, mir sein Geheimnis zu offenbaren. Im Nachhinein denke ich, dass ihm unser Austausch über den „Banditen"-Traum in der vorangegangenen Sitzung das Gefühl gegeben hatte, dass ich ihn wirklich verstanden und auch akzeptiert hatte.

Wie auch immer das Vertrauen zustande gekommen sein mag, ich gratulierte Joe zu seiner Offenheit und zu seinem Mut und versicherte ihm, dass inzestuöse Phantasien nicht ungewöhnlich seien. Außerdem waren die seinen mit Blick auf seine Kindheit zweifellos nachvollziehbar. Ich sagte ihm, dass letztlich ein jeder Junge mit einem guten, gesunden Sexualtrieb, der unter vergleichbar schwierigen Umständen aufwüchse, wahrscheinlich ähnliche sadistische „Madonnen-Huren"-Erotikphantasien entwickeln würde. Um dies zu verdeutlichen, rekapitulierte ich die Faktoren, die zu den Sexualphantasien geführt hatten, derer sich Joe schämte: seine erotischen Gefühle für seine Mutter (die alle Jungen bis zu einem gewissen Grad haben); ein Vater, der auf jedes Kind einschüchternd gewirkt hätte; und all die sexuellen Schuldgefühle, die ihm durch die Kirche vermittelt wurden, verbunden mit den irrationalen Botschaften seines Vaters, dass Frauen fragile Wesen seien, die vor männlicher Sexualgewalt beschützt werden müssten.[64] All dies könnte jeden Jungen dazu veranlassen, ähnliche Sexualappetenzen und -phantasien zu entwickeln. Es handelt sich lediglich um die Frage von Ursache und Wirkung.

Der Prozess der „Normalisierung", „Entpathologisierung" oder „Entkriminalisierung" des anomalen oder perversen Sexualverlangens und -phantasierens eines Patienten kann sich ungemein stabilisierend auswirken. Es kann die durch Schuld und Scham entstandene Last mindern, die Personen mit perversen Phantasien häufig zu tragen haben. Des Weiteren kann die durch den Therapeuten vermittelte Akzeptanz dessen, was Patienten oftmals als ihre „dunkle Seite" ansehen, bewirken, dass der Patient für Einsicht und Veränderung zugänglicher wird.

Genau dies war bei Joe der Fall. Er wurde sich selbst gegenüber tatsächlich weniger verurteilend und betrachtete seine sadistischen Sexualphantasien rationaler, und dies gab mir Gelegenheit, die Verbindung zwischen Joes unaufgelösten sexuellen Gefühlen für seine Mutter und seiner irritierenden Inhibition gegenüber seiner Verlobten zu verdeutlichen. Genauer gesagt konnte ich Joe darauf aufmerksam machen (und er war in der Lage, mich zu „hören"), dass er anscheinend eine „Mutter-Übertragung" auf seine Verlobte entwickelt hatte und dass diese sein sexuelles Reaktionsvermögen blockierte.

Dies stellte sich als entscheidende Einsicht heraus. Kurz darauf berichtete der Patient, dass er endlich seine Sexualphantasie im Beisein von Joan benutzt und zum ersten Mal intravaginal ejakuliert habe. Er klagte, dass er nicht sonderlich viel verspürt habe. Ich versicherte ihm, dass sich auch das bessern könnte, und bald darauf konnte die Behandlung erfolgreich beendet werden.

Fall 8.8 – „Doc Scotch": Lebenslange, starke, partnerspezifische VSA

Der Fall von „Doc Scotch", des Chirurgen mit einer starken Intimität/Lust-Spaltung, wurde bereits mehrere Male erwähnt. Wie bei Joe war Docs Appetenzmangel mit Libido steigernden therapeutischen Haus-Aufgaben nicht beizukommen. Dieses Mal hatten meine Bemühungen jedoch keinen Erfolg, den Fall zu retten, indem ich die behavioral-kognitive Strategie mit psychodynamischen, Einsicht fördernden Maßnahmen ergänzte.

Die *unmittelbaren Ursachen* der partnerspezifischen VSA dieses Patienten entsprachen dem typischen Muster. Doc fokussierte seine Aufmerksamkeit ausschließlich auf die negativen Aspekte von „Marie", seiner liebevollen und devoten Freundin, und vermied es unermüdlich, auf irgendeines ihrer positiven Merkmale zu reagieren. Außerdem unterdrückte er seine Libido, indem er in ihr eine „Schwester" sah, womit er sich der sexuell hemmenden Kraft des „Inzest-Tabus" aussetzte. Wenn er jedoch mit seiner bizarren, sadistischen, Phantasie anregenden Freundin zusammen war, war Doc in der Lage, all deren offensichtlich negativen Aspekte auszublenden, und seine Empfänglichkeit für erotische Stimulation kannte keine Grenzen.

Das Unvermögen dieses Patienten, in einer von Nähe geprägten, langfristigen Beziehung Lust zu verspüren, ging auf seine entsetzliche, schädliche, wirklich alptraumhafte Kindheit zurück, die von wiederholten grausamen Zurückweisungen und Vernachlässigungen durch die Mutter gekennzeichnet war.

Der Vater des Patienten hatte die Mutter noch vor Docs Geburt verlassen. Doc wuchs mit dem von seiner Mutter eingeimpften Bewusstsein auf, dass „sein Vater ihn nicht haben wollte". Seine Mutter war eine gestörte Frau, die er als schwierig, kritisch, anspruchsvoll, fanatisch religiös und ständig verärgert beschrieb. Der Leser erinnert sich vielleicht, dass sie Doc ab seinem dritten Lebensmonat der Reihe nach bei insgesamt acht verschiedenen katholischen Pflegeeltern untergebracht hatte. Sie ließ das Kind für etwa ein Jahr bei den jeweiligen Pflegeeltern – gerade lange genug, um eine Bindung zu entwickeln – und holte ihn dann dort abrupt wieder ab, um ihn an die nächsten weiterzugeben. Ihre Besuche waren unregelmä-

[64] Diese Botschaft war durch Joans Bruder noch verstärkt worden, der Joe bei einem Familientreffen beiseite genommen und ihm zu verstehen gegeben hatte, wie fragil seine Schwester war, und der ihn ermahnt hatte, „darauf zu achten, sie nicht zu verletzen".

ßig, und sie endeten meist damit, dass sie das weinende Kind, das nicht wusste, ob es seine Mutter jemals wieder sehen würde, an der Türschwelle zurückließ.

Als Doc zwölf war, gab die Mutter nach und nahm das Kind mit zu sich nach Hause. Nachdem er dort neun Monate verbracht hatte, überantwortete sie ihn jedoch einer Einrichtung für schwer erziehbare Kinder, da er in seiner strengen Konfessionsschule eine unbedeutende Regel verletzt hatte.

Umgeben von zurückgebliebenen und straffälligen Jugendlichen wie auch von desinteressierten und zuweilen brutalen Lehrern, musste Doc fünf Jahre in dieser Einrichtung vor sich hin darben, bis dieser brillante Junge wie durch ein Wunder ein Stipendium an einer katholischen Universität bekam sowie anschließend ein weiteres an einer Medizinischen Hochschule.

Diese schmerzhaften Erlebnisse hatten Doc mit einer lebenslangen Furcht vor intimen Bindungen belastet. Obgleich er sich nach Zärtlichkeit sehnte, war er zu sehr verletzt worden, um sich ein Lustempfinden gegenüber Frauen zuzugestehen, für die er zärtliche Gefühle hegte.

Doc war von „Dotsie“ eingenommen, die letzte einer Reihe von Frauen in seinem Leben, die hübsch, aber verrückt, schwierig und sadistisch waren. Dotsie, die unter chronischem Geldmangel litt, bat Doc regelmäßig um unangemessene, äußerst teure Geschenke. Ihre Wünsche umfassten große Summen Geldes, eine goldene Rolex-Uhr, eine Tasche aus Alligatorenleder, teuren Schmuck, Designerkleidung und ein Wochenende in Paris mit der Concorde.

Doc war jedesmal ungemein verärgert, wenn sie ihn um etwas bat. Zuerst verweigerte er sich ihren Wünschen, doch dann wurde er von der Angst eingenommen, dass sie ihn nicht mehr würde sehen wollen, wenn er ihr nicht das gab, wonach sie verlangte. Also „überraschte“ er sie mit dem teuren Objekt ihrer Begierde. Doc war ständig gegen die anspruchsvolle, ihn ausnutzende Frau aufgebracht, die er als „Goldgräberin“ bezeichnete. Sie erregte ihn jedoch auch sehr, und er masturbierte regelmäßig, indem er über sie phantasierte, während sie ihm nur bei wenigen Gelegenheiten Sex gewährte.

Gleichzeitig unterhielt Doc eine enge Beziehung mit Marie, einer erfolgreichen Kinderärztin, die sich für ihn begeisterte, ihn mit Zuneigung und Aufmerksamkeit überhäufte und die dafür sorgte, dass er einem geregelten Leben nachging. Marie war eine bemerkenswert intuitive, großzügige und sensible Frau und die erste, mit der Doc eine konstruktive, intime, langfristige Beziehung unterhielt. Doc empfand gegenüber Marie eine tiefe Zuneigung, aber er hatte nicht das geringste sexuelle Interesse an ihr.

Doc hatte keinerlei Einsicht in seine unterschwelligen Intimitätsängste, und er erkannte nicht die selbst verursachten Elemente seines mangelnden Sexualinteresses gegenüber Marie. Er bestand darauf, dass das Problem schlicht darin zu sehen war, dass sie nicht attraktiv genug für ihn war.

Behandlung

Darin lag insofern ein Quäntchen Wahrheit, als Marie, obgleich nicht heimelig, auch nicht wirklich die Schönheit war, mit der man angeben konnte. Also gab ich seinem Widerstand gegen eine romantische Beziehung mit ihr nach.

Genauer gesagt erläuterte ich dem Patienten meine Interpretation, dass er sich unattraktiv und unsicher fühlte und dass er Angst hatte, keine schöne Frau würde sich für ihn interessieren, weil er groß und dünn war und nicht die richtige Herkunft vorweisen konnte. Ich gab ihm jedoch außerdem zu verstehen, dass es sich bei diesen Gedanken um eine Verzerrung handelte, die sich aus seiner unglückseligen Vergangenheit speiste. Tatsächlich machten ihn sein zurückhaltender Charme, seine Sensibilität, seine Intelligenz und sein außergewöhnlicher Erfolg in seinem Fach zu einem überaus attraktiven und begehrenswerten Mann. Ich sagte ihm auch, dass ich nichts Falsches darin sah, sich eine schöne Partnerin zu wünschen, und dass er mit Sicherheit auf eine solche Frau anziehend wirken könnte. Schließlich gab ich Doc noch zu verstehen (und ich meinte es ehrlich), dass ich gern bereit sei, ihm bei der Überwindung jeglicher psychologischer Hindernisse zu helfen, die seiner Suche nach einer besser aussehenden Partnerin im Wege stehen könnten.

Es überraschte mich nicht, dass sich Doc gegen diesen Vorschlag sträubte. Er nannte als Begründung, dass er es nicht riskieren wolle, Marie zu verlieren, die ihm sehr viel bedeutete. Dies war, so glaube ich, ehrlich gemeint. Ich glaube jedoch auch, dass sein Widerwillen, sich auf die Suche nach einer wirklich gut aussehenden Partnerin zu machen – nach einer Frau, die nicht so unpassend wäre wie seine verrückte Freundin –, auch zusammenhing mit seiner Unsicherheit, seiner Angst vor Zurückweisung und seiner Überzeugung, dass er untauglich war, geliebt zu werden.

Wie auch immer seine Motive lauten mochten: Doc gab mir zu verstehen, dass er es entschieden besser fände, wenn ich ihm dabei helfen würde, mehr sexuelle Lust für Marie zu empfinden. Nachdem wir uns auf diese Gangart geeinigt hatten, begannen wir sofort damit, daran zu arbeiten, seine Aufmerksamkeit gegenüber seinen sexuellen Empfindungen und seinem emotionalen Zustand zu erhöhen. Dies benötigte einige Zeit, da Doc eine erstaunliche Resistenz und Unnahbarkeit aufgebaut hatte und nahezu keine bewussten körperlichen Empfindungen oder Gefühle hatte. Zum Beispiel entging es ihm häufig, zu registrieren, dass seine Blase voll war, sodass er oftmals zur Toilette rennen musste und gerade rechtzeitig ankam, um sich nicht in die Hose zu machen.

Meine erste Übung mit diesem Patienten war nicht spezifisch sexuellen Inhalts. Ich bat ihn, von nun an seine Aufmerksamkeit regelmäßig auf seinen Blasendruck zu richten und zu versuchen zu urinieren, bevor Eile geboten war. Ich ließ ihn auch sehr langsam ein Schokoladeneis essen, damit er den Geschmack, die Textur und die Temperatur registrierte.

Mit Hilfe meiner unermüdlichen Konfrontationen und den behavioralen therapeutischen Übungen wurde ihm schließlich bewusst, dass er auf „Neutral“ oder „Zurück“ schaltete, wenn er mit Marie zusammen war. Er blieb jedoch weiterhin bei seiner Auffassung, dass das Problem aufgelöst würde, wenn Marie nur besser aussähe, und er dachte sogar darüber nach, ihr eine Schönheitsoperation vorzuschlagen und zu finanzieren.

Die therapeutischen Übungen

Die nachfolgend beschriebenen sexuellen Haus-Aufgaben wurden konzipiert, um Docs Libido im Beisein von Marie zu steigern. Die Übungen sollten seiner Zwanghaftigkeit entgegenwirken, Maries negative Aspekte zu betonen und die positiven zu vermeiden (siehe Kapitel 7). Am Wochenende nach Erteilung der ersten Übung hielten sich die beiden in Maries abgeschiedenem Strandhaus auf. Dort sollte Marie Doc nach dem Vorspiel oral stimulieren, was beiden Genuss bereitete. Wenngleich Doc in dieser Situation nie sonderlich erregt wurde, da er nicht in der Lage war, sich fallen zu lassen, entwickelte er dabei trotzdem gewöhnlich eine Erektion. Ich bat Marie, Doc ihren Rücken zuzuwenden, nachdem er eine Erektion bekommen hatte. Danach sollte er zum Orgasmus masturbieren, während er Marie von hinten betrachtete und an seine bevorzugte „Domina-Phantasie“ dachte.

Mit dieser therapeutischen Übung wurde die Absicht verfolgt, Doc in Maries Beisein an einen Erregungszustand zu gewöhnen, und zu versuchen, seine Intimitätsängste zu umgehen. Hierbei machte ich von meinem Wissen Gebrauch, dass Doc eine Vorliebe für anal orientierte Phantasien hatte. Er hatte auch zugegeben, dass er Maries Hintern attraktiv fand.

Ich gab dem Patienten außerdem ausdrücklich die „Erlaubnis“ und ermutigte ihn dazu, seine Partnerin „auszublenden“ und sich ganz auf seine Sexualphantasien zu konzentrieren.

Viele Patienten fühlen sich sexuell befreit, wenn ihnen der Druck genommen wird, eine intime Verbindung zum Partner herzustellen. Dies war auch bei Doc der Fall. Er vermochte es, sich zum Orgasmus zu stimulieren, nachdem Marie ihm ihren Rücken zugewandt hatte. In dieser Konstellation empfand er den Freiraum, die positiven körperlichen und psychischen erotischen Reize zu maximieren. Gleichzeitig hielt die „Rückansicht“ Maries Doc davon ab, sich von ihrem Gesicht vereinnahmen zu lassen, das er negativ betonte.

Im Verlauf des Ganzen verhielt sich Marie durchweg adäquat und kooperativ, und zum ersten Mal in ihrer Beziehung wurde Doc genug erregt, um in ihrem Beisein eine lustvolle Ejakulation zu erlangen.

Nach dieser erfolgreichen sexuellen Übung folgte jedoch eine Phase, in der Doc Sex mit Marie zunehmend vermied und sich verstärkt von der bizarren und ausnutzenden Dotsie vereinnahmen ließ.

Widerstand

Gewöhnlich schaltete Doc auf „Neutral“, bevor er Marie traf, indem er sich auf sie bezog, als wäre sie die liebevolle Schwester, die er nie hatte. Wenn er sich auf eine Verabredung mit Marie vorbereitete, verstärkte er diese antisexuelle Einstellung manchmal noch, indem er sich von dem Gedanken vereinnahmen ließ und still darüber lamentierte, dass es schade war, statt Marie nicht eine schönere Frau zu treffen, wie z. B. eine Schauspielerin oder ein Fotomodell.

Docs negative Gedanken neutralisierten wirkungsvoll alle Versuche vonseiten Maries, anziehend auf ihn zu wirken, ihn zu verführen und sexuell zu befriedigen.

Da er oftmals masturbierte, bevor er Marie traf, und damit zusätzlich seine sexuellen Gefühle verminderte, bat ich ihn, 48 Stunden vor einer Verabredung mit Marie nicht zu ejakulieren. Ich versuchte des Weiteren, Docs Abwehrmechanismen gegen ein Lustempfinden im Beisein von Marie entgegenzuwirken, indem ich ihn bat, über Sex mit seiner unpassenden Freundin zu phantasieren, bevor er das Schlafzimmer Maries betrat. Und er sollte nur in erregtem Zustand Sex mit Marie initiieren.

Ich *reduzierte* die Aufgabe weiter, indem ich Geschlechtsverkehr „untersagte", und ich schlug Doc vor, sich darauf zu beschränken, sich in ihrem Beisein zum Orgasmus zu stimulieren. Diese Übung war insofern erfolgreich, als sie beide Partner erregte und beiden einen Orgasmus bescherte.

Doch nach jedem „Erfolg" entwickelte Doc noch mehr Widerstand. Oftmals vermied er dann den sexuellen Kontakt mit Marie über Wochen und sogar Monate. Gleichzeitig pries er jedoch während der Therapiesitzungen ihre Vorzüge, redete ausführlich über seine Zuneigung für sie und richtete wiederholt die Bitte an mich, ihm zu helfen, mehr sexuelle Gefühle für sie zu entwickeln.

Doc behielt eine „sichere" Distanz zu Marie. Er lebte nicht mit ihr zusammen, aber sie telefonierten jeden Tag miteinander, und sie trafen sich jeden Samstag. Er legte Wert darauf, mindestens drei Abende in der Woche ohne sie zu verbringen.

Ich ermutigte ihn dazu, sowohl diese Distanz als auch seine sexuellen Eskapaden mit Dotsie aufrechtzuerhalten, weil ich davon ausging, dass diese als „Sicherheitsventil" für seine Angst vor Nähe fungierten.

Gemäß der Hypothese, die in Kapitel 3 dargelegt wurde, neigen Kinder dazu, traumatische Erlebnisse und schmerzvolle Beziehungen zu erotisieren und dasjenige zu begehren, was ihnen vormals Schmerz bereitete. Nach diesem Verständnis könnte darauf geschlossen werden, dass dieser Mann seine schmerzvolle Mutter-Beziehung erotisiert hatte. Genauer gesagt bin ich der Auffassung, dass Doc das furchtbare Verhalten seiner Mutter ihm gegenüber sexualisiert hatte, was zur Folge hatte, dass seine Sexualphantasien wie auch sein Sexualverlangen ausschließlich auf ähnlich sadistische, anstrengende und kritische Frauen fixiert waren. Zum Leidwesen dieses Mannes beschränkte sich sein masochistisches Verlangen nicht auf die Phantasie. Obgleich er sich danach sehnte, sein Leben mit einer zuvorkommenden, liebevollen Frau zu teilen, dominierte sein schädliches Sexualverlangen seine Objektwahl und beschränkte diese auf Frauen, mit denen es nicht möglich war, eine gesunde Beziehung aufzubauen.

Akzentverlagerung auf einen psychodynamischen Modus

Um zu versuchen, den massiven Widerstand des Patienten gegen Einsicht und gegen ein erhöhtes Lustempfinden für Marie aufzulösen, änderte ich den Modus während der Sitzungen in Richtung einer Einsicht fördernden Therapie, während ich gleichzeitig weiterhin strukturierte, therapeutische sexuelle Haus-Aufgaben erteilte, wie ich es auch im vorangegangenen Fall praktiziert hatte.

Als Marie ihn einmal entgegen ihrer typisch liebenswürdigen Art wegen einer Kleinigkeit gescholten hatte, hatte dies bei Doc ein kurzzeitiges Lustempfinden hervorgerufen. Meine Versuche, ihn mit der Signifikanz dessen zu konfrontieren, stießen jedoch auf taube Ohren.

Ein Gutteil unserer therapeutischen Arbeit war darauf gerichtet, Docs pathologische Beziehung zu seiner Mutter zu erforschen und zu versuchen, diese aufzulösen. Ich war der Ansicht, dass es für den Patienten wesentlich wäre, Einsicht in die Verbindung zu erlangen, die zwischen dem erlittenen Missbrauch durch seine Mutter und seinem selbstzerstörerischen Interesse an Frauen bestand, die ihn auf die gleiche Weise grausam und sadistisch behandelten, wie es seine Mutter getan hatte und noch tat.

Doc wurde nach wie vor von seiner Mutter verletzt und reagierte verärgert. Im Alter war sie noch schwieriger geworden, und ihre Grausamkeit war so unerbittlich wie eh und je. Doc war immer noch sehr um das hoffnungslose Unterfangen bemüht, sie zufrieden zu stellen und zu besänftigen, und er hatte es nie gelernt, sich gegen ihre boshaften Attacken zu wehren.

Doc brachte jeglichen Versuchen extremen Widerstand entgegen, die ihm dabei helfen sollten, sich emotional von seiner Mutter zu befreien, sodass in dieser Hinsicht kein nennenswerter Fortschritt zu verzeichnen war.

Ich versuchte Docs Träume aufzuarbeiten, doch auch dagegen sträubte er sich.

Einmal, während einer Phase, in der Docs Widerstand anscheinend vergleichsweise gering war, ließ er sich von Marie zu einem gemeinsamen romantischen Wochenende überreden. In der Nacht, bevor sie losfuhren, träumte er, dass er mit einer schönen Frau im Bett war, als plötzlich zwei Tiger aus der Wand sprangen und die beiden attackierten und sie auffressen wollten.

Ich deutete diesen Traum als Zeichen des Widerstands, als eine „Botschaft" aus seinem Unterbewusstsein, dass Sex mit Marie zu gefährlich für ihn wäre, und auch als eine Warnung vor bevorstehendem aggressivem und selbstzerstörerischem Verhalten.

Doc gab mir jedoch nicht die Gelegenheit, diesen „warnenden" Traum rechtzeitig zu interpretieren.

Doc machte sich für das Wochenende mit Marie auf den Weg, bevor wir den Traum diskutieren konnten. Während des Abendessens trank dieser vorsichtige, sorgfältige, höchst verantwortungsbewusste Mediziner zu viel Wein. Auf dem Rückweg zu Maries Strandhaus, wo die beiden miteinander schlafen wollten, fuhr Doc dermaßen unsicher, dass er von einem Polizisten angehalten, inhaftiert und des Fahrens in betrunkenem Zustand angezeigt wurde. Das Wochenende war natürlich ruiniert, und nur die unmittelbare Intervention seines Anwalts bewahrte Doc gerade noch vor einem potenziellen Desaster, das ihn seine Professur und seine Privilegien hätte kosten können.

Ich behandelte diesen Patienten über einen Zeitraum von dreieinhalb Jahren. Ich versuchte es mit jeder nur denkbaren Strategie und brachte all meine Kreativität zum Einsatz, ihm zu helfen – ohne Erfolg.

Eine Zeit lang hielt ich die Sitzungen im Beisein von Marie ab. Dies verbesserte zwar die Kommunikation zwischen den beiden, es steigerte jedoch nicht Docs Verlangen für sie.

Ich versuchte auch, ihn an einen exzellenten Psychoanalytiker zu verweisen, aber Doc weigerte sich, ihn aufzusuchen.

Um das Fehlen eines normalen Familienlebens zu kompensieren, schlug ich ihm eine Gruppentherapie vor. Er schloss sich meiner Gruppe an, verpasste jedoch zu viele Sitzungen.

Ich verschrieb Trazodon. Dies verbesserte seinen Schlaf und seine Erektionen, aber es wirkte sich in keiner Weise auf seinen Appetenzmangel gegenüber Marie aus.

Doc profitierte in manchen Punkten zweifellos von den therapeutischen Erfahrungen. Er war nicht mehr depressiv, und er lebte, von seinem Sexualproblem abgesehen, ein normales Leben. Was die Appetenzstörung des Patienten anbelangte, war dieser Fall jedoch definitiv ein Behandlungsmisserfolg.

Am Ende der Behandlung waren Doc und Marie nach wie vor zusammen, und sie waren sich näher als je zuvor. Zwischen den beiden fand jedoch nahezu kein Sex statt. Nur bei wenigen Gelegenheiten war Doc in der Lage, seine negative Fokussierung „auszublenden" und mit Hilfe seiner Phantasie im Beisein von Marie zum Orgasmus zu masturbieren. Er erlangte jedoch nie ein normales Maß an Sexualverlangen für Marie, und er ging weiterhin seinen heimlichen, zwanghaften Affären mit jenen dominanten Frauen nach, die seine Phantasie anregten.

Kapitel 9

Verlust des Sexualverlangens aufgrund psychiatrischer Störungen des Partners

Verborgene Psychopathologie beim Partner

Manche psychiatrische Störungen (z.B. Alkoholismus, Drogenmissbrauch, Psychopathie und die gängigen endogenen Psychosen) wirken sich derart markant zerstörerisch auf Beziehungen aus, dass der Mangel an sexuellem Interesse des konfliktfreien Partners nicht sonderlich erstaunt. Subtilere psychiatrische Zustände beim Partner – insbesondere moderate *zwanghafte Zustände* wie auch *Borderline-Störungen und narzisstische Persönlichkeitsstörungen* – können im Sexualleben eines Paares jedoch ebenfalls verheerenden Schaden anrichten, und diese Zustände bleiben möglicherweise unerkannt.

Entsprechend ist es häufig der Fall, dass die Person mit mangelndem Verlangen bezüglich der eigenen Reaktion vor einem Rätsel steht und die Verantwortung für das Sexualproblem übernimmt, ohne zu erkennen, dass vielmehr mit dem Partner etwas nicht stimmt.

Die Bestürzung der Person wird noch verstärkt, wenn der Fachmann, der um professionelle Hilfe gebeten wird, die Psychopathologie des Partners nicht erkennt und die begründete Verzweiflung der sexuelle Symptome aufweisenden Person nicht berücksichtigt.

Der nachfolgende ist ein typischer Fall.

Fall 9.1 – „Arlette und Arthur Beaver“: Zwangsstörung beim Mann; Sexualaversion bei der Frau

„Arlette“, eine sehr gut aussehende 36-jährige Ärztin, kam allein zur ersten Sitzung. Sie war sehr verzweifelt, als sie mir von ihrem Problem erzählte: „Arthur sieht gut aus. Er ist ein leidenschaftlicher Liebhaber, er ist klasse, er ist ein verantwortungsbewusster Vater und mir gegenüber sehr großzügig. Aber ich habe ein sexuelles Problem. Ich kann seine Berührungen nicht mehr ertragen. Er ist deswegen sehr gekränkt, und natürlich hat er Recht. Wir haben seit sechs Monaten nicht mehr miteinander geschlafen. Ich möchte wirklich nicht weiterhin mit diesem Druck leben. Ich würde am liebsten wegrennen, aber wir haben zwei wunderbare Kinder, und er ist ein wirklich guter Vater. Ich weiß weder ein noch aus. Sie müssen mir helfen, meine Neurose zu überwinden. Glauben Sie, es könnte eine ödipale Ursache haben? Mein Vater –“ usw.

Die Patientin berichtete im Weiteren von ihrer Sexualaversion, die partnerspezifisch war.

Im ersten Jahr ihrer Beziehung sahen sich Arlette und „Arthur“ nur an jedem zweiten Wochenende, weil sie in verschiedenen Städten wohnten. Während dieser Zeit hatten diese beiden attraktiven, sexuell offenen jungen Menschen eine leidenschaftliche und beiderseitig befriedigende Sexualbeziehung. Ein Jahr später, nachdem die beiden zusammen in eine kleine Wohnung gezogen waren, nahm Arlettes Verlangen ab. Dennoch heirateten sie vor sechs Jahren und haben inzwischen zwei kleine Kinder, die sie über alles lieben.

Nach der Geburt ihres zweiten Kindes, drei Jahre vor unserer ersten Sitzung, nahm Arlettes sexuelles Interesse für ihren Mann noch weiter ab. Und etwa zwei Jahre vor der Konsultation verwandelte sich ihr „stiller“ Mangel an Interesse in eine aktive Aversion. Zum Zeitpunkt der Konsultation vermied Arlette jeglichen Körperkontakt mit ihrem Mann. Das letzte Mal, als sie sich zu Sex mit ihm bereit erklärt hatte, lag sechs Monate zurück. Dieses Erlebnis war für sie „unerträglich“ gewesen.

Arlettes Arbeit als Kinderärztin verschaffte ihr genügend Ausreden, den körperlichen Kontakt mit ihrem Mann zu vermeiden. Mit der Begründung, dass ihre Visiten im Krankenhaus früh begannen, ging sie immer vor Arthur ins Bett und schlief unweigerlich tief und fest, wenn wiederum er schlafen ging. Außerdem achtete sie sorgfältig darauf, die ganze Nacht hindurch an ihrer Bettkante zu schlafen, um auch in der Nacht seiner Berührung zu entgehen.

Arthur liebte seine schöne Frau sehr. Er war durch ihre Weigerung, mit ihm zu schlafen, am Boden zerstört, und Arlette fühlte sich wegen ihrer Sexualvermeidung zunehmend unter Druck und schuldbewusst. Als sie erste Abneigungen gegen Sex entwickelte, war Arthur verärgert und setzte sie ständig unter Druck, mit ihm zu schlafen. Nachdem dies zu nichts führte, wurde er niedergeschlagen und bat sie eindringlich, sich einer Therapie zu unterziehen, um das aus der Welt zu schaffen, was beide als „Arlettes Sexualproblem" betrachteten.

Arlette konsultierte eine bekannte Analytikerin, die ihr Problem anscheinend an einem unaufgelösten ödipalen Konflikt festmachte. Obgleich sie den Ehemann nie zu Gesicht bekommen hatte, war die Analytikerin der Ansicht, dass Arlette eine elterliche Übertragung auf Arthur entwickelt hatte und in diesem Zusammenhang ihre unaufgelöste Ambivalenz gegenüber ihrem Vater auslebte.

Nachdem sich Arlettes Sexualaversion nach einem Jahr psychoanalytischer Behandlung nicht gebessert hatte, bat Arthur sie, ihn zu einer Ehetherapie zu begleiten.

Also konsultierten die Beavers einen angesehenen Eheberater. Dieser missdeutete Arthurs zwanghaftes Verhalten (auf das wir noch eingehen werden) als pathologischen „Zwang, seine Frau zu kontrollieren", und er war der Ansicht, dass es bei Arlettes Sexualproblem im Kern um einen Machtkampf ging, den die beiden im Schlafzimmer austrugen. Des Weiteren war der Arzt der Meinung, dass die Schwierigkeiten der Partner durch deren „inadäquate Kommunikation" verschlimmert wurden.

Die Ehetherapie verringerte den Ärger der Partner miteinander. Es stellte sich jedoch keine korrespondierende Besserung von Arlettes Sexualaversion gegen ihren Mann ein; wenn überhaupt, schien sich diese eher noch zu verschlimmern. Als letzten Rettungsversuch für ihre Ehe suchte das Paar Hilfe bei der Sexualtherapie.

Wie es bei vielen Personen der Fall ist, die mit schwierigen Partnern zusammen sind, hatte Arlette sich das Ausmaß der Pathologie ihres Mannes nicht eingestanden. Dies war außerdem auch der Aufmerksamkeit ihres Therapeuten entgangen, was seinen Grund darin hatte, dass Arthur anscheinend gut funktionierte. Seine zwanghafte berufliche Hingabe, seine Fixiertheit auf die Details eines jeden Projekts und sein fanatischer Perfektionismus spielten sogar eine entscheidende Rolle bei Arthurs Erfolg in der Computerbranche. Dieselben Persönlichkeitsmerkmale hatten in seinem Privatleben jedoch verheerende Auswirkungen.

Meine Untersuchung Arlettes ließ darauf schließen, dass sie kein intrinsisches Sexualproblem hatte und dass sich ihre Sexualaversion in aller Klarheit spezifisch auf ihren Mann bezog. Diese Schlussfolgerung ergab sich aus dem Umstand, dass die psychosexuelle Entwicklung dieser jungen Frau völlig normal war; sie hatte niemals ein sexuelles Trauma erlitten, sie hatte keine psychiatrische Vorgeschichte, sie war in einer sexuell liberalen Familie aufgewachsen und hatte eine gesunde sexuelle Einstellung entwickelt; und sie hatte mit ihrer guten Beziehung zu beiden Elternteilen Glück gehabt. Außerdem war sie vor ihrer Ehe in den Genuss einer Reihe positiver sexueller Affären gekommen. Und wie bereits erwähnt, war sie zu Beginn ihrer Beziehung sehr empfänglich und leidenschaftlich gegenüber Arthur gewesen.

Arthur war ebenfalls bar sexueller Schwierigkeiten, und wie es Arlette selbst bestätigt hatte, war er ein aufmerksamer und kreativer Liebhaber.

Bei der Beurteilung von Paaren mit sexuellen Problemen ist es hilfreich, eine genaue Vorstellung des derzeitigen gemeinsamen Lebens des Paares zu bekommen (siehe Kapitel 5). Dieses Bild erschloss sich mir, als ich die Beavers anschließend in einer gemeinsamen Sitzung befragte und sich die destruktive Wirkung deutlich offenbarte, die das zwanghafte Verhalten des Mannes auf die Beziehung wie auch auf Arlettes Sexualität ausübte.

HSK (Helen Singer Kaplan): Was passiert, wenn Ihr Mann nach Hause kommt? Was geht in Ihnen vor, wenn Sie seinen Schlüssel im Türschloss hören? Ich wüsste gern alle Details.
Arlette: Nun, wenn er nach Hause kommt, schaut er sich sorgfältig seine Post durch; dann reicht er mir Notizen mit Dingen, die ich erledigen soll.
HSK: Was stand gestern Abend auf der Liste?
Arlette: Lassen Sie mich überlegen. Theaterkarten besorgen; die Kühlschrankreparatur und die einer Lampe veranlassen; und eine lange Liste mit Dingen für den Haushalt. Er erinnerte mich auch daran, Zahnarzttermine für die Kinder zu machen und den Getränkeladen wegen einer Rechnung anzurufen.
HSK: Was passiert anschließend?
Arlette: Dann schaut er sich um, ob das Haus aufgeräumt ist. Wenn irgendwelche Spielsachen herumliegen – Dr. Kaplan, meine Kinder sind zwei und vier, sodass immer irgendetwas unordentlich ist –, wird er hysterisch. Wir müssen alles stehen und liegen lassen und die Dinge auflesen und ordentlich wegräumen. Wenn alles aufgeräumt ist, duscht er, was eine Stunde dauern kann, und dann zieht er sich bequemere Sachen an. Bevor wir zu Abend essen können, müssen aber seine Handtücher, seine Unterwäsche und sein Hemd in die Waschmaschine.
Erst wenn all dies erledigt ist, küsst er mich und die Kinder, und wir setzen uns, um zu essen. Nach dem Abendessen geht er in sein Arbeitszimmer und arbeitet am Computer.

Später während des Gesprächs:
HSK: Macht es Ihnen Spaß, zusammen auszugehen?
Arthur: Wir amüsieren uns sehr gut, sie sieht immer wunderschön aus. Sie ist eine tolle Tänzerin. Ich bin unheimlich stolz auf sie.
Arlette: Er ist auch ein toller Tänzer, und wir essen immer in sehr guten Restaurants. Er kennt sich bestens mit Weinen aus und kann sich mit dem Sommelier stundenlang über Jahrgänge unterhalten.
HSK: Hört sich toll an.
Arlette: Ja, aber meistens bin ich schlecht gelaunt, wenn wir uns für den Abend auf den Weg machen.
Arthur: Das stimmt, Doktor. Oft verdirbt sie den Abend mit ihrer Launenhaftigkeit.
HSK: Wie kommt das?
Arlette: Na ja, bevor wir aus dem Haus gehen, muss ich mich gewöhnlich sechs- oder siebenmal umziehen, bis er zufrieden ist. Wenn ihm das Kleid schließlich gefällt, muss ich den Schmuck, meine Schuhe und die Handtasche wechseln, bis er mit meinem Aussehen einverstanden ist. Ich möchte ihn ja zufrieden stellen und möchte, dass er Gefallen an mir findet, doch bis ich mit all dieser Umzieherei fertig bin, bin ich mürrisch, und dann kann ich ein richtiger Besen sein.
HSK: Was würde passieren, wenn Sie sich weigerten; was, wenn Sie Ihrem Mann sagten, dass Sie keine Lust hätten, sich ein weiteres Mal umzuziehen?
Arlette: Unser anderer Therapeut (der Eheberater) erklärte uns, dass wir uns in einem Machtkampf befänden und dass Arthur versuche, mich zu kontrollieren. Er sagte mir, dass ich ein Recht darauf habe, mich zu behaupten und Nein zu sagen. Ich habe es versucht. Aber Arthur gerät so außer sich vor Wut, dass es sich schlicht nicht lohnt; es ist einfacher, wenn ich nachgebe.

Es stellte sich heraus, dass Arthur einer Reihe zwanghafter Rituale nachging, zu denen neben anderen folgende gehörten:
1. Er überprüfte das Handtuch, wenn Arlette aus dem Bad kam, um sicherzugehen, dass sie ihre Hände gewaschen hatte.
2. Er erschien jeden Tag fünfzehn Minuten vor Arbeitsbeginn in seinem Büro, um den Teppich dort zu saugen.
3. Er verbrachte mindestens eine Stunde am Tag unter der Dusche. Er hatte eine Uhr an der Dusche angebracht und wusch jedes Körperteil rituell für die Dauer einer festgelegten Zeit.
4. Er hatte die Gewohnheit, alles in mehrfacher Ausfertigung zu kaufen. Zum Beispiel kaufte er vier identische teure Aktentaschen von einer Sorte, die ihm gefiel; er bestand ständig darauf, große Mengen Papierhandtücher und Toilettenpapier zu kaufen, die (so Arlette, klagend) ihr Stadt- und ihr Landhaus vollstopften. Als sie heirateten, kaufte er zehntausend Kondome.

Arthur erfüllte ohne Zweifel die Kriterien für eine Zwangsstörung.

Zwangsstörungen und Zwangspersönlichkeiten werden nach wie vor tendenziell zu selten diagnostiziert, obgleich diese Probleme des Partners häufig der kritische Faktor beim Verlust des sexuellen Interesses der Symptome aufweisenden Person sind.

Auch die Partner von Personen mit *narzisstischen und Borderline-Persönlickeitsstörungen* sind anfällig dafür, Störungen des sexuellen Verlangens zu entwickeln. Und in moderaten Fällen kann es auch hier der Aufmerksamkeit des Fachmanns entgehen, dass diese psychiatrischen Störungen mit Blick auf das Sexualproblem des Symptome aufweisenden Partners einen entscheidenden Faktor darstellen. Die wiederkehrenden emotionalen Ausbrüche, die irrationalen Wutanfälle, die zwanghaften Eifersüchteleien, die Ichbezogenheit und die unverhältnismäßige Anspruchshaltung, die mangelnde Empathie für den Partner sowie die Ambivalenz, die unweigerlich die Liebesbeziehung überschattet – all dies, zusammen mit dem Unvermögen von Personen mit diesen Persönlichkeitsstörungen, ein glückliches, geordnetes, ruhiges Leben zu führen, kann jedoch der Familie des Patienten das Leben zur Hölle machen. Es verwundert kaum, dass dies oftmals sowohl eine Ambivalenz als auch eine Verringerung des sexuellen Interesses beim Partner nach sich zieht. Der folgende Fall illustriert die schädliche Wirkung einer Borderline-Persönlichkeitsstörung auf die Sexualität der Beziehung.

Fall 9.2 – „Solomon und Sarah Weiser“: Borderline-Persönlichkeitsstörung bei der Frau; Verlust des Sexualverlangens beim Mann

„Dr. Solomon Weiser“ war 54 Jahre alt, gut aussehend, charmant, schlank, tadellos gekleidet und ein erfolgreicher Radiologe. Er war seit 28 Jahren mit „Sarah“ verheiratet, einer 52-jährigen, überaus intelligenten, fettleibigen, aber dennoch attraktiven Frau. Das Paar hatte vier erwachsene Kinder.

Die Weisers waren von ihrem Internisten an mich überwiesen worden, nachdem Sarah darüber geklagt hatte, dass die Impotenz ihres Mannes „ihr Leben ruiniere“.

Ich sah Sarah nur ein Mal für die Beurteilung, und zwar allein. Während der Sitzung erklärte sie mir, dass ihr Mann wegen seines schlechten Verhältnisses zu seiner Mutter impotent und aus diesem Grund Frauen gegenüber feindselig sei. Sie war sehr darauf erpicht, dass er „Hilfe bekam“, aber sie verweigerte sich einer gemeinsamen Therapie. Sie reagierte sehr beleidigt und verärgert, als ich sie fragte (um ihre Kapazität für Einsicht und ihre Flexibilität zu testen), ob sie das Gefühl habe, dass *sie* irgendetwas tun könne, um die Beziehung zu verbessern.

Mit dieser Frage hatte ich es „vermasselt“. Sarah, die die Kriterien für eine Borderline-Persönlichkeitsstörung erfüllte und die die außerordentliche Sensibilität und Paranoia aufwies, die bei manchen dieser Personen auftreten, verstand meine Frage als Vorwurf bezüglich ihrer Fettleibigkeit und als Hinweis, dass ihr Gewicht die Impotenz ihres Mannes erklären könnte. Sie war sehr gekränkt und weigerte sich, mich ein weiteres Mal zu sehen. So paradox es klingt, sie war jedoch mehr als zuvor davon angetan, dass ich Solomon behandelte, wenn auch unter der Bedingung, dass ich ihn allein sah.

Da Sarah ihren eigenen Therapeuten hatte (der anscheinend nicht bemerkte, dass das feindselige Verhalten seiner Patientin ihre Ehe gefährdete), willigte ich ein, Solomon allein mit dem Ziel zu behandeln, sein sexuelles Funktionieren mit seiner Frau zu verbessern.

Die Ehe der beiden war seit jeher durch die emotionalen Schwankungen Sarahs getrübt worden. Ihre ruhigen Phasen wechselten regelmäßig mit heftigen emotionalen Stürmen. Wenn sie guter Stimmung war, konnte Sarah warmherzig, charmant, geistreich und anziehend sein. Aufgrund wiederkehrender depressiver und agitierter Phasen unterlag sie jedoch oftmals einem diffusen Zorn und brachte eine heftige Wut auf ihren Mann zum Ausdruck. Sie teilte auch an andere aus, was zur Folge hatte, dass das Verhältnis zu ihren Kindern angespannt war.

Zuweilen gab es keinen ersichtlichen Grund für ihre Ausbrüche. Da sie jedoch überaus ablehnungsempfindlich war, wurden manche ihrer emotionalen Schwankungen zweifellos durch Impulse ausgelöst, die sie als Affront vonseiten ihres Mannes interpretiert hatte. Sarahs Stimmungen verschlechterten sich, wie es bei solchen Fällen vorauszusehen ist, wenn Solomon beruflich unterwegs war oder wenn er erst spät von der Arbeit nach Hause kam. Am schlimmsten reagierte sie jedoch, wenn er über einen längeren Zeitraum keinen Sex mit ihr hatte.

Die letzte Episode von Depression und heftiger Wut war ausgelöst worden, nachdem sich Solomon während eines gemeinsam besuchten Abendessens lebhaft mit einer attraktiven allein stehenden Frau unterhalten hatte, die neben ihm gesessen hatte. Wie es in diesen explosiven Verfassungen typisch für sie war, machte Sarah ihrem Mann Vorwürfe, sie weinte, räumte das gemeinsame Schlafzimmer, gab Solomon zu verstehen, er habe ihr Leben ruiniert, und drohte damit, sich von ihm scheiden zu lassen.

Sarahs Zwangsverhalten kreiste um den Geschlechtsakt mit ihrem Mann. Sie nahm diesen als Beurteilungsmaßstab für Solomons Gefühle für sie, und sie quälte ihn, wenn mehr als eine Woche vergangen war, ohne dass sie miteinander geschlafen hatten. Dann war sie emotional überaus gekränkt und verfiel in ihre verärgerte, depressive und agitierte Stimmung. Das Einzige, was in diesem Zustand ihre Stimmung heben konnte, war Sex mit Solomon.

Sarah war eine zwanghafte Esserin, und in den vergangenen Jahren war sie ernstlich übergewichtig geworden. Ihre Schenkel waren derartig dick geworden, dass oraler Sex rein physisch schwer zu bewerkstelligen war, und dies war einer der Gründe, warum Solomon sich „abschaltete". Sie verweigerte sich jedoch einer Diät mit der Begründung: „Wenn ich abnähme, würdest du trotzdem nicht mit mir schlafen; du zerstörst mein Leben, du bist impotent – du solltest dir helfen lassen."

Von Sarahs wiederkehrenden emotionalen Ausbrüchen gebeutelt, wundert es nicht, dass Solomons Verlangen nach Sex mit seiner Frau tatsächlich abgenommen hatte. Sex mit ihr war zu einer Pflichterfüllung geworden, ohne dass er dabei sonderlich viel Lust empfand. Er verband Sex mit enormem Unbehagen, weil ihm bewusst war, dass, sollte er seine Erektion verlieren (was immer häufiger vorkam), sie ihm den Vorwurf machen würde, er sei impotent und ruiniere ihr Leben. Entsprechend spielte Leistungsangst in diesem Fall ätiologisch zweifellos eine Rolle.

Die ständigen Bezichtigungen der sexuellen Unzulänglichkeit durch seine Frau hatten Solomons sexuelle Selbstsicherheit derart untergraben, dass er etwa sechs Monate vor der Konsultation das erste Mal in seinem Eheleben eine Affäre mit seiner Assistentin angefangen hatte. Ich denke, dass Solomons Motivation zum Teil daher rührte, seine Selbstsicherheit wiederherstellen und seine Männlichkeit bestätigen zu wollen. Er hatte keine Schwierigkeiten, erotische Lust zu verspüren oder Erektionen zu bekommen, wenn er mit dieser unkomplizierten, empfänglichen, sexuell offenen Frau zusammen war, die ihm ein „heldenhaftes" Gefühl gab. Und er verspürte keinerlei Leistungsangst, wie es im Beisein seiner Frau zum Normalfall geworden war.

Trotz all ihrer Probleme empfand Solomon jedoch sehr viel für seine Frau; er war sogar ausgesprochen gern in ihrer Nähe, wenn sie guter Stimmung war. Er bewunderte ihre Intelligenz und ihren wachen Verstand, wenn sie „sie selbst" war, und er wusste ihre Loyalität und ihre Unterstützung zu schätzen, die sie ihm in den anstrengenden Jahren entgegengebracht hatte, in denen er sich noch in der Ausbildung befunden hatte.

Trotz seiner medizinischen Prägung und seiner scharfen Intelligenz erkannte Solomon nicht, dass mit seiner Frau etwas nicht stimmte. In gewisser Hinsicht akzeptierte er die Theorie seiner Frau, dass *er* für ihre emotionalen Schwankungen verantwortlich war und dass sie sich sowohl davon wie auch von ihren Depressionen erholen würde, wenn er häufiger mit ihr schlafen und einen „besseren" Ehemann abgeben würde. Er war sehr bemüht zu versuchen, die Beziehung zu verbessern.

Das Projekt, seine Frau vor der Verzweiflung zu „retten", war in der Tat genau das Richtige für Solomon, denn er war ein „Problemlöser", und er war ungeheuer stolz darauf, scheinbar unüberwindbare klinische und finanzielle Hindernisse zu meistern.

Dieses Muster hatte sich gebildet, als er im Alter von zwölf Jahren seine Mutter und seine jüngeren Geschwister aus finanzieller Not befreit hatte, nachdem der Vater gestorben war und die Familie ohne finanzielle Mittel zurückgelassen hatte. Solomon hatte heroisch alle Mühen auf sich genommen, war zwei verschiedenen Jobs nachgegangen und hatte dabei die Schule nicht vernachlässigt. Seine erfolgreichen Bemühungen zum Wohl seiner Mutter und seiner jüngeren Brüder machten ihn stolz und verdientermaßen liebenswert. So konnte er es nun schlichtweg nicht akzeptieren, nichts tun zu können, um seine Eheprobleme und die chronische Missstimmung seiner Frau aufzulösen. Dies wäre seinen omnipotenten „Retter"-Phantasien zuwidergelaufen, die die Grundfeste seiner Selbstachtung darstellten.

Behandlung

Die Untersuchung hatte ergeben, dass die Erektionsprobleme des Patienten psychogener Natur waren, dass sie wahrscheinlich aus einer Kombination aus Leistungsangst und unzulänglichem Verlangen resultierten und dass er sich gut für eine Behandlung eignete.

Anfänglich gab ich sowohl Solomons Widerstand gegen das Eingeständnis nach, dass seine Frau an ernsten psychiatrischen Problemen litt, für die er nicht verantwortlich war, als auch seinem irrationalen Glauben, dass diese mittels eines besseren Sexuallebens geheilt würden. Wir arbeiteten also gewissermaßen nach seinem Programm, d.h. an der Steigerung seiner Potenz und somit, nach seinem Verständnis, an der Verbesserung seiner Ehe.

Ich versuchte Solomons Aufmerksamkeit verstärkt auf die emotionale Verwundbarkeit seiner Frau zu lenken, und ich erteilte ihm einige „Sei-nett"-Aufgaben (siehe Kapitel 7). Ich ermutigte Solomon also dazu, sensibler und fürsorglicher mit seiner Frau umzugehen, ohne dass Sex dabei eine Rolle spielte. Genauer gesagt schlug ich ihm vor, ihr öfter Komplimente zu machen und ihr gelegentlich etwas zu schenken. Insbesondere bat ich ihn, Sarah an jenen Tagen besonders viel Aufmerksamkeit zu schenken, an denen er seine therapeutischen Sitzungen hatte (sie kannte seinen Terminplan genau), sodass sie sich nicht durch seine Therapie bedroht fühlte.

Dies verbesserte die Situation zwischen den beiden ein wenig. Solomon fühlte sich ermutigt und war ungeduldig, als Nächstes an seiner Leistungsangst zu arbeiten. Er lernte seine erotische Phantasie einzusetzen, um seine Lust zu steigern. Dies gab ihm Selbstsicherheit und verminderte seine Angst vor Geschlechtsverkehr mit seiner Frau; in kurzer Folge verbesserten sich sowohl seine Potenz als auch seine sexuelle Appetenz.

Solomon freute sich wieder darauf, mit Sarah zu schlafen. Ohne Zuhilfenahme der oralen und manuellen Techniken, die Solomon in den vergangenen Jahren hatte anwenden müssen (und die seine Frau als „Ersatz" und als „Ausrede" für seine „Impotenz" verurteilt hatte), hatte das Paar mehrere Male erfolgreich miteinander Geschlechtsverkehr. Außerdem bemühte sich Solomon weiterhin nachdrücklich, mit meiner Unterstützung ein „besserer" und aufmerksamerer Ehemann zu werden. Er unterließ es, mit seiner Assistentin zu schlafen.

Sarah machte natürlich eine Zeit lang einen glücklicheren Eindruck, und Solomon war im siebten Himmel. Wie jedoch vorauszusehen war, dauerte es nicht lange, bis Sarahs Depressionen und Zornesausbrüche, ihre ungebremste Esserei und ihre Vorwürfe und Klagen darüber, wie er ihr Leben ruiniert habe, aufs Neue begannen.

Als es so weit war, kam Solomons Wut zum Ausbruch. Von nun an war es ihm ein Ärgernis und er sträubte sich dagegen, seine sexuellen Phantasien zu nutzen, um seiner Frau „zu Diensten" sein zu können.

Objektwahl: Warum suchen sich manche Menschen schwierige Partner?

Die Beurteilung von Personen, die mit emotional schwierigen Partnern liiert sind, muss eine Betrachtung ihrer Objektwahl einschließen.

Manche Autoritäten auf diesem Gebiet sind der Ansicht, dass die Wahl eines neurotischen Partners einen Hinweis auf Neurosen beim Wählenden abgibt und dass diese Individuen veranlagt sind, dieses Muster zu wiederholen.

Unsere Erfahrungen stützen diese Auffassung nicht gänzlich. Manche unserer Patienten weisen zweifellos das Muster einer wiederholten Wahl destruktiver Partner auf. Dies wurde im Fall von „Lucinda Skier" illustriert (Fall 6.2), der attraktiven jungen Frau aus entsetzlichen Familienverhältnissen, die eine Reihe schrecklicher Beziehungen hatte und attraktive und geeignete Partner phobisch vermied.

Bei manchen Menschen ist es jedoch aufgrund jugendlicher Naivität und des Mangels an Erfahrung einfach nur Pech, auf einen schwierigen Partner gestoßen zu sein. Diese Personen gehen oftmals hervorragende Beziehungen mit gesünderen, zärtlicheren und liebenswürdigeren Partnern ein, nachdem sie sich von ihrem unpassenden Partner getrennt haben.

Uns sind ebenso eine Reihe von Paaren begegnet, bei denen der anscheinend gut integrierte und gut funktionierende Partner eine langfristige Beziehung mit einem schwierigen, narzisstischen, Borderline-gestörten, ausfallenden, psychopathischen, schizophrenen oder von Alkohol abhängigen Partner eingegangen ist und diese aufrechterhalten hat. Diese rätselhaften Verbindungen können wenigstens zum Teil mit dem besonderen Talent erklärt werden, das gewisse emotional komplizierte Menschen besitzen, gesunde unterstützende Partner anzuziehen, sie sexuell für sich einzunehmen und dazu zu bringen, eine Bindung einzugehen, auf dass sie sich ein Leben lang um sie kümmern.[65]

Eine weitere Variante kann es sein, dass eine Person, die äußerlich „normal" erscheint, mit einem offensichtlich gestörten Partner zusammen bleibt, weil diese Person sein/ihr sexuelles Ideal oder die Sexualphantasie verkörpert. In diesen Fällen bleibt das Verlangen nach dem verrückten Objekt der Begierde intensiv und zwanghaft, egal, wie viel Kummer dies mit sich bringen mag. Im folgenden Fall ist ein sadomasochistisches Muster dieser Art offenkundig.

Fall 9.3 – „Harvey und Honey Gross": Narzisstische Persönlichkeitsstörung bei der Frau; masochistisches Verlangen beim Mann

„Harvey Gross" war ein 58jähriger Börsenmakler, der seit einem Jahr an der Parkinson-Krankheit litt. Er war sehr verstört, weil „Honey", seine attraktive Frau, von der er eingenommen war, Sex mit ihm vermied. Honey hatte es ihrem Mann in Sachen Sex schon immer ein wenig schwer gemacht, doch seit er an der Krankheit litt, war sie noch ausweichender geworden, bis sie ihn schließlich bat, das gemeinsame Schlafzimmer zu räumen.

Die neurologische Störung des Patienten wurde durch Medikation gut unter Kontrolle gehalten, aber seine Frau konnte die Nebenwirkungen „nicht ertragen". Diese waren eigentlich eher moderat und bestanden aus gelegentlichen unwillkürlichen Zuckungen. Harvey hatte eine Reihe angesehener Neurologen konsultiert, um das Problem zu lösen; es half jedoch nichts. Die Ärzte hatte ihn davon überzeugt, dass es seine Frau war, die Hilfe benötigte, sodass Harvey in seiner Frustration zu mir kam, um mich zu bitten, die „Appetenzstörung" seiner Frau zu behandeln.

Honey Gross litt jedoch nicht an einer genuinen Appetenzstörung. Sie verweigerte sich absichtlich sexuell, um ihren Mann zu manipulieren und ihn zu „bestrafen", weil er krank geworden war und ihr damit „in die Parade fuhr".

Diese Patientin war eine ungemein narzisstische Frau, die gänzlich ichbezogen war und eine derart unangemessene Anspruchshaltung hatte, dass sie die Krankheit ihres Mannes rigoros als ihre eigene persönliche Katastrophe betrachtete und unfähig war, auch nur die geringste Empathie für sein Leiden aufzubringen.

„Und was ist mit mir? Warum musste das ausgerechnet mir passieren?", lamentierte sie aufgebracht während einer unserer Einzelsitzungen.

Trotz seiner Krankheit arbeitete Harvey weiterhin vierzehn Stunden am Tag und pendelte einen weiten Weg zur Arbeit und zurück, sodass seine Frau und seine Kinder an ihrem luxuriösen Lebensstil festhalten konnten. Honey beeindruckten die Mühen jedoch nicht, die ihr Mann ihr zuliebe auf sich nahm. Wenn Harvey nach seinem langen und aufreibenden Arbeitstag völlig erschöpft nach Hause kam, war es in der Tat sogar oft der Fall, dass sie unerhörte Forderungen an ihn stellte, obgleich sie ganztägig eine Haushaltshilfe beschäftigt hatten und Honey den Tag gewöhnlich ruhend verbrachte und sich durch teure Luxusaktivitäten wie Massagen und Gymnastik mit dem persönlichen Fitness-Trainer verwöhnen ließ. Ihre Forderungen drehten sich meist

65 Dr. Richard Kogan wies während einer Mittwoch-Konferenz auf dieses interessante adaptive Muster hin.

um Botengänge und unangenehme Erledigungen im Haushalt.
Mir tat ungeheuer Leid, was diesem Mann zugemutet wurde, bis mir aufging, dass Honeys eigennütziges Verhalten keine negativen Auswirkungen auf sein Verlangen hatte. Tatsächlich schien Harvey ihre Bösartigkeit zu erregen, und auf einer unbewussten Ebene unterstützte er sie zweifellos auf seine Art.
Wenn sie außerordentlich fordernd gewesen war, bat er sie inständig, mit ihm zu schlafen. Manchmal ging sie darauf ein, wenn er vorher bestimmte Wünsche erfüllte, wie z.B. sorgfältig die Toiletten zu schrubben oder fein säuberlich ihr Adressbuch neu zu schreiben. Bei solchen Gelegenheiten riss er sich nahezu wörtlich ein Bein aus, um ihre Forderungen zu erfüllen, ungeachtet wie unverhältnismäßig sie sein mochten. Wenn er dann seine Aufgaben erledigt hatte und ungeduldig darauf wartete, mit ihr zu schlafen, brach sie oft ihr Wort mit der Ausrede, sie sei einfach nicht in Stimmung.
Ein weiteres ihrer sadistischen Szenarios spielte sich so ab, dass Honey Sex mit ihm initiierte, dann jedoch abrupt innehielt, wenn er die kleinste Zuckung hatte, und behauptete, dies habe ihr die Lust verdorben. Bei den wenigen Gelegenheiten, an denen sie ungehindert Sex zuließ, war sie orgastisch, und er war beglückt.
Das narzisstische Verhalten dieser Frau entsprach den masochistischen erotischen Phantasien des Mannes. Diese hatten ihren Ursprung in seiner unaufgelösten, ambivalenten Bindung an seine Mutter, die sich ihm gegenüber ähnlich narzisstisch und boshaft verhalten hatte. Es handelte sich hier also um ein weiteres Beispiel der Erotisierung grausamer, verletzender Kindheitserfahrungen und Objektbeziehungen, die in erotische Anreize umgewandelt worden waren. Entsprechend hatten der Narzissmus seiner Frau sowie ihre sadistischen Forderungen, die jeden normalen Mann abstoßen könnten, würden und sollten, Harveys sexuelle Lust dagegen noch gesteigert.

Ätiologie des Verlustes des Sexualinteresses bei Partnern schwieriger Personen

Die fundamentalen unterschwelligen Ursachen des Verlusts des Sexualinteresses bei einem gestörten und destruktiven Partner unterscheiden sich selbstredend von denen einer pathologischen Hemmung des Verlangens bei einem gesunden, attraktiven und geeigneten Partner. Dennoch sind in beiden Situationen die gleichen *unmittelbaren psychopathogenen Mechanismen im Gange, die die Sexualappetenz der Person negativ regulieren.*

Unmittelbare Ursachen: Selektives Fokussieren auf Negativa

Genauer gesagt unterdrückt die Person in beiden Fällen unbewusst ihren Sexualtrieb, indem sie selektiv auf negative Aspekte des Partners fokussiert und/oder aktiv positive erotische Stimulation vermeidet (siehe Kapitel 6). In einem Fall ist die Unterdrückung des Sexualverlangens jedoch insofern *funktional*, als sich die Person von dem wirklich gestörten Verhalten des Partners abgestoßen fühlt. Die Reaktion entspricht einer Schutzfunktion gegen unvorteilhafte Bindungen. Die Negativa, mit denen sich dysfunktionale, neurotische Personen mit Blick auf einen liebenswürdigen, gesunden Partner beschäftigen, sind wiederum trivial, imaginiert und/oder übertrieben und in manchen Fällen aktiv durch die Person provoziert, was definitiv unvorteilhafte Auswirkungen für sie zeitigt.

Die Beobachtung, dass die psychologischen „Abschaltmechanismen“, die dazu dienen, das Sexualverlangen in geeigneten wie auch in ungeeigneten Situationen zu zügeln, identisch sind, unterstützt eine Hypothese, die im zweiten Kapitel dieses Buches aufgestellt wurde. Dort hieß es, dass psychogene VSA eine unbewusst durch den Patienten auf dysfunktionale Weise hervorgerufene Untergrabung der normalen sexuellen Kontrollmechanismen für neurotische Zwecke bezeichnet.

Ein Beispiel mag dies veranschaulichen. „Arthur Beaver“ (Fall 9.1), der zwangsgestörte Computerfachmann, organisierte einmal, während seine Therapie noch im Gange war, mit großem Einsatz und finanziellem Aufwand ein Überraschungsfest in einem Restaurant zum

Geburtstag seiner Frau. Er versammelte all ihre besten Freunde aus den verschiedensten Lebensstadien: Schule, Universität und Medizinische Hochschule. Sie reisten aus den entferntesten Winkeln an, und Arlette war sehr erfreut und gerührt. Sie konnte diese positiven Empfindungen für Arthur jedoch nicht lange tolerieren, sodass sie bald ihre Aufmerksamkeit auf ihre Verärgerung darüber lenkte, dass er ständig auf die Uhr schaute und sie antrieb, sich zu beeilen, um eine Verspätung im Restaurant zu vermeiden. Ihre Fokussierung auf diesen einen trivialen negativen Aspekt bei der Vielzahl positiver, liebenswürdiger und erfreulicher Aspekte seines durchdachten Geschenks, auf die sie ihre Aufmerksamkeit stattdessen hätte lenken können, „täuschte" ihren sexualmotivationalen Regulationsmechanismus dahin gehend, „abgeschaltet" zu bleiben, und dies wiederum ermöglichte es ihr, ihre Abwehr gegen Arthurs verführerische Versuche aufrechtzuerhalten, sie für sich zurückzugewinnen.

Im Folgenden handelt es sich um ein weiteres Beispiel einer antisexuellen Wirkung des selektiven Fokussierens auf Negativa (die in diesem Fall real und substanziell waren). Einer meiner Patienten litt unter Migräneanfällen. Er hatte sechzehn Jahre lang den sexuellen Kontakt mit seiner pummeligen, extrem zwanghaften Frau vermieden. Während wir zusammen die unglücklichen Details ihres gemeinsamen Lebens besprachen, kamen nach und nach die unmittelbaren Ursachen seines Appetenzmangels zum Vorschein. Die Frau, deren Zwangsstörung nur teilweise auf Medikation ansprach und die deutlich eine residuale zwanghafte Symptomatologie aufwies, bestand darauf, sich jeden Morgen dreimal zu wiegen. Sie war splitternackt und benutzte drei verschiedene Waagen („Ich muss ja sichergehen können, dass mir kein Fehler unterläuft", sagte sie mir in einer unserer gemeinsamen Sitzungen), und ihr Mann musste sich niederknien, um ihr Gewicht zu notieren (sie war kurzsichtig und konnte die Zahlen nicht allein erkennen). Der Mann sagte mir: „Jedes Mal wenn ich scharf bin, sehe ich sie vor meinem geistigen Auge, wie sie auf der verdammten Waage steht und mir ihren großen fetten Arsch ins Gesicht streckt. Das ist das Erste, was ich jeden Morgen zu Gesicht bekomme, und das Erste, was ich höre, ist, wie sie mich zur Eile drängt, die dämlichen Zahlen zu notieren. Sobald dieses kleine Szenario in meinem Kopf herumspukt, ist mein sexuelles Interesse komplett vom Winde verweht."

Tiefer liegende Ursachen: Berechtigte Zurückweisung des Partners

Die Zurückweisung eines begehrenswerten Partners, verbunden mit einem begleitenden Verlust des Sexualinteresses bei Personen mit sexuellen Appetenzstörungen, basiert auf ihren neurotischen Problemen oder auf den Konflikten des Paares bezüglich Sex, Liebe und Intimität und entbehrt einer realen Grundlage. Die Zurückweisung eines gestörten Partners ist jedoch berechtigt und kann nicht als psychiatrische Störung betrachtet werden.

Es gibt viele normale Menschen, die das anomale Verhalten ihres Partners ganz einfach nicht akzeptieren können oder wollen. Diese Personen verlieren ihr Sexualverlangen und/oder entwickeln Aversionen als unbewussten Protest und als Ausdruck ihrer Verärgerung und Verzweiflung über ihr unbefriedigendes Leben mit dem gestörten Individuum. Es ist fast so, als spürten sie im Falle ihres bereitwilligen Zugeständnisses an Sex mit dem Partner, dass dies einer Duldung seines/ihres zerstörerischen Verhaltens und/oder einem Verlust jeglicher Hoffnung auf ein besseres Leben gleichkäme.

Dergleichen negative Reaktionen sind jedoch nicht unausweichlich. Manche ebenso normale Personen, die in einer langfristigen Beziehung zu jemandem stehen, der/die wesentliche emotionale und mentale Probleme hat, nehmen kaum Notiz von der Verrücktheit des Partners oder akzeptieren diese einfach, ohne sich persönlich angegriffen zu fühlen oder sich dadurch andere Aspekte ihres Lebens verleiden zu lassen.

Diese flexiblen Menschen fokussieren vornehmlich auf die attraktiven erotischen Aspekte ihrer Beziehung, was zur Folge hat, dass sie sich nicht sexuell abgestoßen fühlen; so z.B. „Tim und Mary Ruffino-Smith" (Fall 7.1).

Betrachten wir ein weiteres Beispiel. Eine meiner Patientinnen war mit einem gut aussehenden reichen Mann verheiratet, der markante zwanghafte Wesenszüge aufwies. Diese Frau war von ihrem zwanghaften Mann angezogen, und die beiden genossen ein befriedigendes Sexualleben. Während einer Einzelsitzung sagte sie: „Natürlich kann er gewaltig nerven – aber dann denke ich, wie viel besser ich mit

George dran bin, der grundsätzlich wirklich liebenswürdig ist, als mit meinem ersten Mann, einem gemeinen Hurensohn. Dann blende ich Georges bisschen Verrücktheit aus, und wir machen weiter mit unserem Leben. Davon abgesehen, Doktor, ist er ein hervorragender Liebhaber. Er ist zwanghaft darauf fixiert, mir jedesmal einen Orgasmus zu verschaffen."

Ein anderer Patient, der von seiner hübschen Borderline-Freundin ungemein angezogen war, achtete so wenig wie möglich auf ihre Stimmungsschwankungen und irrationalen Wutanfälle und fokussierte stattdessen auf ihr hübsches Gesicht und ihren sinnlichen Körper. Er war mit dem Liebesleben und ihrer Beziehung durchaus zufrieden.

Sexuelle Zwanghaftigkeit repräsentiert die andere Seite des Mechanismus des selektiven Fokussierens. Sexuell zwanghafte Personen sind nicht in der Lage, selbst die offensichtlichsten Negativa ihres Liebesobjekts oder ihrer unvorteilhaften Situation wahrzunehmen. Sie nehmen ausschließlich die positiven und attraktiven Merkmale der geliebten Person wahr und neigen diesbezüglich zu starker Übertreibung.

Behandlungsaspekte

Der Therapeut

Kraft der Macht, die ihm durch die therapeutische Übertragung verliehen wird, befindet sich der Therapeut oftmals in einer höchst einflussreichen Position, was das Schicksal der Beziehungen der von ihm behandelten Paare angeht. Um den unbewussten Missbrauch dieser Machtposition bei der Behandlung von Paaren zu vermeiden, bei denen ein Partner seine/ihre sexuelle Appetenz aufgrund der Psychopathologie des/der anderen verloren hat, muss der Therapeut hinsichtlich potenzieller unbewusster Vorurteile und Gegenübertragungen mit Blick auf die Beziehung größtmögliche Aufmerksamkeit walten lassen. Dies ist bei jeder Paartherapie ein wichtiger Punkt, wie wir es in Kapitel 7 erörtert haben, jedoch ist die dahin gehende Einsicht des Therapeuten bei diesen Fällen ein besonders kritischer Faktor.

In dem Fall, dass sich ein Therapeut z.B. über die Maßen mit dem „normalen" Partner identifiziert, könnte er versucht sein, den/die Gesunde(n) aus einer „kranken" Beziehung zu „befreien" (möglicherweise, weil er sich daran erinnert, wie sein Vater unter den emotionalen Problemen seiner Mutter gelitten hatte, oder vielleicht, weil er selbst einmal mit einer gestörten Person verheiratet war). Durch eine derartige Intervention kann einer Beziehung ernsthaft geschadet werden, die im Grunde für beide Partner potenziell gut ist.

Therapeuten mit mangelnder Erfahrung begehen oftmals den Fehler, zu versuchen, eine „anomale" Beziehung zu „normalisieren", ohne sich zuvor ein Urteil darüber gebildet zu haben, wie gut oder wie schlecht die Partnerkompatibilität grundsätzlich ist, und ohne Wissen darüber, was genau modifiziert werden muss, damit das Paar miteinander glücklich sein kann. Ein häufiger, gut gemeinter Fehler vonseiten derjenigen Therapeuten, die es nicht gewohnt sind, in einem Systemmodus zu denken, ist es, den „normalen" Partner zu ermutigen, sich zu behaupten und dem schwierigen Partner „Grenzen zu setzen". Diese gut gemeinte Intervention kann jedoch verheerende Folgen für unkonventionelle Beziehungen haben, deren Stabilität möglicherweise abhängig ist von der uneingeschränkten Unterstützung des „gesunden" Partners und von seiner Akzeptanz der Bedürfnisse und Wünsche des „kränkeren" oder verletzlicheren Partners.

Auf ähnliche Weise mag auch die Zufriedenheit mancher dieser untypischen Paare nicht auf einer „politisch korrekten" Machtbalance basieren. Ein Paar, bei dem ein Partner zwanghaft ist, mag z.B. gut damit beraten sein, wenn die Beziehung auf der Akzeptanz der Tatsache beruht, dass die zwanghafte Person, um zu funktionieren, auf ein gewisses Maß an Kontrolle und Vorhersehbarkeit angewiesen ist, sodass die Bemühungen des Therapeuten, sein eigenes Wertesystem absoluter Gleichberechtigung auf die Beziehung zu übertragen, nur negative Folgen haben kann.

Ein weiteres Beispiel ist das unangemessene Aufdrängen von traditionellen Idealen geistiger Gesundheit, wie „bessere Kommunikation" und „verstärkte Intimität", gegenüber einem klaustrophobischen Paar, dessen Glückseligkeit auf der Wertschätzung stiller Zweisamkeit und dem Respekt vor der gegenseitigen Privatsphäre beruhen mag.

Zweifellos profitieren viele Paare immens von der Überwindung ihrer Widerstände gegen

Intimität und von der Bereitschaft zum gegenseitigen Zuhören sowie von der Kommunikation ihrer Gefühle. Die Interventionen müssen jedoch, wie es bei jeder anderen Intervention ebenso der Fall sein sollte, individuell abgestimmt werden, und sie müssen den Bedürfnissen *des Patienten* gerecht werden und nicht denen des Therapeuten.

Die therapeutische Allianz mit Paaren

Wenn einer der Partner ein signifikantes Maß an Psychopathologie aufweist, kann die Beziehung zwischen Arzt und Patient kompliziert werden.

Eine solide therapeutische Allianz mit beiden Partnern ist ein wesentlicher Bestandteil eines jeden sexualtherapeutischen Falles. Diese ist von besonderer Bedeutung, und sie ist gleichzeitig besonders schwierig aufzubauen, wenn einer der Partner unter einer Persönlichkeitsstörung leidet und/oder besonders ablehnungsempfindlich oder emotional fragil ist.

In der Paartherapie hängt die Formierung einer therapeutischen Allianz davon ab, dass sich beide Partner vom Therapeuten gänzlich verstanden fühlen und dass beide von der Vertrauenswürdigkeit und der Unparteilichkeit des Therapeuten als Verbündetem überzeugt sind.

Der Therapeut muss recht viel Geschick an den Tag legen, um diesen delikaten Balanceakt bewerkstelligen zu können. Einerseits ist es wichtig, die Verzweiflung des Symptome aufweisenden Patienten bezüglich der realen Probleme, die in der Beziehung zu bewältigen sind, anzuerkennen. Zu diesem Zweck muss der Therapeut der Person mit mangelndem Verlangen zu verstehen geben, dass der Partner in der Tat schwierig *ist* und dass es ein jeder schwierig fände, mit dieser Person zurechtzukommen. Der Therapeut sollte an einem gewissen Punkt seine Empathie gegenüber der nachvollziehbaren Frustration zum Leidwesen dieser Person zum Ausdruck bringen wie auch seine Bewunderung gegenüber seiner/ihrer Geduld und Stärke.

Andererseits ist es auch wesentlich, zum einen zu vermeiden, den gestörten Partner in einem allzu negativen Licht erscheinen zu lassen, und zum anderen, standhaft die Beziehung zu bejahen, um den „kränkeren" Partner nicht einer Bedrohung auszusetzen.

Um die Balance in der therapeutischen Allianz beider Partner aufrechtzuerhalten, ist es ratsam, die Diskussion über die psychiatrischen Probleme des Partners in Begriffe wie exzessive „Sensibilität" oder „Verletzlichkeit" zu betten, statt negativ konnotierte Wörter zu verwenden, wie z.B. „(Geistes-)Krankheit" oder „Nervensäge". Es ist ebenfalls ratsam, die ernsthaft positiven Aspekte der Beziehung im Verlauf der Sitzungen wiederholt zu betonen.

Die Schwierigkeit, mit beiden Partnern eine solide Allianz aufrechtzuerhalten, wurde bei der Beschreibung der Behandlung von „Tim und Mary Ruffino-Smith" (Fall 7.1) kurz angeschnitten. In diesem Fall verbrachte ich den überwiegenden Teil der Sitzungen damit, die fragile Partnerin mit Persönlichkeitsstörung in einem Maß zu unterstützen, das sowohl bei den Kollegen in der Mittwoch-Konferenz als auch bei mir selbst beim Abspielen der Videobänder enorme Langeweile verursachte. Dennoch war meine „übertriebene Unterstützung" Marys nicht nur wesentlich, um ihr Engagement für die Behandlung zu sichern, sondern auch, um Tim gewissermaßen vorzuspielen, wie er sich würde verhalten müssen, wenn er friedlich mit seiner Frau zusammenleben wollte.

Ich möchte wiederholen, dass einige therapeutische Agilität vonnöten ist, um die richtige Balance zu finden. Während man der sexuelle Symptome aufweisenden Person seine Unterstützung zukommen lässt, besteht gleichzeitig die Notwendigkeit, die emotional gestörte Person, in diesem Fall Mary, mit der destruktiven Wirkung ihres anomalen Verhaltens auf die Beziehung zu konfrontieren.

Gewöhnlich ist die sexuelle Symptome aufweisende Person erleichtert, zu hören, dass er/sie nicht gänzlich für das sexuelle Problem verantwortlich gemacht wird. Dem Therapeuten erwächst außerdem ein Vorteil aus dem Umstand, dass der Partner mit der psychiatrischen Störung oftmals furchtbare Angst vor dem Verlust der anderen Person hat. Sein/Ihr Glaube an das Vermögen des Therapeuten, aufzuzeigen, wie diese wertgeschätzte Beziehung gerettet werden kann, stärkt die Einflussmöglichkeiten des Therapeuten, was in dieser Form der Behandlung von enormem Wert ist.

Dies war bei Tim und Mary wie auch bei den „Beavers" (Fall 9.1) der Fall.

Mary gestand ein, dass sie depressiv war, und folgte meinem Rat, Medikation einzunehmen.

Sie sprach hervorragend auf geringe Dosen Paroxetin an, sodass sich ihre Stimmung, ihre Flexibilität und ihr therapeutisches Engagement nach der Einnahme dramatisch verbesserten.

Arthur Beaver, der zwangsgestörte Mann, war einverstanden, sich einem pharmakologisch-kognitiven Therapieprogramm zu unterziehen, nachdem ich ihn damit konfrontiert hatte, dass er Gefahr lief, aufgrund seines zwanghaften Verhaltens seine Frau zu verlieren. Arlette war von seinen Bemühungen gerührt. Sie ließ sich wieder für ihn erweichen, entwickelte ihm gegenüber eine größere Akzeptanz und unterstützte eine Zeit lang sein Bemühen um Veränderung.

Letzten Endes waren die Beavers jedoch ein Behandlungsmisserfolg. Arthurs Zwangssymptome besserten sich im Rahmen der Behandlung nur geringfügig, und Arlette, die in Bezug auf ihren Mann unumkehrbar desillusioniert geworden war, sträubte sich gegen all meine Bemühungen, ihr zu helfen, Arthurs Zwanghaftigkeit „auszublenden" und auf die positiven Aspekte ihres gemeinsamen Lebens zu fokussieren. Als gut aussehende und finanziell unabhängige Frau hatte sie alle Möglichkeiten, sich auf die Suche nach einer unkomplizierteren Beziehung zu begeben, denn sie war einfach nicht gewillt, die Mühen einer Anpassung an Arthurs schwierige Persönlichkeit auf sich zu nehmen.

Patienten mit Persönlichkeitsstörungen und Zwangsstörungen haben eine unsichere Prognose

Es ist notorisch schwierig, das Engagement von Patienten mit Persönlichkeitsstörung für die Therapie zu sichern. Und sie sträuben sich tendenziell gegen jegliche Veränderungen in ihrem Leben, so auch gegen diejenigen, die ihr Sexualverhalten betreffen. Diese schwierigen Kennzeichen können vermutlich als Erklärung für die Tatsache herhalten, dass die Behandlungsprognose bei sexuellen Appetenzstörungen wesentlich ungünstiger ist, wenn einer der Partner persönlichkeitsgestört ist, als bei Paaren, bei denen das bei keinem der Partner der Fall ist.

Organisch bedingte Störungen des sexuellen Verlangens: Verminderte sexuelle Appetenz aufgrund von medizinischen Verfassungen, Pharmaka und Alter

Eine Vielzahl wissenschaftlicher Belege bestätigt ohne jeden Zweifel: Das Empfinden sexueller Lust wie auch die normale Regulation der Sexualmotivation sind von der Prämisse abhängig, dass das neurologische Substrat, welches die Perzeption oder die Phantasie eines attraktiven Sexualpartners in das subjektive Empfinden von sexueller Lust überträgt, anatomisch intakt und mit einem normalen Soll an Hormonen und Neurotransmittern versorgt ist.

Wie wir es in Kapitel 2 erörtert haben, sind die biologischen Grundlagen der Sexualappetenz anhand unterschiedlicher Experimente wissenschaftlich erarbeitet worden. Diese Experimente kreisten um chirurgische, chemische und elektrische Manipulationen bestimmter Pfade und Bereiche des limbischen Systems und insbesondere der vorderen medialen Kerne des Hypothalamus, den so genannten „Sexualzentren" des Gehirns. Diese Studien lieferten wiederholt Belege dafür, dass die chirurgische oder chemische Beeinträchtigung dieser Strukturen sowohl die Sexualmotivation eines Tieres als auch seine Fähigkeit, auf sexuelle Stimulation zu reagieren, wirksam zerstört. In ähnlicher Weise entkräften die Folgen der jahrhundertealten und weit reichenden Praxis der Kastration von Männchen vieler Spezies, inklusive Hähnen (Kapaune), Bullen (Ochsen), Hengsten (Wallache) und Männern (Eunuchen), jegliche Zweifel am hohen Stellenwert adäquater Mengen Testosterons für ein normales maskulines sexuelles Funktionieren und Lustempfinden. Jüngere Studien weisen auf eine ähnliche Korrelation zwischen Androgenen und der weiblichen Sexualität hin.

In der heutigen Zeit gibt es eine Reihe endokriner Anomalien, allgemeiner medizinischer Verfassungen und pharmakologischer Stoffe, die ähnliche Folgen zeitigen wie die chirurgischen und chemischen Experimente und die Kastrationen, die, wie oben ausgeführt, auf die Libido einen vermindernden Einfluss ausüben. Sie führen zu einem klinisch bedeutsamen Verlust der Sexualappetenz und konstituieren die organisch bedingten Störungen des sexuellen Verlangens.

Obgleich DSM-IV ausdrücklich eine Unterscheidung zwischen sexueller Beeinträchtigung aufgrund des Alters und organisch bedingter Sexualstörungen aufgrund von Pharmaka und medizinischen Verfassungen konstatiert, sehe ich für diese Unterscheidung keine Basis.

Ich vertrete die Ansicht, dass es aus klinischer Sicht von Bedeutung ist, zwischen sexueller Beeinträchtigung aufgrund von Medikationen und hormonellen Anomalien einerseits und dem normalen altersbedingten Rückgang der Sexualappetenz und der Verschlechterung des sexuellen Funktionierens andererseits zu unterscheiden (Kaplan 1989B). Da jedoch die altersbedingte Verschlechterung des sexuellen Funktionierens zweifellos physiologischer und nicht psychologischer Natur ist und da des Weiteren die Behandlung des pharmakologisch, medizinisch oder altersbedingten Verlusts des Sexualverlangens ähnlich verläuft, ist es vertretbar, all diese Zustände unter der Kategorie der organisch bedingten Störungen des Sexualverlangens zu subsumieren.

Hormonell bedingte Appetenzstörungen

Die drei in der klinischen Praxis am häufigsten zu beobachtenden *endokrinen Anomalien*, die mit vermindertem Sexualverlangen assoziiert werden, sind: 1. *das weibliche urogenitale Östro-*

gendefizienz-Syndrom nach der Menopause; 2. *Androgenmangel bei Männern und Frauen;* und 3. *Hyperprolaktinämie.* Hyper- und Hypothyreoidismus können ebenfalls eine Abnahme der Libido zur Folge haben, dies wird jedoch seltener beobachtet.

1. Das weibliche urogenitale Östrogendefizienz-Syndrom

Nachdem er die beträchtliche Menge an Publikationen zur Östrogensubstitution gesichtet hatte, fasste Sherwin die Rolle von Ö in der weiblichen Sexualität folgendermaßen zusammen: „In der Literatur gibt es eine Vielzahl von Belegen dafür, dass Ö-Substitution, obgleich sie atrophische Vaginitis und assoziierte Dyspareunie bei Frauen nach der Menopause lindert, auf die libidinösen Aspekte der Sexualität, wie Lust und Erregung, keinen Einfluss hat" (Sherwin, Gelfand u. Brender 1985).

Wie in Kapitel 3 bereits hervorgehoben wurde, spielt Östrogen entgegen landläufiger Meinung für das Erleben sexueller Leidenschaft bei Frauen keine wesentliche Rolle, und ein Mangel dieses Hormons hat nicht per se einen Verlust der Libido zur Folge.

Östrogenmangel ist jedoch eine der häufigsten *indirekten* Ursachen für den Verlust des Sexualinteresses bei Frauen nach der Menopause, weil er das *weibliche urogenitale Östrogendefizienz-Syndrom* verursacht (Wagner 1986; Semmens u. Wagner 1982).

Dieser Zustand ist durch atrophische Veränderungen der weiblichen Genitalien gekennzeichnet. Genauer gesagt atrophiert das Vaginalgewebe bei Fehlen von Ö und wird dünner, womit ein Verlust oder eine markante Verringerung der vaginalen Lubrikation einhergeht. Frauen nach der Menopause, die keine Ö-Substitution bekommen, wie auch diejenigen, die keinen regelmäßigen Geschlechtsverkehr haben, erfahren außerdem möglicherweise eine Atrophie und eine Schrumpfung der Vaginalwand. Diese Veränderungen verursachen Unbehagen und Schmerzen während des Geschlechtsverkehrs. Die Friktion, die entsteht, wenn der Penis am engen, trockenen und spröden Vaginalgewebe reibt, verursacht oftmals schmerzhafte Irritationen, Erosionen und sogar offene Läsionen der Vaginalwand. Traumatische genitale Läsionen treten häufig bei Frauen auf, die heftigen Geschlechtsverkehr praktizieren, insbesondere wenn keine Gleitmittel verwendet werden. Diese Vaginalläsionen können hinreichend schwer sein, um Geschlechtsverkehr auszuschließen und einen Appetenzverlust zu verursachen.

Wirkung auf den Partner

Vaginale Trockenheit aufgrund von Ö-Mangel kann dem Partner außerdem die Penetration erschweren. Der Rückgang der ovariellen Ö-Produktion ist auch verantwortlich für die allmähliche Rückbildung mancher weiblicher Charakteristika, die auf Männer anziehend wirken, wie z. B. weiche Haut und das weibliche Genitalaroma. Sowohl dies als auch der erwähnte Mangel an vaginaler Lubrikation können zu funktionalen Schwierigkeiten und zu vermindertem Sexualverlangen bei Partnern von Frauen führen, die die Menopause überschritten haben.

Ätiologie des weiblichen urogenitalen Östrogendefizienz-Syndroms

Da Östrogen größtenteils von den Ovarien synthetisiert und freigesetzt wird, führt deren Verlust oder Funktionsbeeinträchtigung zu Symptomen eines Östrogenmangels (Sherwin 1985). *Wenn Frauen nach der Menopause keine Ö-Substitution erhalten, entwickeln sie folglich und je nach Organismus unterschiedlich ausgeprägt das urogenitale Östrogendefizienz-Syndrom.* Dieser Zustand tritt unabhängig davon in Erscheinung, ob die Menopause aufgrund einer natürlichen, altersbedingten Atrophie der Ovarien eintritt oder ob sie durch eine beidseitige chirurgische Adnektomie oder eine chemotherapeutische Schädigung mittels zytotoxischer Stoffe oder Bestrahlung verursacht wurde.

Behandlung

Östrogensubstitution, oral oder durch transdermale Pflaster verabreicht, ist sowohl für die Linderung von Dyspareunie höchst wirksam als auch für die Wiederherstellung der Prämenopausenphysiologie der Vagina in einen unbeeinträchtigt lubrizierenden und widerstandsfähigeren Zustand. Wenn medizinisch nichts dagegen spricht, ist Ö die bevorzugte Wahl bei der Behandlung weiblicher urogenitaler Östrogendefizienz-Syndrome nach der Menopause (Notolewitz 1989).

Die lokale Applikation von Östrogencreme ist ebenfalls ein hervorragendes Mittel für die Rückbildung vaginaler Atrophie. Da jedoch eine massive Absorption von Estradiol durch die Vaginalwand eintritt (Fruhjelm et al. 1980) und eine substanzielle Menge des Hormons in den Körperkreislauf gelangt, sind jene Frauen mit diesem Mittel schlecht beraten, die eine Vorgeschichte von Brust-, Gebärmutter- oder Eierstockkrebs haben, wie auch diejenigen, die aus anderen medizinischen Gründen kein Östrogen verabreicht bekommen sollten.[66]

Glücklicherweise stehen mehrere hinreichend gute Alternativen für die Milderung vaginaler Trockenheit für Frauen nach der Menopause zur Verfügung, die keine Östrogene verabreicht bekommen sollten oder wollen. Hierzu gehören wasserlösliche vaginale Gleitmittel (wie z.B. Femilind) oder reines Vitamin-E-Öl, das manche Kliniker empfehlen.

Inzwischen gibt es auch zwei Östrogenpräparate, die das Dyspareunieproblem aufgrund von Östrogendefizienz und den damit verbundenen Verlust sexuellen Interesses bei Frauen, die keine systemischen Östrogene einnehmen können, wahrscheinlich sicherer lösen.

Mit Vagifem wurde eine Vaginaltablette entwickelt, die nur 0,025 mg Estradiol enthält und den Wirkstoff sehr langsam abgibt – ausreichend, um bei der Mehrheit der Patientinnen die Prämenopausenphysiologie der Vagina wiederherzustellen. Es gibt überzeugende Belege, dass Ö bei der Verabreichung in dieser Form keine wesentliche sytemische Wirkung hat, wodurch es bei östrogenempfindlichen Frauen Schaden verursachen könnte. Dieses Ergebnis basiert auf Studien, die aufzeigen, dass nach der Verabreichung von Vagifem nahezu kein messbares Estradiol im Blutkreislauf der Patientin nachgewiesen werden kann. Ein weiterer Beleg für die Tatsache, dass durch Vagifem an die Vaginalwand abgegebenes Ö nicht über die Vagina hinaus gelangt, ist der Umstand, dass nur sehr selten eine Endometriumproliferation verursacht wird (Mattson et al. 1989; Mettler u. Olson 1991; Eriksen u. Rasmussen 1992).

Ein weiteres Östrogenpräparat, für das ein vermindertes karzinogenes Risiko konstatiert wird, ist Estriol, die so genannte „sichere" metabolische Form von Östrogen. Es ist in Europa verfügbar, nicht aber in den USA (Follingstad 1978).

Frauen nach der Menopause, die selten vaginalen Geschlechtsverkehr haben, sind einem höheren Risiko ausgesetzt, eine starke, hinderliche vaginale Trockenheit, eine gespannte und spastische Muskulatur sowie eine Verengung der Vagina zu entwickeln. Diese Veränderungen erschweren vaginalen Geschlechtsverkehr oder verhindern ihn. Die systematische Verwendung vaginaler Dilatatoren ist höchst wirksam, um die Vaginalmuskulatur dieser Patientinnen zu dehnen und wieder funktionsfähig zu machen. Außerdem ist sie für die Prävention einer Schrumpfung der Vaginalmanschette hilfreich. Und schließlich werden auch periodische rhythmische Kontraktionen der Vaginalmuskulatur, die so genannten „Kegel-Übungen" empfohlen, um den Tonus der Vaginalmuskulatur zu verbessern und aufrechtzuerhalten (Klein-Graber u. Graber 1978).

2. Androgenmangel bei Männern und Frauen

Die sexuellen Regulationszentren des männlichen und weiblichen Gehirns können ohne normale Mengen körpereigenen Ts nicht funktionieren. Bei Fehlen dieses Hormons verlieren Männer wie auch Frauen komplett ihr Verlangen nach Geschlechtsverkehr, sodass sie sogar ein attraktiver, verfügbarer Partner kalt lässt.

Das hypogonadale Syndrom bei Männern[67]

Die klinischen Folgen eines Androgenmangels bei Männern sind abhängig vom Alter, in dem er sich bemerkbar macht. Personen, bei denen vor der Pubertät ein T-Verlust eintritt, weisen nur unzureichend maskuline Geschlechtsmerkmale auf, sie entwickeln einen eunuchoiden Habitus, und es wird ihnen im weiteren Verlauf an sexueller Motivation mangeln (Segraves 1988B; Schiavi u. White 1976; Davidson u. Rosen 1992).

---

66 Östrogen gilt als zu riskant für Frauen mit Anamnesen oder prägnanten Familienanamnesen von Neoplasmen an östrogenempfindlichen Organen wie den Brüsten, dem Uterus oder den Ovarien wie auch bei präkarzinomatösen Zuständen bei diesen Organen. Bei thromboembolischen Krankheitsbildern und Hepatitis nebst einer Reihe anderer Zustände ist die Verabreichung von Ö kontraindiziert. Neuere Studien bezüglich der relativen Unbedenklichkeit einer Verabreichung von Ö an Frauen mit einer Vorgeschichte von Brustkrebs (Lobo 1993) ermöglichten Onkologen jedoch inzwischen in manchen Fällen einen flexibleren Umgang mit der Verabreichung niedriger Dosen Östrogens.

67 Hierzu siehe: Lunenfeld, B., „Der alternde Mann – Bestandsaufnahme und Ausblick", *Sexuologie* 5 (3), 1998, S. 162-171.

Auf der Grundlage seiner Arbeit mit Hermaphroditen kam Money außerdem zu dem Schluss, dass es Individuen, denen T vor Eintritt einer kritischen Phase entzogen wird, an der Fähigkeit mangeln kann, sich zu verlieben (Money 1961).

Klinische Beobachtungen erwachsener männlicher Patienten, die aufgrund einer Hodenverletzung oder Antiandrogenmedikationen einen T-Mangel aufweisen – beispielsweise Sexualstraftäter und Krebspatienten –, zeigen, dass sich das hypogonadale Syndrom bei erwachsenen, sexuell erfahrenen Männern, denen T entzogen wird, nicht unbedingt sofort voll entwickelt. Letztlich wird jedoch das Fehlen von T jeden Mann seiner Sexualappetenz berauben (Segraves 1988B; Segraves u. Segraves 1992; Davidson u. Rosen 1992).

Die ersten Anzeichen einer chirurgischen oder chemischen Kastration machen sich gewöhnlich in einem kompletten oder starken Verlust der Libido und des Kopulationsdrangs sowie dem gleichzeitigen Verschwinden spontaner Fluktuationen der Lust bemerkbar. Dem folgt gewöhnlich nach und nach eine progressive Abnahme des Reaktionsvermögens auf sexuelle Stimulation (Schiavi u. White 1976; Segraves 1988B).

Zahlreiche Belege deuten darauf hin, dass sich die Wirkung von T hauptsächlich auf die Appetenzphase des sexuellen Reaktionszyklus beschränkt und der Erektionsreflex durch einen T-Mangel vermutlich nicht so direkt beeinträchtigt wird. Die Erektionsfähigkeit mag somit bei sexuell erfahrenen Männern nach einer chirurgischen oder chemischen Kastration für eine gewisse Zeit aufrechterhalten bleiben; die meisten hypogonadalen Männer werden jedoch letztlich impotent. Segraves hat dies im Rahmen seiner hervorragenden Studie über männliche hypogonadale Verfassungen sehr treffend zusammengefasst: „Ich bin der Auffassung, dass sowohl die Aktivierung zentralnervöser Rezeptoren durch Androgen als auch das Aneignen sozialer Fähigkeiten notwendige Bedingungen für das männliche Sexualverhalten sind. Infolge einer Kastration wird der Kopulationsdrang auf dramatische Weise vermindert. Die sexuelle Aktivität kann jedoch bei manchen Männern durch psychologische Faktoren aufrechterhalten werden, wie z.B. durch das Verlangen nach körperlicher Nähe, die Angst, die Partnerin zu enttäuschen, oder das Bedürfnis, seine Männlichkeit zu bestätigen" (Segraves 1988B).

Ätiologie des männlichen Hypogonadismus

Die Ätiologie eines T-Mangels bei Männern kann jegliche und alle Begebenheiten oder Präparate einschließen, die die testikuläre Synthese und Sekretion von Androgenen oder die Verfügbarkeit körpereigenen Ts beeinträchtigen. Häufige Ursachen sind körperliche Verletzungen der Hoden durch einen Unfall, durch chirurgische Kastration oder durch Bestrahlung; Krankheitszustände, die das testikuläre Gewebe zerstören, wie z. B. Mumps, beidseitiger Kryptorchismus, Hydrozele, degenerative Folgen des Alterungsprozesses und zytotoxische Chemotherapie; und verschiedene Pharmaka mit antiandrogenen Wirkungen (siehe Tabellen 7 und 8).

Das weibliche Androgenmangel-Syndrom (WAMS)

T ist das Libidohormon für Frauen wie auch für Männer, wenngleich die physiologischen T-Mengen, die Frauen für eine normale Motivation benötigen, sehr viel niedriger sind (siehe Kapitel 3).

Der Zustand eines T-Mangels ist im Hinblick auf Frauen in der Vergangenheit nicht annähernd so weitreichend erforscht und dokumentiert worden, wie es bei Männern der Fall ist. Zu diesem Zweck haben wir eine Studie über die psychosexuellen Folgen eines weiblichen Androgenmangels durchgeführt; die Studie bestätigte, dass T-Mangel bei erwachsenen Männern und Frauen vergleichbare Sexualdefizite hervorruft (Kaplan u. Owett 1993).

Ich wählte elf Frauen aus, die sich entweder einer totalen abdominalen Hysterektomie mit beidseitiger Adnektomie unterzogen oder eine durch zytotoxische Chemotherapie bedingte Menopause entwickelt hatten. Alle wiesen sehr niedrige T-Spiegel auf . Diese Frauen wurden mit elf weiteren Frauen verglichen, die die gleichen klinischen Profile hatten, deren T-Spiegel jedoch im Normbereich lagen. Alle Testpersonen beider Gruppen hatten vor ihrer Behandlung normale sexuelle Empfindungen und Reaktionen gehabt.

Es stellte sich heraus, dass die Frauen mit niedrigen T-Spiegeln, wie es auch bei Männern mit T-Mangel der Fall ist, ihre Libido komplett verloren hatten und auch keine spontanen Fluktuationen des Sexualverlangens erlebten. Alle erfuhren des Weiteren einen Verlust oder eine prägnante Verminderung ihrer vormals normalen Reaktionsfähigkeit auf sexuelle Stimulation wie auch ihrer Orgasmusfähigkeit (siehe Tabelle 6).

Außerdem wurde bei der Gruppe mit niedrigem T-Spiegel eine verminderte sexuelle Frequenz beobachtet. Wie es bei diesen Fällen üblich ist, hatten diese Frauen ihr Interesse daran verloren, zu masturbieren oder zu phantasieren, und sie gingen diesen Aktivitäten selten nach, mit Ausnahme gelegentlicher „Tests", um herauszufinden, ob sich ihre sexuellen Empfindungen wieder eingestellt hatten. Folglich hatten sie auch seltener Sex mit ihrem Partner.

Die Frauen mit T-Mangel beschrieben alle die Verminderung ihrer sexuellen Empfindungen in auffallend ähnlichen Worten. Wenn sie über den Verlust ihrer spontanen sexuellen Gefühle klagten, kamen gewöhnlich Aussagen wie die Folgende zustande: „Vorher war ich mindestens zwei-, dreimal die Woche scharf. Wenn ich mich einfach nur hinlegte oder ein Bad nahm, überkam mich zuweilen Lust. Dann phantasierte ich, oder ich masturbierte, und wenn mein Partner in der Nähe war, ging ich auf ihn zu. Seit meiner Chemo (oder Hysterektomie) ist das einfach nicht mehr passiert." Eine andere Patientin, die an der Studie teilgenommen hatte, formulierte es folgendermaßen: „Ich war mal eine 10 (sexuell). Und jetzt bin ich gerade mal eine 1."

Frauen, deren Verlust der Libido durch T-Mangel bedingt ist, berichten oftmals, wie es auch Männer tun, dass sie sich ihrer erotischen Phantasie nicht mehr bedienen. Manche unserer Testpersonen versuchten absichtlich, die erotischen Phantasien heraufzubeschwören, durch die sie vormals erregt worden waren, aber sie mussten sich alle mit der Enttäuschung abfinden, dass die alten Szenarien ihre erotische Wirkung verloren hatten. Zum Beispiel erzählte uns eine T-defiziente Frau, dass es sie vorher sehr erregt hatte, über einen gut aussehenden Mann in Jeans zu phantasieren, der masturbierte. Nach ihrer Krankheit und der Chemotherapie konnte sie zwar nach wie vor die Masturbationsszene aufrufen, aber nun ließ sie sie völlig „kalt".

Patientinnen mit Appetenzstörungen aufgrund eines Androgenmangels weisen insofern Ähnlichkeiten mit Männern auf, die über ihre verminderten Ejakulationen klagen, als auch sie einen Verlust oder einen markanten Rückgang ihrer orgastischen Lust und Empfindungen erleben. Mit anderen Worten verlieren androgendefiziente Frauen ebenso wie Männer ihre normale prämorbide Kapazität für lustvolle sexuelle Höhepunkte.

Manche Patientinnen mit niedrigen T-Spiegeln verlieren komplett ihre Orgasmusfähigkeit. Diejenigen, bei denen eine gewisse Orgasmusfähigkeit erhalten bleibt, berichten gewöhnlich, dass ihre Orgasmen weit weniger lustvoll und ihre Empfindungen weniger intensiv seien. Sie klagen, dass ihre Orgasmen im Vergleich kürzer ausfallen und mit weniger und schwächeren Vaginalspasmen verbunden sind. Die Empfindungen konzentrierten sich bei diesen Frauen des Weiteren tendenziell auf ihre Geschlechtsorgane, sodass ihnen das gewissermaßen „ganzheitliche" Erlebnis abhanden gekommen war. Die Frauen waren, wie es in diesen Fällen üblich ist, wegen des Verlusts ihrer orgastischen Kapazität frustriert: „Seit meiner Hysterektomie (oder Chemo) gleichen meine Orgasmen einer Nullnummer – es ist einfach nur ein kleiner Klick – kaum der Mühe wert." Eine andere typische Beschreibung: „Jetzt ist es lediglich wie ein kleines Niesen."

Unsere Patientinnen mit niedrigen T-Spiegeln waren oftmals wegen des Verlusts ihrer erotischen klitoralen Empfindungen und der erotischen Empfindungsfähigkeit ihrer Brustwarzen verzweifelt. Eine Patientin formulierte es folgendermaßen: „Wenn er mit seiner Zunge meine Klitoris stimuliert, empfinde ich es nicht anders, als würde er meinen Ellenbogen lecken." Dies ähnelt den Klagen mancher älterer Männer mit T-Mangel, dass ihr Penis, insbesondere im Bereich der Eichel, seine vormalige Sensibilität verloren habe.

Jede unserer Patientinnen wünschte sich ihre lustvollen Orgasmen zurück. Manche Patientinnen nahmen Vibratoren zur Hilfe und versuchten damit, den Verlust ihrer klitoralen Sensibilität wie auch die erhöhte orgastische Schwelle zu kompensieren. Diejenigen, die es schafften, auf diese Weise einen Orgasmus zu erlangen, erzählten uns, dass sie den Vibrator sehr fest an ihre Klitoris drücken und sie ihre prämorbide Stimulation verdoppeln und verdreifachen mussten, um wenigstens minimale erotische

Empfindungen zu spüren und die Art abgeschwächter Orgasmen zu erlangen, die ihnen noch vergönnt war. Eine Patientin beschrieb es so: „Ich muss ihn (den Orgasmus) richtiggehend aus mir herausquälen. Aber es ist eine echte Herausforderung."

Mit anderen Worten registrierten alle Personen mit niedrigem T und klagten darüber, dass der T-Mangel-Zustand ihre Orgasmusschwelle erhöht hatte. Tabelle 6 bietet einen Vergleich der sexuellen Folgen des T-Mangels bei Männern und Frauen.

Ursachen des T-Mangels bei Frauen

Unter normalen Umständen werden 50% der weiblichen Androgene in den Ovarien und 50% in den Nebennieren produziert. Während der Pubertät werden weibliche Androgene verstärkt freigesetzt. Dieses Mengenniveau bleibt bis auf kleinere Fluktuationen während des Menstruationszyklus konstant, bis etwa zehn Jahre vor der Menopause eine leichte und graduelle Verringerung der ovariellen T-Produktion eingeleitet wird. Dies ist jedoch bei den meisten gesunden Frauen klinisch unbedeutend, und die Ovarien setzen weiterhin für eine gewisse Zeit ausreichende Mengen Ts frei, um die weibliche Libido auf einem normalen Niveau zu halten, nachdem der Zyklus ausgesetzt hat. Außerdem wirken bei vielen Frauen nach der Menopause die Androgene der Nebennierenrinde bis zu einem gewissen Grad kompensierend, sodass auch dadurch die weibliche Libido aufrechterhalten und sexuelles Funktionieren gewährleistet wird (McCoy u. Davidson 1985; Sherwin 1988, 1991; Longcope 1991A, B; Vermuelen 1976).

Die destruktiven Auswirkungen auf die weibliche Libido scheinen jedoch einschneidender zu sein, wenn der Verlust der T-Produktion plötzlich eintritt. In einer Reihe hervorragender Studien wurde nachgewiesen, dass klinisch signifikante T-Mangel-Zustände nicht selten bei Frauen auftreten, deren Ovarien zusammen mit dem Uterus entfernt worden oder durch eine chemische Einwirkung im Rahmen einer zytotoxischen Chemotherapie zur Krebsbekämpfung geschädigt worden waren (Sherwin et al. 1985; Sherwin 1985; Chakravarti et al. 1977; Rose u. Davis 1980; Kaplan 1992B; Kaplan u. Owett 1993).

Tabelle 6 Die Auswirkungen des Androgenmangels bei Männern und Frauen[68]

A. Klinische Charakteristika bei *hypogonadalen Männern*
1. Sexuelle Appetenz und Phantasie fehlen oder sind deutlich vermindert; spontane Libidofluktuationen fehlen
2. Erektionsfähigkeit kann erhalten bleiben, geht schließlich aber meist verloren
3. Die Ejakulation fehlt oder ist deutlich vermindert
4. Die erotische penile Empfindungsfähigkeit ist vermindert
5. Die sexuellen Symptome sind global
6. Der Beginn der sexuellen Probleme des Patienten steht in Verbindung mit körperlichen Ereignissen, die zu verminderter Produktion oder Bioverfügbarkeit von Androgenen führen (siehe Tabelle 7)
7. Der Serum-Testosteronspiegel liegt unter der normalen Spielbreite für Männer (3 – 10 ng/ml bzw. 10 – 35 nmol/l)
B. Klinische Charakteristika bei *androgendefizienten Frauen*
1. Sexuelle Appetenz und Phantasie fehlen oder sind deutlich vermindert; spontane Libidofluktuationen fehlen
2. Orgasmusfähigkeit fällt aus oder ist deutlich vermindert
3. Verlust der erotischen Empfindungsfähigkeit von Brustwarzen und Klitoris
4. Die sexuellen Symptome sind global
5. Der Beginn der sexuellen Probleme der Patientin steht in Verbindung mit körperlichen Ereignissen, die zu verminderter Androgenproduktion führen (siehe Tabelle 7)
6. Der Serum-Testosteronspiegel liegt unterhalb der normalen Spielbreite für Frauen (kleiner 1 ng/ml bzw. unter 3,5 nmol/l)

[68] Unberücksichtigt bleiben die kognitiven, metabolischen und andere physiologische Veränderungen.

Wie es auch bei Männern der Fall ist, können klinisch bedeutsame Androgendefizienzen bei Frauen aufgrund bestimmter Stoffe (z.B. Verhütungsmittel) auftreten. Diese Stoffe binden die freien T-Moleküle so stark, dass sie für die T-Rezeptoren der entsprechenden Organe biologisch nicht mehr verfügbar sind (Bancroft et al. 1991).

Tief greifende Reaktionen bei Frauen aufgrund des Verlusts ihrer Libido

Ebenso wie hypogonadale Patienten, die im Rahmen der Ergänzungsbehandlung von Prostatakrebs Antiandrogenmedikationen erhalten, waren die Frauen mit T-Mangel, die an unserer Studie teilgenommen hatten, geschlossen wegen ihrer mangelnden Fähigkeit bestürzt, auf ihren Partner zu reagieren. Eine Patientin sagte: „Wenn er unterwegs war, vermisste ich Sex gar nicht so sehr, aber es erregte mich immer ungemein, wenn er mich küsste oder berührte. Bevor ich krank wurde, wurde ich immer scharf, wenn wir uns zusammen ein erotisches Video anschauten. Und jetzt empfinde ich einfach gar nichts, ganz egal, was wir machen.“ Eine andere Patientin sagte: „Jetzt muss er mich stundenlang bearbeiten, bis ich überhaupt anfange, etwas zu empfinden; und selbst dann ist es nicht weltbewegend – es ist wirklich nervtötend.“

Das medizinische Establishment reagiert seit langem engagiert auf die vernichtenden Auswirkungen des Libidoverlusts und der Impotenz bei Männern. Die Ärzte waren sich jedoch weniger darüber im Klaren, dass es auch für eine Frau fürchterlich ist, ihren Sexualtrieb und ihre Orgasmusfähigkeit zu verlieren. Viele unserer Krebspatientinnen, bei denen aufgrund einer Chemotherapie mit zytotoxischen Präparaten oder aufgrund einer Adnektomie ein T-Mangel auftrat, fanden den Verlust ihrer erotischen Empfindungen bedrohlicher als die Krebsdiagnose, den Verlust ihrer Brust oder den Verlust ihrer Fähigkeit, Kinder zu gebären. Die Trauer über den Verlust ihrer erotischen Gefühle war bei unseren WAMS-Patientinnen ein ebenso häufig vorgebrachtes Thema wie bei unseren hypogonadalen Patienten.

Auswirkungen auf die Sexualbeziehung

Der Großteil unserer Patientinnen mit niedrigen T-Spiegeln erfreute sich weiterhin am Kuscheln und an anderen nicht genitalen Aspekten sexueller Kontakte mit ihren Partnern. Viele waren ihren Partnern für ihr anhaltendes sexuelles Interesse dankbar, und sie waren erleichtert, dass sie ihre sexuelle Anziehung nicht verloren hatten und weiterhin in der Lage waren, ihre Partner sexuell zu befriedigen. Andere reagierten neutral auf sexuellen Kontakt. Manche der Frauen, die ihre Kapazität für erotische Lust verloren hatten, entwickelten jedoch auch genuine Sexualaversionen, sodass sie jeglichen körperlichen Kontakt mit dem Partner abbrachen. Diese Frauen reagierten während des Geschlechtsverkehrs meist verärgert, weil sie nichts dabei empfanden, während ihr Partner jedoch offensichtlich sexuelle Lust verspürte.

Reaktion des Partners

Die Beobachtung ist interessant, dass die Partner von Frauen mit Libidoverlust tendenziell eher wegen des mangelnden sexuellen Reaktionsvermögens ihrer Partnerin irritiert sind als wegen des Verlusts der Brust oder aufgrund der vaginalen Trockenheit nach der Menopause.

Auch hier gibt es Parallelen zwischen den Geschlechtern. Hypogonadale Männer, die ihre Libido aufgrund einer Orchiektomie oder einer Behandlung mit Antiandrogenmedikation (wie z.B. Cyproteron und Flutamid) gegen Krebs eingebüßt haben, sehen sich oftmals mit einer Partnerin konfrontiert, die sich zurückgesetzt fühlt und sexuell abgeneigt ist, obgleich der Partner sein Möglichstes unternimmt, sie mit erotischer Stimulation zu erregen, und obgleich sie verstandesmäßig begriffen hat, dass der Mangel an sexuellem Interesse bei ihrem Partner körperliche Ursachen hat.

Behandlung androgendefizienter Zustände

Männer

Es ist in unserem Rahmen nicht möglich, die Androgen-Substitutionstherapie detailliert zu behandeln. Der Leser sei auf eine Reihe hervorragender Publikationen verwiesen, die zu diesem Thema verfügbar sind (Wilson u. Foster 1992; Goodman u. Gilman 1993; Davidson u. Rosen 1992; Lunenfeld 1998). Wir beschränken uns in diesem Abschnitt auf einige allgemeine Grundlagen der T-Substitution bei Männern und Frauen, die für Sexualtherapeuten relevant sind.

Die Symptome eines T-Mangels bei erwachsenen Männern können gänzlich und in kurzer Zeit (etwa zwei bis drei Wochen) auf einfache Weise durch die Verabreichung physiologisch adäquater Mengen Ts zurückgebildet werden. Wenn medizinisch nichts dagegen spricht,[69] ist T-Substitution die bevorzugte Behandlungswahl im Falle eines absoluten Mangels an endogenen Androgenen, während durch Pharmaka verursachte hypogonadale Zustände sich schlicht durch das Absetzen der Medikation zurückbilden können.

Es ist das Ziel der Substitutionstherapie, das körpereigene T des Patienten auf ein physiologisch korrektes Maß anzuheben. In den meisten Labors rangiert die Norm im Hinblick auf eine langfristig aufrechterhaltende T-Substitutionstherapie für erwachsene Männer zwischen 3 bis 10 ng/ml bzw. 10 bis 35 nmol/l. Um eine Atrophie der Hoden zu vermeiden, ziehen manche Andrologen eine Akzentverlagerung auf oder eine Ergänzung durch niedrige Dosen (5 mg) Clomifen vor, ein Antiöstrogen und Ovulationsauslöser, das die testikuläre Synthese und Sekretion von Testosteron stimuliert.

Die Verabreichung von T an Männer, deren T-Spiegel im Normbereich liegen, wird kontrovers diskutiert. Während T die Libido eugonadaler Männer gewöhnlich nicht steigert und diese Praxis von konservativeren Endokrinologen beargwöhnt wird (da der Patient einer Reihe medizinischer Risiken ausgesetzt wird), berichten manche Männer mittleren und fortgeschritteneren Alters, deren Androgenspiegel im normal niedrigen Bereich liegen, tatsächlich von einer Steigerung ihres Sexualtriebs und von einer Verbesserung ihrer körperlichen Befindlichkeit als Reaktion auf eine ergänzende Testosteronbehandlung (Davidson u. Rosen 1992). Dies entspricht auch unseren klinischen Erfahrungen.

Da die Spielbreite normaler T-Spiegel bei Männern sehr groß ist, lässt sich darüber streiten, ob nicht die normal niedrigen T-Spiegel einiger dieser Männer eigentlich hypogonadalen Zuständen gleichen, wenn sie relativ zu ihren vormals höheren T-Spiegeln bewertet werden.

Auf der theoretischen Grundlage, dass es sich um eine Hormondefizienz aufgrund einer verborgenen maskulinen Menopause handeln könnte, schlage ich folglich meist eine kurze Versuchsreihe mit T-Injektionen bei nicht depressiven Männern über fünfzig vor, die über einen globalen Verlust ihres sexuellen Interesses klagen, die normal niedrige körpereigene T-Spiegel aufweisen und bei denen keine Gegenindikation vorliegt.

Sowohl was die Dosis und die Zubereitung von T als auch was den Zeitplan einer Substitutionstherapie bei Männern angeht, gibt es in den Fachpublikationen wie auch bei den Klinikern abweichende Empfehlungen (Wilson u. Foster 1992; Goodman u. Gilman 1993; Sherwin 1988; Davidson u. Rosen 1988).

Zum Zeitpunkt der Niederschrift sahen die Endokrinologen und Andrologen, mit denen wir zusammenarbeiten, für eine Substitutionskur 150–300 mg Testosteron-Enanthat oder -Proprionat vor, das alle zwei oder drei Wochen intramuskulär injiziert wird.[70] Die Dosis und der Zeitplan werden angeglichen, bis der Patient eine Rückkehr seiner normalen Libido verzeichnet. Aufgrund der großen Spielbreite hinsichtlich der normalen Werte und auch der individuellen Reaktionen auf T überprüfe ich außerdem immer regelmäßig das Gesamt-T und das freie T, um zu ermitteln, an welchem Punkt sich der jeweilige Patient sexuell „normal" fühlt. Da es nach Verabreichung der korrekten Dosis zwei oder drei Wochen dauern kann, bis eine Steigerung der Libido des Patienten eintritt, ist eine dreimonatige Versuchsphase meiner Erfahrung nach zeitlich ausreichend, um feststellen zu können, ob die T-Therapie wirksam sein wird, und um die Dosis und die zeitliche Verabreichung an die jeweiligen Bedürfnisse des Patienten anzugleichen.

Seit einiger Zeit steht in den USA ein transdermales Testosteronpflaster zur Verfügung, das Injektionen überflüssig macht (Testaderm[71]). Das Pflaster gibt vier oder sechs Milligramm Dihydrotestosteron täglich durch die Skrotalhaut ab. Die Hersteller liefern überzeu-

[69] Die Verabreichung exogenen Ts ist bei Männern mit Anamnesen von Prostata- oder Brustkrebs und Herzkrankheiten, nebst anderen Gegenindikationen, nicht ratsam.

[70] Ergänzung für die deutsche Ausgabe: Die durch die relativ kurzen Halbwertszeiten dieser Ester (bei T-Proprionat unter einem Tag) bedingten nicht wünschenswerten Hormonspiegelschwankungen haben in letzter Zeit zur Entwicklung neuer Ester (Bucliclat oder Undecancat) geführt, von denen derzeit T-Undecanoat nur zur oralen Applikation im Handel ist.

[71] In Deutschland als Testoderm 15 mit einer Abgaberate von 6 mg/24 Std.

gende Nachweise, dass diese transdermale Applikation erstens mindestens genauso wirksam ist, um physiologisch normale Androgenspiegel bei Männern herzustellen, wie intramuskuläre Injektionen, dass das T-Pflaster zweitens die normale physiologische Sekretion genauer nachahmt und dass es drittens sicherer ist als oral eingenommenes oder intramuskulär injiziertes T (Cunningham et al. 1989; McClure et al. 1991; Davidson u. Rosen 1992).

Frauen

Die Behandlung einer Androgendefizienz bei Frauen findet ebenfalls mittels Testosteronsubstitution statt, hier allerdings mit deutlich niedrigeren physiologisch angemessenen Dosen Androgens. Der therapeutische Spielraum zwischen normaler Libido und virilisierenden Nebenwirkungen liegt bei Frauen bei etwa 10 % der Menge, die Männer benötigen. Wenn körpereigenes T jedoch unter diesen zehnprozentigen Minimalwert sinkt, verlieren Frauen ihre Libido und Reaktionsfähigkeit genauso wie hypogonadale Männer.

Die Frage nach der Verabreichung von T an Frauen, deren T-Spiegel unter den Normbereich[72] sinkt, ist noch komplexer als bei Männern. Biologisch gesunde, regelmäßig menstruierende Frauen, die über eine niedrige Libido klagen, profitieren anscheinend nicht von ergänzenden Androgenen (Bancroft et al. 1991 I, II; Segraves 1988B). Manche Frauen, die hohe Androgendosen aufgrund eines metastierenden Brustkarzinoms erhielten, berichteten jedoch von einem Aufflammen ihrer Libido, was darauf hindeuten könnte, dass supraphysiologische Dosen Androgens in manchen Fällen möglicherweise die weibliche Libido steigern.

Physiologische Dosen Ts bergen wenig Risiko, und ich bin der Ansicht, dass eine kurze Versuchsphase bei Frauen mit globalem Verlust der Libido nach der Menopause gerechtfertigt ist, deren T-Spiegel anomal niedrig ist oder im normal niedrigen Bereich liegt. T ist jedoch weder für die Behandlung von Frauen nach der Menopause indiziert, die normale T-Spiegel aufweisen, noch für Frauen nach der Menopause, die einen hohen oder normal hohen T-Spiegel aufweisen. Aufgrund der Gefahr einer Virilisierung sollten supraphysiologische Dosen Androgens unter keinen Umständen als Sexualstimulans an Frauen verabreicht werden.

Niedrige physiologische Dosen Ts, die einen Serumspiegel produzieren, der für Frauen im normalen physiologischen Rahmen liegt (etwa 10 % des normalen männlichen Niveaus), verursachen nur sehr selten die unerwünschten Symptome einer Virilisierung, die tendenziell auftreten, wenn die T-Spiegel denen bei Männern entsprechen.

Die Tatsache, dass die niedrigen Mengen Ts, die die Libido von Männern nicht ausreichend aufrechterhalten, bei Frauen eben diese Wirkung erzielen, ist spekulativ auf eine möglicherweise stärkere weibliche neurale Ansprechbarkeit auf T zurückgeführt worden (Sherwin, 1988). Was auch immer der Grund sein mag, es ist sehr wahrscheinlich kein biologischer Zufall, dass das Gehirn weiblicher Säugetiere, inklusive der Frau, sexuell normal auf niedrige T-Spiegel reagiert, die das periphere Gewebe nicht virilisieren.

In den USA[73] steht ein orales Kombinationspräparat zur Verfügung, das in niedriger, nicht virilisierender Dosis Methyltestosteron und verestertes Östrogen enthält (Estratest: 0,65 mg Östrogen plus 1,25 mg Testosteron bzw. 1,25 mg Östrogen plus 2,5 mg Testosteron). Dieses Produkt ist ausführlich untersucht worden. (Notolewitz 1990; Longcope 1991A, B; Gambrel 1990). Estratest entspricht den FDA-Kriterien für Wirksamkeit und Sicherheit, und das Präparat wird derzeit für eine Substitutionstherapie bei Frauen nach der Menopause empfohlen und verschrieben. Da es jedoch Östrogen enthält, wird Estratest nicht für Patientinnen empfohlen, bei denen parenterales Ö ein Risiko darstellt. Frauen mit einer durch Ö-Mangel bedingten niedrigen Libido, die kein Östrogen einnehmen können, haben die Wahl, sich ausschließlich mit niedrigen Dosen Ts behandeln zu lassen.

Unserer Erfahrung nach verbessert sich die Libido von Frauen mit androgendefizienten Zuständen bei einer Verabreichung von etwa 10 % der männlichen Dosis. Die Dosen liegen bei 10 – 30 mg Testosteron-Enanthat alle zwei bis drei

---

[72] Die Labors weichen bezüglich der Frage nach der Niedrigstgrenze normalen Ts für Frauen stark voneinander ab.

[73] Nicht in Deutschland.

Wochen mittels intramuskulärer Injektion oder bei 5 mg Methyltestosteron zwei- bis viermal die Woche oral eingenommen.

Einige unserer WAMS-Patientinnen berichteten, dass das Auftragen einer zweiprozentigen Testosteronpropionat-Salbe auf die Klitoris und Labien die klitorale Empfindungsfähigkeit erhöht, und manche berichteten, dass auch ihre Lust gesteigert wurde. Wegen der Nichtverfügbarkeit kontrollierter Studien können Placebowirkungen nicht ausgeschlossen werden. Da das Risiko jedoch minimal ist, ist es einen Versuch wert. Die Salbe kann als Ergänzung oraler bzw. parenteraler T-Substitution oder für sich verschrieben werden.

Ärzte verschreiben T ungern an Frauen

Androgensubstitution für Männer gehört zur allgemeinen Praxis, die in einer Vielzahl von Studien und Fachbüchern gut dokumentiert ist. Die Anwendung für Frauen gehört jedoch zu den vernachlässigten Bereichen der Medizin.[74] Des Weiteren sind viele Ärzte hinsichtlich der Verschreibung von T an ihre Patientinnen zurückhaltend und oftmals merkwürdig widerstrebend. Zum Teil reflektiert diese Haltung die berechtigte Sorge über eine potenziell virilisierende Wirkung dieses „männlichen" Sexualhormons, wie z.B. Gesichtsbehaarung, Aknebildung, die unumkehrbare tiefere Stimmlage und anderes mehr. Ich möchte jedoch noch einmal wiederholen, dass die unerwünschten Symptome der Virilisierung des peripheren Gewebes nur dann auftreten, wenn eine Überdosis mit großen Mengen Testosteron herbeigeführt wird, die den physiologischen Normbereich für Frauen überschreitet.

Die Wirkung von T-Substitution auf Frauen, denen es an diesem Hormon mangelt, wird im Vergleich zur Wirkungslosigkeit anderer Behandlungsmethoden anhand des nachfolgenden Falles illustriert – des ersten Falles einer Androgendefizienz überhaupt, mit dem ich zu tun hatte.[75]

Fall 10.1 – „Beatrice Kurt": Störung mit verminderter sexueller Appetenz aufgrund einer Androgendefizienz

„Beatrice Kurt" war eine 46-jährige verheiratete Frau, die über ihre mangelnde sexuelle Appetenz und über Orgasmusprobleme klagte. Die Probleme hatten sich zehn Jahre zuvor bemerkbar gemacht, nachdem sie sich erfolgreich einer Chemotherapie wegen der Hodgkin-Krankheit unterzogen hatte. Vor ihrer Krankheit war diese Frau sexuell höchst aktiv und empfänglich gewesen, und sie war mit ihrem Mann einem ungewöhnlich aktiven und leidenschaftlichen Sexualleben nachgegangen.

Die Patientin erlebte die üblichen unangenehmen Nebenwirkungen einer Chemotherapie mit zytotoxischen Präparaten: Übelkeit und Erbrechen, Energielosigkeit, Haarverlust, Aussetzen ihres Zyklus wie auch den Verlust ihres Sexualverlangens. Ihre Genesung verlief jedoch zügig, und ihre Behaarung, ihre Menstruation, ihre Energie und sogar ihre vaginale Lubrikation kehrten wieder – nicht jedoch ihre Libido.[76]

Der Verlust von Beatrices sexuellen Empfindungen war für beide ein schmerzhafter Einschnitt, sodass sie während der vergangenen zehn Jahre verschiedene Individual- und Paartherapien mit mehreren angesehenen Therapeuten durchliefen. Diese psychologischen Behandlungen waren für die Wiederherstellung von Beatrices Libido unwirksam gewesen, und so landete das Paar gewissermaßen als letzte Zuflucht bei der Sexualtherapie.

Ich konnte keine emotionalen Probleme eruieren, die die Sexualsymptome der Patientin auf einer psychologischen Ebene hätten erklären können. Genauer gesagt konnte ich Depressionen und eine disharmonische Beziehung ausschließen. Im Gegenteil, diese

---

[74] Alle von uns gesichteten Standard-Publikationen beschreiben detailliert Hypogonadismus und seine Behandlung bei Männern, und keine geht auf Androgendefizienz und seine Behandlung bei Frauen ein. Alle beschreiben jedoch die Symptome der Virilisierung bei (exzessiver) Verabreichung von T an Patientinnen. Es wurden u.a. folgende Publikationen gesichtet: *Cecil Loeb Textbook of Medicine* (Hrsg. von Wynoarden et al. 1991); *Williams Textbook of Endocrinology* (Hrsg. von Wilson u. Foster 1992); *Clinical Pathology* (Howanitz, Howanitz u. Henry 1991); *Goodman and Gilman's Pharmacology* (Hrsg. von Goodman, Gilman, Rall, Nies u. Taylor 1990); *Harris Textbook of Medicine* (Hrsg. von Branareld, Isselbacker, Perdersderf, Wilson, Martin u. Fanci 1987).

[75] Dieser Fall wurde bereits in einer früheren Publikation beschrieben (Kaplan 1992B).

[76] Sowohl die Wiederaufnahme ihres normalen Zyklus als auch die Anzeichen von Lubrikation und Tumeszenz deuteten darauf hin, dass die Ovarien der Patientin ihre Kapazität für die Synthese und Sekretion von Östrogen zurückerlangt hatten.

Frau liebte ihren Mann innig, und er ging ebenso liebevoll mit ihr um. Auch entwickelte sie eine normale Lubrikation, und Geschlechtsverkehr war für die Patientin, wenn auch nicht erotisch, so doch körperlich nicht unangenehm. Die psychiatrische Untersuchung der Patientin wie auch ihre Anamnese ließen auf eine völlig gesunde psychosexuelle Entwicklung schließen und deuteten darauf hin, dass die Patientin bar wesentlicher Sexualkonflikte war.

Das klinische Bild erinnerte jedoch an T-defiziente Frauen nach einer Hysterektomie, die ich behandelt hatte, sodass ich einen Hormontest in Auftrag gab. Dieser zeigte, dass die Spiegel für das gesamte wie auch für das freie T bei null lagen (durch zwei Testwiederholungen bestätigt).

Sowohl die Libido der Patientin als auch ihre Orgasmusfähigkeit wurden in weniger als einem Monat mittels zweimaliger Injektionen von 15 mg Testosteron-Enanthat ohne jegliche psychologische Interventionen wiederhergestellt.

Die Patientin gab mir ihre Freude, die so typisch für Menschen ist, die ihre verlorene Libido wiedererlangen, durch einen Brief zum Ausdruck, den beide Partner unterschrieben hatten und in dem sie T-Substitution als ein „medizinisches Wunder" bezeichnete.

3. Hyperprolaktinämie

Hyperprolaktinämie (oder Prolaktinämie) bezeichnet den Anstieg von Serum-Prolactin über den Normbereich hinaus. Dieser Zustand ist mit einem Libidoverlust bei Männern und Frauen verbunden, ungeachtet des Umstands, dass ihre T-Spiegel normal sein mögen. Diese Anomalie kann durch eine Reihe von trivialen bis ernsten Krankheitszuständen, durch die Verabreichung von Dopaminhemmern oder durch Stress verursacht werden (Bancroft et al. 1984; Davidson u. Rosen 1992; Segraves 1988A, B).

Am gravierendsten ist die Verursachung eines hohen Serum-Prolactinspiegels durch Prolactin bildende Hypophysenadenome. Im frühen Stadium Prolactin bildender Hypophysenadenome, d. h., bevor körperliche oder neurologische Symptome auftreten, ist der Anstieg von Serum-Prolactin möglicherweise der einzige Hinweis auf die Krankheit, und der allmähliche Verlust der Libido, eventuell verbunden mit Impotenz, kann womöglich das einzige klinische Symptom darstellen. Da die Prolactinwerte nicht routinemäßig von Ärzten überprüft werden, werden Patienten mit durch Prolaktinämie bedingtem Verlust der Libido oftmals fälschlicherweise als medizinisch gesund klassifiziert und zum Zwecke einer psychologischen Behandlung an Therapeuten überwiesen.

Bösartige Prolactin bildende Makroadenome der Hypophyse sind potenziell letal und müssen sofort medizinisch, chirurgisch oder radiologisch behandelt werden, da sich diese Tumoren ausbreiten und möglicherweise nicht mehr operiert werden können. Da diese Patienten von Patienten mit globaler psychogener VSA oder mit androgendefizienten Zuständen oftmals klinisch nicht zu unterscheiden sind, ist es eine absolute Notwendigkeit, dass die diagnostische Untersuchung eines jeden Patienten, der über einen generalisierten Verlust des Sexualverlangens klagt, neben der Ermittlung des T-Spiegels auch die des Prolactinspiegels einschließt.

Die folgende Falldarstellung illustriert auf dramatische Weise die elementare Wichtigkeit einer Überprüfung des Prolactinspiegels bei diesen Patienten.

Fall 10.2 – „Professor Lucky": Störung mit verminderter sexueller Appetenz aufgrund von Prolaktinämie bei einem Mann mit psychologischen und ehelichen Problemen

Der Patient war ein 54-jähriger Professor für Psychologie, stammte aus England und war einem Ruf an eine renommierte kanadische Universität gefolgt. Während der vergangenen achtzehn Monate hatte er zunehmend sein sexuelles Interesse an seiner Frau verloren, mit der er 22 Jahre lang verheiratet gewesen war, und er hatte Erektionsschwierigkeiten entwickelt. „Professor Lucky" klagte darüber, dass er nicht länger spontane Wogen des Sexualverlangens verspürte und dass er seine Lust am Phantasieren verloren hatte. Der Geschlechtsverkehr mit seiner Frau, der in der Vergangenheit sehr erregend gewesen war, erregte ihn nun nicht mehr. Und obgleich er mit ausreichender Stimulation gewöhnlich noch Erektionen erlangte, hielten diese seit kurzem nicht mehr lange an, und sie waren nicht mehr so stark wie früher. Er berichtete des Weiteren von einer markanten Verminderung seiner Ejakulationsempfindungen. Bis etwa zwei Jahre vor der Konsultation, als der Patient anfing, vom zunehmenden Verlust seines sexuellen Interesses Notiz zu nehmen, hatte er immer ohne Schwierigkeiten funktioniert.

Der Patient hatte das Problem sechs Monate vor der Konsultation im Rahmen einer jährlich stattfindenden medizinischen Untersuchung gegenüber seinem Internisten zur Sprache gebracht, der ihm versicherte, dass körperlich bei ihm „alles in Ordnung" sei. Der Arzt sprach von einem üblichen Zustand in diesem Alter.

Professor Lucky war ein hochintelligenter und gebildeter Forscher, der neben seinen anderen Referenzen außerdem psychoanalytisch ausgebildet war. Er hatte sich intensiv mit seinem Problem beschäftigt und bezüglich der zugrunde liegenden Dynamik seiner verminderten Libido eine plausible Hypothese aufgestellt.

Zwei Jahre zuvor, also in etwa zu der Zeit, als er anfing, von seinem mangelnden Sexualinteresse Notiz zu nehmen, hatte er erfahren, dass seine Frau mit seinem Vorgesetzten ein Verhältnis unterhalten hatte. Er war am Boden zerstört gewesen. Trotzdem hatte er sich bemüht, seiner reuigen und zerknirschten Frau zu vergeben, da er sie sehr liebte. Dennoch führte er seine Sexualsymptome auf eine verbliebene Verärgerung und auf seine Angst davor zurück, sich wiederholt diesem emotionalen Risiko auszusetzen. Des Weiteren, so erzählte er mir, hatte das Ereignis eine alte verdrängte ödipale Konkurrenzhaltung zu seinem Vater wiederbelebt. Dies war im Rahmen seines psychoanalytischen Trainings eines der Hauptthemen gewesen.

Zweifellos können Patienten aufgrund derartiger traumatischer Zurückweisungen Appetenzstörungen entwickeln und ihre Libido verlieren, insbesondere, wenn Spuren ödipaler Probleme eine Rolle spielen, wie es bei Professor Lucky der Fall war. Die Selbstanalyse des Patienten war also nicht von der Hand zu weisen.

Ich war bezüglich der Möglichkeit eines organisch bedingten Problems dennoch ein wenig beunruhigt, da der Patient von einem kompletten Appetenzverlust gesprochen hatte. Er hatte weder morgendliche Erektionen, noch war ihm in den vergangenen Monaten nach Masturbieren oder Phantasieren zumute gewesen.

Dieser Typus eines globalen Libidoverlusts muss nicht notwendigerweise mit einer organisch bedingten Ätiologie zusammenhängen, denn durch die depressive Reaktion des Patienten auf die Treulosigkeit seiner Frau kann das gleiche klinische Bild entstehen. Ich wollte jedoch sichergehen, dass Professor Luckys Problem gänzlich psychogener Natur war, sodass ich ihn bat, sich in Toronto dem Standardverfahren einer Reihe von Hormontests zu unterziehen.[77] Ich versicherte ihm, dass es sich lediglich um eine Vorsichtsmaßnahme handelte, und besprach mit ihm, wann er und seine Frau zur Behandlung nach New York kommen sollten.

Die nächste Mitteilung von Professor Lucky erhielt ich einen Monat später. Es handelte sich um eine mit zittriger Hand geschriebenen Nachricht, in der er mir mitteilte, dass die Tests einen anomal hohen Prolactinspiegel offenbart hatten und dass er gerade wegen eines recht großen Hypophysentumors operiert worden war.

Ein Jahr später war Professor Lucky komplett genesen. Seine Prolactinwerte waren auf ein normales Niveau gesunken, und sein sexuelles Interesse an seiner Frau, die ihn nach der Operation liebevoll unterstützt hatte, war ebenfalls wiedergekehrt.

Durch Krankheit und Pharmaka bedingte Appetenzstörungen: Differenzialdiagnose organisch bedingter und psychogener VSA

Die Liste von Krankheitszuständen, die die Libido nachteilig beeinflussen können, ist enorm

[77] Die Tests überprüfen Serum-Testosteron, freies Testosteron, Prolactin, FSH, LH, Östrogen und Schilddrüsenhormone.

und schließt alle Krankheiten ein, die chronische Schmerzen, Erschöpfung und Missbefinden wie auch Erektionsschwierigkeiten und Dyspareunie verursachen. Unter der Vielzahl, deren komplette Auflistung den Rahmen dieses Kapitels sprengen würde, seien folgende häufig anzutreffende Leiden genannt: Arthritis, fortgeschrittene Herz- und Nierenkrankheiten, chronische obstruktive Atemwegserkrankungen, neurologische Krankheiten wie multiple Sklerose und Parkinson-Krankheit, chronische Entzündungen, Krebs, thyreoidale Verfassungen, vielerlei chronische Infektionen sowie verschiedene gynäkologische und urologische Verfassungen.

Die meisten dieser Krankheitszustände verursachen eine indirekte Verminderung des Sexualverlangens, indem sie die Kräfte des Patienten unterminieren, sein/ihr Wohlbefinden zerstören, Geschlechtsverkehr beeinträchtigen und/oder bei ihm/ihr ein Gefühl mangelnder Attraktivität oder Befangenheit verursachen. Es ist jedoch, wie es im Rahmen dieses Kapitels erörtert wurde, auch der eine oder andere Krankheitszustand bekannt, der durch die Herbeiführung einer Androgendefizienz oder durch die Anhebung des Prolactinspiegels die Libido des Patienten *direkt* vermindert.

Darüber hinaus gibt es auch eine weit reichende Liste von Pharmaka und Freizeitdrogen, die den Sexualtrieb ebenfalls beeinträchtigen können.

Hinsichtlich der Libido vermindernden Folgen von Medikationen sind unterschiedliche Mechanismen beobachtet worden. Es handelt sich u.a. um: Antagonismus gegen oder starkes Binden von Testosteron, Erhöhung des Prolactinspiegels, zerebrales Dominieren von Serotonin über Dopamin sowie eine Reihe pharmakodynamischer Abläufe, die noch ihrer Aufklärung harren. Des Weiteren können Stoffe, die die Erektions- oder die Orgasmusfähigkeit beeinträchtigen, sekundäre schädliche Auswirkungen auf den Sexualtrieb haben.

Es übersteigt den Rahmen dieses Kapitels, eine umfassende Übersicht all der Krankheiten und Medikationen zu präsentieren, die potenziell die Libido vermindern können. Dies hier zu versuchen käme davon abgesehen einer unsinnigen Rekapitulation der hervorragenden Studien zu diesem Thema gleich, die anderswo zugänglich gemacht worden sind.

Um Klinikern, die mit sexuell dysfunktionalen Patienten arbeiten, eine Orientierung zu geben, sind in den Tabellen 7 und 8 die meisten der häufig anzutreffenden Zustände sowie die meisten Pharmaka und Freizeitdrogen gelistet, die mit einer Verminderung des Sexualtriebs in Verbindung gebracht werden.

Die Tabellen wurden in Zusammenarbeit mit Dr. R. Taylor Segraves erstellt. Von Segraves stammen auch zwei hervorragende umfassende Übersichten, die in den nachfolgend genannten wissenschaftlichen Artikeln zu finden sind, auf die der interessierte Leser für detailliertere Informationen verwiesen sei: „Drugs and Desire" und „Hormones and Libido", in *Sexual Desire Disorders: Update for the 90's* (Leiblum u. Rosen 1988). „Aging and Drug Effects on Male Sexuality", ein Kapitel von R. T. Segraves und K. B. Segraves, und „Hormonal Determinants of Erectile Dysfunctions" von J. M. Davidson und R. C. Rosen, beide in *Erectile Disorders: Assessment and Treatment* (Hrsg. von Rosen u. Leiblum 1992), sind ebenfalls exzellente Materialsammlungen. Als weiterführende medizinische und pharmakologische Referenzen empfehle ich außerdem die jüngsten Ausgaben des *Textbook of Pharmacology* (Hrsg. von Goodman u. Gilman) und des *Williams Textbook of Endocrinology* (Hrsg. von Wilson u. Foster).

Psychogene Störungen des Sexualverlangens sind viel verbreiteter als hormonell oder pharmakologisch bedingte Appetenzstörungen, insbesondere bei Patienten unter fünfzig Jahren. Dennoch sollte natürlich klar sein, dass bei jedem einzelnen mit einem globalen Verlust des Sexualverlangens verbundenen Fall die Eventualität organisch bedingter Faktoren in Betracht gezogen werden muss, bevor eine Sexualtherapie erwogen wird. Hierbei geht es nicht nur um die Pflicht des Klinikers, körperliche Verfassungen aufzuspüren, die möglicherweise eine medizinische Intervention notwendig machen, sondern auch um die Tatsache, dass es ethisch nicht vertretbar ist, eine teure, zeitraubende psychologische Behandlung zu empfehlen, die einem Patienten mit körperlichen Problemen nicht weiterhelfen.

Der Libidoverlust bei Patienten, deren sexuelle Probleme durch Krankheiten oder durch Pharmaka verursacht wurden, ist *ganz einfach deswegen immer als global oder generalisiert anzusehen, weil diese Stressfaktoren das körperliche Substrat untergraben, von dem die Empfindungsfähigkeit und die Regulation des Se-*

xualverlangens abhängen. Sollte der Appetenzmangel also nicht alle sexuellen Situationen betreffen – sodass der Patient beispielsweise weiterhin phantasiert oder masturbiert –, können organische Ursachen ausgeschlossen und psychische Ursachen vermutet werden.

Moderate organisch bedingte Defizite können diesbezüglich jedoch Ausnahmen bilden. Im frühen Stadium eines Hormonproblems etwa, wenn das Defizit möglicherweise nur partiell auftritt – wie bei perimenopausalen Verfassungen oder im frühen Stadium eines langsam wachsenden Prolaktinoms –, versuchen Patienten womöglich, ihren sinkenden T-Spiegel mit einer erhöhten sexuellen Stimulation zu kompensieren. Derartige Fälle können ein „pseudospezifisches" klinisches Bild erzeugen.

Patienten mit partiellen organisch bedingten Defiziten mögen mit anderen Worten nach wie vor einen sexuellen Höhepunkt erreichen können, wenn auch nur mittels nachhaltiger Stimulation und intensiven Phantasierens. Durch eine weniger intensive Stimulation beim Geschlechtsverkehr werden sie jedoch nicht mehr ausreichend erregt. Dieser Zustand kann fälschlicherweise als genuin situative, also als psychogene Appetenzstörung gedeutet werden.

Situatives Defizit: Ein subtiler diagnostischer Aspekt

Das situative Muster verminderten Verlangens wird nicht notwendigerweise im Laufe des ersten Gesprächs offenkundig, da der Patient bezüglich seiner sexuellen Empfindungen womöglich nicht uneingeschränkt mitteilsam ist und selbst geschickte Befragungsmethoden nicht immer ihr Ziel erreichen.

Ich hatte zum Beispiel im Rahmen der WAMS-Studie eine 47-jährige verheiratete Patientin, die sich drei Jahre zuvor aufgrund eines Brustkarzinoms einer Mastektomie sowie einer ergänzenden Chemotherapie hatte unterziehen müssen. Während des ersten Gesprächs beklagte Frau S. betrübt den totalen Verlust ihres Sexualverlangens. Sie erzählte, dass sie seit ihrer Krankheit nicht mehr sexuell auf ihren Mann reagiere und dass sie auch durch Masturbation keinen Orgasmus erlange.

Frau S. hatte mich konsultiert, weil ihr mangelndes Reaktionsvermögen für das Ehepaar zu einem Problem wurde. Die Mastektomie seiner Frau hatte ihre Anziehung auf Herrn S. nicht vermindert. Er wollte gerne weiterhin regelmäßig mit ihr Sex haben, aber ihr mangelndes sexuelles Interesse und ihre Sexualvermeidung verursachten eine zunehmende Verärgerung und Spannung zwischen den Partnern.

Erst einige Zeit später erzählte mir die Patientin von einer luxuriösen Reise nach Europa, die ihr Mann für die beiden organisiert hatte, nachdem sie sich von den Folgen ihrer Operation und Chemotherapie erholt hatte. Dort hatte sie erfahren, dass ihr Sohn eine begehrte internationale Auszeichnung erhalten hatte, und sie erinnerte sich, in Hochstimmung gewesen zu sein. In dieser Nacht hatte sie ein „herrliches" sexuelles Erlebnis mit ihrem Mann geteilt, bei dem sie vollkommen in ihren sexuellen Gefühlen aufgegangen war und multiple Orgasmen erlangt hatte. Aber seitdem, also seit etwa einem Jahr, hatte sie wie zuvor „nichts" gefühlt.

Diese Patientin hatte während der drei Jahre, die seit ihrer Mastektomie und Chemotherapie vergangen waren, nur ein Mal ihre normale prämorbide sexuelle Reaktionsfähigkeit wiedererlangt. Aber dieses eine Mal war ein hinreichender Hinweis auf die Wahrscheinlichkeit, dass ihre körperliche Kapazität für Erregung noch intakt und ihr Problem psychogener Natur war. Wie ich vermutet hatte, lag ihr Testosteronspiegel im Normbereich, und es überraschte mich nicht, dass sie schnell auf die Therapie ansprach.

Eine kurze psychosexuelle Therapie half Frau S., ihre unterschwellige Depression in den Griff zu bekommen, die eine der Hauptursachen für den Verlust ihrer Libido gewesen war. Des Weiteren verbesserten die Partner in Zusammenarbeit mit einer unserer Sexualtherapeutinnen ihre sexuelle Kommunikation.[78]

---

[78] Die Therapeutin war Trudy Owett, MSW, ein Mitglied aus unserer Gruppe.

Tabelle 7 Häufige medizinische Verfassungen, die das sexuelle Verlangen herabsetzen können

A. Krankheiten mit Verursachung von Testosterondefizienz

Bei Männern:
Kastration, Hodenverletzungen, altersbedingte atrophische Hodendegeneration, beidseitiger Kryptorchismus, Klinefelter-Syndrom, Hydrozele, Varikozele, zytotoxische, chemotherapeutische und Strahlungsschäden, Mumpsorchitis, hypothalamisch-hypophysäre Läsionen, Morbus Addison etc.;
Zustände, die die Anwendung antiandrogener Pharmaka erfordern, wie z.B. Prostatakarzinom, antisoziales Sexualverhalten etc.

Bei Frauen:
Beidseitige Salpingo-Ovarektomie, Adrenalektomie, Hypophysektomie, zytotoxische Chemotherapie, hypothalamisch-hypophysäre Läsionen, Morbus Addison, Androgenresistenz-Syndrom (testikuläre Feminisierung) etc.;
Zustände, die die Anwendung antigonadotroper Pharmaka erfordern, wie z.B. Endometriose etc.

B. Zustände mit Verursachung von Hyperprolaktinämie

Prolactin produzierende Hypophysenadenome, andere Hypophysentumoren, hypothalamische Störungen, Hypothyreoidismus, Leberzirrhose, Stress, Eingriffe an der Brust etc. sowie Zustände, die prolactinerhöhende Medikation erfordern, wie Depressionen, Psychosen, Infertilität etc.

C. Zustände mit unbekannten Mechanismen der Appetenzminderung

Hyperthyreoidismus, Temporallappenepilepsie, Nierendialyse etc.

D. Zustände mit Verursachung organischer Impotenz
(als indirekte Ursache geringer sexueller Appetenz bei Männern)

Diabetes mellitus, Arteriosklerose peniler Blutgefäße, venöse Lecks, Atrophie der glatten kavernösen Muskulatur, intrakavernöse Vernarbungen, Leriche-Syndrom, Steal-Syndrom, Sichelzellerkrankung, Priapismus, Penisverletzungen etc.

E. Zustände mit Verursachung von Dyspareunie
(als indirekte Ursache geringer sexueller Appetenz)

Bei Frauen:
Urogenitales Östrogenmangel-Syndrom – normale altersbedingte Menopause, chirurgisch verursachte Menopause, chemisch verursachte Menopause, Strahlenschädigung der Ovarien; Endometriose, Entzündungen im kleinen Becken, Vaginitis, Herpes, Vaginismus, Zystitis etc.

Bei Männern:
Herpes, Phimose, postejakulatorisches Syndrom etc.

F. Alle medizinischen Zustände mit Verursachung von chronischen Schmerzen, Erschöpfung oder Missbefinden (als indirekte Ursache geringer Appetenz)

Arthritis, Krebs, obstruktive Atemwegserkrankungen, chronische Herz- und Niereninsuffizienz, Zoster, periphere Neuropathie, Trigeminusneuralgie, chronische Infektionen, traumatische Verletzungen.

Tabelle 8 Häufig verwendete Pharmaka, die das sexuelle Verlangen herabsetzen können[79]

A. Antiandrogene Pharmaka
Cyproteron*, Flutamid*, Gonatropin-Releasing-Hormon-Analoga*, zytotoxische Chemotherapeutika*
B. Psychoaktive Pharmaka
1. *Sedativa-Hypnotika:* Appetenzverlust dosisbezogen: bei niedriger Dosierung kann Enthemmung Appetenz erhöhen, höhere Dosierung und chronischer Gebrauch reduzieren die Appetenz; Alkohol, Benzodiazepine, Barbiturate, Chloralhydrat etc. 2. *Narkotika** (Heroin, Morphium, Methadon etc.*) 3. *Antidepressiva:* SSRI*, TCA (Imipramin, Amitriptylin, Clomipramin* etc.). MAOH, Lithiumcarbonat, Carbamazepin. 4. *Neuroleptika (Prolactin erhöhend):* Phenothiazine, Butyrophenone, Benzamide (einige*). 5. *Stimulanzien:* Appetenzverlust dosisbezogen: akute, niedrige Dosis kann libidostimulierend wirken, hohe Dosis und chronischer Gebrauch reduzieren den Sexualtrieb. (Amphetamine und amphetaminähnliche Stoffe, Cocain etc.)
C. Kardiovaskuläre Pharmaka
Viele Antihypertensiva (Hydrochlorothiazid*, Chlortalidon*, Methyldopa*, Spironolacton*, Reserpin*, Clonidin etc.*) und Kardiaka (Betarezeptorenblocker*, Calciumantagonisten mit langer Halbwertszeit).
D. Pharmaka, die das Testosteron binden
Tamoxifen (ein Antiöstrogen), Kontrazeptiva etc.
E. Unterschiedliche Pharmaka
Cimetidin* (Ulkusmittel, H_2-Rezeptor-Antagonist), serotonerge Appetitzügler*, bestimmte Glaukommittel, Clofibrat und Lovastatin (Lipid- und Cholesterinmittel), Steroide (bei chronischem Gebrauch bei entzündlichen Prozessen).

Ermittlung der endokrinen Ursachen geringen Sexualverlangens

Ich möchte noch einmal wiederholen, dass organisch bedingte wie auch psychogene VSA als Manifestationen einer pathologischen Negativ-Regulation der Sexualmotivation zu betrachten sind, wenn auch in einem Fall die zentralen „Sexualzentren" physiologisch außer Kraft gesetzt werden und sie im anderen Fall durch eine psychologische Ursache blockiert werden (siehe Abb. 1 in Kapitel 2). Daraus folgt, dass die klinischen Merkmale organisch bedingter Störungen des sexuellen Verlangens oftmals mit denen psychogener VSA identisch sind. Sollte das Symptom nicht deutlich situativer Natur sein, ist es selbst einem Experten nicht möglich, einzig auf der Grundlage einer psychiatrischen oder sexuellen Anamnese eine differenzierte Diagnose zu stellen.[80]

[79] Alle gelisteten Pharmaka wurden mit dem Verlust des Sexualverlangens und/oder mit Erektionsproblemen in Verbindung gebracht. Die Frequenz im Auftreten sexueller Nebenwirkungen variiert jedoch enorm. Die Stoffe, die sehr häufig eine Verminderung der Libido bewirken, wurden mit einem * gekennzeichnet.

[80] Im Rahmen der WAMS-Studie, die weiter oben beschrieben wurde, klagte mehr als die Hälfte der Frauen mit normalem T-Spiegel, deren Sexualdefizite vermutlich psychogener Natur waren, über einen globalen Libidoverlust und einen generalisierten Mangel an Reaktionsvermögen, die von den Symptomen bei Patienten mit niedrigen T-Spiegeln nicht unterschieden werden können.

Weiterhin wird die Diagnostik dadurch kompliziert, dass Patienten mit geringem Sexualverlangen aufgrund einer T-Defizienz oder eines erhöhten Prolactinspiegels wie auch Patienten, die Pharmaka mit sexuellen Nebenwirkungen einnehmen, körperlich oftmals einen völlig gesunden Eindruck machen, also keine medizinischen Symptome aufweisen.

Aus diesen Gründen kann die Diagnose von Störungen mit verminderter sexueller Appetenz aufgrund hormoneller Anomalien *einzig mittels positiver Laborergebnisse ohne den Rest eines Zweifels bestätigt werden*, also anhand niedrigen Gesamt- oder freien Ts, anomal erhöhter Prolactinwerte, Hypo- oder Hyperthyreoidismus.

Um die in Kapitel 5 vorgebrachte Aussage zu wiederholen, sollte die Behandlungsvorstufe bei Patienten mit Problemen generalisierter niedriger Appetenz grundsätzlich immer eine spezifische Untersuchung dieser Art einschließen. Auf diesem Wege werden jene Patienten erkannt, die an relativ selten auftretenden, verborgenen hormonellen und metabolischen Problemen leiden, die bei scheinbar gesunden, ansonsten symptomfreien Personen einen Appetenzverlust verursachen können.

Die Voruntersuchungen, die mit Blick auf die endokrine Evaluation von Patienten mit geringem Sexualverlangen von verschiedenen autoritativen Instanzen vorgeschlagen werden, variieren etwas, wenngleich alle die Messung der T- und Prolactinwerte beinhalten (Davidson u. Rosen 1992). Unser diagnostisches Vorgehen schließt folgende Testbatterie ein: Testosteron, bioverfügbares Testosteron, Prolactin, Gesamtöstrogen, LH, FSH und Schilddrüsenhormone für Männer. Für Frauen sind die Tests die gleichen, nur dass statt Östrogen Estradiol untersucht wird (Kaplan u. Owett 1993). Unserer Erfahrung nach deckt diese Batterie den überwiegenden Teil verborgener endokriner Ursachen geringen Sexualverlangens ab. Manche Fachleute vertreten jedoch die Ansicht, dass dies finanziell zu aufwändig sei und anfangs lediglich die T- und Prolactinwerte ermittelt werden sollten, um anschließend bei einer Indikation weitere Tests durchzuführen (Segraves 1992).

Diagnose von durch Pharmaka induzierten Appetenzstörungen

Sind durch Pharmaka induzierte sexuelle Anomalien zu vermuten, wird die Diagnose auf der Grundlage der Anamnese gestellt, die darauf schließen lässt, dass der Libidoverlust des Patienten mit dem Beginn der Verabreichung einer Medikation zusammenfällt. Die Diagnose eines durch Pharmaka induzierten Verlusts des Sexualverlangens wird durch das Absetzen des infrage kommenden Präparats bestätigt und/oder durch das Umstellen auf einen Stoff, der in den Nebenwirkungen ein günstigeres Profil aufweist, und die anschließende Beobachtung des Patienten unter dem Gesichtspunkt, ob seine/ihre Libido auf ein normales Niveau zurückkehrt.

Diagnose geringer Appetenz und sexueller Aversion aufgrund schmerzhaften Geschlechtsverkehrs

Ich möchte wiederholen, dass jeder Patient auf direktem Wege gefragt werden sollte, ob er/sie während oder nach dem Geschlechtsverkehr oder dem sexuellen Höhepunkt Unbehagen oder Schmerz verspürt. Wenn dies bejaht wird, muss er/sie einer genauen Untersuchung der Geschlechtsorgane unterzogen werden, um vor einer Erteilung von „sexuellen Haus-Aufgaben" jeglicher Art zu ermitteln, ob das Problem möglicherweise eine medizinische Ursache hat (siehe auch Kapitel 5).

Die Behandlung organisch bedingter Appetenzstörungen

Behandlung zugrunde liegender Krankheiten

Es ist in unserem Rahmen nicht möglich, eine aussagekräftige Erörterung der Behandlungen derjenigen verschiedenen Krankheitszustände vorzunehmen, die sich direkt oder indirekt auf die Sexualmotivation niederschlagen, da dies eine Diskussion verschiedener medizinischer und chirurgischer Besonderheiten einschließen müsste. Therapeuten, die mit sexuell dysfunktionalen Patienten arbeiten, sollten jedoch wenigstens annähernd mit den diagnostischen Verfahren und Behandlungen, denen ihre Patienten unterzogen werden, vertraut sein.

Diese Information wird auch mit Blick auf die erforderlichen Arzt-Überweisungen hilfreich sein. Aus diesem Grund habe ich in Tabelle 9 einige der derzeitigen Behandlungen der häufigsten Krankheiten aufgelistet, die die Sexualappetenz beeinträchtigen.

Der Umgang mit durch Pharmaka induzierten Zuständen verminderten Verlangens: Absetzen, Umstellen und Gegenmittel

Vermindertes Sexualverlangen aufgrund von Nebenwirkungen einer Medikation kann sowohl die Behandlung von psychiatrischen Störungen erschweren als auch medizinische Zustände wie Krebs, Herzkrankheiten, Hypertension, Ulkus, Krankheiten des Autoimmunsystems u.a.m. verschlimmern. Des Weiteren vermindern durch Pharmaka induzierte *erektile Dysfunktion* und Anorgasmie oftmals das Sexualverlangen auf sekundärem Wege.

Absetzen und Umstellen

Im Umgang mit einem durch Pharmaka induzierten Libidoverlust wird in erster Linie die Strategie verfolgt, das infrage kommende Präparat abzusetzen, wenn dies medizinisch vertretbar und machbar ist, und/oder auf einen Stoff mit gleichwertiger therapeutischer Wirkung, aber einem günstigeren Profil in der Nebenwirkung umzustellen.

Beispielsweise werden im Zusammenhang mit SSRI, MAOH und heterozyklischen Antidepressiva häufig verschiedene sexuelle Dysfunktionen verursacht, inklusive der Verminderung der Sexualmotivation (siehe Tabelle 8; Segraves 1988B, C, 1992; Segraves u. Golden 1992; Segraves u. Segraves 1992; Segraves 1995).

Tabelle **9** Behandlungsoptionen für häufige körperliche Ursachen geringen sexuellen Verlangens

1. *Für die Komplikationen der mit der weiblichen urogenitalen Östrogendefizienz nach der Menopause verbundenen Dyspareunie und vaginalen Trockenheit:* Ö-Substitution ist die bevorzugte Therapie; weiterhin kommen nicht steroidale vaginale Gleitmittel infrage. Für spastisch geschrumpfte Vaginalmuskulatur sind Dilatatoren indiziert. Chirurgische Korrekturen von Zystozele und Rektozele.
2. *Für den Libidoverlust durch Androgendefizienz bei Männern und Frauen:* Bevorzugte Therapie ist die Substitution mit Testosteron in geschlechtsspezifischer Dosierung. Weniger effektiv sind Pharmaka mit aphrodisierender Wirkung.
3. *Für den Libidoverlust aufgrund von Hyperprolaktinämie* ist die Behandlung der zugrunde liegenden Ursache erforderlich: Im Falle eines Prolactin produzierenden Adenoms: Bromocriptin, Operation und/oder Bestrahlung; wenn pharmakologisch bedingt: Wechsel der Medikation.
4. *Für herabgesetzte Libido bei Schilddrüsenstörungen:* Deren sachgerechte Behandlung.
5. *Wenn der Libidoverlust Folge einer Depression ist:* Psychotherapie und antidepressive (sexuell möglichst unschädliche) Medikation.
6. *Bei durch Pharmaka induziertem Libidoverlust:* Absetzversuch und/oder Wechsel auf ein anderes Medikament oder Gegenmittel in Absprache mit einem medizinischen Spezialisten.
7. *Für organisch bedingte Dyspareunie bei Männern und Frauen:* Urologische oder gynäkologische Behandlung der Ursache in Zusammenarbeit mit Urologen und Gynäkologen.
8. *Für schwache Libido aufgrund organisch bedingter Impotenz:* Intrakavernöse Injektionsbehandlung, Penisprothesen, Veränderung sexualschädlicher Medikation; sexuell stimulierende Pharmaka.
9. *Für schwache Libido aufgrund weiblicher genitaler Dysfunktionen:* Sexualtherapie plus Dilatatoren, Vibratoren, Gleitmittel, Veränderung sexualschädlicher Medikation und/oder Gegenmittel; sexuell stimulierende Pharmaka.

Von bestimmten Betarezeptorenblockern weiß man, dass sie bei einer Vielzahl von Patienten eine Verminderung des Sexualverlangens verursachen. Dieses die Compliance beeinträchtigende Problem kann oftmals durch Umstellung des Patienten auf einen kurz wirkenden Calciumantagonisten wie Verapamil (das nach dem Geschlechtsakt eingenommen werden soll) aufgehoben werden.

Gegenmittel

Sollte das Absetzen oder Umstellen nicht möglich sein, stehen bestimmte von einer Reihe medizinischer Sexualtherapeuten empfohlene Gegenmittel zur Disposition.

Bei einem *Libidoverlust* aufgrund von MAOH und TCA bei Männern werden folgende Präparate und Dosierungen empfohlen: 10 mg Yohimbin eine Stunde vor dem Geschlechtsverkehr (Segraves u. Golden 1992) oder 4,5 mg Yohimbin plus 400 mg Pentoxyfyllin (Korenman u. Viosca 1993). Von Yohimbin wird ebenfalls Gebrauch gemacht, um *Erektions- und Libidoprobleme* zu überwinden, die durch verschiedene Antihypertensiva und andere Kardiaka verursacht werden.

Bei *Anorgasmie* aufgrund von Clomipramin und SSRI bei beiden Geschlechtern sind folgende Präparate und Dosierungen wirksam: 4–8 mg Cyproheptadin, ein Serotoninantagonist und Antihistaminikum, ein bis zwei Stunden vor dem Geschlechtsverkehr (Segraves u. Golden 1992), wie auch 10–20 mg Betanechol, ein direktes Parasympathikomimetikum, ein bis zwei Stunden vor dem Geschlechtsverkehr (Segraves 1992, 1995).

Die Behandlung verminderten sexuellen Verlangens aufgrund kombinierter Faktoren

Leichte körperliche Defizite und emotionale Fehlreaktionen des Patienten und/oder des Partners darauf wirken oftmals zusammen und überhöhen partielle körperliche Defizite oder Beeinträchtigungen auf die Ausmaße einer markanten sexuellen Behinderung und/oder eines Totalverlusts des Sexualinteresses. Uns begegnen in der Tat mehr Fälle, bei denen die niedrige Libido des Patienten durch kombinierte organische und psychische Faktoren verursacht wird, als solche, bei denen ausschließlich Pharmaka oder Krankheitszustände der ausschlaggebende Faktor sind, und zwar insbesondere bei älteren Patienten.

Die Behandlung körperlicher Probleme hat Vorrang

Der erste Schritt im Umgang mit Patienten mit geringem Verlangen, die somatische Probleme haben, ist es, dafür zu sorgen, dass diese mit den dafür angemessenen medizinischen Maßnahmen behandelt werden (siehe Tabelle 9). Nach Abschluss der medizinischen Behandlung und bestmöglicher Linderung des körperlichen Problems sollte der sexuelle Status des Patienten erneut beurteilt werden, um zu ermitteln, ob er/sie einer psychologischen Behandlung bedarf.

Integrierte medizinische und psychologische Behandlung

Hormonsubstitutionen und andere medizinische Behandlungen, wie z. B. ICI, sind mit größter Wahrscheinlichkeit dann in Bezug auf die qualitative Wiederherstellung der Sexualkontakte wirksam, wenn sie im Rahmen der Psychosexualtherapie angewendet werden und/oder durch einen Arzt, der über den Hormonstatus des Patienten hinausblickt und die Beziehung des Paares in ihrer Ganzheit betrachtet, inklusive ihrer sexuellen Aspekte. Kliniker, die mit diesen Patienten arbeiten, sollten vor allem mit der menschlichen Sexualität vertraut sein und hinreichend Sensibilität gegenüber der emotionalen Bedeutung aufbringen, die der Verlust der sexuellen Empfindungsfähigkeit für den Patienten wie auch für den Partner hat.

Verfassungen, die sowohl einer medizinischen als auch einer psychologischen Behandlung bedürfen, sollten am besten in Zusammenarbeit mit dem Arzt oder dem Psychiater des Patienten behandelt werden. Ein Urologe, der auf ICI spezialisiert ist, sollte z.B. das pharmakologische Injektionsbehandlungsprogramm in die Wege leiten. Er nimmt eine urologische Untersuchung vor, um medizinische Bedenken für die Injektionsprozedur auszuschließen; er gleicht die Medikation des Patienten seinen spezifischen physiologischen Bedürfnissen an; er instruiert den Patienten bezüglich der Injektionstechnik; und er versorgt ihn mit der sterilen Lösung und den Spritzen für den Hausgebrauch.

Die Resultate erhalten jedoch letztlich erst dann gewissermaßen ihren Feinschliff, wenn der Sexualtherapeut den Patienten und/oder das Paar anschließend dabei unterstützt, die mechanischen Tumeszenz-Ereignisse in ein sensibles und leidenschaftliche Sexualerlebnis zu verwandeln (Kaplan 1993C; Althof et al. 1987; Turner et al. 1989).

Wenn z.B. die Antihypertensiva eines Patienten als Ursache für sein geringes Sexualverlangen zu deuten sind, sollte wiederum sein Kardiologe zurate gezogen werden, mit dem gemeinsam eine therapeutische Strategie entworfen werden kann, die minimale sexualschädliche Folgen zeitigt. Zum Beispiel mag es für den Patienten medizinisch unbedenklich sein und empfohlen werden, Clonidin abzusetzen und/oder vielleicht zu ersetzen durch einen antihypertensiven ACE-Hemmer wie Captropril, der tendenziell allgemein weniger und auch weniger starke Nebenwirkungen verursacht.

Nichtpsychiatrische Sexualtherapeuten halten es vielleicht für notwendig, sich mit einem Pharmakologen zu beraten, um in Erfahrung zu bringen, ob ihr Patient mit geringem Verlangen Antidepressiva einnehmen sollte, und, wenn ja, um zu eruieren, ob eines der nicht sexualschädlichen Antidepressiva wirksam sein könnte, oder schließlich, ob ein Versuch mit einem Mittel gegen die Nebenwirkungen (z.B. Cyproheptadin oder Yohimbin) der derzeit eingenommenen Medikation angeraten ist.

Ähnliche Überlegungen in Richtung einer engen Zusammenarbeit mit dem Urologen, Onkologen oder Gynäkologen des Patienten sind angeraten, wenn nach einer Hysterektomie, Prostatektomie, Chemotherapie etc. eine Östrogen- und/oder Androgensubstitution indiziert ist.

Der folgende Fall illustriert die Zweckmäßigkeit einer kombinierten medizinisch-psychologischen Vorgehensweise bei einem hypogonadalen Mann mit einer langjährigen sexuellen Dysfunktion.

Fall 10.3 – „Sophia und Selwyn Chain“: Langjährige eheliche Unzufriedenheit und herabgesetzte Libido bei einem Mann mit leichtem Hypogonadismus

„Sophia Chain“, eine 42-jährige Hausfrau, war in Tränen aufgelöst, als sie mich konsultierte. Sie war kürzlich von ihrem Liebhaber „Heinz“ zurückgewiesen worden, einem verheirateten Nachbarn, mit dem sie über einen Zeitraum von fünf Jahren ein leidenschaftliches, heimliches außereheliches Verhältnis gehabt hatte. Die attraktive und stilvolle Sophia erzählte mir, dass sie die Affäre mit Heinz eingegangen war, weil ihr 61-jähriger Ehemann „Selwyn“ nur selten Geschlechtsverkehr mit ihr hatte. Selbst zu Beginn ihrer Ehe vor zehn Jahren hatte das Paar nie öfter als einmal im Monat Sex gehabt, und in jüngster Zeit hatte sexueller Kontakt noch seltener stattgefunden.

Sophia fühlte sich zurückgewiesen, und sie war wegen des Mangels an sexueller Aufmerksamkeit, den ihr Mann ihr entgegenbrachte, verletzt und frustriert, bis Heinz – der als wortgewandter und charmanter Mann, als das Gegenteil ihres stillen, schwierigen Mannes beschrieben wurde – sie verführte und die beiden heimlich anfingen, einmal die Woche „wunderbaren Sex“ zu haben.

Sechs Monate vor der Konsultation hatte sich Sophia wegen eines Brustkarzinoms einer Mastektomie unterziehen müssen.[81]

Sie machte eine hervorragende Genesung durch, litt jedoch emotional ungemein, da Heinz sie nach der Operation zurückgewiesen hatte. Er brachte ständig schwache Ausreden vor, um sie nicht treffen zu müssen. Als sie ihn schließlich damit konfrontierte, sagte er ihr freiheraus, dass er die Beziehung beenden wolle.

Der Verlust seines Interesses hatte Sophia am Boden zerstört. Sie sagte mir, dass sie hoffe, ihn wieder zurückzugewinnen, und als ersten Schritt zog sie eine brustplastische Operation in Erwägung. Sie hatte mich hauptsächlich aus dem Grund zu Rate gezogen, von mir als Sexualexpertin in Erfahrung zu bringen, ob es noch etwas anderes gab, was sie tun konnte, um Heinz dazu zu veranlassen, wieder etwas für sie zu empfinden. Fast nebenbei erzählte mir Sophia noch gegen Ende unserer Sitzung, dass Selwyn während ihrer Krankheit außerordentlich liebevoll und aufmerksam gewesen war, und sie wollte wissen, ob möglicherweise irgendet-

---

[81] Die Lymphknoten der Patientin waren ohne Befund, sie erhielt keine ergänzende Chemotherapie, und es lagen keine hormonellen Probleme vor.

was unternommen werden konnte, um ihre sexuelle Beziehung mit ihrem Mann zu verbessern.

Ich sagte der Patientin, dass ich ihren Mann würde sprechen müssen, bevor ich mich zu diesem Thema äußern könnte, sodass ich schließlich mit den Chains einen Termin für ein Gespräch vereinbarte, das etwa vier Wochen später stattfinden sollte.

Aufgrund von Selwyns Alter und der Vorgeschichte einer langjährigen niedrigen Sexualfrequenz veranlasste ich jedoch auch einen Hormontest. Dieser sollte in der eigenen Gemeinde durchgeführt werden, damit die Ergebnisse vor dem vereinbarten Termin vorlägen.

Es stellte sich heraus, dass Selwyns T-Spiegel niedrig war. Ich beriet mich telefonisch mit seinem Arzt. Nachdem der Test wiederholt und ein Ergebnis mit einem geringfügig niedrigeren T-Spiegel ermittelt worden war, akzeptierte der Arzt meinen Vorschlag, den Patienten versuchsweise mit einer T-Substitutionstherapie zu behandeln.

Der Arzt sabotierte fast die Behandlung, indem er dem Patienten erklärte, dass viele Männer mit vergleichbaren T-Werten gänzlich zur eigenen Zufriedenheit funktionierten und dass die Injektionen vermutlich keine Wirkung zeitigen würden.

Sie wirkten. Als ich das Paar sah, hatte der Mann zwei Injektionen zu je 250 mg Testosteron-Proprionat erhalten. Er berichtete freudestrahlend, dass er eine deutliche Steigerung seiner sexuellen Empfindungen wahrnahm, und in der Tat hatten die Chains innerhalb der vergangenen zwei Wochen zweimal Sex gehabt, womit die beiden einen persönlichen Rekord aufgestellt hatten.

Die Frage nach den sexuellen Interaktionen des Paares offenbarte mehrere wichtige *psychologische Ursachen,* die zu Selwyns geringem Sexualverlangen und der niedrigen Frequenz beigetragen hatten.

Zum einen litt Selwyn unter vorzeitiger Ejakulation. In jüngeren Jahren hatte er seine unzureichende Kontrolle dadurch kompensiert, dass er zweimal hintereinander Geschlechtsverkehr hatte. Dieser Strategie war jedoch kein Erfolg mehr beschieden, je mehr er auf die Fünfzig zuging. Dies war übrigens in etwa auch die Zeit, als das Paar heiratete. Zum anderen war Selwyn schüchtern. Er hatte eine ehrfürchtige Scheu vor seiner schönen, glamourösen Frau und fürchtete sich verzweifelt davor, in ihren Augen zu versagen. Er wusste nicht, wie er ihr sagen sollte, dass er Angst hatte, zu rasch zu ejakulieren. Im Vergleich zu dem Risiko eines demütigenden sexuellen Versagens war es leichter, sich ihr einfach sexuell fernzuhalten. Selwyn sagte mir auch, dass er davon ausging, dass ihn seine Frau nicht anziehend fand, da sie ihm dies nie zu verstehen gegeben hatte.

Sophias Teil des Problems hatte sich aus ihrem Narzissmus und ihrer exzessiven Empfindlichkeit für Zurückweisung entwickelt. Sie hatte die Zurückhaltung ihres Mannes als persönliche Zurückweisung fehlinterpretiert, und sie hatte keinerlei Verständnis oder Empathie für seine Gefühle. Tatsächlich war sie derartig verletzt und beleidigt und so vollkommen von ihrem eigenen Gefühl, abgelehnt worden zu sein, eingenommen, dass sie nie versucht hatte, ihm Sicherheit zu vermitteln oder ihn zu ermutigen.

Beide fühlten sich auf ihre eigene Art bezüglich des Mangels an Sex in ihrer Ehe nicht wohl, und sie reagierten darauf auch auf die ihnen eigene Art. Er zog sich zurück und unterdrückte seine sexuellen Gefühle, während sie sich außerhalb der Ehe sexuellen Trost suchte und ihrer Verärgerung Luft machte.

Es war weder herauszubekommen, wann Selwyns Hypogonadismus eingesetzt hatte, noch, was dieser Zustand, wenn überhaupt, vorher zu seinem geringen Sexualtrieb beigetragen hatte. Obgleich Androgensubstitution für den Moment hilfreich zu sein schien und einen wesentlichen ersten Schritt bezeichnete, war es keine Frage, dass Hormone für sich die komplexen sexuellen und zwischenmenschlichen Probleme des Paares nicht würden lösen können.

Wenn sich die sexuelle Beziehung der Chains auf lange Sicht bessern sollte, würde er zusätzlich zur Hormonsubstitution seine Leistungsangst überwinden, sich eine bessere Ejakulationskontrolle aneignen und seine sexuellen und kommunikativen Fertigkeiten verbessern müssen. Sophia würde dagegen im Schlafzimmer der beiden sowohl entgegenkommender als auch ermutigender auftreten müssen. Diese Ziele würden nur im Rahmen einer Sexualtherapie erreicht werden können.

Sie willigten vorbehaltlos ein und machten sehr gute Fortschritte. Nach zehn Sitzungen verbesserten sich Selwyns sexuelle Appetenz wie auch seine Ejakulationskontrolle. Es war schwer zu beurteilen, inwieweit diese Entwicklung auf das Testosteron und inwieweit auf seine Erkenntnis zurückzuführen war, dass seine Frau ihn begehrte. Ihre Beziehung wurde in gewissem Maße intimer, wenn auch Selwyns Mangel an Introspektion sicherlich einen einschränkenden Faktor darstellte.

Am Ende der Behandlung hatte das Paar regelmäßig Sex, obgleich ihre Sexualkontakte laut Sophia nie an die Sinnlichkeit und Erotik heranreichten, die Sophia mit ihrem Liebhaber geteilt hatte. Dennoch ging es ihr viel besser, sie fühlte sich „wieder als Frau", nachdem sie erkannt hatte, dass ihr Mann sie, ob mit oder ohne Brust, anhimmelte. Es freut mich auch, berichten zu können, dass Sophias Begeisterung für Heinz völlig verschwunden war.

Altersbedingter Verlust des Sexualverlangens

Viele ältere Patienten und Paare sind wegen der Verminderung ihrer Libido und ihrer sexuellen Frequenz verstört. Meistens resultieren diese Probleme aus einer Kombination aus organisch bedingten und psychologischen Faktoren, denn viele alternde Patienten entwickeln aufgrund der normalen physiologischen Verminderung ihres sexuellen Funktionierens und Lustempfindens eine Überreaktion, da sie dem Irrglauben anhängen, das Altern schließe einen Verlust der Sexualität ein.

Eine Reihe von Studien, die mit tausenden Männern und Frauen durchgeführt wurden, kommen jedoch einhellig zu dem Schluss, dass der Alterungsprozess nicht eine unvermeidliche Asexualität zur Konsequenz hat (Brecher 1984; George u. Weiler 1981; Palmore 1970, 1974; Starr u. Weiner 1981; Todarello u. Boscia 1985; Wetzman u. Hart 1987; Schiavi 1990; Schiavi u. Schreiner-Engel 1990; Schiavi et al. 1990, 1994). Auf den Punkt gebracht heißt das laut all dieser Studien, dass gesunde 70-jährige mit einem verfügbaren Partner im Durchschnitt ein Mal die Woche Sex haben.

Tatsächlich ist Sex eine der letzten biologischen Funktionen, die dem Alterungsprozess zum Opfer fällt, und es gibt unzählige ältere Menschen, die ihre Rente oder Pension erhalten und inzwischen Großeltern sind, die Hörgeräte oder Lesehilfen benutzen, und sogar manche, die auf einen Rollstuhl angewiesen sind, die durchaus noch ihre Sexualität genießen (Kaplan 1987).

Altersbedingte Veränderungen im sexuellen Funktionieren

Ich möchte damit nicht behaupten, dass wir alle ein Leben lang unsere jugendliche Sexualität zur Gänze behalten. Ältere Patienten sollten davon in Kenntnis gesetzt werden, dass bestimmte unvermeidliche, altersbedingte Veränderungen in der Sexualphysiologie und in der Sexualappetenz eintreten, dass diese jedoch nicht das Ende ihres Sexuallebens bedeuten. Wenn alternde Paare in der Lage sind, sich auf bestimmte altersspezifische Veränderungen in ihrem sexuellen Reaktionsvermögen einzustellen und diese zu kompensieren, können die meisten potenziell weiterhin bis ins hohe Alter sexuell funktionieren.

Kliniker, die mit älteren Menschen arbeiten, sollten wissen, dass sich der sexuelle Alterungsprozess auf Männer und Frauen unterschiedlich auswirkt. Des Weiteren resultiert das Altern nicht in einer sexuellen Abminderung allgemeiner Art, sondern es wirkt sich auf jede der drei Phasen des menschlichen sexuellen Reaktionszyklus spezifisch und unterschiedlich aus (Kaplan 1990A).

Im Folgenden findet sich eine kurze Zusammenfassung dieser altersbedingten biologischen Veränderungen, die wegen ihrer Rolle in der Pathogenese der Sexualstörungen älterer Menschen von besonderer klinischer Signifikanz sind.

Sexueller Höhepunkt bei Männern und Frauen

Die ejakulatorische Refraktärzeit nimmt bei Männern im Alter markant zu. Das heißt also, dass die Zeit, die verstreichen muss, bis Männer wieder ejakulieren können, sich von ein paar Minuten im Alter von siebzehn auf ein paar Tage im Alter von siebzig ausdehnt. Bei Frauen wirkt sich das Alter nicht nennenswert auf den Orgasmus aus, sodass sie ihr ganzes Leben hindurch potenziell multiorgastisch bleiben.

Erregbarkeit (Erregung) bei Männern und Frauen

Im Unterschied zu jungen Männern, die auf physische oder psychische Stimulation mit spontanen Erektionen reagieren, sind ältere Männer im Zuge des Rückgangs spontaner Erektionen und der Verminderung ihrer penilen Empfindungsfähigkeit auf verstärkte und begleitende körperliche Stimulation ihrer Geschlechtsorgane wie auch auf psychische erotische Anreize angewiesen, um eine Erektion zu erlangen und diese aufrechtzuerhalten.

Des Weiteren sind die Erektionen im Laufe des Alterns aufgrund der allmählichen Erschlaffung der penilen Muskulatur und des verschlechterten Zustands der Blutgefäße tendenziell weniger fest (Andersson u. Wagner 1995; Davidson u. Rosen 1992; Kaplan 1989B; Wagner 1990, 1993). Unter normalen Umständen bleiben Erektionen jedoch das ganze Leben hindurch rigide genug für eine Penetration. Die Zeitspanne, in der eine Erektion aufrechterhalten werden kann, nimmt im Alter ab, und – von besonderer Wichtigkeit aus sexualtherapeutischer Sicht – Erektionen wie Verlangen reagieren zunehmend empfindlicher auf physiologische Begleiterscheinungen von emotionalem Stress und Angst (Kaplan 1990A).

Bestimmte Krankheitszustände wie Diabetes und Arteriosklerose sowie eine Reihe von Substanzen können erektile Defizite verursachen, die die oben genannten normalen, altersbedingten Beeinträchtigungen imitieren. Ich habe deswegen den Begriff *Presbyrectia* vorgeschlagen, um diese normalen Anzeichen penilen Alterns von derartigen pathologischen Zuständen abzugrenzen (Kaplan 1989B).

Die weibliche Erregungsreaktion einer genitalen Vasokongestion wie auch einer vaginalen Lubrikation und Tumeszenz nimmt ebenfalls im Alter ab, während die ältere Frau das weibliche urogenitale Östrogendefizienz-Syndrom entwickelt, das am Anfang dieses Kapitels beschrieben wurde (Wagner 1986).

Die Vagina einer Frau, die Kinder zur Welt gebracht hat, verliert oft ihre Elastizität und disponiert zu Rektozele und/oder Zystozele, die die Integrität und funktionale Kapazität der weiblichen Sexualorgane ebenfalls beeinträchtigen.

Männliches und weibliches Sexualverlangen

Die Auswirkungen des Alterungsprozesses auf das *Sexualverlangen* sind geschlechtsspezifisch und höchst unterschiedlich. Manche Menschen verlieren in mittleren Jahren komplett ihr Interesse an Sex, während andere bis ins fortgeschrittene Alter ein hohes Maß an sexueller Motivation behalten (Schiavi 1990A, B; Segraves u. Segraves 1992).

Bei den meisten *Männern* ist das Sexualinteresse zwischen achtzehn und neunzehn Jahren auf dem höchsten Stand. In diesem Alter weisen junge Männer das Appetenzmaß einer „normal hohen 2“ auf. Über dieses Alter hinaus vermindert sich der männliche Sexualtrieb allmählich. Die Verminderung der männlichen Libido in mittleren Jahren, die als „männliche Menopause“ bekannt ist, macht sich üblicherweise im Alter zwischen fünfzig und sechzig Jahren bemerkbar, wenn die meisten normalen Männer eine „normal niedrige 3“ aufweisen (siehe Kapitel 4).

Viele *Frauen* in unserer Gesellschaft erreichen ihre sexuelle Hochform erst mit Ende dreißig oder Anfang vierzig, und das weibliche Sexualverlangen kann möglicherweise bis Jahre nach der Menopause ohne bedeutende Veränderungen fortdauern (McCoy u. Davidson 1985; Leiblum et al. 1983; Sherwin 1992; Bachmann et al. 1985).

Diese geschlechtsspezifischen Unterschiede hinsichtlich des Auf- und Abebbens des Sexualtriebs werden in dem häufig zu beobachtenden Szenario der Verzweiflung von Frischvermählten widergespiegelt, bei denen das Verlangen des Mannes dasjenige seiner Frau übersteigt, während Probleme aufgrund sexueller Diskrepanzen bei älteren Paaren üblicherweise in umgekehrter Richtung verlaufen.

Pathogenese: Die Interaktion somatischer und psychischer Faktoren

Die physiologischen Prozesse und Ursachen des altersbedingten Rückgangs des Sexualverlangens sind nicht hinreichend geklärt. Grundsätzlich wird davon ausgegangen, dass sie, wenigstens zum Teil, mit dem allgemeinen körperlichen Alterungsprozess und funktionalen Einbußen des zentralen Nervensystems zusammenhängen, was sich bis zu einem gewissen Grad auf die Sexualzentren auswirken muss. Weiterhin wird angenommen, dass die Verminderung des Sexualverlangens bis zu einem gewissen Grad parallel zu der normalen Abnahme der Testosteronproduktion verläuft (Segraves u. Segraves 1992).

Natürlich spielen auch psychologische Faktoren in der Pathogenese der altersbedingten Verminderung der männlichen und weiblichen Libido eine wichtige Rolle. Zum einen kann selbst bei einer mutmaßlich monogamen Spezies wie der des Menschen langjährige Vertrautheit mit einem Partner sexuelle Sättigung hervorrufen. Dies, wie auch eine gewisse unweigerliche Abnahme der jugendlichen Attraktivität der älteren Person, sind in vielen Fällen wichtige auslösende Faktoren.

Ein weiterer wichtiger ätiologischer Faktor, der bei der Behandlung älterer Patienten mit beeinträchtigtem Sexualverlangen in Betracht gezogen werden muss, ist der *einschneidende Effekt der negativen Rückkopplung*, den die altersbedingte Verlangsamung der genitalen Reaktionen auf das Sexualverlangen haben kann. Des alternden Mannes wachsendes Bewusstsein seiner zunehmenden Schwierigkeiten mit der Erlangung und Aufrechterhaltung seiner Erektionen, des Verlusts seiner penilen Steifheit, seiner abgeschwächten penilen Empfindungsfähigkeit und seiner weniger kräftigen Ejakulationen, verbunden mit einer höheren Empfindlichkeit gegenüber der Reaktion seiner Partnerin kann sich alles in allem negativ auf sein Sexualverlangen auswirken.

Bei der Frau nach der Menopause können auf ähnliche Weise die vaginale Trockenheit und andere Anzeichen herannahenden Alters eine starke psychologisch dämpfende Wirkung auf die weibliche Libido ausüben.

Aus psychologischer Sicht laufen die Folgen dieser realen und bewusst wahrgenommenen physiologischen Veränderungen auf eine Erhöhung der männlichen sexuellen Verletzlichkeit sowie seiner Angewiesenheit auf die Partnerin hinaus. Im Laufe seines Alterns wird er in zunehmendem Maße darauf zählen müssen, dass sie ihn mit der zusätzlichen Stimulation und Unterstützung versorgt, die er nunmehr zum Funktionieren benötigt.

Ältere Frauen müssen wiederum mit der Unsicherheit zurechtkommen, die mit dem Bewusstsein einhergeht, dass sie nunmehr die Blüte ihrer jugendlichen Anziehungskraft eingebüßt und im Wettbewerb um Männer eine schwächere Position haben. Das sexuelle Altern ist besonders für allein stehende Frauen prekär, wenngleich auch gebundene Frauen keineswegs vor diesen problematischen Auswirkungen gefeit sind.

Gesunde Anpassungen: Die Aufrechterhaltung sexuellen Funktionierens

Im Lichte all dieser Aspekte mag man sich fragen, wie es so viele ältere Menschen zuwege bringen, sexuell aktiv zu bleiben. Und es sind trotz der markanten körperlichen Beeinträchtigung in der Tat sehr viele. Unsere weit reichende klinische Beobachtung[82] älterer Patienten zeigt deutlich, dass liebende Paare in einer harmonischen Beziehung, die von Intimität und Fürsorge, von gegenseitigem Engagement für die Vorlieben des anderen, von sexueller Offenheit und dem Mangel an bedeutsamen sexuellen Konflikten geprägt ist, sich diesen altersbedingten körperlichen Veränderungen intuitiv anpassen, ohne aus dem Rhythmus zu geraten.

Ältere Partner, die gut aufeinander eingespielt sind, die sich emotional nahe sind, die gegenseitige Empathie verspüren, auf die Gefühle des anderen eingestellt sind und gut miteinander kommunizieren, spüren die abnehmenden Fähigkeiten und zunehmenden Verletzlichkeiten des anderen. Sie helfen sich instinktiv gegenseitig, indem sie stärker als je zuvor „die Positiva betonen und die Negativa vermeiden".

Die sensible Partnerin weiß, ohne dass ein Wort darüber verloren werden muss, dass ihr Partner nun stärker auf ihre Stimulation und Unterstützung angewiesen ist und dass er einer stärkeren Gefahr der Impotenz ausgesetzt ist, wenn sie Leistungsansprüche geltend macht. Somit achtet sie nun stärker darauf, seine sexuelle Leistung nicht in Zweifel zu ziehen und ihn nicht um Dinge zu bitten, die er nicht mehr erfüllen kann, wie z.B. ein Kondom zu benutzen.

Gegenüber seinen Gefühlen verhält sie sich instinktiv beschützend, und sie leitet keinen Machtkampf über die bevorzugte Zeit ihrer sexuellen Zusammenkünfte ein, da sie weiß, dass

---

[82] Wir haben in der Payne Whitney Clinic und in unserer privaten Praxisgemeinschaft zwischen 1972 und 1992 1.974 Männer und Frauen mit sexuellen Problemen behandelt, die älter als fünfzig waren.

ihr Partner nun vormittags am besten funktioniert. Sie reagiert nicht beleidigt auf die Tatsache, dass er keine spontanen Erektionen mehr bekommt, wenn er sich ihr nähert, und sie kommentiert dies auch nicht. Sie versorgt ihn ganz einfach nur mit einer intensiveren und aktiveren penilen Stimulation, und sie versucht es vielleicht mit Oralsex, der bei älteren Männern sehr hilfreich sein kann, ohne dass unbedingt darum gebeten werden muss. Sie erwartet nicht, dass ihr Partner seine Erektion so lange aufrechterhalten kann, wie es in der Vergangenheit der Fall war. Taktvoll und sensibel ermutigt sie ihn, in seinem eigenen Rhythmus einen Höhepunkt zu erlangen, und sie nimmt sein Geschenk der manuellen oder oralen Stimulation an, ohne ihm ein Gefühl des Versagens zu geben. Und ganz besonders wichtig ist es, dass sie seinem neuen oder intensiveren Bedürfnis nach Phantasie und Erotika nachgibt, das seine geschwächte Libido verstärkt. Sollte ihm gelegentlich seine Erektion versagen, macht sie kein Aufhebens davon und versichert ihm, dass sie zur Verfügung steht, wenn er für einen neuen Anlauf bereit ist, und dass es ihm dann besser glücken wird. Frauen nach der Menopause, die ihre Sexualität wertschätzen, sind sich außerdem darüber im Klaren, dass ihre vaginale Trockenheit bei ihrem Partner sexuelle Abneigung hervorruft, sodass sie vor dem Geschlechtsakt ausreichend Gleitmittel verwenden werden.

Die gleiche Sensibilität, Flexibilität und Großzügigkeit werden dem Partner der alternden Frau abverlangt. Wenn er Wert darauf legt, dass ihr sexuelles Interesse stark bleibt, muss er auf die zunehmende körperliche Verletzbarkeit der alternden Geschlechtsorgane seiner Partnerin Rücksicht nehmen, und er wird beim Geschlechtsakt zärtlicher und geduldiger sein. Er berücksichtigt stärker seine Fertigkeiten beim Vorspiel, um seine abnehmende penile „Standhaftigkeit" zu kompensieren. Er begreift den Gebrauch von Gleitmitteln durch seine Partnerin nicht als persönliche Beleidigung und auch nicht als Verlust ihrer Weiblichkeit und Anziehungskraft, sondern ermutigt sie, sich vor Verletzungen zu schützen. Desgleichen ermuntert er sie zu klitoraler Stimulation und zur Unterstützung durch einen Vibrator, damit sie einen Orgasmus erlangt. Und er ermutigt sie zum Phantasieren und hält nach Erotika Ausschau, die sie erregend finden könnte.

Wenn sie häufiger Sex haben möchte, als es seine Refraktärzeit erlaubt, reagiert er nicht defensiv oder unfreundlich. Es befriedigt ihn, auf eine Art Sex mit seiner Partnerin zu haben, die für sie in einem Orgasmus endet, aber nicht unbedingt auch für ihn. Auch verwendet er mehr Aufmerksamkeit darauf und bemüht sich intensiver darum, seiner reifen Partnerin ein Gefühl von Begehrlichkeit und Anziehungskraft zu vermitteln. Und ganz besonders wichtig ist es, darauf zu achten, seine Partnerin nach der Menopause nicht mit Komplimenten oder verführerischem Verhalten gegenüber jüngeren Frauen zu bedrohen.

Schlechte Anpassungen: Frühzeitiger Verlust des Sexualverlangens

Im Falle, dass derartige ideale Zustände zwischen Sexualpartnern nicht auf der Tagesordnung stehen, ergeben sich sexuelle Probleme. Wenn sich diese normalen altersbedingten Veränderung in einem latent feindseligen Umfeld entwickeln, können körperliche Beeinträchtigungen zu schweren sexuellen Behinderungen mutieren, weil die verärgerten Partner „das Positive vermeiden und das Negative betonen", was bei älteren Menschen kaum zu kompensieren ist.

Hierbei kann die zunehmende emotionale und körperliche Angewiesenheit des Mannes auf seine Partnerin die Bühne für alte, verborgene Beziehungskämpfe freimachen, die in der Folge offen zutage treten. Es ist z.B. häufig der Fall, dass Frauen, die lange Jahre unter ihrem einschüchternden, kontrollsüchtigen und dominanten Partner gelitten haben, nun im Bewusstsein seiner sexuellen Verletzlichkeit die Gelegenheit ergreifen, ihrem angestauten Ärger endlich freien Lauf zu lassen. Sie „kastriert" ihn, indem sie passiv bleibt und ihm ihre sexuelle Verfügbarkeit und ihre Unterstützung versagt, ohne die er nicht funktionieren kann.

Auf der anderen Seite mag diese Zeit erhöhter Verletzlichkeit durch den verärgerten Partner genutzt werden, der sich aufgrund seiner Schwierigkeiten, zu funktionieren, bedroht und niedergeschlagen fühlt und seine Partnerin innerhalb und außerhalb des Schlafzimmers bestraft, indem er sie für seine sexuellen Schwierigkeiten verantwortlich macht, sich körperlich wie auch emotional von ihr distanziert oder sie mit der Annäherung an andere Frauen bedroht.

Sexuelle Dysfunktionen und der frühzeitige Verlust des Sexualverlangens können auch entstehen, wenn einer der Partner von puritanischen Gefühlen sexueller Scham oder sexuellen Schuldbewusstseins erfüllt ist. Tiefsitzende antisexuelle Ansichten können es dem Paar erschweren, von der aphrodisierenden Kraft der Phantasie und Erotika Gebrauch zu machen, um ihre alternde Libido zu verstärken.

Die Behandlung älterer Patienten mit geringem Sexualverlangen

Wenn sich die Libido des Patienten nicht auf ein befriedigendes Maß gebessert hat, nachdem seine/ihre physische Wiederherstellung bestmöglich herbeigeführt wurde – sei es durch T-Substitution, die Ausheilung vaginaler Läsionen oder das Ersetzen einer Medikation –, kann ein Programm psychosexueller Therapie oder sexueller Rehabilitation eingeleitet werden.

Der erste Schritt bei der Behandlung altersbedingter Appetenzstörungen ist es, das Paar über die normalen altersbedingten körperlichen Veränderungen in Bezug auf ihre sexuelle Reaktionsfähigkeit aufzuklären und sie dabei zu unterstützen, realistischere sexuelle Zielsetzungen zu akzeptieren. Es sollte nicht extra erwähnt werden müssen, dass die Betonung auf den verbleibenden Positiva liegen, also nach dem Motto: „Natürlich ist etwas verloren gegangen, aber vieles bleibt bestehen, und daraus können sie das Beste machen“ verlaufen sollte.

Um die trägen Sexualzentren der Gebrechlichen, der Medikamente Einnehmenden und der Alten anzuregen, wird die therapeutische Strategie verfolgt, den Input der sexuellen Stimulanz zu erhöhen und soweit als möglich die negativen Stressfaktoren und sexuellen Unterdrückungsmechanismen aufzulösen, auf die diese Patienten zunehmend empfindlicher reagieren.

Im Folgenden findet sich eine Auswahl mehrerer therapeutischer Ansätze, die wir bei älteren Paaren anwenden, um dies zu bewerkstelligen:

1. *Deakzentuierung von Geschlechtsverkehr.* Geschlechtsverkehr, der bei alternden Männern aufgrund erhöhter Schwierigkeiten Leistungsangst hervorrufen kann, wird in seiner Betonung als Ein und Alles des Sex abgemildert. Stattdessen werden Paare dazu ermutigt, mehr Zeit mit Küssen, Streicheln und Stimulieren der erogenen Körperteile und Geschlechtsorgane des anderen zu verbringen.
2. *Morgendlicher Sex.* Es wird versucht, das Paar auf morgendlichen Sex zu lenken, um den männlichen zirkadianen Rhythmus auszuschöpfen, bei dem die T-Werte des Mannes in den frühen Morgenstunden am höchsten sind.
3. *Phantasie und Friktion.* Hierbei wird das Zusammenwirken von Stimulation der Geschlechtsorgane wie auch erogener Körperbereiche und erotischem psychischen Input genutzt. Patienten werden dazu ermutigt, ihre sexuelle Phantasie wie auch Erotika zu erforschen und anzuwenden, und es wird ihnen ein Training ihrer sexuellen Fertigkeiten angeboten. Die *simultane Anwendung von körperlicher Stimulation und Phantasie* eignet sich besonders gut, um den Mangel an Neuartigkeit zu umgehen wie auch den tatsächlichen und wahrgenommenen Verlust der sexuellen Attraktivität des langjährigen Partners, sollten diese Aspekte in bestimmten Fällen eine Rolle spielen.
4. *Verstärkte genitale Stimulation.* Die Verwendung von Gleitmitteln wird nicht nur unterstützt, um die empfindlicheren Geschlechtsorgane der älteren Frau zu schützen, sondern auch, um das Eindringen des weniger rigiden Penis des älteren Mannes zu erleichtern. Gleitmittel und Vibratoren eignen sich auch für die Verstärkung männlicher und weiblicher Genitalempfindungen; dies kann einen positiven Rückkopplungseffekt auf das Sexualverlangen haben.
5. *Verbesserte Kommunikation.* Zusätzlich zu seiner Funktion, dem Paar bei der Verbesserung ineffektiver sexueller Techniken zu helfen, sollte der Therapeut ebenso versuchen, *die Kommunikation zwischen den Partnern und ihr Zulassen von Intimität zu verbessern.* Diese Qualitäten sind für die Erhaltung und Verbesserung der sexuellen Lust eines Paares sogar noch wichtiger als die ausgefeiltesten sexuellen Fertigkeiten.

Die Art kombinierter medizinisch-sexueller Therapie, die oben skizziert wurde, hat oftmals bei gesunden harmonischen älteren Paaren Erfolg, die hinreichend motiviert sind, sexuell aktiv zu bleiben. Manche ältere Patienten sind jedoch in ihren sexuellen Ansichten unnachgiebig moralistisch und rigide, und sie sträuben sich gegen das Ausprobieren neuer sexueller Techniken, die für die Anpassung an den Alterungsprozess notwendig sind. Darüber hinaus kann das Altern präexistente sexuelle und emotionale Konflikte wiederbeleben. Auch diese können die Person der Flexibilität und Nähe gegenüber dem Partner berauben, die sie braucht, um die Veränderungen herbeizuführen, die für das weitere Funktionieren trotz unvermeidlicher Progression körperlicher Defizite notwendig sind.

Der folgende Fall illustriert einen Behandlungsmisserfolg bei einem älteren Mann mit Libidoverlust, der eine begleitende Persönlichkeitsstörung aufwies, die der Behandlung zuwiderlief.

Wie viele alternde Männer war dieser Patient nicht auf die normale moderate Erektionsschwäche und den altersbedingten leichten Rückgang seiner Libido vorbereitet; diese Entwicklung wurde von ihm als Zeichen dafür fehlinterpretiert, dass es nunmehr mit Sex ein Ende habe. Die Therapie wurde in diesem Fall durch die narzisstischen Verzerrungen des Patienten erschwert, die darin resultierten, dass ihn die Vorstellung schmerzte und auf inakzeptable Weise beleidigte, sein Sexualverhalten modifizieren zu müssen.

Narzisstische Abwehrmechanismen dieser Art gehören zu den häufigsten Quellen des Widerstands[83] gegen die immens hilfreiche Strategie, den Patienten für ein bewusstes Bemühen um eine empfängliche Stimmung zu engagieren, statt dass er einfach nur dasitzt und vergeblich auf die Rückkehr der spontanen Wogen erotischer Lust wartet.

Fall 10.4 – „Warren Fountain“: Altersbedingter Rückgang des Sexualverlangens bei einem Mann mit narzisstischer Persönlichkeitsstörung

„Warren Fountain“, privilegierter Nachfahre einer reichen Familie in dritter Generation, entsprach den diagnostischen Kriterien einer narzisstischen Persönlichkeitsstörung, obgleich er recht gut funktionierte. Zum Teil verdankte er dies weit reichender psychoanalytischer Hilfe wie auch der Wahl einer hervorragenden Partnerin.

Warren war 68 Jahre alt, als er mich in einem Zustand der Depression und Verzweiflung konsultierte, da er „komplett seine Libido verloren“ habe, seit er sich ein Jahr zuvor auf seinem Landsitz die Lyme-Borreliose zugezogen hatte.

Die Erhebung des sexuellen Status zeigte, dass die Frequenz von Warrens morgendlichen Erektionen abgenommen hatte und dass er ohne Frage die spontanen Wogen des Verlangens und Phantasierens eingebüßt hatte, die er gewohnt gewesen war. Des Weiteren reagierte er nicht mehr in der vor seiner Krankheit üblichen Art auf seine Frau. Der Patient war wegen seines Unvermögens, mit seiner Frau zu schlafen, verzweifelt, und er trauerte dem Verlust seines starken Sexualtriebs hinterher, den er seit seiner Jugend genossen hatte. Zum Beispiel erregte es ihn nicht mehr, spärlich bekleideten Frauen nachzuschauen, und traurig gab er mir zu verstehen: „Ich fühle mich einfach nicht mehr als Mann.“

Warren war sexuell an eine „normal hohe 2“ gewöhnt, und er entwickelte nunmehr eine Überreaktion aufgrund der Tatsache, dass das Niveau seines Sexualverlangens auf eine „normal niedrige 3“ gesunken war. Obgleich dies für einen Mann mit Ende Sechzig normal ist, hatte dieser Patient Probleme, dies zu akzeptieren.

Warren berichtete, dass er während der vergangenen sechs Monate keinen sexuellen Kontakt mit seiner Frau gehabt habe, weil er seine sexuelle Selbstsicherheit verloren habe, nachdem er bei einigen Gelegenheiten Probleme bekam, seine Erektion aufrechtzuerhalten.

Die sexuellen Probleme dieses Mannes überraschten eigentlich nicht, da die Fountains die vergangenen 25 Jahre hindurch, seit ihrer Heirat, auf die immer gleiche Weise Sex gehabt hatten. Ihre sexuelle Routine sah folgendermaßen aus: Der Mann leitete das Liebesspiel ein, wenn er „geil“ war (was häufig der Fall gewesen war). Seine Frau, eine wunderschöne Französin, verkörperte seine Sexualphantasie, und er wurde gewöhnlich erregt und hatte sofort eine

[83] Unser Dank geht an Dr. Richard Kogan für diese Erkenntnis (Mittwoch-Konferenz).

Erektion, wenn er sich ihr sexuell näherte. Er stimulierte sie manuell oder oral zum Orgasmus, während sie völlig passiv blieb, wie er es mochte. Seine Frau zu erregen war Warrens sexuelle Phantasie. Er blieb während des Vorgangs erregt und behielt seine Erektion ohne irgendeine Stimulation seiner Geschlechtsorgane. Nach ihrem Orgasmus führte er seinen Penis ein, und es folgte Geschlechtsverkehr. Manchmal erlangte sie einen weiteren Höhepunkt.

Diese Routine war 25 Jahre lang sehr effektiv gewesen. Sie funktionierte jedoch nicht mehr, weil der Patient nun versuchte, Sex zu initiieren, ohne sich „geil“ zu fühlen. Er näherte sich seiner Frau vornehmlich „testweise“, und wann immer er dies tat, war er voller negativer Erwartungen. Gewöhnlich verlor er nun seine Erektion, während er seine Frau stimulierte, was zu Entmutigung und Rückzug führte. Er kam nie auf die Idee, seine Frau darum zu bitten, seinen Penis zu berühren und zu stimulieren. „Chantelle“ war ihrerseits insofern eine unterstützende Partnerin, als sie sich nie beklagte. Aber sie hatte ihm auch nicht ihre Hilfe angeboten.

Wie es bereits erörtert wurde, ist es bei einer globalen sexuellen Beeinträchtigung grundsätzlich wichtig, körperliche Ursachen ausschließen zu können. Aus diesem Grund nahm ich bei diesem Fall eine Hormonuntersuchung vor, die ein völlig normales Hormonprofil zum Ergebnis hatte. Das einzige auffällige Ergebnis war marginal: Die Messung der nächtlichen penilen Tumeszenz über drei aufeinander folgende Nächte mit einem tragbaren Monitor zeigte an, dass Frequenz und Dauer der nächtlichen penilen Tumeszenzen des Patienten niedrig waren. Die Aufzeichnungen offenbarten auch, dass sich diese auf die frühen Morgenstunden beschränkten.

Diese Ergebnisse schlossen eine hormonelle Ursache für die Verminderung seiner Libido aus. Sein Alter, die Anamnese der Lyme-Borreliose und die Resultate der NPT-Messung deuteten jedoch an, dass vermutlich eine moderate körperliche Abnahme seiner Erektionsfähigkeit stattgefunden hatte, was für einen Mann mit Ende sechzig normal ist. Von größerer Bedeutung war die durch die Tests gewonnene Feststellung, dass eine ausreichende erektile Reserve vorhanden war, sodass Warren völlig normal funktionieren konnte, vorausgesetzt, er würde mit Flexibilität und einer positiven Einstellung an die Sache herangehen.

Warren war bitter enttäuscht, als ich ihm meine Einschätzung vortrug, dass es sich bei seinem Problem um nichts weiter als eine normale altersbedingte Verminderung männlichen sexuellen Funktionierens handelte. Ich äußerte meine Vermutung, dass der Prozess durch die Lyme-Borreliose[84] beschleunigt worden war, und schloss nicht aus, dass sich seine Erektionen nach einer gewissen Zeit verbessern könnten.

Ich überbrachte ihm auch, nach meinem Verständnis, gute Nachrichten: Obgleich es, wie er es vermutet hatte, Anzeichen mehrerer moderater körperlicher Veränderungen hinsichtlich seiner sexuellen Kapazität gab, wurden diese zweifellos durch seine negativen emotionalen Reaktionen übermäßig verstärkt. Ich versicherte ihm, dass genügend verbleibende Kapazitäten vorhanden waren, um ein deutlich besseres Funktionieren zu gewährleisten, als es derzeit der Fall war. Das Einzige, was er für ein besseres Funktionieren tun müsste, war es, zusammen mit seiner Frau ein paar Therapiesitzungen zu absolvieren, um zu lernen, wie er sich in eine erotische Stimmung versetzen könnte, und seine sexuellen Techniken mit dem Zweck zu modifizieren, seine Defizite zu kompensieren.

Es war naiv von mir anzunehmen, dass es sich hierbei um gute Nachrichten handelte. Der Patient wollte nichts davon hören. Er interpretierte sogar meinen Vorschlag, er müsse sich bewusst bemühen, seine Lust zu steigern, und lernen, ein „besserer Liebhaber“ zu werden, als schmerzliche und erniedrigende persönliche Beleidigung.

Warren weigerte sich kategorisch, sein Frau zu einer gemeinsamen Therapie zu bitten. Stattdessen fragte er nach Hormoninjektionen[85], da er nur die völlige Rückkehr seiner

[84] Neurologische und sexuelle Folgen aufgrund der Lyme-Borreliose sind nicht ungewöhnlich.

[85] Ich behandelte diesen Patienten im Jahre 1978, bevor ICI klinisch verfügbar wurde. Mit der Verfügbarkeit von ICI hätte ich bei einem widerstrebenden Patienten wie Warren sehr wahrscheinlich diese Alternative vorgeschlagen.

prämorbiden Libido akzeptierte, und zwar ohne eigenes Zutun.
Der Fall war ein Behandlungsmisserfolg. Dieser narzisstische Mann wollte oder konnte sich nicht zu einem therapeutischen Programm bereit erklären, das die Veränderung seiner langjährigen Gewohnheiten beinhaltet hätte. Er machte einen irrationalen Anspruch auf seine jugendliche Virilität geltend und sträubte sich rundweg gegen jegliche Vorschläge, die eine Veränderung seines Sexualverhaltens und seiner Stellung gegenüber seiner Frau zum Ergebnis hatten. Unglücklicherweise setzte dieser unreife Mann das Eingeständnis einer Verletzlichkeit oder „Unvollkommenheit" mit der Rolle eines sexuellen Krüppels gleich, der um erotische Almosen bettelt.
Ich gab Warrens Widerstand gegen eine Sexualtherapie und gegen die Veränderung seines Sexualverhaltens nach. Obgleich die Tests Hormondefizienzen ausschlossen, überwies ich den Patienten auf eigenen Wunsch an einen Andrologen, der auf T-Subsitutionstherapie spezialisiert war, und hoffte auf einen Placeboeffekt. Ich hoffte auch, dass er sich eine Tür offen gelassen hatte, falls er in der Zukunft jemals erneut eine Therapie in Erwägung ziehen sollte.

Sollten wir geringes Sexualverlangen bei älteren Paaren behandeln?

Da Patienten mit sexuellen Appetenzstörungen schlechter auf eine Behandlung ansprechen als Patienten mit Störungen der Genitalphase, und da diejenigen, denen geholfen wird, tendenziell häufiger einen Rückfall erleiden, sind manche Kliniker hinsichtlich der Behandlung geringen Sexualverlangens und niedriger Sexualfrequenz in langjährigen Beziehungen pessimistisch. Während einer Konferenz zum Thema Sexualtherapie im Jahre 1994 in Kopenhagen gab Gunther Schmidt zu bedenken, ob nicht der Verlust des sexuellen Interesses am Partner nach einigen Jahren möglicherweise als ein normales Phänomen angesehen werden sollte. Und er brachte die Ansicht vor, dass es unangemessen sei, diese Paare zu behandeln (persönlich kommuniziert).

Ich zähle zu den vielen, die damit nicht einverstanden sind. Obgleich es keinen Zweifel daran gibt, dass fortgeschrittene Vertrautheit mit dem Partner in der Tat oftmals mit einer Verminderung des Sexualverlangens einhergeht und dass neue Liebesobjekte in einem neuen Umfeld sowohl für Männer als auch für Frauen erotisch stimulierend wirken, und obgleich sich unsere Behandlung sexueller Anorexie wahrscheinlich nie mit den hervorragenden Ergebnissen werden messen lassen können, die für die Behandlung sowohl von psychogenen erektilen Dysfunktionen als auch von Orgasmusstörungen vorliegen, stimmen mich meine positiven klinischen Erfahrungen mit nahezu 2.000 glücklichen älteren Männern und Frauen, die zwanzig, dreißig und sogar vierzig Jahre mit ihren Partnern verbracht haben, weit optimistischer als Dr. Schmidt.

Die Befunde, die darauf hinweisen, dass Neuartigkeit tatsächlich ein überaus starkes Aphrodisiakum ist, sind natürlich in meine Überlegungen mit eingegangen. Sie resultierten in der Einarbeitung von Phantasie, Erotika und unterschiedlichen Formen sexueller Stimulation in unser Behandlungsprogramm, wie es in vorangegangenen Teilen dieses Buches dargelegt wurde.

Ich neige nicht zu der Auffassung, anhaltende Liebe sei eine romantische Illusion. Des Weiteren bin ich aufgrund unserer klinischen Erfahrungen davon überzeugt, dass eine langfristige, Freude bereitende sexuelle Verbindung für viele gesunde ältere Paare ein realistisches Ziel ist. Bezogen auf die oben beschriebene sexualtherapeutische Vorgehensweise und den damit verbundenen angemessenen medizinischen Umgang mit altersbedingten körperlichen Problemen ist das schlechte Ergebnis des letzten Falles durchaus atypisch. Als Gruppe reagieren ältere Männer und Frauen, die weniger fragil, aber flexibler und emotional wie auch sexuell selbstsicherer als „Warren Fountain" sind und die eine intime, von gegenseitiger Fürsorglichkeit geprägte Beziehung mit ihrem Partner haben, erstaunlich positiv auf die Therapie, insbesondere wenn sie in der Vergangenheit guten Sex gehabt haben. Der therapeutische Prozess hilft ihnen, den Übergang von einem „normal hohen" Maß an Sexualverlangen in ihrer Jugend auf die „normal niedrige" Erotik im Alter zu akzeptieren und sich auf die unvermeidlichen körperlichen Defizite des Alterungsprozesses einzurichten, indem sie „die (verbleibenden) Positiva betonen und die Negativa vermeiden".

Literatur

Althof, SE; Badner, DR; Turner, LA; Levine, SB; Riesen, CB; Kursh, ED & Resnick, MI: Intracavenosal injection in the treatment of impotence: A prospective study of sexual, psychological and marital functioning. J. of Sex and Marital Therapy, 13, Fall, 1987

Althof, SE: Psychogenic impotence: treatment of men and couples. Chapter in Principles and Practice of Sex Therapy, Leiblum, SR, Rosen, RC (Eds). Guilford, New York, 1988

American Psychiatric Association: Practice Guideline For Major Depressive Disorders; Supplement, Am. J. Psychiatry, 150, No. 4, April, 1993

Andersson, EK, Wagner, G: Physiology of penile erection. Physiological Reviews, 75 No. 1, January 1995 (191-236)

Angst, J; Scheidegger, P, Stable, M: Efficacy of meclobamide in different patient groups. Clinical Neuropharmacology, 16 (Supp 2) 1993 (555-562)

Apfelbaum, B: Retarded ejaculation: a misunderstood syndrome. Chapter in Principles and Practice of Sex Therapy, Leiblum, SR, Rosen, RC (Eds). Guilford, New York, 1988

Araoz, DL, Bleck, RT: Hypnosex, Arbor House, New York, 1982

Arletti, R, Benelli, A, Bertolini, A: Oxytosin involvement in male and female sexual behavior. Chapter in Oxytosin in Maternal, Sexual and Social Behaviors, Pederson, CA; Caldwell, JD; Jirikowski, GF, Insel, TR (Eds). Annual Review N.Y. Academy of Science, 652, New York, 1992

Assalin, P: Clomipramine in the treatment of premature ejaculation. J. Sexual Research, 24, 1988 (213-215)

Assalin, P, Ravart, M: Compulsive sexual behaviors: etiology, clinical manifestations and pharmacological treatment. Canadian J. of Human Sexuality, 2, No. 4, Winter, 1993 (221-226)

Bachman, GA, Leiblum, SR, Sandler, B, Ainsley, W, Narcissian, R, Shelden, R, Haymans, HN: Correlates of sexual desire in post-menopausal women, Maturitas, 7, 1985 (211-216)

Bancroft, J, O'Carral, R, Lukas, K & Shaw, RW: The effects of bromocryptine on the sexual behavior of hyperprolactinemic men. A case study. Clinical Endocrinology, 21, 1984 (131-137)

Bancroft, J, Sherwin, BB, Alexander, GN, Davidson, DW, Walker, A: Oral contraceptives, androgens, and the sexuality of young women I: A comparison of sexual experience, sexual attitude and gender role in oral contraceptive users and non-users. Archives of Sexual Behavior, 20, No. 2, 1991 (p. 106)

Bancroft, J, Sherwin, BB, Alexander, GN, Davidson, DW, Walker, A: Oral contraceptives, androgens, and the sexuality of young women II: The role of androgens. Archives of Sexual Behavior, 20, No. 2, 1991 (121-134)

Barbach, LG: For Your Self: The Fulfillment of Female Sexuality. Archer/Doubleday, Garden City, 1976

Basic Endocrinology. Greenspan, FS (Ed). Appleton and Langer, San Mateo, California, 1991

Batten, M: Sexual Strategies: How Females Chose Their Mates. Tarcher/Putman, New York, 1992

Bell, AP, Weinberg, MS: Homosexualities, A Study of Diversity Among Men and Women, Simon, Schuster, New York, 1978

Berliner, D: New research suggests that romance begins by falling nose over heels in love. Wall Street Journal, April 7, 1993

Birch, HG, Bitterman, ME: Reinforcement learning: the process of integration. Psychological Review, 56, 1949 (367-383)

Brecher, EN and the editors of Consumer Reports Books: Love, Sex and Aging. Little Brown, Boston, 1984

Buspar: Seven year update. J. Clinical Psychiatry, Monograph Series; Supplement, 12, May, 1994

Caldwell, JD: Central oxytosin and female sexual behavior. Chapter in Oxytosin in Maternal, Sexual and Social Behaviors, Pederson, CA; Caldwell, JD; Jirikowski, GF, Insel, TR (Eds). Annual Review N.Y. Academy of Science, 652, New York, 1992

Carney, A; Bancroft, J, Mathews, A: Combination of hormonal and psychological treatments in female sexual unresponsiveness. Br. J of Psychiatry, 133, 1978 (339-347)

Cecil Textbook of Medicine, 19th Edition, Wyngarden, JB; Smith, LH Jr. Bennet, JC (Eds). Saunders, Philadelphia, 1991

Chakravarti, S, Collins, WP, Newton, JR, Opram, DH: Endocrine changes and symptomatology after oophorectomy in premenopausal women. British J. of ObGyn, 84, 1977 (769-775)

Cooper, AM: The unconscious core of perversion, Chapter in Perversions and Near Perversions in Clinical Practice. Fogel, GI, Meyers, WA (Eds). Yale University Press, New Haven, 1991

Crenshaw, T: The sexual aversion syndrome. J. Sex and Marital Therapy, 11, 4, 1985

Crenshaw, TL, Goldberg, JP, Stern, PC: Pharmacologic modification of psychosexual dysfunction. J. Sex and Marital Therapy, 13, No. 4, Winter, 1987 (239-251)

Cunningham, GR, Cordero, E, Thomby, JI: Testosterone replacement with transdermal replacement systems: Physiologic testosterone and elevated dihydrotestorone levels. JAMA, 26, No. 17, 1989 (2525-2530)

Davidson, JM, Rosen, RC: Hormonal determinants of erectile functioning. Chapter in Erectile Disorders: Assessment and Treatment. Rosen, RC, Leiblum, SR (Eds). Guilford, New York, 1992

Dollard, J, Miller, NF: Personality and Psychotherapy. McGraw-Hill, New York, 1950

Dreverts, WC, Burton, H, Videen, TO, Snyder, AZ, Simpson, Jr., JR, Raichle, ME: Blood flow changes in human somatosensory cortex during anticipated stimulation. Nature 3T3 January 1995 (249-251)

DSM-III: The Diagnostic and Statistical Manual of the American Psychiatric Association, 3rd Edition. American Psychiatric Press, Washington DC, 1980

DSM-IIIR: The Diagnostic and Statistical Manual of the American Psychiatric Association, 3rd Edition Revised, American Psychiatric Press, Washington DC,1986

DSM-IV: The Diagnostic and Statistical Manual of the American Psychiatric Association, 4th Edition. American Psychiatric Press, Washington DC, 1994

Elia, I: The Female Animal. Henry Holt, New York, 1986
Eriksen, PS, Rasmussen, H: Low-dose 17B-estradiol vaginal tablets in the treatment of vaginitis: A double-blind placebo controlled study. European J. of Obstetrics, Gynecology and Reproductive Biology, 44, 1992 (137-144)
Fakelman, KA: Hormone of monogamy: The prairie vole and the biology of mating. Science News, 144, No. 22, November 1993 (360-365)
Faludi, G: A new possibility in the treatment of anxiety. Orvosi Hetilap, 135, August, 1994 (1807-1813)
Follingstad, AH: Estriol, the forgotten estrogen? JAMA, 1, No. 239, January 2, 1978 (593-594)
Freud, S.: A child is beaten: a contribution to the study of perversion. In Collected Works of Freud: Standard Edition, Hogarth, Toronto, 1964
Friedan, B: The Fountain of Age. Simon, Schuster, New York, 1993
Fruhjelm, M, Karlgen, E, Carlstrom, K: Intravaginal administration of congegated estrogens and postmenopausal women. Int. J Gynecoland Obstet., 17, 1980 (335-339)
Gambrel, RD: Androgen therapy for the management of menopause. In monograph, Hormone Replacement Therapy and the Role of Androgens in the Menopausal Patient. Pragmaton Press, Chicago, 1990 (10-11)
George, LK, Weiler, SJ: Sexuality in middle and late life. Arch. General Psychiatry, 38, 1981 (919-923)
Goodman & Gilman's, The Phamacological Basis of Therapeutics, 9th Edition: Gilman, AG, Rall, TW, Nies, AS, Taylor, P (Eds). Pergamon Press, New York, 1993
Gross, MD: Reversal by bethanecol of sexual dysfunction caused by anticholinergic antidepressants. American J. of Psychiatry, 139, 1982 (1193-1194)
Harlow, HF: The nature of love, Am Psychologist, 13, No. 673, 1958
Harlow, HF, Harlow, MK: The Affectional Systems of Non-Human Primates. Vol 2 of Behavior in Non-Human Primates. Schrier, AM, Harlow, HF, Stollnitz, R (Eds). Academic Press, New York, 1965
Harlow, HF, Janersberg, HE: Sex differences in passion and play. Perspective in Biology and Medicine, 17, 1974 (348-360)
Harrison's Principles of Internal Medicine, 11th Edition, Braunwald, E, Isselbacher, KJ, Petersdorf, RG, Wilson, JD, Martin, JB, Fauci, As (Eds). McGraw-Hill, New York, 1987
Herman, JB, Brotman, AW, Pollack, MH, Falk, WE, Biederman, J, Rosenbaum, JF: Flouxetine induced sexual dysfunction, J. Clinical Psychiatry, 51 No. 1, 1990 (25-27)
Howanitz, JH, Howanitz, PJ, Henry, JB: Evaluation of endocrine functioning. Chapter in clinical Diagnosis and Management by Laboratory Methods, 18th Edition. Henry, JB (Ed). BW Sanders, Philadelphia, 1990
Insel, TR: Oxytocin: A neuropeptide for affiliation: Evidence from behavioral, receptor, autoradiographic and comparative studies. Psychoneuroendocrinology, 17, 1992 (3-35)
Insel, TR, Shapiro, L: Oxytosin may be linked to bonding. ADAMHA News, February 1992
Insel, TR, Carter, CS, Shapiro, J: The role of central vasopressin in pairbonding in monogamous prairie voles. Nature, 365, October 7th, 1993 (545-548)
Kaplan, HS The New Sex Therapy. Brunner/Mazel, New York, 1974
Kaplan, HS: The Illustrated Manual of Sex Therapy, New York Times Books, New York, 1975
Kaplan, HS: Hypoactive sexual desire. J. of Sex and Marital Therapy, 3, No. 1, Spring, 1977
Kaplan, HS: Disorders of Sexual Desire. Brunner/Mazel, New York, 1979
Kaplan, HS, Kohl, R, Pomeroy, WB, Offit, AK, Hogan, B: Group treatment of premature ejaculation, chapter in Handbook of Sex Therapy. LoPiccolo, J, LoPiccolo, L (Eds). Plenum, New York, 1979
Kaplan, HS: Sex, Intimacy and the Aging Process. J. American Academy of Psychoanalysis, 18, No. 1, Spring, 1980 A
Kaplan, HS: An integrated approach to brief sex therapy. Chapter in The Interface Between the Psychodynamic and Behavioral Therapies. Marmor, J, Woods, SM (EDS). Plenum, New York, 1980 B
Kaplan, HS: New developments in human sexuality. Chapter in American Handbook of Psychiatry 7, Arietti, S (Ed). Basic Books, New York, 1981
Kaplan, HS: Hemmungen der Lust. Neue Konzepte der Psychosexualtherapie. Vorwort und Übersetzung von D. Langer. Enke, Stuttgart 1981
Kaplan, HS, Fyer, AJ, Novick, A: The treatment of sexual phobias: The combined use of anti-panic medication and sex therapy. J. Sex and Marital Therapy 8, Spring, 1982
Kaplan, HS: The Evaluation of Sexual Disorders: Psychological and Medical Aspects, Brunner/Mazel, 1983
Kaplan, HS: Monograph: The Comprehensive Evaluation of Disorders of Sexual Desire. American Psychiatric Press, Washington DC, 1984
Kaplan, HS, Moodie, LJ: Therapies for psychosexual dysfunctions. Chapter in Volume on Psychosexual Therapies for the APA Commission on Psychiatric Therapies. American Psychiatric Press, Washington DC, 1984
Kaplan, HS: Sexual Aversion, Sexual Phobias and Panic Disorder. Brunner/Mazel, New York, 1987
Kaplan, HS: Sexualaversion, sexuelle Phobien und Paniksyndrome. Unter Mitarbeit von Klein, DF. Aus dem Amerikanischen von Langer D. Enke, Stuttgart 1988
Kaplan, HS: PE: How to Overcome Premature Ejaculation. Brunner/Mazel, New York, 1989 A
Kaplan, HS: The concept of presbyrectia. International J. of Impotence Research, 1, 1989 B
Kaplan, HS: Sex, Intimacy and the Aging Process. J. American Academy of Psychoanalysis, 18, No. 1. Spring, 1990 A
Kaplan, HS: The combined use of sex therapy and intrapenile injections in the treatment of impotence. J. of Sex and Marital Therapy, 16, No. 4, Winter 1990 B
Kaplan, HS: Psychiatric evaluation and therapy. Chapter in World Book on Impotence Research, Lue, T (Ed), Smith-Gordon, London, 1992 A
Kaplan, HS: The sexual side effects of the treatments for breast cancer. J. of Sex and Marital Therapy, 18, 4, Winter, 1992 B

Kaplan, HS: Psychogenic impotence: Update, chapter in Current Therapy in Endocrinology and Metabolism. 5th Edition. Bardin, V/C (Ed). Decker, Philadelphia, 1993 A

Kaplan, HS: The myth of the new impotence: update for the 1990's. Chapter in New Concepts of Feminine Psychology: Women Beyond Freud. Berger, M (Ed). Brunner/Mazel, New York, 1993 B

Kaplan, HS: The psychiatric aspects of injection treatment. Chapter in The New Injection Treatment for Impotence. Wagner, G, Kaplan, HS (Eds). Brunner/Mazel, New York, 1993 C

Kaplan, HS: The post-ejaculatory pain syndrome. J. of Sex and Marital Therapy, 19, No. 2, Summer, 1993 D

Kaplan, HS, Owett, T: The female androgen-deficiency syndrome. J. of Sex and Marital Therapy, 19, No. 1. Spring, 1993

Kaplan, HS: Update: Psychosexual disorders. Chapter in Psychiatry, Michels, R, Covenar. Jr., JO (Eds). Lippincot, Philadelphia, 1995

Kaplan, HS: Sexualtherapie. Ein bewährter Weg für die Praxis. Übersetzt von Langer D. 4., durchgesehene Auflage. Enke, Stuttgart 1995

Kaplan, P: The use of serotenergic reuptake inhibitors in the treatment of PE. J. of Sex and Marital Therapy 120 Winter, 1994, (321-324)

Kernberg, OF: Barriers to falling and remaining in love. J. American Psychoanalytic Association, 22, 1974A (486-1115)

Kernberg, OF: Mature love: Pre-requisites and characteristics. J. American Psychoanalytic Association, 22, 1974 B (743-768)

Kernberg, OF: Boundaries and structures in love relationships. J. American Psychoanalytic Association, 25, 1977 (81-114)

Kinsey, AC; Pomeroy, WB, Martin, CE: Sexual Behavior in the Human Male, Sanders Philadelphia, 1948

Klein, DF: Anxiety Reconceptualized. In Anxiety: New Research and Changing Concepts. Klein, DF, Rabkin, JG (Eds), Raven Press, New York, 1980

Klein, DF, Gittelman-Klein, R, Quitkin, F, Rifkin, A: Diagnosis and Drug Treatment of Psychiatric Disorders. William & Wilkins, Baltimore, 1980

Klein, DF, Rabkin, JG (Eds): Anxiety: New Research and Changing Concepts. Raven Press, New York, 1980

Klein, DF: Sexual disorders and medications. In Kaplan, HS, Sexual Aversion, Sexual Phobias and Panic Disorder. Brunner/Mazel, New York, 1987

Klein, DF: The definition and pharmacology of spontaneous panic and phobias: A critical review. Chapter in Psychopharmacology and Anxiety, Tyrer, PJ (Ed), Oxford University Press, New York, 1989 (135-162)

Klein, DF: False suffocation alarm response, spontaneous panics and related conditions: An integrative hypothesis. Archives of General Psychiatry, 50, April 1993 (306-317)

Klein, M: Envy and Gratitude & Other Works, 1994-1963. Delacorte Press, New York, 1975

Klein-Graber, G, Graber B: Diagnosis and treatment of pubococcygeal deficiencies in women. Handbook of Sex Therapy. LoPiccolo, L (Eds). Plenum, New York, 1978

Kline, MD: Fluoxetine and anorgasmia, American J. of Psychiatry, 146, 1989 (804-805)

Korenman, S, Viosca, S: Treatment of Vasculogenic sexual dysfunction with Pentoxifylline, J. of the American Geriatric Society, 41, April, 1993 (363-366)

Kupferman, I: Hypothalamus and limbic system motivation. Chapter in Principle of Neural Science, 3rd Edition, Kandel, ER, Schwartz, JH, Jessell, TM (Eds) Elsevier, New York, 1991 (751, 755)

Lal, S, Rios, O, Tharundayil, JX: The treatment of impotence with trazadone: A case report. J. Urol. 144, 1990 (819-820)

Lamont, AJ, Anderson, L: Gender differences in psychological responses to infertility treatments. Canadian J. of Human Sexuality, 2, No. 3, 1993 (129-140)

Lazarus, AA: A multimodal perspective on problems of sexual desire. Chapter in Sexual Desire Disorders. Guilford, New York, 1988

Leiblum, S, Bachman, G, Kernman, E, Colburn, D, Schwartzman, L: Vaginal atrophy in the post-menopausal woman: The importance of sexual activity and hormones. JAMA, 16, No. 249, 1983

Leiblum, SR, Previn, LA, Campbell, H: The treatment of vaginismus. Chapter in Principles and Practice of Sex Therapy, Leiblum, SR, Rosen, RC (Eds). Guilford, New York, 1988

Leiblum, SR, Rosen, RC: Sexual Desire Disorders, Guilford, New York, 1988 (p. 2)

Lesko, LM, Stotland, NL, Segraves, RT: Three cases of anorgasmia associated with MAOIs. Am. J Psychiatry, 159, No. 101, October, 1982 (1353-1355)

Liebowitz, M: The Chemistry of Love, Harper Brown: New York, 1983

Liebowitz, M: Antidepressants in panic disorder. Br. J Psychiatry, Supplement, 155, 1989 (46-52)

Lief, H: What's new in sex research? Inhibited sexual desire. Medical Aspects of Human Sexuality. Vol II, October, 1977 (94-95)

Lief, HI: The evaluation of inhibited sexual desire: Relationship aspects. Chapter in The Comprehensive Evaluation of Disorders of Sexual Desire, Kaplan, HS (Ed). American Psychiatric Press, Washington DC, 1985

Lobitz, C, LoPiccolo, J: Low sexual desire. Chapter in Principles and Practice of Sex Therapy, Leiblum, SR, Previn, LA (Eds). Guilford Press, New York, 1980 (29-64)

Lobo, RA: Hormone replacement therapy: Oestrogen replacement after treatment for breast cancer? Lancet, 341, May, 1993

Longcope, C: Androgen production in women. Monograph, Managing Menopausal Symptoms: Meeting the Challenge of the 90's. Pragmaton Publications, Chicago, 1991 A (4-7)

Longcope, C: Androgen and the menopause. In monograph, Controversies in the Management of Menopause, Pragmaton Press, Chicago, 1991 B (5-7)

LoPiccolo, J, Lobitz, WC: The role of masturbation in the treatment of orgasmic dysfunction. Chapter in Handbook of Sex Therapy. LoPiccolo, J, LoPiccolo, L (Eds). Plenum, New York, 1978

LoPiccolo, J, LoPiccolo, L, Eds: Handbook of Sex Therapy. Plenum, New York, 1978

LoPiccolo, J: Low Libido States. Lecture, presented at the meeting of the American Association of Sex Therapists, Philadelphia, 1979
LoPiccolo, J: Management of psychogenic erectile failure. Chapter in Contemporary Management of Psychogenic Erectile Failure, Tanagho, E; Lue, T, McClure, R (Eds), Williams & Wilkins, Baltimore, 1988
LoPiccolo, J, Friedman, JM: Broad-spectrum treatment of low desire: Integration of cognitive behavioral and systemic therapy. Chapter in Desire Disorders, Leiblum, SR, Rosen, RC (Eds). Plenum, New York, 1988
LoPiccolo, L: Low sexual desire. Chapter in Principles and Practise of Sex Therapy, Leiblum, SR, Previn, LA (Eds), Guilford, New York, 1989
LoPiccolo, J: Postmodern sex therapy for erectile failure. Chapter in Erectile Disorders, Rosen, RC, Leiblum, SR (Eds), Guilford, New York, 1992
Lorand, S, Schneer, H: Sexual deviations II: Fetishism, transvestitism, masochism, sadism, voyeurism, incest pedophilia, and bestiality. Chapter in Comprehensive Textbook of Psychiatry, 1st Edition. Kaplan, HI, Freedman, AM (Eds). Williams & Wilkins, Baltimore, 1976 (p. 981)
Masters, WH, Johnson, VE: The Human Sexual Response. Little Brown, Boston, 1964
Masters, WH, Johnson, VE: Human Sexual Inadequacy. Little Brown, Boston, 1970
Masters, WH, Kolodny, RC, Johnson, VE: Textbook of Sexual Medicine. Little Brown, Boston, 1979
Masters, WH, Johnson, VE, Kolodny, RC: Heterosexuality. HarperCollins, New York, 1994
Mattson, LA; Cullberg, G; Erikson, O, Kutson, F: Vaginal administration of low-dose oestradiol-effects on the endometrium and vaginal cytology. Maturitas, 11, 1989 (217-222)
McClure, RD; Oses, R, Ernest, ML: Hypogonadal impotence treated with transdermal testosterone. Urology, 37, No. 3, 1991 (224-228)
McCoy, N, Davidson, JM: A longitudinal study of the effects of menopause on sexuality. Maturitas, 7, 1985
McEwen, BS, Davis, PG, Parson, B, Pfaff, DW: The Brain as a target for steroid hormones action. Am. Rev. Neurosciences, 2, 1979 (65-112)
McEwen, BS: Gonadal receptors in the developing and adult brain. Chapter in Fetal Neuroendocrinology. Ellerdorf, F; Gluckman, P, Parvizi, N (Eds). Perinatology Press, Ithica, New York, 1984
Mettler, L, Olsen, PG: Long-term treatment of atrophic vaginitis with low-dose oestradiol vaginal tablets. Maturitas, 14, 1991 (23-31)
Michel, G: Behavioral Differences in Nonhuman Primates, Van Norstad/Reinholdt, New York, 1979
Money, J: Components of eroticism in man: Hormones in relation to sexual morphology and sexual desire. J. of Nervous and Mental Diseases, 132, 1961
Money, J: Gender Identity. Lecture, Cornell Medical College, New York, 1976
Money, J: Love and Love Sickness. Hopkins University Press, Baltimore, 1980
Money, J: Love Maps, Irvington, New York, 1986 (p. 36)
Money, J, Lamacz, M: Vandalized Love Maps: Paraphilic Outcome of Seven Cases in Pediatric Sexology. Prometheus Books, Buffalo, New York, 1988
Moore, FL: Evolutionary precedents for behavioral actions of oxytosin and vasopressin. Chapter in Oxytosin in Maternal, Sexual and Social Behaviors. Pederson, CA, Caldwell, JD, Jirikowski, GF, Insel, TR (Eds). Annual Review NY Academy of Science, 652, New York, 1992
Mowrer, OH: On the dual nature of learning: A reinterpretation of „conditioning" and „problem solving". Harvard Educational Review, 17, 1974
Nessel, M: Yohimbe and Pentoxifylline in the treatment of erectile dysfunction. American J. of Psychiatry, 151 No. 3, March 1994 (453)
Notolewitz, M: Estrogen replacement therapy: Indications, contraindications and agent selection. American J. of Obstetrics and Gynecology, 161, 1989 (1832-1841)
Notolewitz, M: Managing Menopausal Symptoms: Meeting the Challenge of the 90's. Monograph, Pragmaton Press, Chicago, 1990 (2-4)
Noyes, R, Reich, J, Christianson, J, Saelza, M, Phael, B, Coryell, WA: Outcome of panic disorder. Arch. Gen. Psychiatry. 44, 1990 (809-818)
Palmore, E (Ed): Normal Aging, Durham, NC, Duke University Press, 1970
Palmore, E (Ed): Normal Aging II, Durham, NC, Duke University Press, 1974
Papez, JW: A proposed mechanism of emotion. Arch. Neurology and Psychiatry, 38, 1937 (725-743)
Pedersen, CA; Caldwell, JD; Jirikowsky, GF, Insel, TR (Eds): Oxytocin in Maternal, Sexual and Social Behaviors. Annual Review, New York Acad. Sci., Vol 652, New York, 1992
Person, ES: Dreams of Love and Fateful Encounters. Norton, New York, 1988
Physician's Desk Reference, 48. Medical Economics, New Jersey, 1994
Rappaport, JL; Ryland, DH, Kriete, M: Drug treatment of acral lick: An animal model of obsessive-compulsive disorder. Archives of General Psychiatry, 49, July, 1992 (512-521)
Roiphe, H, Galenson, E: Infantile Origins of Sexual Identity. International Press, New York, 1981
Rose, DP, Davis, TE: Effects of adjunct chemo-hormonal therapy on ovarian and adrenal function of breast cancer patient. Cancer Research, 40. November, 1980
Sager, CT, Kaplan, HS, Grundlach, RH, Kremer, M, Leuz, R, Royce, JR: The marriage contract. Chapter in Progress in Group and Family Therapy. Sager, CT, Kaplan, HS (Eds). Brunner/Mazel, New York, 1971
Scharff, DE: The Sexual Relationship: An Objects Relation View of Sex and the Family. Reatledge, Kegan, London, 1982
Schiavi, RC, White, D: Androgens in male sexual functioning, J. of Sex and Marital Therapy, 2, No. 3, Fall 1976 (228)
Schiavi, RC: Sexuality and aging men. In First Annual Review of Sex Research. Bancroft, J (Ed). Society for the Scientific Study of Sex I. Philadelphia, 1990
Schiavi, RC, Schreiner-Engel, P: Nocturnal penile tumescence in aging men. J. Nervous and Mental Disorders, 174, 1990 (766-771)
Schiavi, RC, Schreiner-Engel, P, Mandeli, J, Schanzer, H,

Cohen, E: Healthy aging and male sexual functioning. J. Gerontology, 43, 1990 (146-150)
Schiavi, RC: Interview, psychometric and psychophysiologic strategies to assess sexual disorders. J. Clinical Psychiatry Monograph, 10, No. 19, 1992
Schiavi, RC, Mandeli, J, Schreiner-Engel, P: Sexual satisfaction in healthy aging men. J. of Sex and Marital Therapy, 20, No. 119, 1994
Schreiner-Engel, P, Schiavi, RC: Life-time psychopathology in individuals with low sexual desire. J. Nervous and Mental Disease, 174, 1986 (646-651)
Schwartz, MF, Masters, WH: Inhibited desire: The Masters & Johnson Institute treatment method. Chapter in Sexual Desire Disorders. Leiblum, SR, Rosen, RC (Eds). Plenum, New York, 1988
Segraves, RT: Drugs and desire. Chapter in Sexual Desire Disorders. Leiblum, SR, Rosen, RC (Eds). Guilford, New York, 1988 A
Segraves, RT: Hormones and libido. Chapter in Sexual Desire Disorders. Leiblum, SR, Rosen, RC (Eds). Guilford, New York, 1988 B
Segraves, RT: Sexual side effects of psychiatric drugs. International J. of Psychiatry and Medicine, 18, 1988 C (275-289)
Segraves, RT: Sexual dysfunction complicating the treatment of depression. J. Clinical Psychiatry Monographs, 10. May, 1992 (75-78)
Segraves, RT, Golden, J: Medication Often Causes Sexual Dysfunction in Depressed Patients. Presented at the US Psychiatric Congress, New York, 1992
Segraves, RT, Segraves, KB: Aging and drug effects on male sexuality: Erectile Disorders: Assessment and Treatment. Rosen, RC, Leiblum, SR (Eds), Guilford, New York, 1992
Segraves, RT, Saran, A, Segraves, K, Maguire, E: Clomipramine versus placebo in the treatment of premature ejaculation. A pilot study. J. of Sex and Marital Therapy, 19, No. 3, Fall, 1993, (198-201)
Segraves, RT: Antidepressant-induced orgasm disorder. J. of Sex and Marital Therapy, 21, No. 3, Fall, 1995 (87-92)
Semmens, JP, Wagner, G: Estrogen deprivation in vaginal functioning in post-menopausal women. JAMA, 248, 1982 (245-448)
Sherrington, CS: The Integrative Action of the Nervous System. Yale University Press, New Haven. 1906
Sherwin, BB: Changes in sexual behavior as a function of plasma sex steroid levels in post-menopausal women. Maturitas, 7, 1985 (225-233)
Sherwin, BB; Gelfand, MM, Brender, W: Androgen enhances the sexual motivation of women. Psychosomatic Medicine, 47, No. 4, July-August, 1985 (p. 350)
Sherwin, BB, Gelfand, NM: The role of androgen in the maintenance of sexual functioning in oophorectomized women. Psychosomatic Med., 49, 1987 (397-409)
Sherwin, BB: A comparative analysis of the role of androgen in human male and female behavior: Behavioral specificity, critical thresholds, and sensitivity. Psychobiology, 16 (4), 1988 (416-425)
Sherwin, BB: The psychoendocrinology of aging and female sexuality. Chapter in, Annual Review of Sex Research, 2. Bancroft, J (Ed) Society for the scientific study of sex; Lakeside, Ohio, 1991 (181-198)
Sherwin, BB: „Aging and Sexuality: A Biopsychosocial Perspective." Invited Lecture, Annual Meeting of the Society for Sex Therapy and Research. Montreal, March, 1992
Spiegel, D; Blume, JR; Kraemer, H, Gotheil, E: The effects of psychosocial treatment on survival of patients with metastatic breast cancer. Lancet, 45, October, 1989
Starr, BD, Weiner, MB: The Starr-Weiner Report on Sexual Sexuality in the Mature Years. McGraw-Hill, New York, 1981
Stoller, RJ: Perversion: The Erotic Form of Hatred. Pantheon Book, New York, 1975
Stoller, RJ: The term perversion. Chapter in Perversions and Near Perversions in Clinical Practice. Fogel, GI, Meyers, WA (Eds). Yale University Press, New Haven, 1991
Stotland, NL: Psychiatric Aspects of Reproductive Technology. American Psychiatric Press, Washington DC, 1990
Sullivan, G: Increased libido in three men treated with trazodone. J. of Clinical Psychiatry VI, 46, 1988 (202-203)
Symons, D: The Evolution of Human Sexuality. Oxford University Press, Oxford, 1979
Tiefer, L, Melman, A: Interview of wives: A necessary adjunct in the evaluation of impotence, Sexuality and Disability, 6, 1983 (167-175)
Tiefer, L, Melman, A: Comprehensive evaluation of erectile dysfunction. Chapter in Principles and Practice of Sex Therapy, Update for the 1990's. Leiblum, SR, Rosen, RC (Eds). Guilford, New York, 1989
Tiefer, L: Discussant, Psychological evaluation of the impotent male; Consensus Development Conference on Impotence, Department of Health and Human Services, Bethesda, MD, December 7th, 1992
Todarello, O, Boscia, SM: Sexuality in aging: A study of a group of 300 elderly men and women, J. Endocrin, Invest., 8, 1985
Turner, AL, Althof, ED; Lenice, SB, Riesen, CB, Bocheer, DR, Kursh, ED, Resnick, MI: Self-injection of papaverine and phentalomine in the treatment of psychogenic impotence. J. of Sex and Marital Therapy, 15, Fall, 1989
Verlust,J, Heyman, JR: An interactional approach to sexual dysfunctions. American J. of Family Therapy, 7, No. 4, 1979 (19-35)
Vermuelen, A: The normal activity of the post-menopausal ovary. J. Clin. Endocrinologie and Metabolism, 42, 1976 (1917-1929)
Wagner, G: The influence of oestrogen on vaginal physiology-symptomatology of oestrogen deprived women. Chapter in, The Urogenital Oestrogen Deficiency Syndrome. Samisoe, G, Eriksen, PB (Eds.) Copenhagen, Proceedings of the International Workshop, November, 1986
Wagner, G, Gerstenberg, T, Levin, RJ: Electrical activity of corpus cavernosum (EACC) during erection and flaccidity of the penis. Am J. Urology, 1990
Wagner, G: Erection and Impotence. Chapters in The New Injection Treatment for Impotence, Wagner, G, Kaplan, HS (Eds). Brunner/Mazel, New York, 1993

Wagner, GM, Kaplan, HS: The New Injection Treatment for Impotence. Brunner/Mazel, New York, 1993

Waxenberg, SE; Drellick, NG, Sutherland, AN: The role of hormons in human behavior I: Changes in female sexuality after adrenalectomy. J. Clinical Endocrinology 19, 193, 1959

Waxenberg, SE; Finkbiener, JA, Drellick, MD, Sutherland, AN: The role of hormons in human behavior II: Changes in sexual behavior in relation to vaginal smears of breast-cancer patients after oophorectomy and adrenalectomy. Psychosomatic Medicine Volume XXII, No. 6, 1960 (435-439)

Weitzman, R, Hart, J: Sexual behavior in healthy married elderly men. Arch. Sexual Behavior, 16, 1987 (39-44)

Wilson, JD, Foster, DW (Eds): Williams Textbook of Endocrinology, 8th Edition. Saunder's, Philadelphia, 1992

Wolpe, J: Psychotherapy with Reciprocal Inhibition. Stanford University Press, Palo Alto, 1958

Zajecka, J, Fawcett, J, Schaff, M, Jeffries, H, Guy, C: The role of Serotonin in sexual functioning: Fluoxetine associated orgasm dysfunction. J. Clinical Psychiatry, 52, No. 1, 1991 (66-68)

Zettl, S, Hartlapp, J: Sexualstörungen durch Krankheit und Therapie, Springer, Berlin Heidelberg, 1997

Zilbergeld, B, Ellison, CR: Desire discrepancies and arousal problems in sex therapy. Chapter in Principles and Practice of Sex Therapy, Leiblum, SR, Previn, LA (Eds), Guilford Press, New York, 1980

Zilbergeld, B: The man behind the broken penis: Social and psychological determinants of erectile failure. Chapter in Erectile Disorders: Assessment and Treatment: Rosen, RC, Leiblum, SR (Eds), Guilford, New York, 1992 A

Zilbergeld, B: The New Male Sexuality. Bantam, New York, 1992 B

Zohar, J, Kaplan, Z, Benjamin, J: Compulsive exhibitionism successfully treated with Fluoxamine: A controlled case study. J. of Clinical Psychiatry, 55, No. 3, March, 1994 (86-88)

Sachverzeichnis